全国普通高等医学院校护理学专业规划教材

健康评估

供护理学（专科起点升本科）、助产学、养老
护理与管理、健康服务与管理及相关专业使用

主 编 姜兆权 李志明

U0224168

中国协和医科大学出版社
北 京

内容提要

本教材是"全国普通高等医学院校护理学专业规划教材"之一，系根据本套教材的编写指导思想和原则要求，结合专业培养目标和本课程要求的教学目标编写而成。本教材内容涵盖了健康评估概念、问诊、体格检查、心理与社会评估、实验室检查、心电图检查、影像学检查、护理诊断的步骤与思维方法、护理病历书写内容。此外，本教材还增加了教学课件、思维导图、能力测试等数字资源，丰富了教材内容，增强了线上和线下教学的联动性，以提升学生学习的主动性和积极性。

本教材主要供护理学（专科起点升本科）、助产学、养老护理与管理、健康服务与管理及相关专业使用，还可作为相关医学专业的学生和从业者使用的参考书。

图书在版编目（CIP）数据

健康评估 / 姜兆权，李志明主编.--北京：中国协和医科大学出版社，2024.8
全国普通高等医学院校护理学专业规划教材
ISBN 978-7-5679-2407-9

Ⅰ.①健…　Ⅱ.①姜…②李…　Ⅲ.①健康－评估－医学院校－教材　Ⅳ.①R471

中国国家版本馆CIP数据核字（2024）第092194号

主　　编	姜兆权　李志明	
策划编辑	张　晶	
责任编辑	陈　卓	
封面设计	邱晓俐	
责任校对	张　麓	
责任印制	黄艳霞	

出版发行　**中国协和医科大学出版社**
（北京市东城区东单三条9号　邮编100730　电话010-65260431）

网　　址	www.pumcp.com	
印　　刷	三河市龙大印装有限公司	
开　　本	889mm×1194mm　　1/16	
印　　张	28.5	
字　　数	700千字	
版　　次	2024年8月第1版	
印　　次	2024年8月第1次印刷	
定　　价	95.00元	

（版权所有，侵权必究，如有印装质量问题，由本社发行部调换）

全国普通高等医学院校护理学专业规划教材
建设指导委员会

周谊霞（贵州中医药大学）

郑琳琳（辽东学院）

孟红英（江苏大学）

赵　冰（沈阳医学院）

赵丽萍（中南大学）

姜兆权（锦州医科大学）

韩　琳（兰州大学）

裘秀月（浙江中医药大学）

臧　爽（中国医科大学）

全国普通高等医学院校护理学专业规划教材
评审委员会

编 者 名 单

主　　编　姜兆权　李志明

副主编　李　舒

编　　者　（按姓氏笔画排序）

邓丽娜（辽宁医药职业学院）

汤　溟（辽宁中医药大学附属医院）

孙　琦（锦州医科大学附属第一医院）

李　舒（沈阳医学院）

李志明（辽宁中医药大学附属医院）

李晓洁（贵州中医药大学）

李曾艳（辽宁何氏医学院）

肖雯晖（浙江中医药大学）

吴亚美（温州医科大学附属第二医院）

罗媛媛（江汉大学）

姜兆权（锦州医科大学）

薛　平（牡丹江医学院）

党的二十大报告提出，"推进健康中国建设""把保障人民健康放在优先发展的战略位置"。在这一发展战略下，护理工作的范畴从个体向群体，从医院向家庭、社区、健康服务机构扩展，促进健康、预防疾病、协助康复、康养照护已成为护理专业实践的目标。专业实践领域的扩展和社会需求的源动力，驱动了人才培养的提速。20多年来，高等护理教育的规模迅速扩大，为了不断满足基层医疗卫生机构对高水平、高素质应用型人才的需求，我国大幅提升了护理学专业专升本招生规模。人才培养规模的快速提升，使得依托高质量、有权威的教材对教学活动进行规范，成为现阶段护理学专业专升本教育最为现实的需求。

教材是体现教学内容和方法的载体，在人才培养中起着至关重要的作用。加快推进护理学专业专升本教材体系建设，全面提升教材建设水平，是推动护理学专业建设、护理教育高质量发展的重要基础，是进一步深化护理教育教学改革、提高人才培养质量的重要环节。

为打造适应时代要求的精品教材，中国协和医科大学出版社联合全国40多所医学院校和医疗单位，开创性地组织了本套全国普通高等医学院校护理学专业规划教材（专科起点升本科）的编写工作。来自全国医学院校和医疗单位的300余名从事护理教育教学的教师、学者和临床一线护理工作者、管理者，秉承着护理学专业教材应体现终身教育的理念，在教材建设中对标一流，结合相关国家政策、行业标准，同时，立足当前国内护理学发展实际，紧密结合并充分体现当今护理事业及相关产业发展水平，融合思政内容，进行探索研究，悉心编撰。

本套教材涵盖护理学专业专升本课程共计24门，定位清晰、特色鲜明，具有如下特点。

一、全国首套成体系的护理学专业专升本教材

本套教材作为全国首套针对普通高等医学院校护理学专业（专科起点升本科）的规划教材，坚持"系统思维，明理致用"的编写理念，结合护理学专业专升本人才培养目标定位，找准教材重点、亮点和突破点，特色鲜明。

二、与时俱进，紧紧围绕需求导向

经过长期发展，高等护理学专业教材建设形成了鲜明的专业特色和质量品牌，在教材编写过程中，我们努力做到既遵循教学规律，又适应行业对人才的要求，主动对标健康中国战略需求，突出时代性与先进性，充分满足社会发展对护理学专业人才素质与能力的要求。

三、坚持立德树人，融入课程思政

把立德树人贯穿于教材编写的全过程、全方面，发挥中医药文化育人的优势，指导学生树立正确的世界观、人生观、价值观。

四、突出"三基五性"，注重内容严谨准确

遵循教材编写的"三基五性"原则。三基，即基本知识、基本理论、基本技能；五性，即思想性、科学性、先进性、启发性和实用性。教材编写充分考虑学科间的交叉与融合，注重理论与实践的结合，突出护理学专业专升本特点。

五、加强数字化建设，丰富拓展教材内容

发挥信息化技术的优势，数字赋能教材，以适应现代教育的需求。在纸质教材的基础上，强化数字化教材开发建设，融入更多实用的数字化教学素材，如教学课件、简述题、案例题及自测题等，丰富拓展教材内容。

在编写过程中，我们得到了教材建设指导委员会和教材评审委员会的大力支持和指导帮助，各位编者充分地展现了认真负责的精神，不辞辛劳，在宏大的护理学专业体系中梳理关键知识点，以帮助学生更快、更好地掌握护理学专业核心知识，在此，出版社深表谢忱！教材编写力求概念准确、内容新颖完整、理论联系实际，尽管力臻完善，但难免有不足与疏漏之处，请广大读者批评指正，使教材日臻完善。

前　言

在医学教育的广阔领域中，护理学作为核心学科，承载着培养未来医疗卫生工作者的重要使命。"全国普通高等医学院校护理学专业规划教材"是在中国协和医科大学出版社的精心策划下，应医学教育改革的需求而诞生的。本教材以实践科学发展观为指导，旨在通过高质量的教学内容，为专升本的护理学生提供一个全面、实用、有前瞻性的学习工具。

我们的目标是培养学生的胜任能力，确保他们在理论学习与实践操作之间能够无缝对接，从而在未来的职业生涯中能够独当一面。本教材不仅关注知识和技能的传授，更强调价值观的培养和职业道德的建立，希望通过融合思政教育，引导学生形成正确的世界观、人生观和价值观。

在本教材的编写过程中，我们采纳了众多一线教育工作者和行业专家的建议和反馈，力求使内容贴近实际，符合教学最前沿的需求。同时，本书采用了纸质与数字资源的融合形式，以适应不同学习环境和个人偏好，同时也体现了现代化教育的灵活性和多样性。

通过本教材的学习，学生不仅能掌握护理学的基础理论和实践技能，还能深刻理解护理职业的核心价值和社会责任。希望每一位学习本教材的学生都能在未来的护理工作中，以专业的知识、娴熟的技能和高尚的职业操守，为人类健康和社会发展做出贡献。

在不断变化的医学领域中，我们期待本教材能成为学生和教师宝贵的资源，同时也欢迎广大读者提出宝贵的意见和建议，以不断优化和完善本教材内容。

编　者

2024 年 5 月

目 录

第一章 绪 论

教学课件

学习目标

1. 素质目标

（1）提高学生对健康评估重要性的认识。

（2）培养学生的批判思维和问题解决能力，以便能够综合评估健康状况；培养学生的沟通技能，使其能够有效地与个体和团队合作，分享评估结果。

2. 知识目标

（1）掌握：健康评估的定义和意义。

（2）熟悉：健康评估的主要内容。

（3）了解：不同类型的健康评估工具和方法。

3. 能力目标

（1）能设计和执行综合的健康评估计划。

（2）能制定个性化的健康干预措施，基于评估结果提供建议。

（3）能采集、分析和解释健康数据。

案例

【案例导入】

患者，女性，56岁，办公室职员。患有高血压、糖尿病近20年，近期来院体检。

【请思考】

您作为其接诊护理人员，为了更好地了解患者的整体状况，提早发现潜在的健康问题，如何制订个性化的管理计划？

【案例分析】

一、健康评估的定义与意义

健康评估是从临床护理视角进行的一种系统性操作，其目的是搜集并分析患者的健康信息。这样做可以帮助识别患者的健康状态、潜在的健康问题及其成因，从而确定所需的护理措施，并进行护理诊断。在执行全面的护理流程中，健康评估是不可或缺的基本技能，对于护士来说，掌握这一能力至关重要。健康评估是连接医学和临床护理的桥梁。

南丁格尔时代，我们就已经认识到了健康评估在护理实践中的核心地位。弗洛伦斯·南丁格尔（Florence Nightingale）特别强调护理观察的重要性，指出护士在患者床边的时间远超过医生，因此护士在观察和记录生命体征等方面扮演着关键角色。她还提出，护士与患者的交流对于获取健康和疾病信息至关重要。南丁格尔强调环境对患者健康的影响，呼吁重视评估患者所处生活环境对其健康的潜在影响。她提到，健康评估不仅仅是收集资料，还要能够对所收集的资料进行分析和解释。这一点在护理实践中尤为重要。

由于不同国家和地区医疗体系与社会文化背景的多样性，护士在临床实践中的角色也呈现出多样化。在中国，历史因素曾导致护士长期作为医生的助手，缺乏独立的专业地位，其工作常被简化为注射、发药和测量体温。然而，随着社会的发展和医学科技的进步，人们对健康的需求日益增长，护理工作的重要性逐渐显现，高等护理教育也得到了恢复与发展。过去30多年里，中国培养了大量高级护理人才，显著提升了临床护理的质量，并逐步走向国际先进水平。在不断深入的整体护理理念与实践中，美国护士协会（American Nurses Association，ANA）和澳大利亚皇家护理联合会（Royal Australian Nursing Federation，RANF）分别于1980年及1983年宣称护士必须具备整体护理评估的能力。到1993年，国际护士协会（International Courcil of Nurses，ICN）也认定健康评估技能是高质量护理的重要标准。今天，护士已经意识到对入院患者进行全面和及时的综合评估的重要性，这些评估已经超越了基本的生命体征和液体出入量的监测，还包括了对评估结果的详细记录和应用。

在临床护理实践中，护士必须准确搜集并综合分析患者的健康信息，进行诊断性的推断。这一过程不仅有助于准确识别患者的具体需求，从而制订恰当的护理计划，还确保了护理措施的科学性与效果。

护理人员评估患者在生理、心理和社会层面对健康问题的各种反应，进而形成护理诊断，是该职业特有且独立的责任。这一过程不同于医生的诊断，且是护理工作的核心部分。

二、健康评估的主要内容

健康评估是研究诊断个体、家庭或社区对现存的或潜在的健康问题反应的基本理论、基本技能和临床思维方法的学科。其内容通常包括以下几个方面。

（一）健康史采集

1. **一般资料**　包括姓名、性别、年龄、职业、婚姻状况、民族、籍贯、文化程度、宗教信仰、医疗费用支付形式、家庭住址、联系方式等。

2. **主诉**　患者感受最主要的痛苦或最明显的症状和/或体征，也就是本次就诊最主要的原因及其持续时间。

3. **现病史** 围绕主诉详细描述患者自患病以来疾病的发生、发展、诊疗经过及目前的状况。

4. **既往史** 包括患者过去的健康状况、曾患疾病（尤其是与现病有密切关系的疾病）、外伤手术、预防接种、过敏史等。

5. **系统回顾** 按照身体的各个系统依次询问可能发生的疾病症状。

6. **个人史** 包括生活习惯、嗜好、职业与工作条件、社会经历、冶游史等。

7. **婚姻史** 包括婚姻状况、结婚年龄、配偶健康状况、性生活情况、夫妻关系等。

8. **月经史与生育史** 女性患者需询问月经初潮年龄、月经周期和经期天数、经血量和颜色、有无痛经、末次月经日期、绝经年龄等；生育史包括妊娠与生育次数、人工或自然流产次数、有无死产、手术产、产褥感染及计划生育状况等。

9. **家族史** 询问患者直系亲属（父母、兄弟姐妹、子女）的健康与疾病情况，重点询问是否有与患者同样的疾病，有无遗传倾向的疾病。

（二）身体评估

1. **生命体征** 包括体温、脉搏、呼吸、血压。

2. **一般状态** 包括意识状态、面容与表情、体位、姿势、步态等。

3. **皮肤和黏膜** 观察皮肤的颜色、温度、湿度、弹性、有无皮疹、出血点、蜘蛛痣、水肿、溃疡等；检查黏膜的颜色、有无充血、出血、溃疡等。

4. **淋巴结** 检查全身浅表淋巴结的大小、数目、硬度、活动度、有无压痛等。

5. **头部及其器官** 检查头颅的大小、形状、有无压痛、包块；头发的颜色、疏密、分布；眼的外观、视力、眼压、眼球运动、结膜、巩膜、角膜、瞳孔等；耳的外形、听力；鼻的外形、鼻翼扇动、鼻腔通畅度、分泌物；口腔的气味、口唇、牙齿、牙龈、舌、咽部、扁桃体等。

6. **颈部** 检查颈部的外形、运动、血管、甲状腺、气管等。

7. **胸部** 包括胸廓外形、胸壁、乳房、肺和胸膜、心脏等的检查。

8. **腹部** 观察腹部的外形、腹壁静脉、肠鸣音、腹部肿块、压痛、反跳痛，以及肝、脾、胆囊的触诊等。

9. **生殖器、肛门和直肠** 视诊和触诊外生殖器，检查肛门和直肠的外形，有无痔、肛裂、肛瘘等。

10. **脊柱和四肢** 检查脊柱的生理弯曲、活动度、有无压痛、畸形；四肢的形态、关节活动度、肌肉力量等。

11. **神经系统** 包括意识状态、脑神经、运动神经、感觉神经、自主神经等的检查。

（三）心理社会评估

1. **自我概念** 包括对自身身体形象、角色功能、个性特征、自尊等的认识和评价。

2. **认知功能** 评估注意力、定向力、记忆力、思维能力等。

3. **情绪和情感** 观察患者的情绪状态，如焦虑、抑郁、愤怒、恐惧等，以及情感的稳定性和协调性。

4. **压力与应对** 了解患者面临的压力源，以及其应对压力的方式和资源。

5. 家庭和社会支持　评估患者的家庭结构、功能、关系，以及社会支持网络的状况。

（四）实验室及器械检查

1. 实验室检查　如血常规、尿常规、生化检查（肝肾功能、血糖、血脂等）、免疫学检查、病原学检查等。
2. 影像学检查　包括 X 线、CT、MRI、超声、心电图等。
3. 其他特殊检查　如内镜检查、病理检查、肺功能检查等。

（五）护理诊断

根据评估收集到的资料，对患者的健康问题进行综合分析，提出护理诊断，为制订护理计划提供依据。

（六）健康评估记录

将评估的内容、结果及相关信息进行准确、完整、规范的记录，以便于后续的医疗护理工作和病情追踪。

以上就是健康评估的主要内容，通过全面、系统的评估，可以为患者提供个性化的医疗护理服务，促进健康恢复和预防疾病。

三、健康评估课程的学习方法与要求

（一）学习方法

1. 理论与实践结合　深入研读教材中的理论部分，理解健康评估的基本概念、原则和流程。对于复杂的生理病理机制，可以通过绘制图表、制作思维导图等方式加深记忆。充分利用实践课的机会，在模拟人或同学身上进行身体评估的操作练习，如测量生命体征、心肺听诊、腹部触诊等，注意操作的规范性和准确性，不断重复练习以形成肌肉记忆。课后积极参与临床见习，观察真实患者的评估过程，将课堂所学与临床实际相结合，感受理论知识在实际应用中的表现。

2. 案例分析　收集丰富的临床案例资料，包括文字描述、影像资料和实际评估数据。仔细分析每个案例中患者的症状、病史、体征以及实验室检查结果。尝试从不同的角度去解读案例，如护理人员、医生、患者家属等，思考他们在评估过程中的关注点和需求。在小组讨论中，积极发表自己的观点，倾听他人的分析，相互学习和启发。通过辩论和交流，拓宽思维视野，提高对复杂健康问题的分析能力。

3. 多渠道学习　利用互联网资源，访问知名医学教育网站、在线课程平台，观看权威专家的讲座和教学视频，获取最新的健康评估知识和技术。订阅医学相关的公众号、杂志，及时了解行业动态和研究进展，将新的理念和方法融入学习中。参加学术研讨会、讲座等活动，与专业人士面对面交流，获取前沿信息和实践经验。

4. 归纳总结　定期对所学的知识点进行梳理，按照系统、疾病类型等分类方式进行归纳。例如，将心血管系统、呼吸系统、消化系统等的评估要点分别总结。对相似症状和体征进行对比分析，找出它们之间的差异和联系，如不同类型的呼吸困难、不同部位的疼痛特点等。总结自己在学习和实践中常犯的错误和容易忽略的问题，有针对性地进行强化复习和改进。

5. 模拟练习　设定各种模拟场景，如急诊患者、慢性疾病患者等，按照完整的健康评估流程进行模拟操作，包括健康史采集、身体评估、心理社会评估等环节。在模拟练习后，对照标准操作规范和评估要点，对自己的表现进行自我评价，分析存在的优点和不足。邀请同学或老师对自己的模拟评估进行评价和指导，虚心接受建议，不断完善评估技能和沟通技巧。

（二）学习要求

1. 掌握基础知识　全面理解健康评估的基本概念，如健康、疾病、症状、体征等，能够清晰地阐述它们之间的关系。牢记各种生理指标的正常范围和异常意义，如血压、血糖、心率等。深入学习常见疾病的病理生理过程，理解疾病如何导致症状和体征的出现，为准确评估健康状况奠定坚实的理论基础。

2. 技能熟练　熟练掌握身体评估的各种手法和技巧，如视诊、触诊、叩诊、听诊等，能够准确地发现异常体征。能够正确使用常见的评估工具和仪器，如血压计、体温计、听诊器等，并能对测量结果进行准确的解读。熟练掌握健康史采集的方法和技巧，能够与患者进行有效的沟通，获取全面、准确的健康信息。规范书写健康评估记录，内容完整、准确、清晰，符合医疗文书的要求。

3. 临床思维培养　学会运用整体观念和系统思维的方法，综合考虑患者的身体、心理和社会因素，对健康状况进行全面评估。能够根据评估结果提出合理的护理诊断和护理问题，并制订相应的护理计划。培养敏锐的观察力和判断力，能够及时发现潜在的健康问题和病情变化的线索。

4. 团队协作　在小组学习和实践中，积极承担自己的责任，与小组成员密切配合，共同完成学习任务。学会倾听他人的意见和建议，尊重不同的观点和想法，能够在团队中发挥自己的优势，同时也能从团队成员那里获得帮助和支持。参与团队讨论和决策过程，能够有效地表达自己的观点，同时也能接受团队的共同决定，并积极执行。

5. 自我提升　树立终身学习的理念，不断追求知识的更新和技能的提升。主动反思自己的学习过程和实践表现，发现问题及时改进，不断完善自己的学习方法和评估能力。定期对自己的学习成果进行评估和总结，设定新的学习目标和计划，保持学习的动力和积极性。

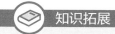 **知识拓展**

世界卫生组织（WHO）提出的衡量人体健康的10条标准

1. 有充沛的精力，能从容不迫地担负日常生活和繁重的工作，而且不感到紧张、疲劳。

2. 处事乐观，态度积极，乐于承担责任。

3. 善于休息，睡眠好。

4. 应变能力强，能适应外界环境的各种变化。

5. 能够抵抗普通感冒和一般传染病。

6. 体重适当，身材匀称。站立时，头、肩、臂位置协调。

7. 眼睛明亮，反应敏捷，无眼部疾病。

8. 牙齿清洁，无龋齿，无疼痛，牙龈颜色正常，无出血现象。

9. 头发光泽，无头屑。

10. 肌肉丰满，皮肤有弹性。

本章小结

思考题

1. 简述健康史的采集包括哪几个方面？

2. 简述身体评估包括哪几个方面？

更多练习

（姜兆权）

第二章 问 诊

教学课件

学习目标

1. 素质目标

（1）树立强烈的专业价值感、自豪感和社会责任感。

（2）具有尊重、关心和爱护患者的职业精神，以及耐心、细致、体贴、灵活和善于沟通的工作作风。

（3）坚持严谨求实的科学态度，善于观察、乐于思考、勇于探索、敢于质疑的科学精神。

2. 知识目标

（1）掌握：问诊的内容、方法与技巧、常见症状的概念、临床表现、对患者的影响、问诊要点及相关护理诊断。

（2）熟悉：问诊的目的、特殊情况的问诊。

（3）了解：常见症状的病因、发生机制、伴随症状。

3. 能力目标

（1）能根据患者的具体情况，恰当地运用问诊的方法和技巧进行病史采集。

（2）能根据患者的主要症状、伴随症状和临床表现，评估其对患者的影响，并做出相应的护理诊断。

案例

【案例导入】

患者，女性，18岁。发热伴呼吸困难1天，自觉气短，呼吸困难。既往体健。查体：体温38.6℃，脉搏95次/分，呼吸25次/分，血压115/60mmHg，双肺可闻及哮鸣音，吸气末可闻及细小水泡音。

【请思考】

1. 什么是呼吸困难？

2. 该患者呼吸困难的可能原因是什么？对患者的影响有哪些？

3. 根据该患者的情况，护士应该给出哪些相关护理诊断？

【案例分析】

第一节　概　　述

一、问诊目的

问诊是健康评估的第一步，通过对护理对象或知情者进行有目的、有计划的系统询问，获得护理对象的健康相关资料，为进一步身体评估（明确体格检查的重点、实验室检查等辅助检查的选择）提供线索，是明确护理对象的护理需求及确定护理诊断的重要依据。问诊是启动护理工作的第一步，也是护士与护理对象建立积极治疗性关系的重要时机。良好的问诊可以取得护理对象的信任。护士通过问诊还可以提供必要的健康指导、情感和精神支持，帮助护理对象树立战胜疾病的信心。

二、问诊内容

（一）一般项目

一般项目包括姓名、性别、年龄、民族、籍贯、出生地、婚姻状况、文化程度、职业、工作单位、医疗费用支付形式、家庭地址、电话号码、入院时间、记录时间、病史陈述者及可靠程度等，可为某些疾病提供有用的信息。若病史陈述者不是患者本人，应明确与患者的关系。因年龄本身也具有诊断参考意义，记录年龄时应写具体年龄。为避免问诊初始过于生硬，可请患者自行填写个人一般信息，同时结合一般信息问询；或将某些一般项目的内容如职业、婚姻等在个人史中穿插问询。这些资料可以提供健康状况的相关信息，有助于了解患者平时的生活状态和对健康的态度及价值观。

（二）主诉

主诉指患者感觉最为明显和主要的症状或体征及其持续的时间，代表了患者求医的最直接原因。根据患者的主诉，问诊者可初步判断患者主要的健康问题及病情的轻重缓急，并可根据主诉提供的诊断线索进一步完善健康评估。主诉应高度概括、简明扼要，应使用反映患者所感受到的症状或体征的语言，而非疾病诊断，并同时注明主诉自发生到就诊的时间，如"高热伴咳嗽2天""转移性右下腹痛6小时"等。对就诊时无症状，但明确诊断的患者，可按以下方式记录，如"患白血病3年，经检验复发10天"。

（三）现病史

现病史是病历中的核心部分，详细记录了患者自发病起的病程演变、诊疗和护理的全过程。此部分的询问应遵循一定的顺序。

1. **起病特点及时间**　疾病的起始特征对诊断至关重要。例如，心肌梗死或脑出血等可能突然发病，而肺结核或肿瘤等疾病则可能缓慢发展。起病可能与特定因素相关，如脑梗死通常在睡眠中形成，而脑出血或高血压危象往往与情绪波动或压力相关。

患病时间指从疾病开始到就诊的时长。若症状逐步出现，则需自最初的症状起详细询问，按发生顺序记录，如"反复咳嗽、咳痰30年，气短10年，最近4天出现双下肢水肿"。这种记录方式有助于揭示疾病如慢性阻塞性肺疾病逐渐进展到心力衰竭的过程。

详细询问起病的具体时间，如无法精确，应通过详细询问和分析后做出科学判断。时间的记录应详尽至年、月、日、小时和分钟。

2. **主要症状的特点**　包括主要症状出现的部位、性质、严重程度、持续时间、发作频率、加剧或缓解的因素，明确这些特点可为确定病因提供重要依据，同时也是确定护理诊断及制定相应护理措施的重要依据。

同一种症状可由不同疾病引起，不同疾病同一症状的特点各异。如呕吐，喷射性呕吐多为颅内高压性疾病；与进餐时间间隔较久或数餐后呕吐，呕吐物可见隔夜宿食，见于幽门梗阻。同时，要询问症状的性质用于鉴别诊断，如心肌梗死引起的胸痛，多发生在心前区和胸骨后方，可向左肩和左臂内侧放射，也可向左颈部和面颊部放射，性质多剧烈，患者可有濒死感等特点。

3. **病因与诱因**　病因（如外伤、中毒、感染等）和诱因（如气候变化、环境改变、情绪波动、起居饮食失调等）对于明确诊断与拟定治疗和护理措施有重要意义。患者容易提出直接或近期的病因。但患者的文化水平和认知能力使其对于病因的确认可能有误，尤其当病因比较复杂或病程较长时，患者提出的病因和诱因更需要护士依据经验进行详细询问，通过归纳和分析方可记入病历。

4. **病情的发展与演变**　反映了病情程度、发展趋势和有无并发症等，包括疾病主要症状或体征的发展和变化，新症状或体征的出现和变化。如慢性肾小球肾炎，开始可无症状，或出现水肿、腰痛、尿血、尿中有泡沫、高血压，如果出现贫血、食欲缺乏或恶心、呕吐，则提示出现慢性肾衰竭。

5. **伴随症状**　是与主要症状同时或之后出现的其他症状。这些症状对于鉴别诊断或判断并发症的出现极为重要。例如，胸痛是许多病因的共同症状，仅凭胸痛无法诊断特定疾病。如果明确了伴随症状，诊断的方向将更为明确。如呼吸困难为主要症状，伴有咳嗽、咳痰，可为肺炎、支气管扩张、肺脓肿等，伴有一侧突发性胸痛，可为自发性气胸、急性心肌梗死、胸膜炎等。询问伴随症状时还应注意"阴性表现"，即按一般规律某些疾病应出现的伴随症状而患者没有出现，也应询问并记录。应注意询问主要症状之外的细小伴随症状，因为它们很可能在明确诊断方面起到很重要的作用。

6. **诊治经过**　应详细询问患者曾接受过的诊疗、护理措施及效果，患者如何看待自己的健康问题和诊治效果；明确使用过的药物名称、剂量、时间和疗效，为本次诊治疾病提供参考，切忌用既往诊疗代替自己的诊疗。

7. **病程中的一般情况**　患者的一般状况应在现病史最后进行描述，包括精神、体力状态，食欲和食量的变化，睡眠与大小便的情况等。这对鉴别诊断和全面评估患者的病情有重要的参考价值。主要内容如下。

（1）饮食与营养型态：①膳食情况，每次进餐量、每日餐次、饮食种类。②有无特殊饮食（流食、半流食、软食、高蛋白饮食、低脂饮食、低盐饮食、糖尿病饮食等）及其可能的原因。③饮水情况。④营养状况，进食及相应体重的改变情况。

（2）排泄型态：包括大小便的次数、量、性状、颜色及排便规律，有无异常改变和可能的原因，有无辅助排便、留置导尿等情况。

（3）休息与睡眠型态：指睡眠、休息及放松的方式与习惯。

（4）日常生活活动与自理能力：①日常生活活动，包括日常的主要活动形式、有无规律的身体锻炼活动、活动强度及持续时间等。这对护理诊断至关重要。②自理能力，指患者是否能独立完成日常基本的生活活动，包括进食、穿衣、洗漱、如厕、做饭、购物等能力。自理能力是否受限、受限程度、有无使用辅助器具，对疾病发展和患者的影响，对日常护理人员的依赖程度等。

（四）既往史

既往史包括患者既往的健康状况和曾患过的疾病，如各种传染病、地方病、手术史、预防接种等。例如，对冠心脏病和脑血管意外的患者应询问是否有高血压病史。

（五）系统回顾

系统回顾为避免问诊过程中患者或护士忽略或遗漏内容，应进行系统回顾，以便全面掌握患者的健康情况。

1. 呼吸系统　是否有咳嗽、咳痰、咯血、呼吸困难等。

2. 循环系统　是否有心悸、胸痛、呼吸困难、下肢水肿等。女性应特别询问妊娠、分娩时是否出现高血压、水肿、呼吸困难等症状。

3. 消化系统　是否有恶心、呕吐、腹痛、腹泻、腹胀、食欲异常、嗳气、皮肤巩膜黄染，以及体力、体重的改变。

4. 内分泌及代谢系统　检查是否存在以下症状：怕热、多汗、乏力、畏寒、头痛、视力障碍、心悸、食欲异常、烦渴、多尿、水肿等；检查肌肉是否有震颤和痉挛现象。此外，需要观察患者性格、智力、体格、性器官的发育状况，以及骨骼、甲状腺、体重、皮肤和毛发的变化。询问患者是否有产后大出血的情况。

5. 泌尿系统　询问患者是否有尿痛、尿急、尿频和排尿困难的症状，记录总尿量和夜尿量，观察尿的颜色（是否为洗肉水样或酱油色）、浑浊度，并检查是否有尿潴留和尿失禁。此外，询问是否有腹痛，疼痛是否有放射性，以及是否伴有咽痛、高血压、水肿、出血等症状。

6. 神经精神系统　评估患者是否有头痛、失眠、嗜睡、记忆力减退、意识障碍、晕厥、痉挛、瘫痪、视力障碍、感觉及运动异常、性格改变、感觉与定向障碍等症状。若怀疑精神状态有变化，还应了解情绪状态、思维过程、智力、自知力等。

7. 血液系统　检查皮肤黏膜是否有苍白、黄染、瘀点、瘀斑、血肿，并观察淋巴结、肝、脾是否肿大，以及是否有骨骼痛。询问患者是否感到乏力、头晕、眼花、耳鸣、舌痛、吞咽困难、恶心等症状，并评估营养、消化和吸收状况。

8. 肌肉骨骼系统　询问患者是否有肢体肌肉麻木、疼痛、痉挛、萎缩、瘫痪等症状。

检查关节是否有肿痛、运动障碍，以及是否有外伤、骨折、关节脱位、先天畸形等情况。

（六）个人史

个人史是与疾病相关的个人生活背景的详细记录，关键部分如下。

1. 社会经历　记录患者的出生地、居住地及居留时间，特别是在疫源地或地方病流行区的停留情况。询问患者的受教育程度、经济状况及业余爱好。对于可能考虑的传染病，了解患者是否访问过这些特定区域，因为不同疾病有不同的潜伏期。

2. 职业及工作条件　包括患者的工作类型、劳动环境，以及是否接触过工业毒素及接触的时间长短。

3. 习惯与嗜好　探询患者的生活和卫生习惯、烟酒的使用频率和量，以及是否使用其他异嗜物，如麻醉药品和毒品等。

4. 性传播疾病历史　询问患者是否有性传播疾病史，如淋病性尿道炎、尖锐湿疣、梅毒等，以及是否有冶游史。

（七）婚姻史

婚姻史包括已婚或未婚、结婚年龄、配偶健康状况、性生活情况、夫妻关系等。

（八）月经史与生育史

1. 月经史　包括月经初潮的年龄、月经周期和经期天数、经血的量和颜色、经期症状、有无痛经与白带、末期月经日期（last menstrual period，LMP）、闭经日期、绝经年龄。记录格式如下。

$$\text{初潮年龄} \ \frac{\text{行经期（天）}}{\text{月经周期（天）}} \ \text{末次月经时间或绝经年龄}$$

$$14 \ \frac{3\sim5\text{（天）}}{28\sim30\text{（天）}} \ 2018年1月8日（或50岁）$$

2. 生育史　妊娠与生育次数，人工或自然流产的次数，有无死产、剖宫产、围产期感染、计划生育、避孕措施（安全期、避孕药、避孕环、子宫帽、阴茎套等）等。对男性患者应询问是否患过影响生育的疾病。

（九）家族史

家族史的收集旨在了解患者直系亲属的健康与疾病状态，涵盖父母、兄弟姐妹及子女。重点关注以下方面：①遗传和家族性疾病，如询问家族中是否有遗传性疾病，以及家族成员是否存在类似疾病的患者。②传染性疾病，探明家族中是否有传染性疾病的记录。③直系亲属的健康状况，详细记录直系亲属的当前健康状况或他们的死因及死亡年龄。④扩展家族健康状况，对于某些遗传性疾病，需进一步询问父母双方亲属的健康状况。

（十）心理社会状况

心理社会状况评估是健康评估的重要内容之一，包括自我概念、认知功能、情绪、对疾病的认识、应激与应对、价值观与信念、职业状况、生活与居住环境、家庭关系等。具体的问诊方法与内容参见第四章。

 知识拓展

功能性健康型态模式

功能性健康型态模式（functional health pattern，FHP）是马哲利·哥登（Majory Gordon）于1987年提出的，涉及生理、心理和社会的11个功能形态。由于该模式充分体现了整体护理的理念，具有鲜明的护理专业特点，并有助于护理诊断的确定，作为收集和组织健康评估资料的主要理论框架，受到护理专业人员的普遍认可。不同功能性健康型态不仅包含主观资料，也包含相应的客观资料，这与国内习惯将体格检查等客观资料与问诊所获得的主观资料分开进行收集和书写的传统不同。具体如下。

（1）健康感知与健康管理型态。

（2）营养与代谢型态。

（3）排泄型态。

（4）活动与运动型态。

（5）睡眠与休息型态。

（6）认知与感知型态。

（7）自我概念型态。

（8）角色与关系型态。

（9）性与生殖型态。

（10）压力与压力应对型态。

（11）价值与信念型态。

三、问诊方法与技巧

良好的问诊方法和技巧与获取患者病史资料的数量和质量、疾病的诊断和鉴别诊断，以及对诊疗和护理措施的决策有密切的关系。这对护士的医学护理知识、仪表礼节、交流技能、资料收集能力、护患关系，以及提供咨询和教育患者等多个方面均提出了较高的要求。

（一）问诊的基本方法与技巧

1. 创造良好的问诊环境。宽松、和谐的交流环境可以尽快缓解患者的紧张心情，方便护患交流。

（1）注意保护患者隐私。如患者有需求，可同意家属在场。

（2）自我介绍、讲明职责，可佩戴胸牌以展示身份。

（3）尽快建立良好的护患关系。护士要注意自己的语言、举止、仪表、礼节，如微笑或赞许地点头示意、恰当的视线接触、交谈时采取前倾姿势，语音和语调、表情需传达出对患者的鼓励和理解。但对于精神障碍的患者，不可随便用赞扬或鼓励的语言。

（4）结束问诊时要感谢患者的合作、说明患者下一步需要做什么，以及注意事项、下次就诊时间或随访计划等。

2．护士要尊重患者的感受，让患者尽可能充分地陈述他认为重要的情况和感受，不可生硬地打断，以取得患者的客观病史。

3．明确首发症状开始的时间及演变过程。确定症状的先后顺序，书写病史时按时间先后顺序记录，但问诊时不需要生硬地按症状出现的先后进行提问。

4．在问诊的两个项目之间要使用过渡性语言。

5．根据具体情况采用不同类型的提问方式。

（1）一般性提问（或称开放式提问）：常于问诊各部分开始时使用，如现病史、过去史、个人史等部分，可获得这些方面的大量资料。例如，"您哪里不舒服"，之后再着重询问一些重点问题。

（2）直接提问（也称闭合式问题）：用于收集一些特定的有关细节，使获得的信息更有针对性。但这种提问往往使获得的信息不够准确和全面。例如，"您何时开始腹痛的呢""您的疼痛是锐痛还是钝痛"等。询问者应遵循从一般提问到直接提问的原则，循序渐进，逐渐展开。

6．提问方式直接影响健康资料的客观性和准确性。应避免连续性提问、诱导性提问、暗示性提问、责难性提问。要采用委婉的方式问及患者的敏感问题。

7．提问时要注意系统性和目的性。

8．避免医学术语。

9．每一部分病史结束问诊时要归纳小结，以理清问诊的思路、引证核实患者提供的信息。根据各部分资料在诊治和护理价值上的比重做详略适宜的概括。

10．护士应理解患者就诊的确切目的和要求。

11．患者文化程度、认知水平、沟通能力的差异决定了获取病史的准确性，在问诊过程中要注意考察患者的理解程度。

12．患者问到一些护士不能准确回答的问题时，可提供自己知道的情况供患者参考，或请患者向他人咨询，或答应患者以后尽快给予答复来解决问题。

问诊能力需要不断的实践加以提高。问诊者只有在每次问诊中努力发现问题，予以解决，再在实际中反复训练、提高，才能较好地掌握问诊的方法与技巧。

（二）重点病史采集的问诊方法

重点病史采集是针对就诊的最主要问题来问诊，并收集病史各部分中与该问题密切相关的资料。在临床实践中，重点病史采集主要用于急诊和门诊。首先护士要根据患者的主诉、主要症状和病情的轻重缓急，拟出诊断假设；其次围绕诊断假设所需的内容进行问诊。问诊要简单明了、抓住重点。问诊过程中要不断检验和修正诊断假设。护士的认知能力和整合资料的能力将决定其病史采集的实践过程。完成重点病史采集后，护士要有目的地选择重点的体格检查内容和项目，以支持、修正或否定病史中建立的诊断假设。

四、特殊情况问诊

（一）缄默与忧伤患者

患者缄默并不意味着其没有求医的动机。其原因可能有：①患者对疾病治疗丧失信心、感到绝望。②患者情绪不佳而伤心、难过。③护士的提问使患者惶恐而被动。护士要耐心、细致，尊重患者，注意语言表达的方式，鼓励患者，尽快获得患者的信任。同时，从患者的表情、动作和语言中抓住跟疾病有关的线索。

（二）焦虑与抑郁患者

焦虑和抑郁是近年来患者最常见的临床问题。因这些患者比较敏感，护士应注意语言的分寸。如强调疾病的严重性有可能加重患者的焦虑和抑郁；如过度宽慰患者，一旦事与愿违，有可能引发纠纷或加重患者的焦虑和抑郁。应鼓励患者讲述其感受，注意其语言、表情和动作，确定问题性质，同时评估患者焦虑和抑郁的程度。如怀疑是抑郁症，可与家属沟通，建议就诊精神科予以恰当诊治。同时，要注意患者有无自伤或自杀倾向。

（三）话多与唠叨患者

患者话多与唠叨，常使其不能集中于主要问题，而使护士采集病史困难。对此，护士应注意将问诊限定在主要健康问题上；根据问诊内容分部分进行问诊；如判断患者提供内容无关时，可巧妙地打断；如观察患者有思维奔逸或混乱的情况，应按精神科要求采集病史、做精神检查或转入精神科就诊。在问诊过程中，护士应耐心以免失去患者的信任。

（四）愤怒与敌意患者

患病和缺乏安全感的人，如果认为护士态度生硬或语言冲撞，很可能表现出愤怒和敌意。护士应正确看待这个问题，采取正确的职业态度，找到原因并予以恰当的解释，切勿迁怒其他人。如无法进行问诊，可换其他护士完成问诊。问诊时应缓慢而清晰，态度平和，询问要十分谨慎，必要时可分次进行。

（五）多种症状并存患者

有的患者多种症状并存，应注意判断哪些为主要症状或问题；还应谨慎判断其是否患有精神疾病。

（六）说谎和对护士不信任患者

患者有意说谎一定有其真实的原因，护士应根据专业知识予以鉴别。其他患者所叙述病情与实际不符的情况，可能与患者的医学知识和对疾病的认知有密切关系。患者可因恐惧而淡化病情，也可因求医心切夸大病情。

护患对患者病情认识上的差异可使患者对护士产生不信任感。

（七）文化水平低和语言障碍患者

对于文化水平低的患者，护士应采用通俗易懂的语言，避免医学术语，使患者能够理解并提供准确的病史。如患者的回答与护士的询问无关，应适当打断和引导，并减慢语速，必要时可重复提问或向患者核实问题。如患者性格内向，过于顺从，或对症状耐受力强，也可使护士获得的问诊资料不准确，护士应尽快建立融洽的护患关系，以便进一步获得准确的资料。语言不通者，应寻求翻译的帮助并反复的核实。

（八）重危患者和晚期患者

危重患者需要迅速收集病史及体格检查。病情缓解后，再详细询问病史。应特别关心那些因疾病而绝望的晚期患者。对诊断、预后等敏感问题的回答应恰当而中肯，要尽力安慰和鼓励患者，以便获取准确而全面的信息。

（九）残疾患者

收集残疾患者的病史相对困难。无论对有听力损害的患者、聋哑人，还是盲人，护士均可请患者亲属、朋友予以帮助，尽量减少患者对陌生环境和医护的恐惧。护士应仔细聆听患者叙述病史并及时做出相应的反应，拉近护患的关系，使患者放心并积极配合。护士在问诊过程中要注意患者的表情和肢体语言，必要时可做书面交流。

（十）老年患者

老年人因体力、视力、听力的衰退，以及反应缓慢、思维障碍，可造成交流障碍。护士应声音清晰、洪亮，语言简单清楚、通俗易懂，减慢问诊速度。必要时做适当的重复和核实；同时要注意患者的反应，判断其是否听清楚、明白；必要时，向家属收集以补充病史。老年患者常患多种疾病，应详细进行系统回顾、询问用药史，获取全面的健康资料，以免遗漏细节问题。

（十一）儿童

患儿多不能自述病史，与患儿密切接触、观察细致者提供的病情相对可靠，要认真地对待家长所提供的每个症状，并在病历记录中说明。

5～6岁以上的患儿虽然可回答有关病情的部分细节，但因患儿的恐惧心理及认知、记忆及表达能力的限制，患儿叙述的病情可能不够准确。护士要仔细观察并全面分析以判断病史的可靠性。

（十二）精神疾病患者

对有自知力的精神疾病患者，患者本人可准确回答问诊内容。

对缺乏自知力的患者，护士应向患者的家属或相关人员询问病史资料，同时结合医学知识综合分析、归纳整理后记录。必要时转至精神专科，寻求专业人员的帮助。

第二节　常见症状问诊

症状（symptom）通常指患者主观体验到的不适或痛苦，以及某些客观的病态变化。这些症状可分为多种形式：①仅为患者的主观感受，如乏力、头晕。②既有主观感受，也可通过客观检查验证，如呼吸困难、发热。③涉及生命现象的质变，如多尿或少尿，需要通过客观评估来确认。体征（sign）则是护士通过客观检查发现的患者身体的异常状态。

症状学（symptomatology）关注症状的原因、发生机制、临床表现及其在诊断中的重要性。护士在诊疗护理过程中首先需要了解症状，这是诊断和鉴别诊断的基础。由于同一疾病可能表现出不同的症状，不同疾病也可能呈现相似的症状，因此临床上需将症状学、临床体征和所有检查结果综合分析以确诊。

一、发热

发热（fever）是机体在致热原或其他因素的作用下，体温调节中枢功能发生紊乱，引起产热增多和/或散热减少，体温超出正常范围。

（一）正常体温与生理变异

人体的正常体温由体温调节中心控制，通过神经和体液因素来平衡产热与散热，保持体温在一定范围内稳定。常见的体温测量方式有口腔测温、腋下测温和肛门测温，其正常范围分别是36.3 ~ 37.2℃、36.0 ~ 37.0℃和36.5 ~ 37.7℃。体温会因多种内外部因素而有所波动，例如一天中的不同时间（通常下午比早晨高）、剧烈运动后、饮食后、情绪变化、环境温度、年龄、性别及女性的月经周期等。这些因素导致体温在一定程度上波动，通常在1℃以内。

（二）病因与发生机制

1. 病因　引起发热的病因很多，临床上可分为感染性发热和非感染性发热两大类，以感染性发热多见。

（1）感染性发热（infective fever）：各种病原体，如细菌、病毒、支原体、立克次体、螺旋体、真菌、寄生虫等引起的感染，不论是急性、亚急性或慢性感染，局部或全身感染，均可出现发热。

（2）非感染性发热（noninfective fever）：①无菌性坏死物质的吸收，组织细胞坏死及坏死产物的吸收，可引起发热，也称吸收热。如大手术后组织损伤、大面积烧伤、内出血、血栓引起的心肌梗死或肢体坏死、恶性肿瘤、溶血反应等。②抗原-抗体反应，如风湿热、药物热、血清病及结缔组织病等。③内分泌与代谢疾病，如甲状腺功能亢进症、重度脱水等。④皮肤散热减少，如广泛性皮炎、慢性心力衰竭、阿托品中毒等。⑤体温调节中枢功能失常，以下各种原因直接损害体温调节中枢，使其功能失常而引起发热，称为中枢性发热，这类发热的特点是高热无汗。常见于中暑、日射病、安眠药中毒、脑出血及颅脑外伤等。⑥自主神经功能紊乱，夏季低热、精神紧张、剧烈运动之后、女性月经前及妊娠初期都可能出现低热现象。

2. 发生机制　发热的发生机制主要包括两大类，即致热原性发热和非致热原性发热，以前者多见。

（1）致热原性发热：①外源性致热原（exogenous pyrogen），包括病原体及其产物、炎性渗出物、抗原-抗体复合物、类固醇物质及无菌性坏死组织等。②内源性致热原（endogenous pyrogen），包括白细胞介素-1、白细胞介素-6、肿瘤坏死因子和干扰素等。外源性致热原多数为大分子物质，不能直接通过血脑屏障作用于体温调节中枢，需要激活血液中的中性粒细胞、嗜酸性粒细胞、单核巨噬细胞系统，使其产生并释放内源性致热原。内源性致热原可以通过血脑屏障直接作用于体温调节中枢，使体温调定点上移，一方面通过垂体内分泌因素增加代谢或通过运动神经使骨骼肌收缩，产热增多；另一方面通过交感神经使皮肤血管及竖毛肌收缩，停止排汗，散热减少。通过以上调节，机体产热大于散热，体温升高，引起发热。

（2）非致热原性发热：①体温调节中枢直接受损，如颅脑外伤、脑出血、炎症、中暑等。②产热过多的疾病，如癫痫持续状态或剧烈运动、甲状腺功能亢进症，尤其是甲状腺危象等。③散热减少的疾病，如广泛性皮肤病、心力衰竭伴皮肤水肿、阿托品中毒、大失血等。

（三）临床表现

1. 发热的分度　按发热高低（以口测温为准）可分为：①低热，37.3 ～ 38℃。②中等度热，38.1 ～ 39℃。③高热，39.1 ～ 41℃。④超高热，41℃以上。

2. 热程　根据发热时间的长短，可分为急性发热和慢性发热。发热病程少于2周者为急性发热，起病急，常见于各种急性感染、组织损伤等；发热持续2周以上者为慢性发热，见于伤寒、结核病、结缔组织疾病、血液系统疾病等。

3. 发热的临床过程与特点　发热的临床经过一般分为3个阶段。

（1）体温上升期：主要表现为皮肤苍白、无汗、肌肉酸痛、畏寒或寒战。该时期的特点是产热大于散热，故体温上升。体温上升的方式有以下两种：①骤升型，体温在数小时内达39 ～ 40℃或以上，常常伴寒战，小儿则易发生高热惊厥。常见于疟疾、大叶性肺炎、败血症、流行性感冒、急性肾盂肾炎、输液反应或者某些药物反应。②缓升型，体温逐渐上升，常在数日内达到高峰，多无寒战。见于伤寒、结核病、布鲁菌病等。

（2）高热期：主要表现为皮肤潮红，伴灼热感，呼吸深快，寒战消失，开始出汗且逐渐增多。该时期的特点是产热与散热过程在较高的水平上保持相对平衡。体温上升达到高峰后保持一定时间，病因不同，持续时间的长短也可有一定差异，如疟疾可持续数小时，大叶性肺炎和流行性感冒可持续数天，伤寒则可持续数周。

（3）体温下降期：主要表现为出汗增多、皮肤潮湿。该时期的特点为散热大于产热，随着病因的消除，体温降至正常水平。体温下降的方式有两种：①骤降型，体温在数小时内迅速降至正常，有时甚至略低于正常，见于疟疾、急性肾盂肾炎、大叶性肺炎及输液反应等。②渐降型，体温在数天内逐渐降至正常，见于风湿热、伤寒、布鲁菌病等。

（四）热型及临床意义

将发热患者不同时间的体温数值记录在体温单上，并将各体温数值点连接，形成不同形态的体温曲线，称为热型（fever type）。临床上常见的热型有以下6种。

1. 稽留热（continued fever）　体温持续维持在39 ～ 40℃以上的高水平，可达数天或数周，24小时内体温波动范围不超过1℃（图2-1）。常见于大叶性肺炎、伤寒及斑疹伤寒高热期。

2. 弛张热（remittent fever）　又称败血症热型，体温常在39℃以上，波动幅度较大，24小时内波动范围超过2℃，但都超过正常水平（图2-2）。常见于败血症、风湿热、重症肺结核及化脓性炎症等。

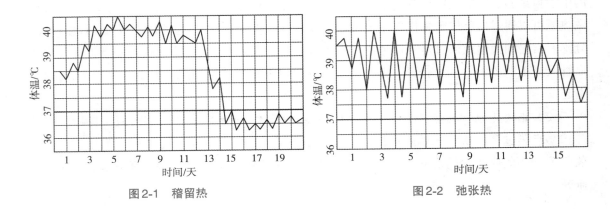

图2-1　稽留热　　　　　　　　　图2-2　弛张热

3. 间歇热（intermittent fever）　体温骤升达到高峰后持续数小时，又骤降至正常水平，无热期（间歇期）可持续1天至数天，高热期与无热期反复交替出现（图2-3）。常见于疟疾、急性肾盂肾炎等。

4. 回归热（recurrent fever）　体温骤升至39℃或以上，持续数天后又骤降至正常水平，高热期与无热期各持续若干天后规律性交替一次（图2-4）。可见于回归热、霍奇金病等。

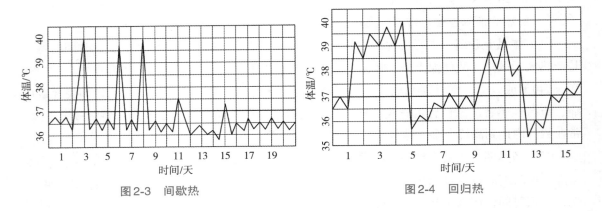

图2-3　间歇热　　　　　　　　　图2-4　回归热

5. 波状热（undulant fever）　体温逐渐上升达39℃或以上，数日后逐渐下降至正常水平，持续数日后体温又逐渐升高，如此反复出现（图2-5）。常见于布鲁菌病。

6. 不规则热（irregular fever）　发热的体温曲线无一定规律（图2-6）。可见于结核病、风湿热、支气管肺炎、渗出性胸膜炎及各类发热疾病不规范药物治疗后。

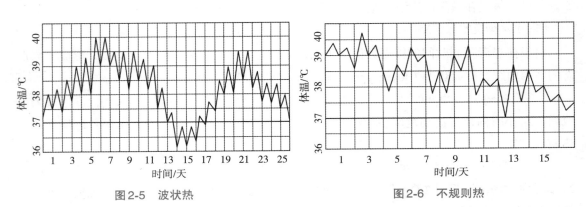

图2-5　波状热　　　　　　　　　图2-6　不规则热

根据热型的不同，对发热的病因诊断和鉴别诊断有很大帮助。值得注意的是，由于抗生素、退热药、糖皮质激素的使用，常使某些疾病的特征性热型变得不典型或呈不规则热；此外，热型也与个体反应的强弱相关，如老年人休克型肺炎可以无发热或仅表现为低热，而不出现肺炎的典型热型。

（五）伴随症状

1. **伴寒战** 见于大叶性肺炎、败血症、急性胆囊炎、急性肾盂肾炎、流行性脑脊髓膜炎、疟疾、钩端螺旋体病、药物热、急性溶血或输血反应等。

2. **伴结膜充血** 见于麻疹、流行性出血热、斑疹伤寒、钩端螺旋体病等。

3. **伴口腔单纯疱疹** 见于大叶性肺炎、流行性脑脊髓膜炎、间日疟、流行性感冒等。

4. **伴淋巴结肿大** 见于传染性单核细胞增多症、风疹、淋巴结结核、局灶性化脓性感染、丝虫病、白血病、淋巴瘤、转移癌等。

5. **伴肝脾大** 见于传染性单核细胞增多症、病毒性肝炎、肝及胆道感染、布鲁菌病、疟疾、结缔组织病、白血病、淋巴瘤、黑热病及急性血吸虫病等。

6. **伴出血** 发热伴皮肤黏膜出血可见于重症感染及某些急性传染病，如流行性出血热、病毒性肝炎、斑疹伤寒、败血症等；也可见于某些血液病，如急性白血病、再生障碍性贫血、恶性组织细胞病等。

7. **伴关节肿痛** 见于败血症、猩红热、布鲁菌病、风湿热、结缔组织病、痛风等。

8. **伴皮疹** 见于麻疹、猩红热、风疹、水痘、斑疹伤寒、风湿热、结缔组织病及药物热等。

9. **伴昏迷** 先发热后昏迷见于流行性乙型脑炎、斑疹伤寒、流行性脑脊髓膜炎、中暑、中毒性菌痢等；先昏迷后发热者见于脑出血、巴比妥类药物中毒等。

（六）对患者的影响

急性发热易引起舌炎、龈炎、口腔黏膜干燥、腹胀、便秘、食欲缺乏、恶心、呕吐等；体温上升期和高热期可导致神经系统兴奋性增高（出现烦躁不安、头晕、头痛、失眠、谵妄、幻觉等）、心率及呼吸加快、尿量减少、尿比重增高、分解代谢增强、血糖升高等，小儿高热者易发生惊厥；体温下降期由于丢失大量水和电解质，易出现电解质失衡；长期发热还可致体重下降；高热或长期发热的患者可出现焦虑甚至恐惧情绪。

（七）问诊要点

1. **病因与诱因** 询问患者有无与发热相关的疾病，如各种病原体所致的感染性疾病，脏器梗死、肢体坏死、大手术、风湿热、脑出血、甲状腺功能亢进症、中暑、严重脱水等非感染性疾病；有无发热的流行病学情况，如是否到过瘟疫流行地区，有无传染病患者接触史；有无受凉、饮食不洁、环境温度过高等诱因。

2. **发热的特点** 询问患者起病的时间、季节、起病缓急及发热程度、热程、热型。测量患者体温，判断是高热还是低热；根据患者的体温变化，评估其体温波动范围；发热是持续性还是间歇性，同时观察患者的伴随症状与体征。

3. **发热对患者的影响** 急性发热患者有无食欲缺乏、恶心、呕吐等消化道症状；高热患者有无谵妄或幻觉等意识障碍，小儿有无高热惊厥；大量出汗患者有无脱水；长期发热者有无体重下降等；患者有无出现心理情绪变化等。

4. 诊疗与护理经过　询问患者曾接受过的相关检查项目及结果，如是否进行血、痰、粪、尿常规等细菌学检查等。已采用的相关治疗或护理措施，包括发热后是否使用过退热药或其他药物，药物的名称、剂量、给药途径及疗效，以及是否采用过其他降温措施及疗效。

（八）相关护理诊断/问题

1. 体温过高　与病原体感染和/或体温调节中枢功能失常有关。
2. 体液不足　与体温下降期出汗过多和/或液体摄入量不足有关。
3. 营养不足　与长期发热所致物质消耗增加和/或营养物质摄入不足有关。
4. 口腔黏膜改变　与长期发热所致的口腔黏膜干燥有关。
5. 舒适度下降　与高热引起的全身肌肉酸痛有关。
6. 焦虑　与担心疾病预后不良或长期发热不愈有关。
7. 潜在并发症　如惊厥、意识障碍。

二、疼痛

疼痛（pain）是与现存的或潜在的组织损伤有关联的一种主观的不愉快感觉和情绪上不愉快的体验。疼痛通常具有警示作用，提示机体做出保护性的行为，寻求帮助和避免进一步的损伤。强烈、持久的疼痛可致生理功能紊乱，甚至导致休克。

（一）发生机制

当机体受到物理或化学刺激时，受损的局部组织会释放如5-羟色胺、钾离子、缓激肽、乙酰胆碱、组胺、氢离子及酸性代谢物等多种生物活性物质。这些物质刺激神经末梢的痛觉感受器，导致疼痛信号生成。这些痛觉冲动首先传入脊髓的后根神经节，然后通过脊髓的丘脑侧束进入大脑内囊，最终到达大脑皮质中央后回区域，这是大脑中处理疼痛感知的核心区域，从而引起人的疼痛感觉。

（二）疼痛分类

1. 按疼痛程度分类
（1）微弱疼痛：似痛非痛，常与其他感觉复合出现，如酸、麻、沉重、不适感等。
（2）轻度疼痛：疼痛局限，程度很轻或仅有隐痛。
（3）中度疼痛：较为剧烈，但还能忍受，常合并心率加快、血压升高等。
（4）剧烈疼痛：难以忍受，偶有自杀或自伤行为。
2. 按疼痛病程分类
（1）急性疼痛（acute pain）：通常发作突然，持续时间较短，从几分钟到几天不等，常见于急性心肌梗死、急性胰腺炎、急性阑尾炎及急性肠梗阻等情况。这类疼痛的典型特征包括明显的组织损伤、精确的疼痛定位及强烈的保护性反应。此外，急性疼痛经常伴随交感神经系统的激活，表现为血压上升、心搏和呼吸加速及出汗增多。

（2）慢性疼痛（chronic pain）：持续或反复出现的疼痛，持续时间超过3个月，或在数月甚至数年后复发。这类疼痛常见于骨关节炎、颈椎病、椎间盘突出及腰椎滑脱等疾病。慢性疼痛通常位置模糊，伴有活动限制或减少，患者还可能经历心理焦虑或担忧等问题。

3. 按疼痛性质分类

（1）锐痛（sharp pain）：疼痛尖锐，疼痛部位定位准确，难以忍受，出现情绪烦躁。疼痛如刺痛、刀割样痛，常见于由外伤引起的疼痛，如体表被锐器划破所致的疼痛。

（2）钝痛（dull pain）：主要表现为胀痛、酸痛、闷痛，疼痛程度较隐痛剧烈，常见于内脏的炎症、癌性疼痛或脑肿瘤、脑炎引起的头痛，疼痛多为比较强烈的持续性钝痛。

（3）其他：压榨样痛、跳痛、牵拉样痛等。

4. 按疼痛部位分类

（1）浅表躯体痛：刺激来源于皮肤、皮下组织、黏膜，定位精确。多由机械、化学、温度刺激或皮肤疾病等引发，常表现为锐痛、刺痛、灼痛等。

（2）深部躯体痛：刺激来源于肌肉、肌腱、关节、韧带、筋膜、骨膜等部位，定位弥散或放射，可有体表牵涉痛。由过度牵拉、机械损伤、压迫、缺血、炎症等引发，多表现为钝痛或牵拉痛。

（3）内脏痛：刺激来源于内脏，定位模糊，可有体表牵涉痛。由脏器牵张、平滑肌痉挛、缺血炎症等引发，常表现为深部痛或锐刺痛，可牵涉到体表一定区域，多伴有恶心、呕吐、出汗、反射性肌痉挛等现象。

（三）病因

1. 头痛（headache）　是由头颈部痛觉感受器受到刺激产生异常神经冲动，并传到脑部所致的额、顶、颞及枕外隆突连线以上的疼痛。

（1）颅脑病变：①感染，如脑炎、脑膜炎、脑脓肿、脑结核病等。②血管病变，如蛛网膜下腔出血、脑出血、脑血栓形成、脑栓塞、高血压脑病、脑血管畸形、颅内动脉瘤等。③占位性病变，如脑肿瘤、颅内转移瘤、颅内囊虫病等。④颅脑外伤，如脑震荡、脑挫伤、颅内血肿、硬膜下血肿等。⑤其他，如丛集性头痛、腰椎穿刺术后和腰椎麻醉后引起的头痛等。

（2）颅外病变：①眼、耳、鼻及牙齿疾病所致头痛，如青光眼、中耳炎、鼻窦炎及龋齿等。②神经痛，如三叉神经痛、枕神经痛及舌咽神经痛等。③颅骨疾病，如颅底凹陷症及颅骨肿瘤等。④颈椎病及其他颈部疾病。

（3）全身性疾病：①急性感染，如流行性感冒、伤寒及肺炎等发热性疾病。②中毒，如酒精、一氧化碳、有机磷、铅及药物等中毒。③其他疾病，如尿毒症、贫血、低血糖、原发性高血压、心力衰竭、肺性脑病、中暑、经期头痛等。

（4）神经症：如神经衰弱、癔症等。

2. 胸痛（chest pain）　指颈部与上腹部之间的不适或疼痛，主要由胸部疾病所致，有时腹腔疾病也可引起胸痛。

（1）胸壁疾病：①皮肤及皮下组织病变，如带状疱疹、皮下蜂窝织炎、乳腺炎、乳腺肿瘤等。②肌肉病变，如胸壁软组织挫伤、劳损，流行性肌炎等。③肋骨病变，如肋骨骨折、肋软骨炎、肋骨挫伤、急性白血病、多发性骨髓瘤等。④肋间神经病变，如肋间神经炎。

（2）肺及胸膜疾病：如胸膜炎、胸膜肿瘤、自发性气胸、肺炎、支气管炎、肺结核、支气管肺癌等。

（3）心血管系统疾病：如心绞痛、心肌梗死、心包炎、心肌病、二尖瓣或主动脉瓣病变、主动脉夹层动脉瘤、梅毒性心脏病等。

（4）食管及纵隔病变：如食管炎、食管癌、纵隔炎、纵隔气肿、纵隔肿瘤等。

（5）其他疾病：如肝脓肿、肝炎、肝癌、膈下脓肿、痛风等。

3. 腹痛（abdominal pain） 多数由腹腔脏器疾病引起，有时腹腔以外的疾病或全身性疾病也可引起。

（1）腹腔脏器急性炎症：如急性胃炎、急性肠炎、急性胰腺炎、急性胆囊炎、急性出血坏死性肠炎、急性阑尾炎、急性腹膜炎等。

（2）空腔脏器穿孔：消化性溃疡穿孔、外伤肠穿孔等。

（3）空腔脏器梗阻或扩张：如肠梗阻、胆道蛔虫病、胆道结石、泌尿系统结石等。

（4）脏器扭转或破裂：如肠系膜扭转、肠扭转、卵巢囊肿扭转、肝破裂、脾破裂、异位妊娠破裂等。

（5）腹腔内血管阻塞或破裂：如缺血性肠病、门静脉血栓、腹主动脉夹层、动脉瘤破裂等。

（6）腹壁疾病：如腹壁挫伤、脓肿、带状疱疹等。

（7）胸部疾病引起的腹部牵涉痛：如肺炎、肺梗死、胸膜炎、心绞痛、心肌梗死、食管裂孔疝等。

（8）全身性疾病：如腹型过敏性紫癜、铅中毒、糖尿病酮症酸中毒、尿毒症等。

（四）临床表现

1. 头痛

（1）发生情况：头痛发作急剧，伴有发热，提示感染性疾病如脑炎或脑膜炎。而无发热且伴有剧烈疼痛和意识障碍，可能提示蛛网膜下腔出血等脑血管问题。慢性且逐渐加剧的头痛，若伴呕吐，可能表明颅内压增高，常见于颅内肿瘤。

（2）头痛部位：偏头痛通常表现为单侧头痛。颅内深部病变可能导致疼痛部位与病灶不完全对应，疼痛可能向病灶同侧放射。感染性疾病引起的头痛通常涵盖整个头部；高血压头痛可能集中在额部；脑膜炎和蛛网膜下腔出血常导致头痛伴颈痛。

（3）头痛程度与性质：头痛程度可从轻到重，不一定与病情严重度平行。如三叉神经痛、偏头痛和脑膜炎可引起极剧烈的头痛。典型三叉神经痛表现为阵发性剧痛；蛛网膜下腔出血则是突发的爆裂痛；血管性或发热性疾病引起的头痛常有搏动感。

（4）头痛的时间与持续时间：颅内肿瘤常使患者在清晨头痛加剧；慢性肿瘤头痛呈持续性加重趋势，间歇期长短不一。丛集性头痛通常在夜间突发；三叉神经痛主要在上午发作，持续时间短暂；女性的偏头痛常与月经周期相关。

（5）头痛的影响因素：脑部肿瘤或脑膜炎引起的头痛可因增加颅内压的活动，如咳嗽或打喷嚏而加剧；颈性头痛或低颅压综合征的疼痛，可随头部和身体位置改变而变化；偏头痛或由心理因素引起的头痛，可能因精神压力、疲劳或失眠触发。

2. 胸痛

（1）发病年龄：青壮年胸痛多考虑结核性胸膜炎、自发性气胸、心肌炎等；中、老年人多考虑心绞痛、心肌梗死、肺癌等。

（2）胸痛部位：大多数疾病引起的胸痛常有固定部位。带状疱疹所致胸痛，可见沿一侧肋间神经分布的成簇水疱伴剧烈疼痛，一般不超越体表正中线；心绞痛及心肌梗死的胸痛，多在胸骨后或心前区，常放射至左肩、左臂内侧，甚至可达环指与小指，少数也可放射至左颈与面颊部，有时会被误认为牙痛；主动脉夹层引起的疼痛多位于胸背部，可向下放射至下腹部、腰部及两侧腹股沟和下肢；胸膜炎引起的胸痛多位于一侧胸部；食管及纵隔病变引起的胸痛多出现在胸骨后，进食时加重；肝胆疾病及膈下脓肿引起的胸痛多在右下胸，侵犯膈肌中心部时疼痛放射至右肩部；肺上沟癌引起的疼痛多以肩部、腋下为主，可向上肢内侧放射。

（3）胸痛性质：带状疱疹呈刀割样或灼热样剧烈疼痛；食管炎多呈烧灼痛；肋间神经痛呈阵发性灼痛或刺痛；心绞痛呈压迫性、绞榨样、紧缩性，心肌梗死的疼痛则更为剧烈并伴有恐惧感、濒死感；气胸在发病初期有撕裂样疼痛；胸膜炎常呈钝痛和刺痛；夹层动脉瘤常常突发胸背部撕裂样剧痛，难以忍受；肺栓塞也可突然发生胸部剧痛或绞痛，常伴呼吸困难和发绀。

（4）胸痛持续时间：平滑肌痉挛或血管狭窄所致的脏器缺血多呈阵发性胸痛，炎症、肿瘤、栓塞或梗死所致胸痛多呈持续性。如心绞痛发作时间短暂，持续数分钟，而心肌梗死疼痛持续数小时或更长，且不易缓解。

（5）胸痛的影响因素：心绞痛常因劳累、运动或情绪紧张、激动诱发，休息或舌下含服硝酸甘油后迅速缓解，而心肌梗死所致疼痛则服上述药物效果较差或无效。食管疾病的胸痛常因进食诱发或加剧；自发性气胸、胸膜炎的胸痛可因咳嗽或用力呼吸时加重，屏住呼吸则胸痛缓解；胸壁病变引起的胸痛常在胸廓活动或局部受压时加重。

3. 腹痛

（1）腹痛部位：一般腹痛部位多为病变所在部位。如胃、十二指肠、胰腺疾病，疼痛多在中上腹部；肝脓肿、胆囊炎、胆石症等疼痛多在右上腹部；小肠疾病疼痛多在脐周或脐部；急性阑尾炎早期，疼痛感觉模糊，多在脐周或上腹部，数小时后转移至右下腹；结肠疾病疼痛多在左、右下腹部；膀胱炎、盆腔炎及异位妊娠破裂疼痛多在下腹部。弥漫而部位明确的腹痛常见于急性弥漫性腹膜炎；弥漫而部位不定的腹痛常见于机械性肠梗阻、急性出血性坏死性肠炎、铅中毒、腹型过敏性紫癜等。

（2）腹痛性质和程度：消化性溃疡常呈慢性、周期性、节律性上腹部隐痛或灼痛，如果突然出现烧灼样、刀割样持续性剧烈疼痛，可能是并发急性胃肠穿孔；胆结石、尿路结石常为阵发性剧烈绞痛，患者辗转反侧、坐卧不安；胆道蛔虫症的典型表现为剑突下阵发性钻顶样疼痛；持续性、广泛性剧烈腹痛伴腹肌紧张，见于急性弥漫性腹膜炎；隐痛或钝痛多为内脏性疼痛，多考虑胃肠张力变化或轻度炎症引起；胀痛多见于胃肠梗阻及实质性脏器的包膜牵张，如慢性肝炎、肝淤血、肝癌等。

（3）腹痛的影响因素：胃溃疡多表现为进食后疼痛，饥饿时缓解；十二指肠溃疡常于饥饿时或夜间疼痛，进食后或服碱性药物可缓解；胆囊炎或胆石症疼痛常因进食油腻食物诱发；急性胰腺炎可由暴饮暴食和/或酗酒诱发；肝、脾破裂多由腹部受暴力作用诱发；肠炎引起的腹痛在排便后可减轻；胃肠梗阻腹痛于呕吐或排气后减轻；胃黏膜脱垂患者左侧卧位可使疼痛减轻；反流性食管炎患者烧灼痛在躯体前倾或卧位明显，直立时则减轻。

（五）临床常见部位疼痛的伴随症状

1. 头痛伴剧烈呕吐　提示颅内压增高，见于脑出血、脑炎、脑膜炎、颅内肿瘤等；偏头痛在呕吐后头痛减轻。

2. 头痛伴眩晕　见于椎基底动脉供血不足、小脑肿瘤等。

3. 慢性头痛突然加重伴意识障碍　提示可能发生脑疝。

4. 头痛伴视力障碍　见于脑肿瘤或青光眼。

5. 头痛伴脑膜刺激征　见于脑膜炎、蛛网膜下腔出血。

6. 胸痛伴咳嗽、咳痰和/或发热　常见于气管、支气管和肺部感染性疾病。

7. 胸痛伴呼吸困难　见于大叶性肺炎、气胸、肺栓塞、急性心肌梗死等。

8. 胸痛伴咯血　主要见于肺栓塞、肺结核、支气管肺癌、支气管扩张等。

9. 胸痛伴面色苍白、大汗、血压下降或休克　多见于急性心肌梗死、主动脉夹层动脉瘤、主动脉窦瘤破裂和肺栓塞。

10. 胸痛伴吞咽困难　多见于食管癌、纵隔肿瘤。

11. 腹痛伴黄疸　见于肝、胆、胰疾病，也可见于急性溶血性贫血。

12. 腹痛伴呕吐、反酸　见于食管、胃肠道疾病，也可见于糖尿病酮症酸中毒和尿毒症，伴呕吐、肛门停止排便、排气提示肠梗阻。

13. 腹痛伴腹泻　见于肠道炎症、溃疡、肿瘤等。

14. 腹痛伴血尿　见于泌尿系结石、泌尿系肿瘤等。

15. 腹痛伴休克　见于腹腔脏器（肝、胆）破裂、异位妊娠破裂、胃肠穿孔、绞窄性肠梗阻、急性出血坏死型胰腺炎等，也见于急性心肌梗死及中毒性肺炎。

（六）对患者的影响

疼痛不仅影响患者的身体健康，还会带来心理和社交层面的挑战，严重干扰其日常生活和工作。疼痛的感受和表达受到年龄、个人意志、经验和文化背景等因素的影响，因此每个人对疼痛的忍耐程度和表现形式各不相同。剧烈的疼痛会引发一系列生理和心理反应，具体包括：患者面部表情扭曲，可能伴有大量出汗、血压上升、呼吸和心跳加速，面色苍白，严重时可能出现休克；常见的行为反应有呻吟、哭泣，患者可能会不自觉采取某些特定姿势以减轻疼痛，这可能导致肌肉疲劳；疼痛还会引起睡眠和休息的难度，影响夜间的休息质量；消化系统也可能受到影响，表现为食欲缺乏、恶心和呕吐；心理上，患者可能出现焦虑、恐惧、抑郁或愤怒等负面情绪；疼痛还可能影响患者的日常活动、工作效率和社交活动。这种复杂的影响说明了为何疼痛管理对提高患者生活质量至关重要。

知识拓展

疼痛的测定和评估

疼痛是一种主观感觉，要客观判定疼痛的轻重程度比较困难，现介绍两种常用的方法。

（1）口述言词评分法（verbal rating scales，VRS）：患者描述自身感受的疼痛状态，一般将疼痛分为4级：①无痛。②轻微疼痛。③中度疼痛。④剧烈疼痛。每级1分，如为"剧烈疼痛"，其评分为4分。此法虽简单，患者也容易理解，但不够精确。

（2）视觉模拟评分法（visual analogue scales，VAS）：在纸上画一条直线，长度为10cm，两端分别标明"0"和"10"的字样。"0"端代表无痛，"10"端代表最剧烈的疼痛。让患者根据自己所感受的疼痛程度，在直线上标出相应位置，然后用尺量出起点至记号点的距离长度（以cm表示），即为评分值。评分值越高，表示疼痛程度越重。此法是目前临床疼痛治疗时最常用的疼痛定量方法，也是比较敏感和可靠的方法。

（七）问诊要点

1. 病史与诱因　有无与疼痛有关的疾病史、外伤史、手术史、药物过敏史、传染病接触史等；有无诱发因素，如感染、过劳、情绪激动等。

2. 疼痛的特点　主要评估疼痛的部位、起病缓急、性质与程度、发生与持续的时间、有无牵涉痛及其部位、有无使疼痛加重或缓解的因素。

3. 疼痛对患者的影响　患者日常生活、休息、睡眠、工作和社交型态的改变，如疼痛导致的肢体活动功能障碍或强迫体位等，食欲、体重变化，皮肤黏膜红、肿、热、痛，体温升高等，剧烈疼痛导致失眠、便秘、尿失禁，长期/剧烈疼痛引起的抑郁、恐惧、焦虑等负面情绪，家庭的支持情况等方面的改变。

4. 诊治及护理经过　疼痛是否用药，包括药物名称、剂量、给药途径、疗效与不良反应；是否经历过手术，手术部位与疼痛部位的关系；采用何种镇痛护理措施及效果。

（八）相关护理诊断/问题

1. 急性、慢性疼痛　与各种伤害性刺激作用于机体引起的不适有关。

2. 焦虑　与长期慢性疼痛、疗效不佳、疼痛频繁发作等有关。

3. 恐惧　与剧烈的疼痛有关。

4. 活动无耐力　与疼痛影响患者日常生活有关。

5. 睡眠型态紊乱　与疼痛难以入睡、睡后易醒有关。

6. 潜在并发症　休克。

三、水肿

水肿是体内液体异常积聚在组织间隙的状态。根据液体积聚的位置，水肿可以分为两大类：全身性水肿和局限性水肿。①全身性水肿：液体在全身的组织间隙中广泛分布。②局限性水肿：仅见于特定的局部区域。如果液体聚集在皮肤下，形成的水肿在施加压力后会留下凹陷，这种情况被称为凹陷性水肿；相反，如果施压后无明显凹陷则为非凹陷性水肿。在某些情况下，液体可能积聚在体腔内，如胸腔、腹腔或心包，称为浆膜腔积液。值得注意的是，肺水肿或脑水肿等内脏器官水肿通常不包括在水肿范畴内。

（一）发生机制

在人体中，血液在毛细血管的小动脉端向组织间隙渗透形成组织液，组织液在小静脉端重新被吸收回血管，从而维持了液体的动态平衡。肾在调节水、钠平衡中扮演了关键角色。通过肾小球的滤过和近曲小管的主动吸收过程，以及远曲小管与集合管在激素影响下对水、钠的调节吸收，肾保持了水、钠有效的平衡。当这种体液平衡被打破，即组织液的产生超过其回吸收，就会引发水肿现象。产生机制如下。

1. 毛细血管血流动力学改变

（1）毛细血管内静水压增加。

（2）血浆胶体渗透压降低。

（3）组织液胶体渗透压增高。

（4）组织间隙机械压力降低。

（5）毛细血管通透性增强。

2. 水钠潴留

（1）肾小球滤过功能降低：①肾小球滤膜通透性降低。②管球失衡。③肾小球滤过面积减少。④肾小球有效滤过压下降。

（2）肾小管对水、钠的重吸收增加：①肾小球滤过分数（filtration fraction，FF）增加。②醛固酮分泌增加。③抗利尿激素分泌增加。

3. 静脉、淋巴回流障碍　多产生局限性水肿。

（二）病因与临床表现

1. 全身性水肿

（1）心源性水肿（cardiac edema）：主要见于右心衰竭、渗出性或缩窄性心包炎。水肿特点为最先出现在身体低垂部位，能起床活动者，最早出现于踝内侧，行走活动后加重，休息后减轻甚至消失；经常卧床者则最先出现于腰骶部。水肿呈凹陷性、对称性。常伴有颈静脉怒张、肝-颈静脉回流征阳性、肝大，严重者可出现胸腔积液、腹水、心包积液等右心衰竭的临床表现。

（2）肾源性水肿：见于各型肾小球肾炎、肾衰竭、肾病综合征等。水肿特点是疾病早期晨起时眼睑与颜面水肿，以后迅速发展为全身水肿。常伴有高血压、尿常规异常、肾功能损害等表现。肾源性水肿需与心源性水肿相鉴别，鉴别要点见表2-1。

表2-1　肾源性水肿与心源性水肿的鉴别

鉴别点	肾源性水肿	心源性水肿
病因	常见于原发性、继发性肾小球肾炎等	常见于右心衰竭、渗出性或缩窄性心包炎等
开始部位	从眼睑、颜面开始而延及全身	从低垂部位开始，向上延及全身
发展快慢	迅速	缓慢
水肿性质	柔软，移动性大	坚实，移动性较小
伴随改变	尿实验室检查异常、高血压、肾功能异常	心脏增大、心脏杂音、肝大、静脉压升高

（3）肝源性水肿：肝硬化是引起肝源性水肿最常见的原因。发展缓慢，以腹水为主要表现，也可首先出现踝部水肿，逐渐向上蔓延，而颜面部、上肢常无水肿。常伴有肝功能减退和门静脉高压的相关临床表现。

（4）内分泌代谢疾病所致水肿：①甲状腺功能减退症，由于组织间隙亲水物质增加而引起的一种特殊类型水肿，称为黏液性水肿。该水肿特点为非凹陷性，水肿不受体位影响，水肿部位皮肤增厚、粗糙、苍白、温度减低。②甲状腺功能亢进症，部分患者出现凹陷性水肿及局限性黏液性水肿，其原因可能与体内蛋白质分解加速而致低蛋白血症及黏多糖、黏蛋白等胶体物质沉积于组织间隙有关。③原发性醛固酮增多症，可出现下肢及面部轻度水肿，其主要原因为醛固酮及去氧皮质酮分泌过多致水钠潴留。④库欣综合征，出现面部及下肢轻度水肿，其原因是肾上腺皮质激素分泌过多，引起水钠潴留。⑤腺垂体功能减退症，多出现面部黏液性水肿，伴上肢水肿。⑥糖尿病，部分患者在发生心肾并发症前即可出现水肿。

（5）营养不良性水肿：见于长期慢性消耗性疾病、营养缺乏、蛋白丢失过多等所致的低蛋白血症。水肿常从足部开始逐渐蔓延全身。水肿发生前常有体重下降等表现。

（6）妊娠性水肿：大多数妇女在妊娠后期出现不同程度的水肿，多数属于生理性水肿，待分娩后水肿可自行消退，部分为病理性水肿。妊娠性水肿主要原因为水钠潴留，血浆胶体渗透压降低，静脉和淋巴回流障碍。

（7）结缔组织疾病所致水肿：可见于系统性红斑狼疮、皮肌炎、硬皮病等。

（8）变应性水肿：常见变应原有致病微生物、动植物毒素、异种血清、某些食物及动物皮毛等。

（9）药物所致水肿：①药物变态反应，常见于解热镇痛药、磺胺类、某些抗生素等。②药物性肾损害，见于某些抗生素、磺胺类、别嘌醇、木通、雷公藤等。③药物致内分泌紊乱，见于肾上腺皮质激素、性激素、胰岛素、萝芙木制剂、甘草制剂和钙通道阻滞剂等，引起水肿原因为水钠潴留。

（10）经前期紧张综合征：育龄妇女在月经来潮前7～14天出现眼睑、下肢水肿，其原因可能与内分泌激素改变有关。

（11）特发性水肿：水肿原因不明，可能与内分泌功能失调有关，绝大多数见于女性，临床特点为周期性水肿，水肿多发生在身体低垂部位。

（12）功能性水肿：患者无引起水肿的器质性疾病，而是在体位、环境、体质等因素的影响下，体液循环功能改变而出现的水肿，称为功能性水肿。功能性水肿包括：①旅行性水肿。②久坐者水肿。③高温环境引起的水肿。④老年性水肿。⑤肥胖性水肿。

2. 局限性水肿　表现为局部组织的肿胀。多见于局部炎症、变态反应、肢体静脉血栓形成、血栓性静脉炎、上下腔静脉阻塞综合征、丝虫病等。

（三）伴随症状

1. 伴肝大　见于心源性、肝源性与营养不良性水肿。
2. 伴重度蛋白尿　见于肾源性水肿，而轻度蛋白尿也可见于心源性水肿。
3. 伴呼吸困难与发绀　见于心脏病、上腔静脉阻塞综合征等。
4. 伴体重减轻、贫血　见于营养不良。
5. 水肿　与月经周期有明显关系，可见于经前期紧张综合征。

（四）对患者的影响

不同病因引起的水肿对患者的影响不同，主要取决于水肿的程度、部位、发生速度和持续时间。患者可因水肿而出现以下表现：①体重增加，各型水肿均可因液体潴留而致体重增加。轻度水肿，体重可增加5%；中度水肿，体重可增加10%；重度水肿，体重可增加10%以上。②尿量减少，患者因血容量不足，导致肾小球滤过率下降，发生少尿甚至无尿。③皮肤黏膜改变，长期持续性水肿因水肿区组织、细胞营养不良，或因重度水肿致液体渗出，易发生皮肤溃疡或继发感染，且伤口很难愈合。

（五）问诊要点

1. 病因与诱因　有无感染史，有无心脏疾病、肾脏疾病、肝脏疾病、营养不良等病史。
2. 水肿的特点　水肿的发生时间、首发部位、分布情况、性质、程度、持续时间、与体位变化及活动的关系，加重或缓解的因素等。
3. 水肿对患者的影响　近期体重变化情况；有无尿量的减少；有无血压升高、脉搏增快、呼吸困难等；严重水肿者有无皮肤溃疡和继发性感染；大量胸腔积液、腹水患者有无活动受限、强迫坐位及呼吸困难。
4. 诊疗与护理经过　已接受的相关检查及结果；用药种类、剂量与疗效；已采用的护理措施等。水肿患者重点关注血、尿常规检查结果，利尿剂的使用情况及疗效。

（六）相关护理诊断/问题

1. 体液过多　与右心功能不全或肾脏疾病导致水钠潴留相关。
2. 皮肤完整性受损/有皮肤完整性受损的潜在危险　与组织水肿、细胞营养不良有关。
3. 活动耐力下降或无耐力　与心排血量减少、组织获氧减少、代谢产物排泄减慢有关。
4. 潜在并发症　急性肺水肿。

四、呼吸困难

呼吸困难（dyspnea）指患者主观上感到空气不足、呼吸费力，客观上表现为呼吸用力，呼吸频率、深度与节律发生改变，严重时可出现张口呼吸、鼻翼扇动、端坐呼吸、发绀、辅助呼吸肌参与呼吸运动。

（一）病因与发生机制

1. 病因

（1）呼吸系统疾病：①气道狭窄或阻塞，如支气管哮喘、慢性阻塞性肺疾病，喉、气管、支气管的炎症、水肿、肿瘤或异物等。②肺部疾病，如大叶性肺炎、肺脓肿、肺结核、肺水肿等。③胸壁、胸廓及胸膜腔疾病，如胸壁炎症、胸廓外伤、严重胸廓畸形、大量胸腔积液、气胸、广泛胸膜粘连等。④神经肌肉疾病，如脊髓灰质炎、急性多发性神经根神经炎、重症肌无力等。⑤膈肌运动障碍，如膈肌麻痹、胃扩张、大量腹水、腹腔巨大肿瘤、妊娠晚期等。

（2）心血管系统疾病：各种原因所致的左心和/或右心衰竭、心包积液、原发性肺动脉高压、肺栓塞等。

（3）中毒：①代谢性酸中毒，如尿毒症、糖尿病酮症酸中毒等。②药物、化学毒物中毒，如吗啡、巴比妥类、有机磷杀虫剂、一氧化碳、亚硝酸盐和苯胺类、氰化物中毒等。

（4）血液系统疾病：常见于各种原因导致的重度贫血、高铁血红蛋白血症、硫化血红蛋白血症等，也见于急性大出血或休克。

（5）神经精神性疾病：如脑出血、颅脑外伤、脑肿瘤、脑炎、脑膜炎、脑脓肿、脑水肿等颅脑疾病导致颅内压增高和脑供血减少，直接影响呼吸中枢；精神因素如癔症、焦虑症等，常因过度通气导致呼吸性碱中毒引起呼吸困难。

2. 发生机制

（1）肺源性呼吸困难：呼吸系统疾病引起肺通气、换气功能障碍，造成机体缺氧和/或二氧化碳浓度升高，导致呼吸困难。

（2）心源性呼吸困难：主要是由于左心和/或右心衰竭引起，特别是左心衰竭时呼吸困难更为严重和多见。

1）左心衰竭：肺泡张力增高，刺激牵张感受器，通过迷走神经反射兴奋呼吸中枢；肺泡弹性减弱，导致肺活量减少；肺淤血使气体弥散功能降低，引起肺换气功能障碍；心肌收缩力下降，使肺循环压力增高，对呼吸中枢的反射性刺激增强，使其兴奋性增高。

2）右心功能不全：体循环淤血、肝淤血肿大及胸腔积液、腹水，使呼吸运动受限，肺气体交换面积减少；右心房、上腔静脉压力升高，刺激压力感受器，反射性兴奋呼吸中枢；血氧含量减少，使乳酸等酸性代谢产物增多，刺激呼吸中枢。

（3）中毒性呼吸困难：①代谢性酸中毒，可导致血中酸性代谢产物增多，刺激颈动脉窦、主动脉体化学感受器或直接呼吸中枢而出现呼吸困难。②吗啡类等药物中毒，抑制呼吸中枢，使呼吸运动减弱，肺通气量降低，严重时可导致低氧血症，并可伴有二氧化碳潴留。③一氧化碳中毒，吸入的一氧化碳与血红蛋白结合形成碳氧血红蛋白，失去携氧能力导致缺氧。④苯胺类和亚硝酸盐中毒，血红蛋白变为高铁血红蛋白，失去携氧能力导致缺氧。⑤氰化物中毒，细胞色素氧化酶的活性被氰离子抑制，从而抑制细胞呼吸，导致组织缺氧引起呼吸困难，甚至引起脑水肿抑制呼吸中枢。

（4）血源性呼吸困难：由红细胞携氧量减少，血氧含量下降，组织缺氧所致。

（5）神经精神性呼吸困难：神经性呼吸困难主要是由于颅内压增高、脑部供血减少，呼吸中枢兴奋性降低；精神性呼吸困难多为过度通气而发生呼吸性碱中毒所致，严重时可出现意识障碍。

（二）临床表现

1. **肺源性呼吸困难** 临床分为3种类型。

（1）吸气性呼吸困难：吸气显著费力，严重者吸气时可见"三凹征"，即胸骨上窝、锁骨上窝和肋间隙吸气时明显凹陷，可伴有干咳及高调吸气性喘鸣音。常见于喉、气管、大支气管的狭窄与阻塞，如喉水肿、气管异物、气管肿瘤等。

（2）呼气性呼吸困难：表现为呼气费力、呼气缓慢、呼气时间显著延长，常伴有哮鸣音。常见于慢性喘息型支气管炎、支气管哮喘、慢性阻塞性肺气肿等。

（3）混合性呼吸困难：吸气与呼气均感费力，呼吸频率增快，呼吸深度变浅，可伴有呼吸音异常或病理性呼吸音，常见于重症肺炎、重症肺结核、弥漫性肺间质疾病、大量胸腔积液、气胸、广泛性胸膜增厚等。

2. **心源性呼吸困难** 由于左心衰竭造成肺淤血的程度不同，呼吸困难也有差异，表现如下。

（1）劳力性呼吸困难：呼吸困难在体力活动时出现或加重，休息时减轻或缓解。呼吸困难起初仅在剧烈运动后出现，随肺淤血程度加重，逐渐发展到轻微活动即可出现。

（2）端坐呼吸：呼吸困难表现为端坐时减轻，平卧时加重，患者常被迫采取端坐或半卧位。

（3）夜间阵发性呼吸困难：急性左心衰竭时，常可出现夜间阵发性呼吸困难，表现为患者在夜间熟睡中突然因胸闷、气急而憋醒，被迫坐起，惊恐不安。轻者数分钟至数十分钟后症状逐渐缓解，重者可伴有咳粉红色泡沫样痰、发绀，听诊两肺底有湿啰音，又称"心源性哮喘"。右心衰竭严重时也可引起呼吸困难，但程度比左心衰竭轻，多见于肺源性心脏病。

3. **中毒性呼吸困难** 代谢性酸中毒常出现酸中毒大呼吸；吗啡、巴比妥类、有机磷杀虫剂中毒等药物中毒时，呼吸浅表、缓慢，也可有节律异常，如潮式呼吸、间停呼吸等；亚硝酸盐或一氧化碳中毒时呼吸深而慢。

4. **血源性呼吸困难** 因缺氧表现为呼吸急促、心率加快，伴心悸、气短等。

5. **神经精神性呼吸困难** 重症颅脑疾病引起呼吸变深变慢，常伴有呼吸节律异常变化，如出现潮式呼吸、间停呼吸、吸气突然停止、抽泣样呼吸等；癔症患者可有发作性呼吸困难，其特点为呼吸快而浅，经暗示治疗，呼吸困难减轻或消失。

（三）伴随症状

1. **发作性呼吸困难伴哮鸣音、窒息** 见于支气管哮喘、心源性哮喘等。

2. **突发性重度呼吸困难伴发绀、窒息** 见于急性喉水肿、气管异物等。

3. **伴胸痛** 常见于大叶性肺炎、胸膜炎、自发性气胸、肺栓塞、急性心肌梗死、支气管肺癌等。

4. **伴发热** 见于感染性疾病如肺炎、肺脓肿、胸膜炎、急性心包炎等。

5. **伴咳嗽、咳脓痰** 见于慢性支气管炎、慢性阻塞性肺气肿继发肺部感染、支气管扩张症、肺脓肿、肺淤血等。

6. **伴意识障碍** 见于脑出血、脑膜炎、尿毒症、糖尿病酮症酸中毒、肺性脑病等。

（四）对患者的影响

呼吸困难患者因能量消耗增加和缺氧、缺血，可出现活动耐力下降，日常生活活动受到不同程度的影响，严重呼吸困难患者甚至不能与人交谈。此外，患者还可出现紧张、焦虑、恐惧等情绪反应，以及睡眠障碍。

（五）问诊要点

1. 病因与诱因

（1）年龄与既往史：儿童的呼吸困难应评估是否吸入异物或肺部急性感染。青壮年的呼吸困难应询问是否有肺结核、气胸、胸腔积液等病史。老年人的呼吸困难多考虑肺气肿、肺癌、慢性支气管炎、冠心病等，长期卧床的老年患者注意是否有坠积性肺炎。

（2）职业环境：有无毒物接触史，从事的工作是否接触各种粉尘刺激。饲鸽、种蘑菇者发生呼吸困难，多考虑外源性变应性肺泡炎；登山运动员如在登山时突发呼吸困难可能是高山性肺水肿。

2. 呼吸困难的特点
呼吸困难起病缓急、发作时间及严重程度；昼夜有无差别；加重或缓解因素；有无发热、胸痛、咯血、意识障碍等伴随症状。

3. 呼吸困难对患者的影响
呼吸困难与心理反应可以相互作用、相互影响，如过度紧张、焦虑不安等可使呼吸困难加重；严重的呼吸困难，也可加剧恐惧或濒死感。评估患者有无语言障碍、意识障碍、烦躁不安；有无因呼吸困难引起的日常生活自理能力下降甚至完全丧失。

4. 诊治与护理经过
是否查过血常规及血常规结果如何；是否使用氧疗，其浓度、流量、疗效如何；使用药物的名称、用法、剂量、疗效如何等。

（六）相关护理诊断/问题

1. **低效性呼吸型态** 与上呼吸道阻塞有关；与心肺功能不全有关。
2. **活动耐力下降或活动无耐力** 与呼吸困难所致能量消耗增加及缺氧有关。
3. **气体交换受损** 与心肺功能不全、肺部感染等引起有效肺组织减少、肺组织弹性减退相关。
4. **生活自理能力下降甚至完全丧失** 与呼吸困难有关。
5. **语言沟通障碍** 与严重喘息有关；与机械通气有关。

五、咯血

咯血（hemoptysis）指喉及喉以下呼吸道及肺的任何部位出血。经口腔咯出者，包括大量咯血、血痰或痰中带血。大咯血时血液从口鼻涌出，常可阻塞呼吸道，造成窒息死亡。

（一）病因与发生机制

引起咯血的原因很多，主要见于呼吸系统疾病和心血管系统疾病。

1. 呼吸系统疾病
为咯血常见病因。

（1）支气管疾病：常见于支气管扩张症、支气管肺癌、支气管内膜结核和慢性支气管炎等。其发生机制主要是炎症、肿瘤等损害支气管黏膜，引起毛细血管通透性增高或黏膜下血管破裂出血。

（2）肺部疾病：常见于肺结核、肺炎、肺脓肿、肺栓塞等。在我国肺结核仍是引起咯血的首要原因。其发生机制多为结核病变使毛细血管通透性增高，血液渗出，导致痰中带血或小血块；若病变累及小血管致管壁破溃，可造成中等量咯血；若空洞壁肺动脉分支形成的小动脉瘤破裂，或继发的结核性支气管扩张形成的动静脉瘘破裂，可造成大量咯血，严重者可危及生命。

2. **心血管疾病** 较常见于二尖瓣狭窄，其次为先天性心脏病所致的肺动脉高压或原发性肺动脉高压等。心血管疾病引起的咯血可表现为小量咯血、痰中带血、大量咯血、咳粉红色泡沫样痰和黏稠暗红色血痰。其发生机制多是由于肺淤血造成肺泡壁或支气管内膜毛细血管破裂和支气管黏膜下层支气管静脉曲张破裂所致。

3. **全身性疾病**

（1）血液病：白血病、血小板减少性紫癜、再生障碍性贫血、血友病等。

（2）急性传染病：流行性出血热、肺出血型钩端螺旋体病等。

（3）风湿免疫性疾病：系统性红斑狼疮、结节性多动脉炎等。

（4）其他：气管、支气管子宫内膜异位症等。

（二）临床表现

1. **咯血量** 咯血量的多少与受损血管的性质及数量有直接关系，与病情的严重程度不完全一致。根据咯血量多少可分为以下3种类型。

（1）少量咯血：表现为痰中带血，每日咯血量在100ml以内，常见于急性支气管炎、肺结核、肺癌等。

（2）中等量咯血：每日咯血量100～500ml，常见于二尖瓣狭窄。

（3）大量咯血：每日咯血量达500ml以上，或一次咯血量100ml以上，常见于空洞性肺结核、支气管扩张症、肺脓肿等，大量咯血常可阻塞呼吸道，造成窒息死亡。

2. **咯血的颜色和性状** 铁锈色血痰可见于肺炎球菌肺炎；砖红色胶冻样痰见于典型的肺炎克雷伯菌肺炎；反复脓血痰见于支气管扩张症、肺脓肿等；粉红色泡沫样痰见于急性肺水肿。

（三）伴随症状

1. **伴发热** 多见于肺结核、肺炎、肺脓肿、流行性出血热、肺出血型钩端螺旋体病、支气管肺癌等。

2. **伴胸痛** 多见于支气管肺癌、大叶性肺炎、肺结核、肺梗死等。

3. **伴呛咳** 多见于支气管肺癌、支原体肺炎等。

4. **伴脓痰** 多见于支气管扩张症、肺脓肿、空洞型肺结核继发感染等。

5. **伴皮肤黏膜出血** 见于血液病、风湿病、肺出血型钩端螺旋体病、流行性出血热等。

6. **伴杵状指（趾）** 多见于支气管扩张症、肺脓肿、支气管肺癌等。

7. **伴黄疸** 多见于钩端螺旋体病、大叶性肺炎、肺栓塞等。

（四）对患者的影响

无论咯血量多还是少，患者均可能产生不同程度的紧张不安、焦虑甚至恐惧。大量咯血者，因血液在支气管内滞留或失血，可产生多种并发症。常见并发症如下。

1. **窒息**　大量咯血时血液从鼻腔涌出，常可呼吸道发生阻塞导致窒息，是咯血直接致死的重要原因。患者表现为大量咯血时突然咯血减少或停止，之后出现呼吸急促、胸闷、烦躁、紧张、恐惧、大汗淋漓、面色发绀，严重者可出现意识障碍。急性大咯血、极度衰竭无力咳嗽、应用镇静或镇咳药及精神极度紧张者常可导致窒息。

2. **肺不张**　多因支气管被血块堵塞所致。表现为咯血后呼吸困难、胸闷、气急、发绀、肺泡呼吸音减弱或消失。

3. **继发感染**　多因咯血后血液滞留于支气管所致。表现为咯血后发热、体温持续不退、咳嗽加重，伴有听诊肺部局限性干、湿啰音。

4. **失血性休克**　常出现大咯血后脉搏增快、血压下降、四肢湿冷、烦躁不安、少尿等临床表现。

（五）问诊要点

1. **病因与诱因**　询问患者有无与咯血相关的呼吸系统疾病、心血管系统或其他全身性疾病，有无结核病患者接触史、有无吸烟史、职业性粉尘接触史等。

2. **咯血的特点**　询问患者起病情况、持续时间、每次或每日咯血次数及咯血量、颜色、性状及伴随症状，有无并发症等。

咯血需与口腔出血、鼻出血及上消化道出血所致血相鉴别。首先应仔细检查口腔与鼻咽部局部有无出血灶。鼻出血多自前鼻孔流出，常在鼻中隔前下方发现出血灶；鼻腔后部出血，尤其是出血量较多时，血液经后鼻孔沿软腭与咽后壁下流，使患者咽部有异物感，引起咳嗽，将血液咳出，易与咯血混淆，鼻咽镜检查可以明确诊断。咯血还需与呕血进行鉴别，呕血指上消化道出血经口腔呕出，出血部位多见于食管、胃及十二指肠。咯血与呕血的鉴别见表2-2。

表2-2　咯血与呕血的鉴别

项目	咯血	呕血
病史	肺结核、支气管肺癌、支气管扩张症、肺炎、肺脓肿、心脏病等	消化性溃疡、肝硬化、急性胃黏膜病变等
出血前症状	喉部痒感、胸闷、咳嗽等	上腹部不适、恶心、呕吐等
出血方式	咯出	呕出，可呈喷射状
出血颜色	鲜红色	咖啡色，有时鲜红色
血内混有物	痰液、泡沫	食物残渣、胃液
酸碱反应	碱性	酸性
黑便	除非咽下血液，否则没有	有，呕血停止后仍持续数日
出血后痰性状	常有痰中带血	无痰

3. **咯血对患者的影响**　有无咯血引发的烦躁、焦虑、恐惧等负面情绪；大量咯血患者

有无窒息、继发感染、肺不张、失血性休克等并发症的相关表现；有无因少量持续咯血所致的精神不安或睡眠障碍。

　　4. 诊断、治疗与护理经过　已接受的相关检查及结果；已采用的相关治疗或护理措施，包括是否使用止血药物，药物的名称、剂量及疗效，大量咯血时是否采取抢救措施及疗效。

　　（六）相关护理诊断/问题

1. 焦虑　与反复咯血久治迁延不愈有关。
2. 恐惧　与大量咯血或咯血反复出现有关。
3. 窒息　与大咯血引起气道阻塞有关。
4. 体液不足　与大咯血引起循环血量减少有关。
5. 潜在并发症　肺不张、肺部继发感染、失血性休克。

六、发绀

　　发绀（cyanosis）也称紫绀，指血液中还原血红蛋白增多或异常血红蛋白衍生物（高铁血红蛋白、硫化血红蛋白等）增多所致的皮肤和黏膜呈青紫色。皮肤较薄、色素较少和毛细血管丰富的末梢部位，如舌、口唇、鼻尖、耳垂、面颊、指（趾）、甲床等处发绀比较明显。

　　（一）病因与发生机制

　　1. 病因

　　（1）血液中还原血红蛋白增多（真性发绀）

　　1）中心性发绀：多由心、肺疾病导致动脉血氧饱和度降低所致。①肺性发绀：常见于各种严重的呼吸系统疾病，如喉、气管、支气管阻塞，肺炎、肺气肿、肺纤维化、肺淤血、肺水肿，胸腔大量积液、积气等。由于上述病因的作用，机体出现呼吸功能不全、肺氧合作用低下，致体循环血液中还原血红蛋白增多而出现发绀。②心性混合性发绀：常见于发绀型先天性心脏病，如法洛四联症。由于心脏与大血管存在异常通道分流，使部分静脉血未经过肺的氧合作用而直接进入体循环动脉血管，如分流量大于心排血量的1/3，常可出现发绀。

　　2）周围性发绀：周围循环血流障碍是引起周围性发绀的原因。①缺血性周围性发绀：常见于严重休克、血栓闭塞性脉管炎、雷诺病等。因循环血量不足、心排血量减少与局部血流障碍，致使周围组织缺血、缺氧，引起发绀。②淤血性周围性发绀：常见于右心衰竭、缩窄性心包炎、血栓性静脉炎、上腔静脉阻塞综合征、下肢静脉曲张等。因体循环淤血，周围静脉血流缓慢，组织摄氧过多，致还原血红蛋白增多所致。

　　3）混合性发绀：是中心性发绀与周围性发绀并存，常见于心力衰竭、心肺疾病合并周围循环衰竭。

　　（2）血液中存在异常血红蛋白衍生物

　　1）高铁血红蛋白血症：血中高铁血红蛋白量达到30g/L时可出现发绀。包括先天性和后天获得性。先天性高铁血红蛋白血症，是自幼出现的发绀，通常有家族史，患者身体状况较好；后天获得性高铁血红蛋白血症，最常见于各种化学物质或药物中毒引起血红蛋白分子中Fe^{3+}取代了Fe^{2+}，失去与氧结合的能力，常见于亚硝酸盐、苯胺、硝基苯、伯氨喹、磺胺类等中毒。由于摄入大量含亚硝酸盐的变质蔬菜而引起的中毒性高铁血红蛋白血症出现的发绀，称为肠源性发绀。

2）硫化血红蛋白血症：血中硫化血红蛋白达到5g/L即可发生发绀。多为后天获得性，见于服用某些含硫药物或食物且同时有便秘，在肠道内形成大量硫化氢所致。

2. **发生机制**　发绀是血液中血红蛋白氧合不全所致，当毛细血管内血液的还原血红蛋白绝对量＞50g/L时，即可出现发绀。但临床所见发绀，有时并不一定能确切反映动脉血氧下降情况，如严重贫血（Hb＜60g/L）的患者，虽动脉血氧明显降低，但常不能显示发绀；或由于血液中含有高铁血红蛋白、硫化血红蛋白等异常血红蛋白，使部分血红蛋白失去携氧能力，当血液中高铁血红蛋白达30g/L，硫化血红蛋白达5g/L时，也可出现发绀。

（二）临床表现

1. **中心性发绀**　表现为全身性发绀，除颜面及四肢外，也累及黏膜（包括舌和口腔黏膜）与躯干，但发绀部位的皮肤温暖。

2. **周围性发绀**　发绀常出现在肢体的末端与下垂部位，如肢端、耳垂与鼻尖，发绀部位皮肤温度低，按摩或加温后，皮肤变暖，发绀即可消退。

3. **高铁血红蛋白血症**　病情急剧，静脉血呈深棕色，给予氧疗发绀也不能缓解，只有给予亚甲蓝或大量维生素C静脉注射，发绀才能消退。分光镜检查可证实血中存在高铁血红蛋白。

4. **硫化血红蛋白血症**　发绀持续时间长，可达数月以上，血液呈蓝褐色。分光镜检查可证明存在硫化血红蛋白。

（三）伴随症状

1. **伴呼吸困难**　常见于严重心、肺疾病，急性呼吸道阻塞、气胸。
2. **伴杵状指（趾）**　主要见于发绀型先天性心脏病、慢性肺部疾病。
3. **伴意识障碍**　多见于肺性脑病、药物及化学物质中毒、休克、急性肺部感染、急性心功能衰竭。
4. **伴强迫蹲踞位**　多见法洛四联症。

（四）对患者的影响

发绀患者由于缺氧，可出现呼吸困难、疲乏、活动耐力下降、焦虑甚至恐惧等。对缺氧的反应最为敏感的是神经系统。急性缺氧患者一般先有兴奋、欣快感、定向力下降，然后出现运动不协调、乏力、头痛等；慢性缺氧患者表现为疲倦、嗜睡、注意力难以集中等；严重缺氧患者可出现烦躁、惊厥、昏迷，严重者可死亡。

（五）问诊要点

1. **病因与诱因**　有无与发绀相关的呼吸系统、心血管系统疾病病史等；是否摄入可引起发绀的药物、化学物质或变质蔬菜，是否存在持续便秘且摄入过多蛋类或服用含硫药物等。

2. **发绀的特点**　包括发病年龄、起病急缓、持续时间、发绀的分布与范围，发绀加重或减轻的因素及伴随症状等。

3. 发绀对患者的影响　询问患者有无呼吸困难及其程度；有无活动耐力下降；有无焦虑或恐惧等负面情绪。

4. 诊疗及护理经过　询问患者是否测定动脉血氧饱和度、血气分析，检测结果如何；有无使用药物，药物名称、给药途径、剂量及疗效；是否接受氧疗，给氧方式、浓度、流量、时间及疗效。

（六）相关护理诊断/问题

1. 活动耐力下降　与心肺功能不全所致机体缺氧有关。

2. 气体交换受损　与心肺功能不全所致肺淤血有关；与呼吸系统疾病所致氧合作用低下有关。

3. 低效性呼吸型态　与呼吸系统疾病所致肺泡通气、换气、弥散功能下降有关。

4. 焦虑和/或恐惧　与缺氧所致呼吸困难有关。

七、心悸

心悸（palpitation）是一种患者自觉心脏跳动的不适感或心慌感。心悸常伴有心率或心律异常。心悸是心血管疾病的常见症状，但心悸症状并非仅发生于器质性心脏病患者；反之，心脏病患者也可无心悸的自觉症状。

（一）病因与发生机制

心悸发生机制目前尚未完全明了，通常认为心悸发生主要和心脏搏动增强、各种心律失常及精神、神经因素等密切相关。

1. 心脏搏动增强　由于心脏搏动增强引起的心悸，临床上可分为生理性和病理性心悸。

（1）生理性心悸：见于健康人剧烈运动或精神紧张时，饮酒、咖啡、浓茶或应用肾上腺素、阿托品等药物后也可以出现生理性心悸。

（2）病理性心悸：见于下列情况。

1）心室肥大：高血压性心脏病、主动脉瓣关闭不全等引起的左心室肥大，心肌收缩力增强，可引起心悸；动脉导管未闭、室间隔缺损因分流而进入相应心室的血流量增多，增加心脏的负荷量，导致心室肥大，也可引起心悸。

2）引起心排血量增加的全身因素：甲状腺功能亢进症、贫血、发热等由于心率加快、心排血量增加导致心悸；低血糖、嗜铬细胞瘤等可引起肾上腺素释放增多、心率加快导致心悸。

2. 心律失常　心悸可见于心动过缓、心动过速、心律不齐等。心律失常也可由生理性和病理性因素引起。正常人在吸烟、饮酒，饮浓茶、咖啡，以及剧烈运动、精神受刺激的情况下也可出现心律失常，但各种病理因素，尤其是各种器质性心脏疾病引起的心律失常更常见。

（1）各种器质性心脏疾病：如心肌缺血、缺氧、炎症、损伤、坏死瘢痕形成可导致心律失常，常见于冠状动脉粥样硬化性心脏病、风湿性心脏病、先天性心脏病、心肌炎、心肌病、心力衰竭等。

（2）遗传性心律失常：长QT综合征、儿茶酚胺敏感性室性心动过速、早期复极等。

（3）心外疾病：如发热、甲状腺功能亢进症、贫血、慢性阻塞性肺疾病、急性胰腺炎、急性脑血管病、低血糖、电解质紊乱等。

（4）其他因素：某些理化因素、中毒、医源性因素（如药物、手术刺激等）。

3. 神经、精神因素　主要见于自主神经功能紊乱引起的心脏神经症。心脏本身并无器质性病变。临床多见于青壮年女性，常于情绪激动、精神紧张、焦虑时出现。临床除心悸外，多伴有其他神经症状，如心前区隐痛、头晕、失眠、记忆力下降等。β受体亢进综合征在精神紧张时也常出现心悸，同时可有心电图改变（轻度ST段下移及T波改变），容易与器质性心脏病相混淆，借助普萘洛尔试验可以鉴别。β受体亢进综合征在应用普萘洛尔后心电图恢复正常，说明其为功能性改变。女性绝经期后，因神经内分泌紊乱，也可出现心悸。

（二）临床表现

心悸可短暂存在，也可持续存在。短暂发作时，可自行终止；持续发作时，常需在治疗干预后才可终止。患者心悸症状在初次、突发、紧张、焦虑及注意力集中时表现明显，慢性心律失常患者逐渐适应后症状可不明显。生理性心悸持续时间较短，可伴有胸闷等不适，一般不影响正常生活；病理性心悸持续时间较长或反复发作，常伴有胸闷、气短、呼吸困难，甚至晕厥等表现。

（三）伴随症状

1. 伴胸闷、心前区疼痛　见于冠心病（如心绞痛、心肌梗死）、心肌炎、心包炎，也可见于心脏神经症等。

2. 伴发热　见于急性传染病、心肌炎、心包炎、感染性心内膜炎、药物热等。

3. 伴晕厥或抽搐　见于高度房室传导阻滞、心室颤动或室性心动过速、病态窦房结综合征等。

4. 伴贫血　见于各种原因引起的急性失血、慢性贫血等。

5. 伴呼吸困难　见于急性心肌梗死、心肌炎、心包炎、心力衰竭、重症贫血等。

6. 伴消瘦、多食、多汗、易激惹等　见于甲状腺功能亢进症。

7. 伴失眠、多梦、头晕　见于心脏神经症。

（四）对患者的影响

患者因心悸出现焦虑、恐惧、睡眠障碍等，影响正常学习和工作、睡眠、日常生活及人际交往。少部分严重心律失常所致心悸患者可发生猝死，此时伴大汗淋漓、意识障碍、血压急速下降、脉搏细速甚至触及不到等表现。

（五）问诊要点

1. 心悸的特点　心悸的起病情况、持续时间、间隔时间、发作频率、性质及其程度；加重或缓解的因素；有无伴随症状。

2. 病因与诱因　有无与心悸相关的疾病病史，如心脏疾病、贫血、甲状腺功能亢进症、自主神经功能紊乱等；是否使用肾上腺素、阿托品等药物；有无诱发因素，如剧烈活动、情绪紧张，饮酒、咖啡、浓茶等。

3. 心悸对患者的影响　有无紧张、焦虑、恐惧等负面情绪；有无睡眠障碍；有无因心悸而影响正常工作、学习、日常生活及人际交往。

4. 诊疗与护理经过　已接受的相关检查及其结果。已采用的治疗或护理措施，包括是否使用药物，药物的名称、给药途径、剂量、用法及效果；是否采用电复律、人工起搏等治疗及疗效。

（六）相关护理诊断/问题

1. **活动耐力下降**　与心排血量减少、乏氧有关。
2. **低效性呼吸型态**　与心肌缺血时左心室收缩力下降有关。
3. **知识缺乏**　缺乏心悸相关的护理知识。
4. **自理能力下降**　与心悸发作时活动受限有关。
5. **恐惧/焦虑**　与缺乏对疾病的认识及心悸发作时相关不适症状有关。

八、恶心与呕吐

恶心与呕吐（nausea and vomiting）是临床常见的症状。恶心为上腹部不适、紧迫欲吐的感觉，可伴有皮肤苍白、出汗、流涎、血压降低及心动过缓等迷走神经兴奋的症状。恶心常为呕吐的前驱症状，也可以单独出现。呕吐指胃内容物或部分小肠内容物经食管从口腔排出体外的一种反射动作。呕吐可将食入胃内的有害物质吐出，从而起到保护性作用，但频繁而剧烈的呕吐可引起失水、电解质紊乱（如低钾血症）、酸碱平衡失调、营养障碍等，有时还会合并食管-贲门黏膜撕裂综合征。神志不清患者，如果误吸呕吐物会造成吸入性肺炎，甚至窒息而危及生命。

（一）病因与发生机制

1. 病因

（1）反射性呕吐：刺激来自周围组织器官，消化道黏膜最常见，也可来源于舌根、咽部、腹膜、子宫等部位，刺激传入延髓呕吐中枢导致呕吐。

1）咽部受到刺激：如吸烟、剧烈咳嗽、鼻咽部炎症或溢脓等。

2）胃、十二指肠疾病：急性、慢性胃炎，消化性溃疡，功能性消化不良，急性胃扩张，幽门梗阻等。

3）肠道疾病：急性阑尾炎、肠梗阻、急性出血坏死性肠炎、腹型过敏性紫癜等。

4）肝胆胰疾病：急性肝炎，肝硬化，肝淤血，急性、慢性胆囊炎或胰腺炎等。

5）腹膜及肠系膜疾病：如急性腹膜炎。

6）其他疾病：肾、输尿管结石，急性肾盂肾炎，急性盆腔炎，异位妊娠破裂等。急性心肌梗死早期、心力衰竭、青光眼等也可出现恶心、呕吐。

（2）中枢性呕吐：指来自中枢神经系统或化学感受器的冲动，刺激呕吐中枢引起的呕吐。

1）中枢神经系统疾病：①颅内感染，如各种脑炎、脑膜炎、脑脓肿。②脑血管疾病，如脑出血、脑栓塞、脑血栓形成、高血压脑病、偏头痛等。③颅脑损伤，如脑挫裂伤、颅内血肿、蛛网膜下腔出血等。④癫痫，尤其是癫痫持续状态。

2）全身性疾病：甲状腺危象、尿毒症、糖尿病酮症酸中毒、妊娠呕吐、中暑、缺氧、急性溶血、休克。

3）药物：某些抗生素、抗肿瘤药物、洋地黄、吗啡、免疫抑制剂等。

4）中毒：酒精、重金属、一氧化碳、有机磷农药、鼠药等。

5）精神因素：胃肠神经症、癔症等。

（3）前庭功能障碍性呕吐：凡呕吐伴有听力下降、眩晕等症状者，前庭障碍性呕吐可能性大，如化脓性中耳炎合并迷路炎、梅尼埃病、晕动病等。

2. 发生机制　呕吐中枢位于延髓，包括两个不同功能的机构：一是位于延髓第四脑室底面的化学感受器触发带（chemoreceptor trigger zone），接受各种外来的药物（如吗啡、洋地黄等）或化学物质或内生代谢产物（如感染、酮中毒、尿毒症等）的刺激，产生神经冲动，传至呕吐中枢则可引起呕吐；二是位于延髓外侧网状结构背部的神经反射中枢，即呕吐中枢（vomiting center），接受来自消化道、大脑皮质、前庭器官、冠状动脉及化学感受器触发带的传入冲动，直接支配呕吐的动作。整个呕吐过程可分为恶心、干呕和呕吐3个阶段。

（二）临床表现

1. 恶心　多伴皮肤苍白、出汗、流涎、血压降低及心动过缓等迷走神经兴奋症状。恶心常为呕吐的先兆，但也可仅有恶心无呕吐，或仅有呕吐无恶心。

2. 呕吐　常因病因不同，其临床特点也有差异。反射性呕吐，常有恶心先兆，且胃排空后仍干呕不止；中枢性呕吐，多无恶心先兆，呕吐呈喷射状，吐后不感轻松，可伴有剧烈头痛和不同程度的意识障碍。具体如下。

（1）呕吐的时间：育龄妇女晨起呕吐见于早期妊娠，与雌激素有关，晨间呕吐也可见于尿毒症、慢性酒精中毒或功能性消化不良；鼻窦炎患者因起床后脓液经鼻后孔流出刺激咽部，也可出现晨起恶心、干呕；夜间呕吐见于幽门梗阻；服药后出现呕吐考虑药物不良反应；乘船、飞机、车时发生呕吐常多考虑为晕动病。

（2）与进食的关系：进食过程中或进餐后立即呕吐，多考虑精神性因素或幽门管溃疡；餐后1小时以后呕吐称为延迟性呕吐，提示胃排空迟缓或胃张力下降；餐后很久或数餐后呕吐，多见于幽门梗阻；餐后近期呕吐，尤其表现为集体发病，多考虑食物中毒所致。

（3）与运动的关系：呕吐如与头部位置改变有关，多为前庭功能障碍引起，呕吐前常有恶心先兆，并伴有眩晕、眼球震颤等，闭目平卧后呕吐可缓解。晕动病多发生在乘船、飞机、车时，由于反复的旋转、上下颠簸所致的迷路刺激，常表现为面色苍白、出汗、流涎、恶心、呕吐。

（4）呕吐的特点：进食后立刻呕吐，恶心很轻或不伴恶心，呕吐后可再进食，长期反复发作但营养状态良好，多为胃肠神经症呕吐。呕吐呈喷射状多由颅内高压引起。

（5）呕吐物性质：呕吐物有发酵、腐败气味，提示胃潴留；呕吐物有粪臭味，提示低位肠梗阻；若呕吐物不含胆汁则梗阻平面多在十二指肠乳头以上；而呕吐物含大量胆汁则提示梗阻平面多在十二指肠乳头以下；呕吐物含有大量酸性液体者多考虑十二指肠溃疡或胃泌素瘤，而无酸味者可能为贲门狭窄或贲门失弛缓症所致；有机磷中毒引起的呕吐，呕吐物常带有大蒜味；化脓性胃炎或周围脓肿破入胃者，呕吐物中带有脓液；上消化道出血常呈咖啡渣样呕吐物；霍乱、副霍乱的呕吐物为米泔水样；大量呕吐见于病程较长的幽门梗阻或急性胃扩张，一次呕吐可超过1000ml。还应注意呕吐物中是否有蛔虫、胆石及误吞的异物。

（三）伴随症状

1. 伴腹痛、腹泻　见于急性胃肠炎、急性细菌性食物中毒及其他食物中毒、霍乱、副霍乱等。
2. 伴右上腹疼痛、发热、寒战或黄疸　多考虑急性胆囊炎、胆石症。
3. 喷射状呕吐伴头痛　见于颅内压增高、青光眼或偏头痛。
4. 伴眩晕、眼球震颤　见于前庭器官疾病。
5. 应用某些抗生素、阿司匹林及抗肿瘤药物　呕吐可能与药物副作用有关。
6. 已婚育龄女性晨起呕吐　早期妊娠可能性较大。

（四）对患者的影响

剧烈、频繁的呕吐可导致患者脱水、低钾血症、低氯血症、代谢性碱中毒等水、电解质与酸碱平衡紊乱。长期严重呕吐者可引起营养不良。婴幼儿、老年人、病情危重和意识障碍患者，呕吐时易发生误吸而造成吸入性肺炎，严重者因窒息而危及生命。

（五）问诊要点

1. 病因与诱因　询问患者既往有无胃肠道疾病病史；有无中枢神经系统、内分泌代谢疾病等病史；有无饮酒史等；有无洋地黄、抗肿瘤等药物应用史；体位、情绪、运动、咽部刺激是否会诱发恶心、呕吐；有无摄入不洁饮食、毒物和传染病接触史；女性患者还要注意询问月经史（尤其是末次月经时间），排除早期妊娠的可能。
2. 恶心与呕吐的特点　呕吐起病急缓、发生时间、持续时间、频率、呕吐方式；与饮食、药物、情绪、运动等的关系；呕吐物的颜色、量、性状及气味；有无其他伴随症状。
3. 恶心与呕吐对患者的影响　有无焦虑不安、恐惧；有无乏力、头晕、面色苍白。有无体重下降，水、电解质紊乱与酸碱平衡失调。对婴幼儿、老年人、病情危重和意识障碍患者，还要评估是否存在与误吸相关的危险因素，如体位（仰卧位）等。
4. 诊疗与护理经过　是否接受过胃镜、腹部彩超、血糖、尿素氮等检查及其结果；是否已做过呕吐物毒物分析；是否已采取相应的治疗措施，包括使用的药物名称、剂量、疗效；是否接受相关护理措施及其效果如何等。

（六）相关护理诊断/问题

1. 体液不足/有体液不足的危险　与呕吐所致体液丢失过多、摄入量不足有关。
2. 营养不良　与长期频繁呕吐和食物摄入量不足有关。
3. 有误吸的危险　与呕吐物吸入肺内有关。
4. 潜在并发症　水、电解质与酸碱平衡紊乱，肺部感染，窒息，低血容量性休克。

九、吞咽困难

吞咽困难（dysphagia）指食物从口腔至胃、贲门运送过程中受阻而产生咽部、胸骨后或剑突部位的梗阻停滞感。吞咽困难可由中枢神经系统疾病、口咽疾病、食管疾病引起，也可由吞咽肌肉的运动障碍所致。假性吞咽困难仅表现为咽喉部、胸骨后的堵塞感、不适感而无食管梗阻的基础病变，不影响进食。依据病因与发生机制不同，吞咽困难可分为机械性吞咽困难和动力性吞咽困难。机械性吞咽困难和动力性吞咽困难可同时存在于同一疾病中，但以其中某一发病机制为主。根据发生部位不同，吞咽困难可分为口咽性吞咽困难和食管性吞咽困难。

（一）病因与发生机制

1. 机械性吞咽困难　指吞咽食物的管腔发生狭窄引起的吞咽困难。正常食管壁具有弹性，管腔直径可扩张超过4cm。各种原因使管腔扩张受限，管腔直径1.3cm时，则可表现为吞咽困难。常见病因如下。

（1）食管异物或食团过大。

（2）口咽及食管疾病所致的管腔狭窄，如咽炎、扁桃体炎、咽白喉、口咽损伤、咽喉结核、咽后壁脓肿、咽部肿瘤等；食管良性肿瘤（食管平滑肌瘤、脂肪瘤、血管瘤、息肉等）、食管癌、食管炎症（反流性食管炎、放射性食管炎等）、食管蹼及食管下端黏膜炎等。

（3）甲状腺极度肿大、纵隔肿瘤或脓肿、主动脉瘤、左心房肥大等腔外病变压迫管腔所致的外压性狭窄。

2. 动力性吞咽困难　指随意的吞咽动作发生困难，使食物不能顺利从口腔运送至胃。常见病因如下。

（1）吞咽启动困难：见于口咽肌麻痹，口腔咽部炎症、脓肿，唾液缺乏（如干燥综合征）等。

（2）咽、食管横纹肌功能障碍：见于脑血管病、延髓麻痹、重症肌无力、有机磷农药中毒、多发性肌炎、甲亢性肌病等。

（3）食管平滑肌功能障碍：见于食管痉挛、贲门失弛缓症、系统性硬化症、糖尿病或酒精中毒性肌病等。

（4）精神心理疾病：可见于焦虑症、抑郁症及癔症等。

（二）临床表现

1. 口咽性吞咽困难　也称高位性吞咽困难，其特点为食物由口腔进入食管的过程受阻，阻滞于口腔及咽喉部。可见于脑血管病、帕金森病、延髓麻痹、重症肌无力等所致的动力性吞咽困难，也可见于口咽部及位置较高的食管蹼等所致的机械性吞咽困难。

2. 食管性吞咽困难　也称低位性吞咽困难，吞咽时食物阻滞于食管的某一段，主要见于食管良性肿瘤、食管癌。食管上段吞咽困难可见于食管癌、胸骨后甲状腺肿、食管结核等；中段梗阻可见于食管癌、纵隔占位性病变压迫食管、食管良性狭窄、食管息肉、食管黏膜下肿瘤等引起；食管下段吞咽困难可见于癌肿、贲门失弛缓症等疾病所致。

3. 机械性吞咽困难　以进食固体食物时明显，若食管狭窄逐渐加重，可发展为进食半流质、流质食物吞咽困难，直至难以下咽。

4. 动力性吞咽困难　通常不区分液体和固体，吞咽反射性动力障碍者，吞咽液体反而比固体食物更加困难。

5. 特殊疾病所致吞咽困难　食管癌所致的吞咽困难，呈进行性，病程较短。食管良性肿瘤所致者症状较轻，或仅表现为一种阻挡感。贲门失弛缓症所致的吞咽困难，病程较长、反复发作，发病多与精神因素有关，进食时需大量饮水以助干食下咽，后期有反食症状。若不进食时也感到咽部或胸骨上窝部位有上下移动的物体堵塞，应注意癔症球的可能。

（三）伴随症状

1. 伴声音嘶哑　多见于食管癌纵隔浸润、主动脉瘤、肿大淋巴结及肿瘤压迫喉返神经。
2. 伴呛咳　见于脑神经疾病、延髓麻痹等，也可见于重症肌无力致咀嚼肌、咽喉肌和舌肌无力，进而出现咀嚼与吞咽困难、饮水呛咳。
3. 伴吞咽疼痛　见于急性扁桃体炎、急性咽炎、口腔炎和口腔溃疡等。
4. 伴胸骨后疼痛　见于食管炎、食管溃疡、食管异物、晚期食管癌等。
5. 伴呼吸困难　见于纵隔肿物、大量心包积液导致的食管和气管受压。
6. 伴呃逆　见于食管下端病变如贲门失弛缓症、膈疝等。

（四）对患者的影响

吞咽困难的患者因进食困难，可出现脱水、电解质紊乱及营养不良等表现，甚至出现焦虑、抑郁等负面情绪。

（五）问诊要点

1. 吞咽困难的特点　有无诱因；病程长短；有无加重或缓解的因素及伴随症状。
2. 病因　是否有与吞咽困难相关的疾病病史。
3. 对患者的影响　有无脱水、电解质紊乱、营养不良、焦虑或抑郁。
4. 诊疗与护理经过　已接受的相关检查及结果；已采用的治疗或护理措施及其效果。

（六）相关护理诊断/问题

1. 吞咽障碍　与食管狭窄有关；与脑血管疾病所致的吞咽功能障碍等有关。
2. 营养不良　与吞咽困难所致进食减少有关。
3. 体液不足　与吞咽困难所致饮水量减少有关。
4. 急性疼痛、吞咽疼痛　与口咽部炎症有关；与食管病变等有关。
5. 焦虑或抑郁　与慢性吞咽困难迁延不愈、进食减少有关。
6. 误吸　与吞咽功能障碍所致的饮水呛咳等有关。
7. 潜在并发症　窒息。

十、呕血与黑便

呕血（hematemesis）指上消化道疾病（指十二指肠悬韧带以上的消化器官，包括食管、胃、十二指肠、肝、胆、胰）或全身性疾病导致急性上消化道出血，血液经口腔呕出的现象。呕血时血液经肠道排出，血红蛋白中的铁与肠道内硫化物结合生成硫化亚铁而使粪便呈黑色，表现为黑便（melena），由于附有肠黏膜分泌的黏液，使粪便黑而发亮，类似柏油，称为柏油便（tarry stool）；少量出血不造成粪便颜色改变，需经隐血试验才能确定者，称为隐血（occult-blood）便。

（一）病因与发生机制

1．病因

（1）消化系统疾病

1）食管疾病：见于反流性食管炎、食管癌、食管贲门黏膜撕裂、食管损伤、食管憩室炎、食管异物等。

2）胃及十二指肠疾病：以消化性溃疡最常见，其次是服用非甾体抗炎药或应激所引起的急性胃黏膜病变，也可见于胃癌、急性或慢性胃炎、胃黏膜脱垂症、十二指肠炎、先天性黏膜下血管发育异常等。

3）肝、胆、胰疾病：见于肝硬化门静脉高压引起的食管胃底静脉曲张破裂，肝癌、胆道感染、胆石症、胆囊癌、胆管癌、胰腺炎、胰腺癌、胰腺囊肿或脓肿等。

（2）全身性疾病

1）血液系统疾病：血小板减少性紫癜、过敏性紫癜、白血病、血友病、再生障碍性贫血、弥散性血管内凝血及其他凝血功能障碍性疾病等。

2）感染性疾病：流行性出血热、钩端螺旋体病、登革热、急性重症肝炎、败血症等。

3）结缔组织病：系统性红斑狼疮、皮肌炎、结节性多动脉炎等。

4）其他：尿毒症、肺源性心脏病、呼吸功能衰竭等。

临床上，上消化道出血常见的病因依次是消化性溃疡、食管胃底静脉曲张破裂、急性胃黏膜病变。

2．发生机制

（1）各种炎症、机械性损伤、血管病变、肿瘤等因素损伤消化道黏膜及黏膜下血管，或者血管先天发育异常。

（2）各种病理因素引起机体凝血功能障碍、毛细血管功能异常、血小板异常。

（3）邻近器官的病变累及消化道。

（二）临床表现

1．呕血与黑便　是上消化道出血的主要表现，因出血的部位、出血量及出血速度的不同，临床表现各异。一般呕血多伴有黑便，而黑便不一定伴有呕血。幽门以上的出血常伴呕血，而幽门以下的出血常不伴呕血。如果出血位于幽门以下，出血量多且速度较快时，大量血液可反流入胃出现呕血；出血位于幽门以上，出血量少时也可不伴呕血。当出血量多、血液在胃内停留时间短、出血位于食管，则血色鲜红或混有凝血块；出血量少、血液在胃内停留时间长，则因血红蛋白与胃酸作用形成酸化正铁血红蛋白，呕吐物可呈棕褐色或咖啡渣样。

2．失血性周围循环衰竭　患者临床表现因出血量不同而不同，出血量小于全身循环血容量10%时，患者一般无明显临床表现；出血量占全身循环血容量的10%～20%时，可有头晕、乏力等表现，血压、脉搏多无变化；出血量超过全身循环血容量的20%时，则有冷汗、四肢厥冷、心悸、脉搏增快等急性失血表现；若出血量超过全身循环血容量的30%，则有急性周围循环衰竭的表现，如神志不清、面色苍白、心率加快、脉搏细弱、血压下降、呼吸急促等。特别应该注意的是，少数急性上消化道大出血的患者，早期无呕血及黑便，而表现为急性周围循环衰竭，应引起足够的重视。

3. 血液学改变 出血早期血液学改变不明显，出血3～4小时以后因组织液的渗出或输液等情况，血液被稀释，血红蛋白及血细胞比容逐渐下降。大量或长期出血可出现血红蛋白及红细胞计数明显下降。

（三）伴随症状

1. 伴上腹痛 周期性、节律性的上腹痛，多考虑消化性溃疡；中、老年人出现慢性上腹痛、疼痛无明显节律性并有进行性消瘦或贫血，需高度警惕胃癌的可能。

2. 伴黄疸、寒战、发热、右上腹绞痛 多见于胆道疾病。

3. 伴肝、脾大 皮肤有蜘蛛痣、肝掌、腹壁静脉曲张或出现腹水，提示肝硬化；肝区疼痛、肝大、质地坚硬、表面凹凸不平或有结节者多为肝癌。

4. 伴皮肤黏膜出血 见于血液系统疾病、急性传染病等。

（四）对患者的影响

呕血患者常有紧张、焦虑甚至恐惧等负面情绪。大量呕血和黑便可引起周围循环衰竭。此外，大量呕血与黑便还可出现氮质血症、发热等表现。

（五）问诊要点

1. 病因与诱因 有无与呕血与黑便相关的疾病病史，如消化性溃疡、肝硬化、急性胃黏膜病变等；有无应用激素类药物史；有无化学毒物接触史或不洁饮食史；有无传染病患者接触史。

2. 临床表现特点 起病情况与持续时间，呕血与黑便的次数、量、颜色、性状及其变化，加重或缓解的因素及伴随症状。根据全身表现估计出血量。粪便隐血试验阳性者提示每天出血量大于5～10ml；出现黑便提示出血量在50～70ml以上；呕血提示胃内积血量达250～300ml。

3. 确定是否为呕血与黑便 确定呕血时须排除口腔、鼻咽部出血和咯血。确定黑便应排除进食大量动物血、动物肝及过多瘦肉所致的黑便。此外，服用铋剂、铁剂、炭粉也会出现黑便，须注意鉴别。服用铋剂、炭粉等，粪便隐血试验阴性；进食大量动物血、动物肝及过多瘦肉、铁剂等，粪便隐血试验假阳性，需停用上述食物或药物2～3天后复查。

4. 对患者的影响 有无紧张、焦虑甚至恐惧等负面情绪。有无周围循环血量不足的表现。

5. 诊疗与护理经过 已接受过的相关检查及结果；已采用的相关治疗及护理措施，具体药物名称、给药途径、剂量与疗效；重点评估已经采取的止血措施及效果。

（六）相关护理诊断/问题

1. 外周组织灌注无效 与消化道出血所致循环血容量不足有关。

2. 活动耐力下降 与长期反复呕血和黑便所致贫血有关。

3. 误吸 与呕吐物误吸入气道有关。

4. 焦虑、恐惧 与大量呕血和黑便有关。

5. 潜在并发症　失血性休克。

十一、便血

便血（hematochezia）指消化道出血，血液自肛门排出的现象。便血颜色可呈鲜红、暗红或黑色。消化道出血每日在 5～10ml 以内者，无肉眼可见的粪便颜色改变，需用粪便隐血试验才能确定，称为隐血便。

（一）病因

1. 下消化道疾病

（1）小肠疾病：急性出血性坏死性肠炎、肠结核、肠伤寒、钩虫病、克罗恩病、小肠肿瘤、空肠憩室炎或溃疡、肠套叠等。

（2）结肠疾病：急性细菌性痢疾、阿米巴痢疾、溃疡性结肠炎、结肠憩室炎、结肠癌、结肠息肉、血吸虫病等。

（3）直肠肛管疾病：直肠息肉、直肠癌、肛管损伤、痔、肛裂、肛瘘等。

2. 上消化道疾病　参见本节"呕血与黑便"的相关内容。

3. 全身性疾病　参见本节"呕血与黑便"的相关内容。

（二）临床表现

因出血部位、出血量、出血速度及血液在肠腔内停留时间不同，便血的临床表现各有差异。出血量多、速度快、在肠腔内停留时间短者，呈鲜红色或淡红色便；出血量小、速度慢、血液在肠腔内停留时间长者，可为暗红色便，有时也可呈黑色或柏油样便。直肠、肛门或肛管出血，血色鲜红附于粪便表面（如肛裂），或为便后有鲜血滴出或喷射（如痔）。急性细菌性痢疾、溃疡性结肠炎为黏液血便或脓血便；阿米巴痢疾为暗红色果酱样便；急性出血性坏死性肠炎可排出洗肉水样血样便。

（三）伴随症状

1. 伴腹痛　慢性反复上腹痛，呈周期性和节律性，出血后疼痛减轻，见于消化性溃疡；腹痛时排血便或脓血便，便后腹痛减轻，伴发热，见于细菌性痢疾、溃疡性结肠炎、阿米巴痢疾；上腹绞痛或黄疸者考虑胆道出血；便血伴腹痛还见于急性出血性坏死性肠炎、肠套叠等。

2. 伴里急后重　里急后重即肛门坠胀感，感觉排便未净，排便频繁，但每次排便量很少，且排便后不感轻松，提示直肠、肛门病变，见于痢疾、直肠炎及直肠癌。

3. 伴发热　常见于感染性疾病，如急性细菌性痢疾、败血症、流行性出血热、钩端螺旋体病。

4. 伴全身出血倾向　见于急性传染性疾病及血液疾病，如重症肝炎、流行性出血热、白血病、过敏性紫癜、血友病等。

5. 伴腹部肿块　考虑肠道恶性淋巴瘤、结肠癌、肠结核等。

（四）对患者的影响

短时间大量便血，可致患者急性失血性贫血及周围循环衰竭，但临床不多见。长期慢性便血可有头晕、乏力、活动后心悸、气促等贫血表现。大量便血易引起恐惧，长期便血者多有焦虑。

（五）问诊要点

1. **便血的特点**　包括便血起病情况、持续时间，便血的次数、量、颜色、性状及其变化；有无加重或缓解的因素及伴随症状。

2. **病因与诱因**　有无与便血相关的消化系统疾病如肠结核、急性细菌性痢疾、结肠癌、直肠癌、痔、肛裂等；有无全身性疾病如白血病等。

3. **对患者的影响**　有无头晕、乏力、活动后心悸、气促等贫血的表现；有无焦虑或恐惧等负面情绪。

4. **诊疗与护理经过**　已接受的相关检查及结果；已采用的针对便血的治疗或护理措施及效果。

（六）相关护理诊断/问题

1. **活动耐力下降**　与便血所致贫血有关。
2. **体液不足**　与大量便血引起体液丢失过多、液体摄入不足有关。
3. **焦虑**　与长期便血迁延不愈有关。
4. **恐惧**　与大量便血有关。

十二、腹泻

腹泻（diarrhea）指排便次数增多，粪质稀薄，或带有黏液、脓血或未消化的食物。根据病程可分为急性腹泻和慢性腹泻，病程不足2个月者为急性腹泻，超过2个月者为慢性腹泻。

（一）病因与发生机制

1. **病因**

（1）急性腹泻

1）急性肠道疾病：各种病原体如细菌、病毒、真菌等引起的急性肠道炎症，如病毒性肠炎、急性出血性坏死性肠炎、急性细菌性痢疾、霍乱；急性出血性坏死性肠炎、克罗恩病、溃疡性结肠炎急性发作等。

2）急性中毒：食用毒蕈、鱼胆、河豚、桐油等有毒食物；化学性中毒如有机磷农药、汞、铅、砷等中毒。

3）全身性疾病：①急性全身感染，如败血症、伤寒或副伤寒、钩端螺旋体病等。②变应性疾病，如过敏性紫癜、变应性肠炎。③内分泌疾病，如肾上腺皮质功能减退性危象、甲状腺危象等。④服用某些药物，如氟尿嘧啶、利血平及新斯的明等。

（2）慢性腹泻

1）慢性肠道感染：如慢性细菌性痢疾、肠结核、慢性阿米巴痢疾、钩虫病等。

2）肠道肿瘤：如结肠癌、直肠癌、小肠淋巴瘤等。

3）消化、吸收障碍：如胃大部切除术后、肝硬化、慢性胆囊炎、慢性胰腺炎、胰腺癌等。

4）肠道非感染性病变：如溃疡性结肠炎、克罗恩病、放射性肠炎、尿毒症性肠炎等。

5）其他：如甲状腺功能亢进症、糖尿病、肾上腺皮质功能减退症、系统性红斑狼疮、艾滋病、药物（洋地黄类、甲状腺素及某些抗生素和抗肿瘤药物）影响、肠易激综合征等。

2. 发生机制

（1）分泌性腹泻：因胃肠道黏膜上皮细胞内异常的离子转运，导致肠道分泌过多的水与电解质及肠黏膜吸收功能受抑制而引起的腹泻；霍乱弧菌外毒素引起的大量水样便即属于典型的分泌性腹泻。

（2）渗出性腹泻：血管、淋巴管、黏膜因受到炎症、溃疡、肿瘤浸润等损害，局部血管通透性增加致蛋白质、血液渗出及黏液分泌增加而引起的腹泻。见于细菌性痢疾、急性肠炎、溃疡性结肠炎、克罗恩病、肠肿瘤、肠结核等。

（3）渗透性腹泻：因肠内容物渗透压增高，超过血浆渗透压，抑制肠腔内水与电解质的吸收而引起腹泻。如乳糖酶缺乏症，乳糖不能水解即形成肠内高渗状态；服用甘露醇或盐类泻药等引起的腹泻也属于渗透性腹泻。

（4）吸收不良性腹泻：因肠黏膜吸收面积减少或吸收障碍所引起，如小肠大部切除术后、吸收不良综合征、小儿乳糜泻、成人乳糜泻等。

（5）动力性腹泻：由于肠蠕动亢进致肠内食糜停留时间过短，未被充分吸收所致，如急性肠炎、甲状腺功能亢进症、肠易激综合征等。

（二）临床表现

由于腹泻的病因与发生机制不同，腹泻特点如起病情况与病程，以及排便次数、粪便量和性状等也各不相同。

1. 起病情况与病程 急性腹泻起病急骤，病程较短，多为急性肠道感染或食物中毒所致；慢性腹泻起病缓慢，病程较长，多见于慢性肠道感染、非特异性炎症、吸收不良、消化功能障碍、肠道肿瘤或神经功能紊乱等。

2. 腹泻次数及粪便性状 急性感染性腹泻常有饮食不洁史，进食后24小时内发病，每天排便数次甚至数十次，多呈糊状或水样便，少数为脓血便；慢性腹泻表现为每天排便次数增多，可为稀便，也可带黏液、脓血。水样便见于急性肠炎；米泔样便见于霍乱；黏液脓血便见于细菌性痢疾；果酱样便见于阿米巴痢疾；粪便恶臭呈洗肉水样见于急性出血性坏死性小肠炎；粪便带黏液但不含病理成分见于肠易激综合征。

（三）伴随症状

1. 伴发热 多见于急性细菌性痢疾、伤寒、肠结核、溃疡性结肠炎急性发作期、败血症等。

2. 伴腹痛 以感染性腹泻明显。小肠疾病所致者，腹痛多位于脐周；结肠疾病所致者，腹痛多位于下腹部。

3. 伴里急后重 多见于直肠、乙状结肠病变，如细菌性痢疾、直肠癌、溃疡性结肠炎等。

4. **伴明显消瘦**　多见于恶性肿瘤、吸收不良综合征、肠结核等。

5. **伴皮疹和皮下出血**　见于伤寒、副伤寒、败血症、过敏性紫癜等。

6. **伴腹部包块**　见于胃肠道恶性肿瘤、增殖性肠结核、克罗恩病等。

7. **腹泻与便秘交替**　见于结肠癌、肠结核、肠易激综合征等。

（四）对患者的影响

急性腹泻者因短期内排便次数多、粪便含水量较多，可致脱水、电解质紊乱及代谢性酸中毒。排便频繁者，可因粪便刺激肛门周围皮肤引起肛周皮肤糜烂与破损。腹泻严重时，还会影响患者正常休息与睡眠。长期慢性腹泻可引起营养不良、体重下降，甚至出现营养不良性水肿等。严重腹泻或病情迁延不愈者，可出现焦虑或抑郁等负面情绪。

（五）问诊要点

1. **腹泻的特点**　起病缓急、病程长短，腹泻的次数、量、颜色、性状及气味；是否存在腹泻加重或减轻的因素及伴随症状。

2. **病因与诱因**　有无摄入有毒、不洁、生冷的食物；有无化学毒物和传染病接触史；是否患有与腹泻有关的消化系统或全身性疾病，是否使用可致腹泻的药物。

3. **腹泻对患者的影响**　急性严重腹泻者可有脱水、低钾或低钠血症及代谢性酸中毒的表现；可有肛周皮肤糜烂与完整性受损、休息或睡眠异常；长期慢性腹泻者可出现营养不良；严重或长期慢性腹泻者可出现焦虑或抑郁等。

4. **诊疗与护理经过**　已接受的相关检查（如便常规、血常规等）及其结果；已采用的治疗或护理措施及效果，包括是否使用止泻药物，药物的名称、剂量、给药途径；是否采取其他有助于缓解腹泻的措施等。

（六）相关护理诊断/问题

1. **体液不足**　与严重腹泻所致体液丢失过多有关。

2. **营养不良**　与长期慢性腹泻有关；与进食减少有关。

3. **有皮肤完整性受损的危险**　肛门周围皮肤反复受粪便刺激有关。

4. **焦虑或抑郁**　与慢性腹泻迁延不愈有关。

十三、便秘

便秘（constipation）指大便次数减少，一般每周少于3次，伴排便困难、粪便干结。便秘在临床上常见，常长期存在，给患者带来了困扰，生活质量下降。用力排便可导致急性心肌梗死、脑血管意外。便秘的病因多样，胃肠道疾病最为常见，但诊断时应慎重排除其他病因。

（一）病因

1. **功能性便秘**　常见原因如下。

（1）食欲缺乏、食物缺乏纤维素或水分，食物刺激结肠的作用减弱。

（2）因工作紧张等因素干扰了正常的排便习惯。

（3）结肠功能紊乱，各种原因导致结肠痉挛，临床可表现为便秘和腹泻交替。常见于肠易激综合征。

（4）腹肌及盆腔肌张力不足，无力推动粪便排出体外。

（5）对泻药产生依赖，年老体弱、活动过少致排便困难，结肠过长。

2. **器质性便秘** 常见原因如下。

（1）直肠与肛门疾病导致肛门括约肌痉挛、排便时引起疼痛，造成惧怕心理，如肛裂、直肠炎、痔、肛周脓肿和溃疡等。

（2）局部病变导致无力排便：如肌营养不良、系统性硬化症、膈肌麻痹等。

（3）不完全或完全性结肠梗阻：如肠套叠，肠粘连，肠扭转，克罗恩病，结肠良性、恶性肿瘤，先天性巨结肠等。

（4）腹腔或盆腔内肿瘤压迫。

（5）使肠肌松弛、无力排便的全身性疾病：如糖尿病、脑血管意外、截瘫、皮肌炎、多发性硬化、甲状腺功能减退症、尿毒症等。其他引起肠痉挛的疾病也可导致便秘，如铅中毒和血卟啉病。

（6）药物副作用：如应用抗胆碱能药、神经阻滞剂、吗啡类药、钙通道阻滞剂、抗抑郁药、镇静药，以及含钙、铝的抑酸剂等药物使肠肌松弛导致便秘。

（二）发生机制

粪团在消化道内经过一系列的排便活动排出体外。参与排便过程的神经系统、肠道平滑肌、肛门括约肌出现异常均可导致便秘。导致便秘的常见因素有：①导致粪团量不足的原因，摄入食物过少，尤其是水分和纤维素摄入不足时，刺激肠道蠕动能力减弱。②导致肠肌张力减低和蠕动减弱的原因。③肠梗阻等原因导致肠蠕动受阻使肠内容物滞留。④排便反射减弱或消失、腹肌及膈肌收缩力减弱、肛门括约肌痉挛等排便过程的神经及肌肉活动障碍。

（三）临床表现

伴有腹痛、腹胀，甚至恶心、呕吐的急性便秘者多见于肠梗阻；慢性便秘多无特殊表现，可有食欲缺乏、腹胀、口苦、疲乏等症状。便秘重者粪便坚硬如球，可有左腹部或下腹痉挛性疼痛及下坠感，可在左下腹触及痉挛的乙状结肠。长期便秘者可因加重的肛裂或痔出现便血，患者也可因排便困难出现紧张和焦虑。老年人易出现慢性习惯性便秘，特别是经产妇，与腹肌、肠肌与盆底肌的张力下降有关。

（四）伴随症状

1. **伴呕吐、腹胀、肠绞痛** 可见于肠梗阻。

2. **伴腹部包块** 可见于结肠肿瘤、肠结核及Crohn病。

3. **便秘与腹泻交替** 可见于肠易激综合征、溃疡性结肠炎、肠结核。

4. **在生活环境改变或精神紧张时出现** 可见于功能性便秘。

（五）对患者的影响

1. 过于坚硬的粪便可引起肛门疼痛和肛裂，或反复的便秘可使直肠、肛门过度充血，而引起痔。

2. 粪团长期存于肠道，毒素被吸收入血，引起食欲缺乏、口苦等全身不适症状。

3. 腹胀和下腹疼痛。

4. 因排便困难而紧张或焦虑，对滥用泻药产生依赖导致便秘加重。

5. 用力排便加重冠心病患者的心肌缺血，导致心绞痛，甚至心肌梗死或猝死。

6. 便秘者用力排便时，可使高血压患者血压突然升高而发生脑出血。

（六）问诊要点

1. **便秘的特点**　包括排便频率、排便是否费力、排便量、粪便性状、起病情况与病程、间歇发作还是持续发作，使其加重或缓解的因素等。

2. **病因与诱因**　有无胃肠道疾病或胃肠道手术史，有无代谢性疾病、内分泌疾病、慢性铅中毒等，有无使用可致便秘的药物或长期服用泻药，是否存在精神紧张、环境改变、不良饮食习惯、饮水或活动量过少等诱发因素。

3. **便秘对患者的影响**　有无焦虑或紧张情绪，以及肛裂或痔、肛周疼痛及食欲缺乏、乏力等全身症状，有无滥用泻药或泻药依赖。

4. **诊疗与护理经过**　已进行的诊断项目和结果及治疗和护理措施及效果，包括使用药物的情况，如泻药和是否采取其他缓解便秘的措施等。

（七）相关护理诊断/问题

1. **便秘**　与饮食中纤维素量过少、与运动量过少、与排便环境改变等有关；与精神紧张、长期卧床等有关。

2. **慢性疼痛**　与肛门直肠病变、排便困难、粪便过于干硬等有关。

3. **组织完整性受损/有组织完整性受损的危险**　与肛周组织受损有关。

4. **知识缺乏**　缺乏防治便秘的知识。

5. **焦虑**　与长期排便困难有关。

十四、黄疸

黄疸（jaundice）是由于血清中超出正常水平的胆红素沉积于组织中，致使皮肤、黏膜和巩膜出现黄染。正常血清总胆红素（total bilirubin，TB）为1.7～17.1μmol/L（0.1～1.0mg/dl）。隐性黄疸指临床不易察觉的黄疸，此时总胆红素在17.2～34.2μmol/L（1～2mg/dl）；临床肉眼可见的黄疸在血清总胆红素超过34.3μmol/L（2mg/dl）时出现。

（一）胆红素的正常代谢

正常胆红素的代谢见图2-7。

1. **胆红素来源**　在正常人体内，血清胆红素主要（80%～85%）来源于血液中衰老红细胞的降解。另有15%～20%的胆红素（旁路胆红素）来自骨髓中幼稚红细胞的血红蛋白

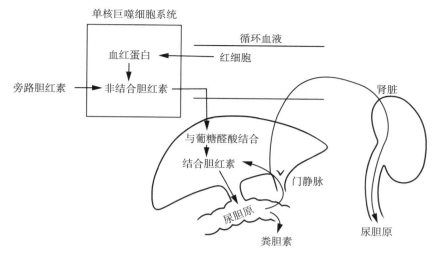

图 2-7 胆红素的正常代谢示意

及肝内含亚铁血红素的蛋白质。

2. 胆红素运输　血清中的游离胆红素，也称间接胆红素或非结合胆红素（unconjugated bilirubin，UCB），与人血白蛋白结合后被运输至肝。由于UCB与白蛋白结合的形态不溶于水，因此不能通过肾小球滤出，导致UCB通常不会在尿液中出现。

3. 肝处理胆红素　在肝内，UCB与白蛋白分离并被肝细胞摄取，随后在葡糖醛酸转移酶的作用下与葡糖醛酸结合形成胆红素葡糖醛酸酯，也称为直接胆红素或结合胆红素（conjugated bilirubin，CB）。CB为水溶性，可通过肾小球滤过从尿中排出，因此血中CB浓度升高时，可在尿中检测到CB。

4. 胆红素的肝肠循环及排除　在肝细胞内产生的CB通过胆管排入肠道，被回肠末端及结肠的细菌酶还原分解成尿胆原。绝大多数尿胆原以粪胆原的形式通过粪便排出。然而，有小部分（10% ～ 20%）尿胆原重新被肠道吸收，返回肝门静脉系统，形成"胆红素的肠肝循环"。这些尿胆原在肝中大部分转换回CB，并再次通过胆汁进入肠道。未再次进入胆汁的尿胆原则通过体循环被肾排出体外。

正常情况下，CB 0 ～ 6.8μmol/L，UCB 1.7 ～ 10.2μmol/L。

（二）黄疸的分类

1. 按病因分类
（1）溶血性黄疸。
（2）胆汁淤积性黄疸。
（3）肝细胞性黄疸。
（4）先天性非溶血性黄疸。
临床上以前3类为常见，先天性非溶血性黄疸少见。

2. 按胆红素性质分类
（1）以UCB增高为主的黄疸：血清总胆红素升高，其中UCB占80% ～ 85%以上。由肝前性因素引起，主要见于：①胆红素生成过多，如溶血性黄疸等。②胆红素摄取障碍，如吉尔伯特（Gilbert）综合征等。③胆红素结合障碍，为葡糖醛酸转移酶活力减低或缺乏，导致在肝细胞内不能生成结合胆红素，引起的黄疸，如克里格勒-纳贾尔（Grigler-Najjar）综合征、新生儿生理性黄疸、Gilbert综合征等。

（2）以CB增高为主的黄疸：CB在总胆红素中所占比例大于30%，可由胆红素摄取、结合和排泄障碍引起。主要见于：①肝内胆汁淤积，如药物性肝病、肝炎、杜宾-约翰逊（Dubin-Johnson）综合征、妊娠期多发性黄疸等。②肝外胆管阻塞，如胰头癌、胆结石等。③肝内胆管阻塞，如华支睾吸虫病、广泛肝内胆管结石等。

（三）病因、发生机制、临床表现和鉴别要点

1. **溶血性黄疸**　因溶血使红细胞破坏增多引起的黄疸为溶血性黄疸。

（1）常见病因：①先天性溶血性贫血，如遗传性球形红细胞增多症、地中海贫血。②后天获得性溶血性贫血，如新生儿溶血、自身免疫性溶血性贫血、不同血型输血后的溶血及蛇毒、毒蕈、蚕豆病、伯氨喹、阵发性睡眠性血红蛋白尿症等引起的溶血。

（2）发生机制：一方面，因各种原因造成大量红细胞的破坏，使血中非结合胆红素形成增多，肝细胞无法处理。另一方面，肝脏对胆红素的代谢能力因溶血导致的贫血、缺氧和红细胞破坏产物的毒性作用而削弱，使UCB在血中水平异常升高而出现黄疸。

（3）临床表现：有导致溶血原因或诱因及与之相关的病史，如感染、输血、特殊药物及溶血家族史等。溶血危象或急性溶血时起病急、反应剧烈，表现为寒战、高热、腰痛、呕吐、全身不适等；慢性溶血则起病缓慢、症状轻微，一般有面色苍白的表现。一般皮肤黏膜呈浅柠檬色。不伴皮肤瘙痒。可有肝、脾大，特别是慢性溶血患者。有程度不同的贫血和血红蛋白尿，呈酱油色尿或茶色尿，严重者可发生急性肾衰竭。

（4）辅助检查：①血清UCB增加为主，占总胆红素的80%以上，总胆红素增高。肝摄取UCB增多，故CB形成也相应增加。②从胆道排至肠道的CB增加，致肠道中尿胆原和粪胆原增加，粪色加深。③肠道对尿胆原的重吸收增加，使肝肠循环增加。肝不能处理过多的被重吸收的尿胆原，使血中尿胆原增加，肾排出增多，故尿中尿胆原增加，但无胆红素。急性溶血性黄疸时尿隐血试验阳性，为尿中出现血红蛋白所致。慢性溶血者尿内含铁血黄素增加。④血液检查提示贫血、网织红细胞增加。⑤骨髓穿刺结果显示红系增生活跃。

2. **肝细胞性黄疸**　因肝细胞严重损害引起的黄疸为肝细胞性黄疸。

（1）病因：可引起肝细胞损害的疾病有病毒性肝炎、中毒性肝炎、肝硬化、败血症、钩端螺旋体病等。

（2）发生机制：因肝细胞严重损伤致使肝细胞对胆红素的摄取、结合能力下降，血UCB增加。而部分功能尚好的肝细胞可将部分UCB转变为CB，其中部分CB经毛细胆管从胆道排泄，另一部分则由于肿胀的肝细胞及毛细胆管和胆小管受压，使胆汁排泄不畅而反流入血液循环中，致血CB升高而出现黄疸。

（3）临床表现

1）因肝脏原发病出现的症状和体征：急性肝病患者可出现发热、疲乏、食欲缺乏、肝区疼痛等；慢性肝病患者可出现出血倾向、肝掌、蜘蛛痣、脾大、腹水、昏迷等。

2）皮肤、黏膜呈浅黄至深黄色，可伴有轻度皮肤瘙痒。

（4）辅助检查：①血清CB和UCB升高，CB增加幅度多高于UCB。②尿中胆红素定性试验阳性，尿中尿胆原增高。③肝功能受损；可有肝炎病毒标志物阳性等。④B超、CT检查

有助于诊断。

3. **胆汁淤积性黄疸**　可分为肝内胆汁淤积性黄疸和肝外胆汁淤积性黄疸。

（1）病因与发生机制

1）肝内胆汁淤积性黄疸：可分为肝内阻塞性胆汁淤积和肝内胆汁淤积。①肝内阻塞性胆汁淤积：因肝内结石、癌栓、寄生虫等原因阻塞胆道造成。②肝内胆汁淤积：因肝炎病毒、药物（如避孕药、氯丙嗪、甲睾酮等）引起的肝脏损伤、原发性胆汁性肝硬化、妊娠期肝内胆汁淤积症等原因导致胆汁分泌功能障碍、毛细胆管通透性增加、胆汁浓缩而流量减少，致使胆道内胆盐沉淀和胆栓形成。

2）肝外胆汁淤积性黄疸：发生部位多在肝外胆总管。各种引起肝外胆管阻塞的原因，如结石、炎性水肿、肿瘤、狭窄、蛔虫等均可引起肝外胆汁淤积。肝外胆道梗阻使梗阻上方的胆管内压力升高，胆管扩张，小胆管和毛细胆管因压力增高而破裂，胆红素从破裂处入血。

（2）临床表现：各种引起胆汁淤积疾病的临床表现。皮肤黏膜呈暗黄色，颜色呈深黄色，甚至呈黄绿色者多为胆道完全阻塞者。血中胆盐刺激皮肤神经末梢导致显著的皮肤瘙痒，常出现在黄疸之前。粪便颜色变浅，甚至呈白陶土色。

（3）辅助检查：①血清CB增加为主。②尿胆红素检测阳性；尿胆原及粪胆原减少或阴性。③肝功能异常，血清碱性磷酸酶等。④影像学检查可提示原发病。

4. **先天性非溶血性黄疸**　临床少见，共有4种类型，是肝细胞对胆红素的摄取、结合和排泄有缺陷所致的黄疸。

（1）Gilbert综合征：因先天性肝细胞摄取UCB功能障碍、微粒体内葡糖醛酸转移酶不足所致。其特征为血中UCB增高、黄疸一般轻微、呈波动性，肝功能正常。

（2）Dubin-Johnson综合征：因先天性肝细胞对CB及某些阴离子（如靛氰绿、X线对比剂）向毛细胆管排泄发生障碍所致。主要表现为血清CB增高为特征的黄疸。

（3）Grigler-Najjar综合征：因先天性肝细胞缺乏葡糖醛酸转移酶所致。主要表现为血中UCB增多为特点的黄疸。因血中UCB显著升高，可产生核黄疸，多见于新生儿黄疸，预后极差。

（4）罗托（Roter）综合征：因肝细胞摄取UCB和排泄CB先天性缺陷致血中胆红素增高导致黄疸。

黄疸的鉴别诊断：可首先根据血清胆红素水平及尿常规检查做出初步分类；再结合临床表现及其他辅助检查确定病因和性质。3种黄疸的胆红素实验室检查的鉴别要点见表2-3。

表2-3　3种黄疸的胆红素代谢检查结果

项目	血清胆红素		尿胆红素		
	CB	UCB	CB/TB	尿胆红素	尿胆原
正常人	0～6.8μmol/L	1.7～10.2μmol/L	0.2～0.4	阴性	0.84～4.2μmol/L
胆汁淤积性黄疸	明显增加	轻度增加	＞0.5	强阳性	减少或缺如
溶血性黄疸	轻度增加	明显增加	＜0.2	阴性	明显增加
肝细胞性黄疸	中度增加	中度增加	0.2～0.5	阳性	正常或轻度增加

诊断溶血性黄疸相对简单，但区分肝细胞性与胆汁淤积性黄疸较为复杂。关键在于分析胆红素的类型和血清酶学变化。胆汁淤积性黄疸通常显示CB与TB的比值超过50%。相比之下，肝细胞性黄疸的该比值较低。肝功能检查中的ALT和AST水平可以反映肝细胞的损伤程度，而ALP和GGT水平则指示胆管是否有阻塞。尽管存在这些指标，两种类型的黄疸仍可能重叠，难以鉴别。因此，可能需要借助更多的影像学检查、其他血清学测试，甚至进行肝穿刺活组织检查来确诊。

（四）辅助检查

1. B超检查　对于肝、胆、脾和胰的病变诊断非常有用，能有效揭示这些器官的结构异常。

2. 腹部平片和胆道造影　腹部平片能揭示胆道结石和胰腺钙化等。通过胆道造影，可以观察到胆管是否扩张、是否存在结石、肿瘤或狭窄，并评估胆囊的收缩功能。

3. 逆行胰胆管造影（endoscopic retrograde cholangiopancreatography，ERCP）　利用内镜和造影技术直接观察壶腹区及乳头部病变，明确肝内外胆管的阻塞位置，并间接了解胰腺状况。

4. 经皮肝穿刺胆道造影（percutaneous transhepatic cholangiography，PTC）　有助于区分肝外阻塞性黄疸与肝内胆汁淤积性黄疸，能清晰显示胆道系统，确定阻塞的位置、程度和范围。

5. 上腹部CT扫描　对肝、胆、胰等病变进行成像，有助于诊断肝外梗阻。

6. 放射性核素检查　使用碘-131玫瑰红扫描区分肝细胞性与肝外阻塞性黄疸，金-198或锝-99肝扫描帮助确认肝内是否有占位性病变。

7. 磁共振胰胆管成像（magnetic resonance cholangiopancreatography，MRCP）　是一种基于水成像原理的非介入性技术，能清晰展示胆管系统的形态，特别适合于超声或CT诊断不明确的情况。

8. 肝穿刺活检及腹腔镜检查　对疑难黄疸病例的诊断极为重要，但应注意选择合适的病例进行，特别是在存在肝功能异常或凝血功能障碍的情况下，以防胆汁外溢引起胆汁性腹膜炎。

（五）伴随症状

黄疸的鉴别诊断可根据黄疸的伴随症状予以鉴别。

1. 发热与黄疸　黄疸常见于急性溶血，通常先出现发热，随后发展为黄疸。其他引起黄疸伴发热的疾病包括急性胆管炎、肝脓肿、钩端螺旋体病、败血症和病毒性肝炎等。

2. 上腹部剧烈疼痛　此症状常见于胆道结石、肝脓肿和胆道蛔虫病。夏科三联症是急性化脓性胆管炎的特征，表现为右上腹剧痛、寒战、高热和黄疸；而病毒性肝炎、原发性肝癌和肝脓肿则通常表现为右上腹的钝痛或胀痛。

3. 肝大　急性胆道感染、病毒性肝炎、胆道阻塞通常引起轻至中度、质地软或中等硬度、肝表面光滑的肝大。原发性或继发性肝癌可能导致质地坚硬、表面凹凸不平且有结节的明显肝大；肝硬化则表现为质地较硬、边缘不整齐、表面有小结节的肝大。

4. 胆囊肿大　常见于胆总管梗阻，可能由胆总管癌、胆总管结石、胰头癌、壶腹癌等疾病引起。

5. **脾大** 肝硬化、溶血性贫血、淋巴瘤、病毒性肝炎、钩端螺旋体病、疟疾、败血症等疾病可引起脾大。

6. **伴腹水** 见于失代偿期肝硬化、肝癌、重症肝炎等。

7. **伴腰痛、血红蛋白尿** 为急性溶血性黄疸的主要表现。

8. **伴恶心呕吐、食欲缺乏、乏力** 多见于肝细胞性黄疸。

9. **伴皮肤瘙痒、心动过缓** 多见于梗阻性黄疸。

（六）对患者的影响

因皮肤瘙痒导致皮肤抓痕、睡眠异常；因黄疸产生焦虑、恐惧和自卑等心理。

（七）问诊要点

1. **黄疸的特点** 起病急缓、持续时间、黄疸的色泽与部位、尿和粪的颜色、有无皮肤瘙痒及其程度，以及伴随症状。注意排除由于长期进食过多胡萝卜、南瓜、橘子等富含胡萝卜素的食物，以及服用米帕林（阿的平）、呋喃类等含黄色素的药物所致的皮肤黄染。

2. **病因与诱因** 有无溶血性贫血及肝、胆、胰脏疾病可引起黄疸者，有无特殊用药史，有无传染病接触史等。

3. **黄疸对患者的影响** 因瘙痒致睡眠障碍或皮肤完整性受损，因黄疸所致的焦虑、恐惧情绪或自卑心理。

4. **诊断与护理经过** 患者已接受的诊断性检查和结果，以及已经实施的治疗或护理方法及其成效。

（八）诊断思路

1. 第一步明确真假黄疸。需确定是真性黄疸还是由服药及食物水果引起的皮肤黄染。真性黄疸有血清胆红素浓度升高。

2. 第二步鉴别黄疸类型。根据病史、症状、体征，再结合辅助检查的结果来判断。3 种黄疸的鉴别要点见表 2-4。

3. 第三步确定病变部位及病因。

表 2-4 　3 种黄疸鉴别要点

鉴别要点	溶血性黄疸	肝细胞性黄疸	胆汁淤积性黄疸
病史	有溶血因素，有类似病史	肝炎或肝硬化病史、肝炎接触史、输血、服药史	结石患者反复腹痛伴黄疸，肿瘤患者常伴有消瘦
症状与体征	贫血、血红蛋白尿	肝区胀痛或不适，消化道症状明显，肝、脾大	黄疸波动或进行性加深、胆囊肿大、皮肤瘙痒
胆红素测定	UCB↑	UCB↑、CB↑	CB↑
CB/TB	<20%	>30%	>60%
尿胆红素	－	＋	＋＋
ALT、AST	正常	明显增高	可增高
ALP	正常	可增高	明显增高
其他	溶血的实验室表现，如网织红细胞增加	肝功能检查异常	影像学检查发现胆道梗阻病变

（九）相关护理诊断/问题

1. **舒适度减弱** 与皮肤瘙痒有关。
2. **体象紊乱** 与黄疸有关。
3. **皮肤完整性受损/有皮肤完整性受损的危险** 与黄疸所致皮肤瘙痒有关。
4. **焦虑** 与严重黄疸有关。
5. **睡眠型态紊乱** 与黄疸所致皮肤瘙痒有关。

十五、血尿

血尿（hematuria）即尿中带血，包括肉眼血尿和镜下血尿。前者尿液外观呈洗肉水样或血色；后者尿色正常，离心沉淀尿中每高倍镜视野≥3个红细胞。这是泌尿系统疾病最常见的症状之一。

（一）病因与发生机制

1. **血尿按发病部位分类** 由泌尿系统疾病引起的占98%，由全身性疾病或泌尿系统邻近器官病变和其他原因所致者占2%。

（1）泌尿系统疾病

1）原发性肾小球疾病：如急性肾小球肾炎、IgA肾病等。

2）继发性肾小球疾病：如过敏性紫癜性肾炎、系统性红斑狼疮性肾炎等。

3）感染：如膀胱炎、肾盂肾炎、泌尿系统结核等。

4）结石：如泌尿系结石。

5）肿瘤：如泌尿系肿瘤或泌尿系邻近器官肿瘤。

6）遗传性肾脏病：如薄基底膜肾病、多囊肾等。

7）肾血管性疾病：如肾静脉血栓形成、肾动脉血栓形成及栓塞、胡桃夹综合征等。

8）其他原因：如泌尿系统外伤等。

（2）全身性疾病

1）感染性疾病：见于流行性出血热、败血症、猩红热等。

2）血液病：见于特发性血小板减少性紫癜、白血病、再生障碍性贫血等。

3）自身免疫性疾病：见于系统性红斑狼疮、结节性多动脉炎等疾病引起的肾损伤。

4）心血管疾病：见于肾动脉栓塞和肾静脉血栓形成、亚急性感染性心内膜炎、急进性高血压等。

（3）尿路系统邻近器官疾病：如急性前列腺炎、附睾炎、精囊炎、宫颈癌、阴道炎、直肠结肠癌等。

（4）化学物品或药物对尿路的损害：环磷酰胺可导致出血性膀胱炎；抗凝剂过量可导致血尿等。

（5）功能性血尿：健康人由平时不运动突然开始大量运动时可出现运动性血尿。

2. **血尿按发病机制** 可分为以下4种。

（1）病理性免疫反应：在致病因素作用下，机体发生自身免疫反应，产生的循环免疫复合物或原位免疫复合物造成肾小球滤过膜损伤，红细胞漏出引起血尿。可见于肾小球肾炎、结缔组织病肾损害等。

（2）炎症反应：首先是泌尿系感染如膀胱炎，病灶处黏膜常出现充血水肿，小血管破坏，导致血尿。其次是全身感染性疾病，如流行性出血热、钩端螺旋体病及抗癌药物膀胱灌注引起的出血性膀胱炎、放疗引起的放射性膀胱炎均可导致血尿。

（3）凝血功能障碍：血液病常因凝血功能障碍引起全身出血，包括血尿，如白血病、血友病、再生障碍性贫血等；服用抗凝药物有时也可引起血尿。

（4）其他因素：泌尿系肿瘤、结石侵袭破坏组织造成出血；外伤、剧烈运动引起泌尿系统组织损伤；中毒、血管畸形等因素引起的肾实质缺血坏死等；药物与化学物对尿路的损害如磺胺类药、非甾体抗炎药、甘露醇等也常出现血尿。

（二）临床表现

1. 尿颜色变化　尿色的变化依赖于尿中的血液含量和尿液的pH。酸性尿液时血尿可能表现为棕色或黑色；碱性尿液时则呈现红色。在镜下血尿的情况下，尽管尿液颜色看起来正常，显微镜检查会显示尿中红细胞增多。

2. 分段尿异常　通过尿三杯试验来观察全程尿的颜色变化，该试验涉及将尿液分为3个部分：起始段、中段和终末段，分别收集在3个清洁的玻璃杯中。尿道病变通常导致起始段出现血尿；若膀胱颈部、三角区或后尿道的前列腺和精囊腺出血，则终末段出现血尿；来自肾或输尿管的血尿会导致三段尿均呈现红色，即全程血尿。

3. 镜下血尿　显微镜检查可发现尿红细胞增多，而肉眼观察尿的颜色正常。通过显微镜观察尿的红细胞形态可判断血尿来源是肾性还是肾后性。肾性血尿主要指肾小球肾炎所致的血尿，特征为镜下红细胞大小不一、形态多样。肾小球肾炎时，肾小球基底膜受损，从肾小球漏出的红细胞通过具有不同渗透梯度的肾小管时，红细胞膜受损而变形。肾后性疾病，如肾盂肾盏、输尿管结石、膀胱炎等疾病所致的血尿，特征为镜下红细胞形态与外周血的红细胞形态相似，近似单一，为均一型血尿。

4. 症状性血尿　除血尿外，同时伴发全身或局部症状，局部以泌尿系统症状为主。如血尿伴尿痛、尿频、尿急，提示为膀胱或尿道疾病等。

5. 无症状性血尿　部分患者仅表现为血尿，而无其他症状，见于老年人膀胱癌、肾癌的早期等。

（三）伴随症状

1. 伴肾绞痛　见于肾或输尿管结石。

2. 伴尿流突然中断　见于膀胱和尿道结石。

3. 伴排尿困难、尿流变慢和变细　见于前列腺癌、前列腺增生。

4. 伴尿频、尿急、尿痛　见于膀胱炎和尿道炎，如伴有腰痛、高热、寒战者常为急性肾盂肾炎。

5. 伴蛋白尿、水肿、高血压　见于肾小球肾炎。

6. 伴肾肿块　单侧肾肿块见于肾肿瘤、单侧肾积水；双侧肾肿大见于多囊肾。

7. 伴皮肤黏膜及其他部位出血　见于血液病和某些感染性疾病。

8. 伴乳糜尿　见于丝虫病等。

（四）对患者的影响

无论是镜下血尿，或是肉眼血尿，均可引起患者焦虑、紧张等负性情绪。

（五）问诊要点

1. **患者年龄、性别**　儿童血尿，以肾小球肾炎最多见，也见于肾母细胞瘤；青壮年血尿，以泌尿生殖道感染、泌尿系结石多见；中、老年人血尿，多见于肿瘤。

2. **饮食、用药和既往史**　服用引起红色尿的药物、食物，如利福平、大黄及某些红色蔬菜（辣椒、甜菜）等可致假性血尿，注意排除。既往有肾炎、肾结核、尿路结石、心血管疾病、血液病、自身免疫病病史有助于血尿的诊断。此外，注意最近有无腰部外伤或泌尿系统器械检查史，女性要注意月经史。

3. **血尿的特点**　起病的情况与病程，尿液颜色、有无血凝块，持续或间歇发作及伴随症状。

4. **伴随症状**　急性尿潴留通常发生在之前没有排尿困难的患者身上。

5. **血尿对患者的影响**　有无因血尿而致的紧张或焦虑等情绪。

6. **诊疗与护理经过**　患者已接受过的诊断性检查和结果，以及已采取的治疗与护理措施和效果。

（六）诊断思路

1. **第一步识别真假血尿**　①不应将药物、食物导致的尿色改变误认为血尿。②要与血红蛋白尿相鉴别。③需排除假性血尿（阴道、直肠、肛门血污染）。④剧烈运动后出现一过性血尿，常为功能性，无临床意义。

2. **第二步明确真性血尿**　根据血尿形式、血尿颜色、伴随症状并结合既往史，分析可能的病因，确定下一步的实验室检查项目。

3. **第三步实验室检查**　①离心尿显微镜检查：相差显微镜可观察尿红细胞形态，用于鉴别是否为肾性血尿。②"尿三杯"检查：明确出血部位。③其他检查：根据情况进一步进行尿液检查、肾功能检查、泌尿系影像学（超声、CT、造影）检查、膀胱镜检查及肾活检等。

（七）相关护理诊断/问题

1. **急性疼痛**　与泌尿系统感染、泌尿系结石有关。
2. **排尿障碍**　与前列腺炎、前列腺癌导致的尿路阻塞有关。
3. **焦虑**　与预感自身受到疾病威胁有关。

十六、尿潴留

尿潴留（urinary retention）指膀胱排空不完全或停止排尿。完全性尿潴留指膀胱完全不排尿，而不完全性尿潴留指膀胱没有完全排空，排尿后剩余尿量超过100ml。尿潴留通常发生在排尿困难的基础上。

依据疾病发作的缓急程度，可以将其分为两个类型：急性和慢性。急性尿潴留通常发生在之前没有排尿难题的患者身上，表现为膀胱突然迅速充盈并膨胀，引发下腹部胀痛和膨胀感，尽管有强烈的尿意，却无法自主排尿。相比之下，慢性尿潴留通常由膀胱颈以下的梗阻性病变逐渐引起，使得排尿困难逐步加剧。

（一）病因与发生机制

排尿指尿液在膀胱中潴留一定量后，通过尿道一次性排出体外的过程。正常人的膀胱容量为300～500ml。当尿量达到200～400ml时，膀胱内的压力会增加，从而刺激内壁，使感受器兴奋。这种冲动会顺着盆神经传到位于骶髓的低级中枢，同时传到脑干和大脑皮质的高级中枢，从而产生尿意。在没有适合排尿的环境或时间时，大脑皮质会抑制低级中枢的活动，直到环境适合或时间合适，抑制作用解除，尿液才能排出，这时才会产生排尿反射；反之，冲动信号可由盆腔神经传至膀胱，使逼尿肌收缩，内括约肌松弛，尿道压力低于膀胱内压，尿液通过压力调节进入尿道上段。同时，当尿液进入尿道时，感受器再次通过盆腔神经传导冲动，引起耻骨神经的反射活动，打开外括约肌，发生排尿。排尿时，膈肌和腹肌收缩也能产生较高的腹压，从而增加膀胱的压力，加快尿液的排出。

排尿的任何环节出现障碍，如尿液排出通路受阻、尿道括约肌、逼尿肌、脊髓反射弧、大脑皮质等功能异常均可导致排尿困难和尿潴留。根据其发生机制不同，可分为机械性梗阻和动力性梗阻两类。

1. 机械性梗阻　指从膀胱颈至尿道外口的某一部分出现梗阻性病变，但参与排尿的神经和肌肉功能正常。

（1）膀胱颈部病变：①膀胱颈部阻塞，可能由结石、肿瘤、血块、异物等造成，这些障碍物会妨碍尿液的正常排出。②膀胱颈部受压，可能由子宫肌瘤、卵巢囊肿、晚期妊娠等压迫因素导致，使尿液排出受阻。③膀胱颈部器质性狭窄，包括炎症、先天或后天获得性狭窄等，这些狭窄会限制尿液的流动，进而引发尿潴留。

（2）后尿道疾病：前列腺肥大、前列腺癌、前列腺急性炎症等均可引起后尿道受压或狭窄，从而影响尿液的排出。此外，后尿道本身的炎症、水肿、结石、肿瘤、异物等也是常见的病因。这些病变不仅可能阻塞尿道，还可能引起化学性压迫，进一步加剧尿潴留症状。

（3）前尿道疾病：前尿道狭窄、结石、肿瘤、异物等病变均可能导致尿潴留。此外，一些先天性的异常状况如尿道外翻、阴茎包皮嵌塞、阴茎异常勃起等也可能妨碍尿液的正常排泄。这些病因虽然较为少见，但在临床实践中仍需引起足够的重视。

2. 动力性梗阻　排尿中枢或周围神经受损导致排尿动力障碍所引起的尿潴留。

（1）神经受损：中枢或周围神经系统器质性/功能性病变可影响正常排尿反射，是尿潴留的常见病因。中枢神经受损后，就会出现无法向脑部传递膀胱内压的情况，这可能引发尿潴留。此外，如果周围神经系统（如控制膀胱收缩肌肉的下腹神经和管理外部括约肌的耻骨神经）遭受损害，如因下腹部手术，尤其是骨盆手术（如直肠、肛门和子宫手术）或麻醉药品，引起暂时性的或持续性的排尿障碍。

（2）膀胱平滑肌和括约肌病理改变：由于糖尿病引起的能量代谢障碍，导致膀胱肌肉中球蛋白减少，肌细胞表面的cAMP含量下降，同时肌肉中的轻链激酶磷酸化和去磷酸化功能受损，使得平滑肌无法充分收缩。除糖尿病外，一些药物也可能诱发尿潴留。例如，阿托品、山莨菪碱和硝酸甘油等药物能够诱导平滑肌松弛，进而使膀胱收缩无力。当膀胱无法有效收缩时，尿液便无法顺利排出，从而导致尿潴留。此外，膀胱逼尿肌和尿道括约肌协同失调症也是一种常见的病因。在这种情况下，膀胱内括约肌和尿道外括约肌在膀胱收缩时无法打开，甚至无法反射性收缩。这种协同失调会导致排尿困难，进而引发尿潴留。

（3）精神因素：排尿反射直接受意识调控。引起尿潴留的精神因素往往是由于精神意识控制过度所致，主要是排尿环境差，如病房公用卫生间、排尿时怕暴露隐私等。另外，产后会阴切开术后、剖宫产术后，在男性陪护者在场的情况下，排尿受心理因素控制，导致排尿困难。需要绝对卧床休息的疾病，如急性心肌梗死或心脏手术，由于不习惯卧床排尿，排尿时间受到控制，导致排尿困难。下腹部接受手术（如肛门手术）的患者在排尿时可能会感到疼痛并拒绝排尿。如果排尿困难持续很长时间，可能会导致尿潴留。

（二）临床表现

1. 急性尿潴留　表现为突发的、短时间内的膀胱充盈。患者下腹部膨隆、胀痛难忍，虽有强烈的尿意却无法自行排出。有时部分尿液从尿道溢出，但下腹部疼痛症状依旧无法减轻。常见于外伤手术或麻醉后，使用解痉药等。

2. 慢性尿潴留　发病过程较为和缓或者无明显的表现，通常只会有少量的尿液排出，而且一般不会有下腹疼痛的感觉。如果膀胱内存在大量的尿液，可能会出现持续的少量排尿，这种情况被称作假性尿失禁，是由于膀胱过度充盈导致尿液溢出。假性尿失禁通常与膀胱输尿管反流、神经源性膀胱和梗阻性尿道病变有关。

3. 不同病因引起的尿潴留　有不同的症状和临床特点。

（1）膀胱颈部结石：常导致患者在尿潴留发作前经历下腹部绞痛，此疼痛可放射至大腿和会阴部，并可能在疼痛发生时或之后伴有肉眼或显微镜下可见的血尿。

（2）膀胱内血块：通常不是孤立的病变，而是由血液疾病如血友病、白血病或再生障碍性贫血等引起。通过血液检查通常可轻易诊断。外伤引起的膀胱内血块通常在明确的外伤史后出现，表现为肉眼可见的血尿和随后的排尿困难。

（3）膀胱肿瘤：主要症状是排尿困难日益严重，其病程通常较为漫长。在晚期阶段，患者可出现远距离肿瘤转移。无痛性的肉眼或者镜下的血尿是膀胱癌的标志性特征。

（4）前列腺良性肥大、前列腺炎或前列腺癌：在疾病早期，尿频、尿急的症状多因前列腺充血刺激而产生，特别是夜间尿频现象尤为显著。随病程进展，剩余尿量的增加会使症状变得更加严重，出现持续性的排尿障碍、排尿迟疑、尿力减弱、尿线缩窄、间断排尿、尿末滴沥及尿失禁等症状。

（5）后尿道损伤：通常与会阴部位的外伤经历有关。受伤之后，患者可能会感到排尿困难或无法排出尿液，同时也可能会在膀胱中残留尿液。为了确定损伤的具体位置和严重程度，进行尿道造影检查是手术前必不可少的诊断手段。

（6）前尿道狭窄：最常见的原因是前尿道的瘢痕、结石或异物的存在。其中，由瘢痕导致排尿障碍的患者往往有外伤史。需要强调的是，虽然前尿道自身形成的结石并不多见，但大多数情况都是由于从肾到膀胱再到尿道的结石随着尿液流动而导致的。

（7）脊髓损害：截瘫患者中较为常见，除可能引发排尿困难和尿液积聚外，还可能导致运动和感觉出现障碍。

（8）隐性脊柱裂：通常在较早年龄发病，其主要特征为夜间遗尿和幼年长期尿床。

（9）糖尿病神经源性膀胱：与糖尿病史密切相关。

（10）药物因素：如阿托品中毒、使用麻醉药等。

（11）低钾血症：临床上常见的诱因有很多，如大量利尿、洗胃、呕吐、禁食等。患者可表现为心率加快、心电图出现病理性U波及血生化检查显示血钾降低。需要注意的是，肾小管性酸中毒、棉酚中毒、甲状腺功能亢进症及结缔组织病等疾病也会引起顽固性低钾血症。

（三）伴随症状

1. 伴尿频、尿急，排尿困难和射尿无力、尿流变细、排尿中断甚至尿失禁，常见于前列腺增生、前列腺癌。

2. 伴腹部和下腹部绞痛，并向大腿、会阴方向放射，常见于膀胱颈部结石。

3. 伴血尿，主要见于后尿道损伤、尿道结石、膀胱颈部结石和某些血液病。

4. 伴运动、感觉等神经功能障碍，可见于颅脑或脊髓肿瘤，脑血管疾病，脊柱肿瘤、结核病或骨折等中枢神经系统疾病。

（四）对患者的影响

急性尿潴留作为一种严重的泌尿系统问题，其给患者带来的痛苦是多方面的。患者由于尿液无法正常排出，下腹疼痛、烦躁不安等症状明显，生活质量受到严重影响。同时，尿液的贮积为细菌生长繁殖提供了温床，易增加尿路感染的可能性，从而进一步加重患者的痛苦。

更为严重的是，长期尿潴留可能会引发膀胱过度扩张和内部压力升高，进而可能发生输尿管反流，引发双侧输尿管及肾积水，最终可能导致肾功能受损。这一系列的连锁反应，不仅增加了治疗的难度，还可能对患者的生命造成威胁。

在临床实践中，留置尿管是常用的解决尿潴留的方法。然而，这种方法并非没有副作用。留置尿管会给患者带来疼痛不适，同时也增加了尿路感染的风险。因此，在决定使用尿管时，医生需要权衡利弊，充分考虑患者的具体情况。

（五）问诊要点

1. 尿潴留的特点　包括发生时间、起病缓急、持续时间及是否有伴随症状等，都是医生在诊断时需要关注的重要信息。

2. 病因与诱因　有无与尿潴留相关的疾病、手术、用药史或精神紧张等。

3. 尿潴留对患者的影响　有无下腹胀痛、烦躁和辗转不安；有无尿频、尿急、尿痛等尿路感染的表现，尤其是留置导尿者。

4. 诊疗与护理经过　已接受的诊断性检查及结果；已采用的治疗或护理措施，包括用药及其他促进排尿的措施与效果。

（六）相关护理诊断/问题

1. 尿潴留　与尿道梗阻、神经系统病变、精神紧张、服用药物相关。

2. 舒适度减弱　与无法正常排尿相关。

3. 潜在并发症　尿路感染。

十七、尿失禁

尿失禁（incontinence of urinary）指尿液不自主地流出。这是由于膀胱括约肌损伤或神经功能障碍导致的排尿自控能力下降或丧失。尿失禁可能是暂时性的，也可能是持续性的，其表现形式也多种多样，可以是尿液大量流出，也可以是点滴而出。任何年龄及性别均可发生尿失禁，但好发于女性及老年人。依据NADA护理诊断对尿失禁的分类，将尿失禁按病因和病程分类如下。尿失禁的病因可分为4类：①先天性疾病，如尿道上裂。②创伤，如妇女产伤，骨盆骨折等。③手术，如尿道狭窄修补术；儿童后尿道瓣膜手术等。④各种原因引起的神经源性膀胱。依据疾病的病程，将尿失禁划分为两类：暂时性尿失禁和长期性尿失禁。

（一）病因

尿失禁的成因与分类涉及多方面因素。正常膀胱通过逼尿肌的低压适应性进行尿液贮存，而尿道括约肌与周围组织则维持足够张力以防尿液外泄。尿失禁可能由膀胱逼尿肌的异常收缩引起，造成膀胱内压升高，或由尿道括约肌功能减弱导致尿道阻力下降，这些均为真性尿失禁。

（二）发生机制

1. **尿道括约肌受损**　尿液控制依赖近端和远端尿道括约肌。男性若近端括约肌功能丧失但远端括约肌正常，仍有一定排尿控制；若两者均受损，则可能发生尿失禁。无论男女，膀胱颈部是防止尿液外泄的关键区域。

2. **逼尿肌无反射**　表现为逼尿肌收缩力与尿道闭合压降低，需依靠增加腹压排尿，可能导致压力性尿失禁或在尿潴留情况下发生充溢性尿失禁。

3. **逼尿肌反射亢进**　由于脑桥上中枢神经对排尿反射抑制减弱，发生率高，常不伴有括约肌协调失调，也可由糖尿病等疾病引发。膀胱出口梗阻也可能导致不稳定膀胱，引发膀胱过度活动。

4. **逼尿肌与括约肌功能协同失调**　可能因逼尿肌收缩时外括约肌痉挛或上运动神经元病变引起，导致尿液无法正常排出，或发生无抑制性松弛引起尿失禁。

5. **膀胱膨出**　通常由于产伤未能及时修复引起，严重时可能导致尿道膨出。症状包括腰酸下坠感、排尿困难及张力性尿失禁，女性绝经后可能因雌激素水平下降而症状加重。

（三）临床表现

尿液不受主观控制，自尿道口处点滴溢出或流出。根据尿失禁的严重程度分为以下3度：①轻度，患者在咳嗽、打喷嚏或抬重物时出现尿液溢出，而在平静状态下，患者能够控制尿液的排出。②中度，在走路、站立、轻度用力时出现尿失禁。③重度，最严重的尿失禁程度。无论直立或卧位时都可发生尿失禁。

根据症状表现形式和持续时间，尿失禁可分为4类。

1. **持续性溢尿**　是完全性尿失禁的一种表现，其特点是尿道阻力完全丧失，使得膀胱无法容纳并保持住尿液，从而造成不断涌出的现象，此时膀胱呈空虚状态。病因主要是由于膀胱颈或尿道括约肌的损伤所致。此外，尿道口异位和女性膀胱阴道瘘也可能导致持续性溢尿的发生。

2. **间歇性溢尿**　与膀胱过度充满有关，往往是因为下泌尿道的严重机械性和/或功能性堵塞导致的慢性尿潴留。一旦膀胱内的压力达到某个阈值并且超越了尿道阻力的限制，尿液就会连续从尿道流出。此外，如果上运动神经系统受到损害，患者也有可能会产生无意识的间歇性溢尿，这是因为排尿的主要控制机制是通过脊髓反射实现的，这种情况下患者排尿时可能无法感知。

3. **急迫性溢尿**　表现为患者突感尿急，尿液往往迫不及待地自动流出，有时尿量多，甚至能完全排空。通常伴尿频、尿急等膀胱刺激征和下腹部胀痛。此类溢尿可能由上运动神经元部分损伤或急性膀胱炎等强烈局部刺激引发，导致逼尿肌异常收缩，从而引起尿失禁。

4. **压力性溢尿**　通常发生在腹压增加时，如咳嗽、打喷嚏、上楼梯或跑步。它主要见于女性，尤其是经历过多次分娩或有分娩损伤的女性，但偶尔见于未曾生育的女性。

（四）伴随症状

1. 伴膀胱刺激征及脓尿，通常是急性膀胱炎的典型表现。
2. 伴排便功能紊乱（如便秘，大便失禁等），可能出现在神经源性膀胱的患者中。
3. 50岁以上男性，伴进行性排尿困难，往往与患有前列腺增生或前列腺癌等疾病有关。
4. 伴肢体瘫痪（如单瘫、偏瘫、截瘫）、肌张力增高、腱反射亢进和病理反射，提示可能存在上运动神经元病变。
5. 伴慢性咳嗽、呼吸急促，多为慢性阻塞性肺疾病所致。
6. 伴多饮、多尿和体重下降，见于糖尿病性膀胱。糖尿病可能导致膀胱括约肌失控，引起尿失禁，也可能导致膀胱逼尿肌与括约肌不协调，引起排尿障碍。

（五）对患者的影响

对于意识清晰的尿失禁患者，他们由于无法控制排尿而常常需要他人的帮助，这可能导致他们感到不安、自卑，甚至影响到他们的正常社交活动和日常生活。有些患者甚至试图通过限制饮水量来减少尿失禁的发生。尿失禁对老年人的影响尤为显著。有研究显示，长期尿失禁不仅影响老年人的生活质量，还可能导致孤独、自卑、抑郁等心理问题。此外，由于尿液的刺激，皮肤可能出现皮炎；潮湿的皮肤也容易发生浸渍，增加了压力性损伤的风险。更为严重的是，尿急可能导致老年人在行走时跌倒，进而增加骨折的危险。

（六）问诊要点

1. **尿失禁的特点**　尿失禁发生的时间、每次尿量、间断或持续发生、在排尿前是否感到尿意或诱因，以及伴随症状等。
2. **病因与诱因**　有无与尿失禁相关的病史、手术或用药史、环境因素等。
3. **尿失禁的严重程度**　尿失禁的严重程度可以通过使用"国际尿失禁咨询委员会尿失禁问卷（ICI-Q-LF）"进行评估，这有助于医生制订适当的治疗计划。该问卷按尿失禁发生的频率分级，从0～5级：0级，无漏尿；1级，每周大约漏尿一次或少于一次；2级，每周漏尿2～3次；3级，每天漏尿一次；4级，每天多次漏尿；5级，持续漏尿。

4. 尿失禁对患者的影响　包括是否限制了液体的摄入；是否感到自卑或抑郁；是否因为皮肤湿度过高导致皮炎；长期卧床者是否有压力性损伤，是否影响正常工作和社交活动等。

5. 诊疗与护理经过　已接受的诊断性检查及结果；已采用的治疗或护理措施，包括用药或采取如盆底肌训练、膀胱训练、使用尿失禁用具等措施减少尿失禁的发生。

（七）相关护理诊断/问题

1. 压力性尿失禁　①与尿道括约肌张力减低有关，尿道括约肌是控制尿液从尿道排出的关键结构。②与骨盆底部肌肉和韧带松弛有关，骨盆底部的肌肉和韧带为尿道提供支撑。

2. 急迫性尿失禁　①中枢神经系统病变，可能影响到大脑对膀胱的控制。②膀胱局部病变，可能导致膀胱的敏感性增加。

3. 有情境性低自尊的危险/情境性低自尊　与个体不能自主控制排尿有关。

4. 有皮肤完整性受损的危险/皮肤完整性受损　与尿液浸渍有关，尿液中含有多种酶和细菌，长时间接触皮肤可能导致皮肤受损，发生皮炎或湿疹等。

5. 有跌倒的危险　与尿急有关。

十八、眩晕

眩晕（vertigo）是患者出现空间定位障碍所产生的一种主观感觉障碍（有学者认为其属于一种运动性幻觉或运动性错觉），常伴有客观的平衡障碍。患者感觉自身或周围景物出现旋转、移动、摇晃、起伏、站立不稳、眼球震颤、倾倒等，一般无意识障碍。

躯体在任何情况下，都会寻求保持一种平衡状态。这种平衡的实现依赖于3个关键系统——视觉、本体觉和前庭器官。人体通过感觉神经将关于躯体位置的信息传递至中枢神经系统。在中枢神经系统内，这些信息被整合并转化为对位置的精确判断。随后，运动神经接收到这些判断信息，负责调整躯体的位置以维持平衡。当这3个传入环节中的任何一个出现功能异常时，位置判断的准确性就会受到影响。这种判断错误会导致平衡状态的紊乱，进而引发眩晕症状。

（一）病因与发生机制

临床上将眩晕分为：①前庭系统性眩晕，又称真性眩晕，其根源在于前庭神经系统的功能障碍。患者常常会出现强烈的眩晕感、摇晃感或移动感，这些都是前庭系统受损后，对空间定位能力产生影响的直接体现。②非前庭系统性眩晕，常被称为一般性眩晕，可涉及其他系统或全身性疾病。表现为头部不适、头胀、头重脚轻及眼花等，尽管患者有时候会感到颅内正在旋转，但并未对外界环境或自己的实际旋转有任何感知。

1. 前庭系统性眩晕　主要分为前庭周围性眩晕和前庭中枢性眩晕两大类。

（1）前庭周围性眩晕：也称耳性眩晕，主要涉及内耳前庭至前庭神经颅外段之间的病变。具体的病因如下。

1）梅尼埃（Meniere）病：这是由于内耳的淋巴代谢失调，可能是淋巴分泌过多或吸收障碍引起的内耳迷路积水。此外，变态反应和B族维生素缺乏也被认为是可能的致病因素。

2）迷路炎：常由中耳病变（胆脂瘤、炎性肉芽组织等）导致迷路骨壁直接受损引起的，偶尔也有一些情况是炎症经血液或淋巴系统传播至迷路所致。

3）前庭神经元炎：前庭神经元发生炎性病变所引起的。

4）药物中毒：某些药物可能对内耳前庭或耳蜗产生毒性作用，从而引发眩晕。

5）位置性眩晕：这种眩晕与头部所处的特定位置有关。

6）晕动病：在乘坐车、船或飞机时，由于内耳迷路受到机械性刺激，导致前庭功能紊乱。

（2）前庭中枢性眩晕：也称脑性眩晕，涉及前庭神经颅内段、前庭神经核及其纤维、小脑、大脑等部位的病变。可能的病因如下。

1）颅脑血管性疾病：如高血压脑病、脑动脉粥样硬化、椎基底动脉供血不足、延髓外侧综合征、小脑或脑干出血等。

2）颅内占位性病变：如听神经瘤、小脑肿瘤等。

3）颅内脱髓鞘疾病及变性疾病：如多发性硬化、延髓空洞症等。

4）颅内感染性疾病：如颅后凹蛛网膜、小脑脓肿等。

5）癫痫。

6）其他：包括脑震荡、脑挫伤及脑寄生虫病等。

2. 非前庭系统性眩晕 由于其他系统或全身性疾病造成视力障碍、脑部血流灌注异常、内环境紊乱、心理因素等导致类似眩晕的临床表现，又称假性眩晕。

（1）眼源性眩晕：①眼病，如先天性视力减退、屈光不正、眼肌麻痹、青光眼和视网膜色素变性等，都可能影响视觉功能，进而引发眩晕感。②屏幕性眩晕，长时间、近距离观看屏幕也可能导致屏幕性眩晕。

（2）全身疾病性眩晕：①心血管疾病，如高血压、低血压、心律失常等，都可能影响脑部血液供应，导致脑部血流灌注异常，进而引发眩晕。②血液病，见于各种原因引起的贫血、出血等。此外，尿毒症和重症糖尿病等全身性疾病也可引起眩晕。③神经、精神性眩晕，见于神经症、抑郁症、更年期综合征等。

（二）临床表现

1. 周围性眩晕

（1）梅尼埃病：通常会有眩晕、耳鸣、听力下降和眼球震颤等症状，严重时可能会出现面色苍白，可伴有恶心、呕吐和出汗，发作通常持续时间较短，很少超过2周。因为其具有复发性特点，患者往往需要定期进行检查和治疗。

（2）迷路炎：多由于中耳炎并发，其诊断的关键在于检测到鼓膜穿孔。

（3）前庭神经元炎：通常在发热或上呼吸道感染后发病，其症状主要有眩晕、恶心和呕吐，一般不伴有耳鸣和听力减退，持续时间较长可长达6周，痊愈后很少复发。

（4）内耳药物中毒：与药物使用不当有关，如链霉素、庆大霉素及其同类药物的滥用。其症状多为渐进性眩晕伴耳鸣，听力减退，常先有口周及四肢发麻等。此外，奎宁、水杨酸制剂及某些镇静药（哌替啶、氯丙嗪等）也可引起眩晕。

（5）位置性眩晕：当患者的头部在特定的地方时，会感到眩晕和眼球震动。大多数情况下不伴耳鸣及听力减退。常与迷路和中枢病变相关。

（6）晕动病：见于晕船、晕车等，表现为恶心、呕吐、面色苍白、冒冷汗等。

2. 中枢性眩晕

（1）颅内血管性疾病：常表现为眩晕、头痛、耳鸣等，高血压脑病患者可能会出现恶心、呕吐，病情恶化时还可能出现抽搐或昏迷。小脑或脑干出血时，常以眩晕、头痛、呕吐等症状开始，病情严重时患者可能会很快陷入昏迷状态。

（2）颅内占位性病变：如听神经瘤、小脑肿瘤等，也可能导致眩晕。这些肿瘤除了引起眩晕外，还可能影响听力、视觉和语言能力等。其他的肿瘤由于位置各异，临床症状也会有所差别，需要进行详细的检查以确诊。

（3）颅内脱髓鞘疾病及变性疾病：其中最典型的疾病包括多发性硬化和延髓空洞症。①多发性硬化：是以中枢神经系统多发性病变为特点，初始的临床表现为肢体疼痛、感觉异样或肌肉无力的状况，可有眩晕、视觉问题及相关的神经系统症状和体征。②延髓空洞症：是进行性变性疾病，会引起软腭麻痹、饮食困难、语言障碍等问题，一些患者也可能伴随着头晕的情况出现。

（4）颅内感染性疾病：除神经系统症状外，还可能伴随感染症状。

（5）癫痫：部分患者出现眩晕性发作，颞叶癫痫和前庭癫痫是常见的与眩晕相关的癫痫类型。

周围性眩晕与中枢性眩晕的临床特点比较见表2-5。

表2-5　周围性眩晕与中枢性眩晕的临床特点比较

鉴别要点	周围性眩晕	中枢性眩晕
持续时间	短	长
眩晕程度及特点	发作性，症状较重	症状较轻，旋转性或向一侧运动感
加重或缓解因素	头位或体位改变可使眩晕加重	闭目后症状可减轻，与头位或体位改变无关
自主神经症状	可出现恶心、呕吐、出汗、面色苍白等	少有，不明显
眼球震颤	幅度细小，多为水平或水平加旋转	幅度粗大，形式多变
耳蜗症状	常伴耳鸣、听力减退等	不明显
脑神经损害	无	有

3. 眼源性眩晕　症状包括视力下降、屈光不正及眼肌麻痹等，其中眩晕是一种常见的表现。

4. 全身疾病性眩晕　除全身各系统疾病的相应症状外，眩晕作为伴随症状出现。

（三）伴随症状

1. 伴耳鸣、听力下降　常见于前庭器官疾病、肿瘤等。

2. 伴恶心、呕吐　常见于梅尼埃病、晕动病等。

3. 伴共济失调　见于小脑、脑干病变等。

4. 伴眼球震颤　见于脑干病变、梅尼埃病等。

5. 伴听力下降　见于药物中毒。

（四）对患者的影响

患者可因眩晕导致视物不清和/或身体不能保持平衡，而发生跌倒等意外情况。持续眩晕者还会因恶心、呕吐等伴随症状导致营养不良、多种维生素缺乏、体重下降等情况。眩晕急性发作时，患者常因病因不明而出现焦虑甚至恐惧情绪。长期眩晕者由于病情迁延不愈及随时可能面临急性发作，可出现紧张、抑郁等情绪。

（五）问诊要点

1. 眩晕的特点　眩晕发作的时间、频率及严重程度，病程长短，有无加重或缓解的因素及相应伴随症状等。

2. 病因与诱因　有无与眩晕相关的疾病史、用药史，以及乘车、船等诱发因素等。

3. 对患者的影响　注意有无跌倒及其他意外情况发生，有无脱水及电解质紊乱、营养不良，有无焦虑、抑郁等情绪反应。

4. 诊断与护理经过　已接受的诊断性检查及结果，已采用的治疗或护理措施。

（六）相关护理诊断/问题

1. 舒适度减弱　与前庭或小脑功能障碍所致的眩晕有关。

2. 有成人跌倒的危险　与前庭或小脑功能障碍有关。

3. 恶心　与前庭功能障碍有关。

4. 营养失调：低于机体需要量　与前庭功能障碍导致食欲缺乏、摄入减少有关。

5. 焦虑　与担心疾病预后不良、眩晕迁延不愈有关。

十九、晕厥

晕厥（syncope）指一过性广泛脑供血不足所致短暂的意识丧失状态。发作时患者因肌张力消失不能保持正常姿势而倒地，通常是突然发生且迅速恢复，很少会留有后遗症。

（一）病因

晕厥的病因大致分为以下4类。

1. 血管舒缩障碍　包括单纯性晕厥、直立性低血压等多种情况。

2. 心源性晕厥　包括心律失常性晕厥、器质性心血管疾病性晕厥。由于心脏疾病导致心排血量减少，使脑灌注不足而产生晕厥，如急性心肌梗死、先天性心脏病等。

3. 脑源性晕厥　脑源性晕厥发生时，脑部或其主要供血血管的循环障碍导致暂时的广泛脑供血不足。这种晕厥通常与脑动脉粥样硬化、短暂性脑缺血发作和偏头痛等状况相关。

4. 血液成分异常　血氧或血糖过低等可致晕厥发生，如低血糖、重症贫血、通气过度综合征及高原性晕厥等。

（二）发生机制

1. 血管舒缩障碍

（1）血管抑制性晕厥：血管抑制性晕厥，也称血管迷走性晕厥或单纯性晕厥，是最常见的晕厥类型，占所有晕厥约70%。这种晕厥类型主要见于体质较弱的年轻女性，并且往往有明显的外部诱因，如强烈痛感、过度压力、恐惧反应或轻微出血等情况。同时，当处于特定的环境下时，如温度高、污染严重、疲惫不堪、饥饿状态及妊娠期等，晕厥发作的风险也会显著增加。晕厥前可有一系列前兆，如腹部不适、面色惨淡、四肢无力、难以安定及焦虑等症状，通常会持续数分钟。随后患者会突然丧失意识，并伴有血压下降、脉搏微弱，持续数秒或数分钟不等。最后患者在没有留下任何后遗症的状态下恢复清醒。发生机制是由于外部刺激引发的迷走神经反应，短暂的血管床扩张，回心血量减少、心排血量减少、血压下降进而影响大脑的供血能力所致。

（2）直立性低血压：主要由卧位或蹲位突然站起时表现为体位骤变所导致。可见于：①某些长期站立于固定位置及长期卧床者。②服用某些药物，如氯丙嗪、胍乙啶、亚硝酸盐等或交感神经切除术后患者。③某些全身性疾病，如脊髓空洞症、多发性神经根神经炎、脑动脉粥样硬化，或急性感染康复阶段，或慢性营养不良等。发生机制涉及多个方面，如下肢静脉张力低可能导致血液在下肢积聚；服用某些药物，如亚硝酸盐，可能导致周围血管扩张和淤血；血液循环反馈调控失调也会可能影响回心血量和心排血量，进而降低血压等。

（3）颈动脉窦综合征：见于颈动脉窦附近病变，如局部动脉硬化、动脉炎、肿瘤及瘢痕。常由于颈动脉窦受到刺激，如颈部压力、头部突然转动或按压颈部等因素导致压力感受器激活迷走神经，引发心率减慢、血压下降和心排血量减少等生理反应，进而导致脑供血不足，可能出现暂时性晕厥或伴有抽搐症状。

（4）咳嗽性晕厥：常于慢性肺部疾病患者剧烈咳嗽后发生。发生机制可能是：①强力咳嗽会使胸腔内的压强上升，导致静脉血液循环受到限制，进一步减少心脏泵出的血流量和血压，最后引起脑部的供血不足。②剧烈咳嗽时，脑脊液压力急速提升，对大脑造成冲击振荡，从而引发晕厥。

（5）排尿性晕厥：主要见于青年男性，通常在排尿过程中或结束时发生，持续1～2分钟。患者在此后通常能自行恢复意识，不会有长期后遗症。这种晕厥的成因是多方面的，包括自主神经系统的不稳定、夜间起床时的突然体位变化、排尿时可能的呼吸暂停，以及通过迷走神经触发的反应。这些因素共同作用可能导致心排血量减少，从而引起血压下降和脑血流减少。

（6）舌咽神经痛性晕厥：舌咽神经受到疼痛刺激，进而激活迷走神经，导致心率降低和血压下降，产生晕厥。

（7）其他因素：如剧烈疼痛、锁骨下动脉窃血综合征、下腔静脉综合征（晚期妊娠和腹腔巨大肿物压迫）、胆绞痛、食管或纵隔疾病、胸腔疾病、支气管镜检等都可能影响血液循环，导致晕厥的发生。

2. 心源性晕厥　由于心脏结构、节律、心率和收缩力的变化，导致心排血量突然减少或心搏骤停，使脑组织得不到足够的氧气供应，导致晕厥。阿-斯综合征就是其中的一种严重表现。

3. 脑源性晕厥　由于大脑中的血管或者主导向其输送血液的主要血管出现了循环问题，使得脑部无法得到足够的血液供应。如脑动脉硬化引起血管腔变窄，高血压引起脑动脉痉挛，偏头痛及颈椎病时基底动脉舒缩障碍等均可出现晕厥。对于短暂性脑供血不足的情况来说，可能会表现出各种不同的神经系统功能紊乱症状，这些症状因病变血管的不同而异。

4. 血液成分异常

（1）低血糖综合征：血糖浓度过低，导致大脑能量供应不足。患者表现为头晕目眩、身体乏力、强烈的饥饿感、心动过速、出汗增多、肢体震颤等。在严重的情况下，患者可能会出现神志恍惚、晕厥，甚至陷入昏迷状态。

（2）通气过度综合征：通常源于情绪紧张或癔症发作，此时患者呼吸变得急促，通气过度，导致体内二氧化碳排出增加。这种异常的呼吸模式会引发呼吸性碱中毒，进而使脑部毛细血管收缩。由于脑部缺血缺氧，患者可能出现晕厥的症状。

（3）哭泣性晕厥：常见于幼童，其发生过程往往始于哭泣。在哭泣过程中，幼童可能会不自觉地屏住呼吸，导致脑部缺氧而发生晕厥。

（4）重症贫血：是由于在血氧水平低下时，用力活动可能导致晕厥的发生。

（5）高原晕厥：是由于短暂缺氧所引起。

（三）临床表现

晕厥常急性起病，发作时间短。典型的晕厥发作可分为以下3期。

1. 晕厥前期 部分患者晕厥发生前数分钟常有前驱症状，如头晕、恍惚、视物模糊、四肢无力或心悸、胸内搏动感、胸痛等，随之意识丧失。有的患者晕厥发生前无前驱不适，发作即出现意识丧失。某些晕厥有明确的诱因，如直立性低血压主要发生于由卧位或蹲位突然站起时；颈动脉窦综合征常发生于用手压迫颈动脉窦、突然转头，衣领过紧等；咳嗽性晕厥常发生在剧烈咳嗽后；排尿性晕厥通常发生在排尿过程中或排尿结束时，重度贫血者晕厥常发生在用力时等。

2. 晕厥期 是患者经历意识丧失和全身肌张力消失的阶段，这是一个相对短暂的过程，多数情况下持续数秒，但也有个别情况可能超过1分钟。该阶段患者的脉搏会变得微弱、血压降低、心率减慢、呼吸变浅、腱反射消失。血液循环受到影响，患者会变得肢冷、面色苍白，可伴有冷汗。有时，患者还可出现尿失禁。如意识丧失时间长，可发生小的面部及肢体肌阵挛性抽动、双拳紧握、瞳孔散大等。当意识逐渐恢复后，患者仍可能感到全身乏力。但多数情况下，患者较快瘫软倒地，而非摔倒，无意识丧失；或是因反复发生有了经验，及时蹲下，则症状很快消失。患者常于站位或坐位发生晕厥，如果晕厥发生在卧位，则应特别警惕心脑血管疾病的可能性，如心律失常、短暂性脑缺血发作或癫痫等。

3. 晕厥后期 患者开始逐渐恢复意识，能够正确理解周围环境，但此时身体仍处于虚弱状态，可见面色苍白、出汗、全身软弱、可有恶心、过度换气，但无意识模糊及头痛。休息数十分钟后，患者大多能够完全恢复，不会留下神经或躯体的后遗症。

（四）伴随症状与体征

1. 伴自主神经功能障碍，如面色苍白、出汗、恶心和疲劳等，多见于血管抑制性晕厥或低血糖性晕厥。

2. 伴面色苍白、发绀、呼吸困难、心率和/或心律明显改变，见于心源性晕厥。

3. 伴面色苍白、口唇发绀、呼吸困难、咳粉红色泡沫样痰，见于急性左心衰竭。

4. 伴抽搐，见于中枢神经系统疾病和心源性晕厥。

5. 伴头痛、呕吐、视听受损，见于中枢神经系统疾病。

6. 伴发热、水肿、杵状指（趾），见于心肺疾病。

7. 伴呼吸深快、手足麻木和痉挛，见于通气过度综合征、癔症等。

8. 伴呼吸节律改变，常见于通气过度综合征、癔症等。

9. 伴心悸、疲乏、出汗及饥饿感，见于低血糖性晕厥。

（五）对患者的影响

晕厥常突然发生，患者可因意识丧失而跌倒在地，容易导致意外伤害等情况发生。患者可因晕厥原因不明而出现焦虑甚至恐惧，或者因随时可能面临急性发作，而出现紧张、抑郁等情绪。

（六）问诊要点

1. **晕厥的特点**   首先明确是否为晕厥，如发生晕厥，则应询问有无诱因，发作前的体位，有无前驱症状，倒地方式，病程持续时间，发作频率，有无加重或缓解因素及伴随症状等。

2. **病因与诱因**   有无导致晕厥的相关疾病或用药史等。

3. **对患者的影响**   注意有无意外损伤发生及焦虑、抑郁等情绪反应。

4. **诊断与护理经过**   已接受的诊断性检查及结果；已采用的治疗或护理措施及其效果。

（七）相关护理诊断/问题

1. **急性意识障碍**   与一过性脑供血不足有关。

2. **有受伤的危险**   与短暂的突发意识障碍导致意外跌倒有关。

3. **焦虑**   与担心疾病预后不良、晕厥反复发生有关。

二十、抽搐与惊厥

抽搐和惊厥是神经科常见的症状，都涉及不随意运动。抽搐通常表现为全身或局部骨骼肌的不自主抽动或强烈收缩，这可能导致关节活动和肌肉僵硬。当肌肉收缩呈现为持续性（强直性）和间歇性（阵挛性）时，称为惊厥，通常是全身性和对称性的，可能伴随着意识丧失。惊厥与癫痫有关联但也有区别；癫痫的大发作符合惊厥的定义，而小发作则不被视为惊厥。

（一）病因

抽搐与惊厥的病因可分为特发性与症状性。特发性由于先天脑部不稳定导致，而症状性的原因如下。

1. **脑部疾病**

（1）颅内感染：如脑炎、脑膜炎、脑脓肿、脑结核瘤、脑灰质炎等。

（2）脑外伤：如产伤、颅脑外伤等。

（3）脑部肿瘤：如脑部原发性肿瘤（脑膜瘤、胶质瘤等）、脑转移瘤。

（4）血管疾病：如脑出血、蛛网膜下腔出血、高血压脑病、脑栓塞、脑缺氧等。

（5）寄生虫病：如脑棘球蚴病、脑血吸虫病、脑囊虫病等。

（6）其他：如先天性脑发育障碍、胆红素脑病等。

2. 全身性疾病

（1）感染：如中毒性细菌性痢疾、败血症、狂犬病、破伤风等。

（2）中毒：①内源性，如尿毒症、肝性脑病等，多由身体内部器官功能衰竭，导致毒素在体内积累，进而影响到神经系统的正常功能。②外源性，如酒精、苯、铅、砷、汞、氯喹、阿托品、樟脑、有机磷农药等，一旦进入体内，都可能对神经系统造成直接的损害。

（3）缺氧：一氧化碳中毒、窒息、肺水肿、休克及心源性缺血、阿斯（Adams-Stokes）综合征、直立性低血压和颈动脉窦过敏等。

（4）代谢、营养及内分泌疾病：如低血糖、钙和镁的缺乏、水和电解质代谢及酸碱平衡紊乱等。其中低血钙的典型表现为手足搐搦症。

（5）风湿病：如系统性红斑狼疮、脑血管炎等。

（6）其他：如突然停止使用镇静催眠药、抗癫痫药，还可见于热射病、触电等。

3. 神经症 其中癔症性抽搐和惊厥较为常见。此外，尚有一种重要类型，即小儿惊厥（部分为特发性，部分为脑损害引起），而高热惊厥在小儿中尤为常见。

（二）发生机制

抽搐与惊厥的发生机制目前尚未完全清晰明确。大脑运动神经元的异常电流可能是其主要的病理生理过程。这种异常电流可能由神经元膜电位的不稳定所触发。主要与以下因素有关。

（1）低氧血症。

（2）酸碱平衡失调。

（3）脑血流量改变。

（4）代谢紊乱如低血糖等。

（5）肿瘤或炎症损伤脑神经细胞膜。

（6）遗传因素。

（三）临床表现

1. 起病情况 癫痫发病原因多样，其中包括劳累、饮食过量或不足、酒精摄入、睡眠质量、情绪波动和周围环境的影响等；小儿惊厥则多与感染或者发热有关；癔症性惊厥则多与情绪波动有关，部分患者可能表现出短暂的焦躁不安、口角抽搐、四肢麻木、针刺感、触电感等先兆症状。

2. 全身性抽搐 以全身性骨骼肌痉挛为主要表现，多伴有意识丧失。

（1）癫痫大发作：症状包括突然的意识模糊或丧失，紧接着全身肌肉强直和呼吸暂停。随后，患者四肢会发生痉挛性抽搐，呼吸变得不规则，甚至出现大小便失禁和发绀现象。约半分钟自行停止，也可反复发作，甚至呈持续状态。在发作期间，患者的瞳孔可能会散大，对光反射变得迟钝或完全丧失，同时可能出现病理反射阳性的体征。一旦发作停止，患者的意识会逐渐恢复。如果是肌阵挛性发作，通常只会表现出意识障碍。恢复后会出现头痛、全身乏力、肌肉酸痛等症状。特别是由破伤风引起的癫痫大发作，其表现通常为持续性的强制性抽搐，并伴有肌肉的剧烈疼痛。

（2）癔症性发作：发作前常有生气、情绪激动或各种不良刺激等一定的诱因触发，发作的形式并不固定，一般持续较长时间，且无舌咬伤和大小便失控的情况。

3. **局限性抽搐** 通常表现为身体特定部位的连续性肌肉收缩，常见于手足、口角和眼睑。在低钙血症引起的手足抽搐中，症状更为特别，患者的腕部和手掌指关节呈屈曲状态，而指间关节则伸直，拇指内收，形成一种称为"助产士手"的特殊姿势。同时，踝关节伸直，足趾跖屈，足部形成弓状，呈现"芭蕾舞足"的外观。

（四）伴随症状与体征

1. **伴发热** 多见于小儿的急性感染，也可见于胃肠功能失调、严重脱水等。但须注意，惊厥也可引起发热。

2. **伴意识障碍** 多见于癫痫大发作、重症颅脑疾病等。

3. **伴血压增高** 可见于高血压、肾炎、子痫、铅中毒等。

4. **伴瞳孔散大、舌咬伤、大小便失禁** 多见于癫痫大发作。

5. **伴脑膜刺激征** 可见于脑膜炎、脑膜脑炎、蛛网膜下腔出血等。

6. **伴剧烈头痛** 可见于蛛网膜下腔出血、急性感染、高血压、颅脑外伤、颅内占位性病变等。

（五）对患者的影响

在惊厥发作时，患者可能因失去平衡而摔倒，因痉挛导致舌头受伤，且失控的神经系统可引起大小便失禁和肌肉酸痛。频繁的短期惊厥发作可能导致体温上升。伴有意识障碍的患者可能吸入呼吸道分泌物或呕吐物，舌头后坠可能阻塞气道，增加窒息风险。惊厥时，骨骼肌的强烈收缩显著增加氧气消耗，这与惊厥引起的呼吸变化一起导致缺氧，进一步加重病情。发作后，患者可能因失态而感到尴尬。同时，患者的不确定健康状况和不可预测的护理需求也可能给家属带来压力。

（六）问诊要点

1. **抽搐与惊厥的特征** 抽搐与惊厥发作频率、持续时间和间隔时间；抽搐的类型（全身性抽搐还是局限性抽搐，持续性强直或是间歇性阵挛）；发病时意识状态及伴随症状，如有无血压增高、脑膜刺激征、剧烈头痛、意识丧失等。

2. **病因与诱因** 有无相关的病史，是否存在精神刺激、高热等诱发因素。

3. **对患者的影响** 有无跌伤、舌咬伤等意外发生；有无全身无力、肌肉酸痛等发作后反应；如果持续发作，需留心是否有高热症状；同时还应注意患者亲属是否存在应对无效的情况。

4. **诊断与护理经过** 患者已接受的诊断性检查和结果，以及已经实施的治疗或护理方法及其成效。

（七）相关护理诊断/问题

1. **有受伤的危险** 与惊厥发作所致的不受控制的强直性肌肉收缩和意识丧失有关。

2. **疼痛** 与抽搐发生所致强直性肌肉收缩有关。

3. **排尿障碍** 与惊厥发作引发短暂意识丧失所致排尿功能异常有关。

4. **排便功能障碍** 与惊厥发作引起短暂意识丧失所致排便功能异常有关。

5. **恐惧** 与不可预知的惊厥发作有关。

6. **潜在并发症** 窒息。

7. **照顾者角色紧张** 与被照顾者健康状况的不稳定性和照顾环境的未知性有关。

二十一、意识障碍

意识障碍（disorder of consciousness）指个体对外界环境及自身状况的识别和觉察能力出现障碍的精神状态。意识障碍可因某种原因导致高级神经中枢功能活动受损而产生，表现为知觉、理解力、注意力、记忆力、定向力、思维、情感和自我行为等精神活动的不同程度的异常。意识障碍包括觉醒障碍和意识内容障碍，可表现为嗜睡、昏睡、昏迷、意识模糊、谵妄等。

（一）病因

1. **颅内疾病**

（1）感染性疾病：各种脑膜炎、脑炎、脑脓肿等。

（2）非感染性疾病：①脑血管疾病，如脑出血、脑栓塞、脑血栓形成、蛛网膜下腔出血等。②颅内占位性疾病。③脑外伤，如脑挫裂伤、脑震荡、颅脑骨折等。④癫痫。

2. **颅外疾病**

（1）重症感染：败血症、伤寒、中毒性肺炎、中毒性菌痢等。

（2）内分泌与代谢紊乱：甲状腺危象、甲状腺功能减退症、糖尿病酮症酸中毒、低血糖性昏迷、肺性脑病、肝性脑病、尿毒症、妊娠中毒症等。

（3）心血管疾病：严重休克、急性心肌梗死、心律失常所致的心源性脑缺血综合征等。

（4）外源性中毒：镇静催眠药、农药、酒精、一氧化碳、氰化物等中毒。

（5）物理性及缺氧性损害：触电、高温、晒伤和高山反应等。

（二）发生机制

意识包括意识内容和"开关"系统两部分。这个"开关"系统由经典的感觉传导路径（特异性上行投射系统）和脑干网状结构（非特异性上行投射系统）组成，其功能是激活大脑皮质，维持兴奋水平，确保身体保持警觉状态。意识内容则涵盖大脑皮质的活动，如记忆、思维、理解力、定向力和情感等心理活动，并与外界保持密切联系。这些活动在觉醒状态下产生，依赖于大脑皮质及皮质下网状结构的功能完整性。任何损害大脑皮质或脑干网状结构的因素都可能导致意识障碍。

（三）临床表现

1. **以觉醒状态改变为主的意识障碍**

（1）嗜睡（somnolence）：是意识障碍最轻的状态。患者处于浅睡眠状态，正常的外界刺激能使其觉醒，呼叫或推醒后基本可配合检查。患者能准确回答简单的问题，一旦停止刺激很快又进入睡眠。

（2）昏睡（spoor）：这种意识状态比嗜睡更严重，患者呈深度睡眠状态，无法通过常规外界刺激被唤醒。只有较强烈的刺激，如大声呼唤、压迫眶上神经或身体震颤等，才能使其暂时觉醒。在这种状态下，患者的语言反应能力虽未完全丧失，但只能做出模糊、简短且不完整的回答，且这些回答往往与问题无关。一旦刺激停止，患者很快重新进入睡眠状态。

（3）昏迷（coma）：是最严重的意识障碍。患者完全失去意识，在各种外界强刺激作用下不能使其觉醒，不能再有刻意的自律活动，不能主动睁开眼睛。昏迷按程度分为3个阶段：①轻度昏迷：意识大部分丧失，无自主运动，对声、光刺激无反应，对疼痛刺激尚可出现痛苦的表情或肢体退缩等防御反应。角膜反射、瞳孔对光反射、眼球运动、吞咽反射等可存在。②中度昏迷：对周围事物及各种刺激均无反应，对于剧烈刺激可出现防御反射。角膜反射减弱，瞳孔对光反射迟钝，眼球无转动。③深度昏迷：全身肌肉松弛，对各种刺激全无反应。深、浅反射均消失。

2. 以意识内容改变为主的意识障碍

（1）意识模糊（confusion）：比嗜睡更严重的意识障碍。患者可以进行简单的精神活动，对外界刺激有反应，但活动反应比平时少。表现为注意力下降、情感淡漠，在时间、地点、人物的定向力下降，表达语言不连贯、活动减少。

（2）谵妄（delirium）：以兴奋性增高为主要特征的膏剂中枢神经系统功能障碍的急性状态。表现为意识混乱、定向力丧失、注意力不集中、言语增多、思维不连续，经常出现错觉和幻觉。患者可能会感到紧张、焦虑、兴奋、尖叫，甚至表现出冲动攻击行为。发病急性，持续数小时至数天，在某些情况下更长。夜间病情加重，白天病情减轻。常见于急性感染的高热时期、某些药物中毒、代谢性疾病、循环衰竭、中枢神经系统疾病等。

（四）伴随症状或体征

1. **伴发热**　先发热后意识障碍，多见于各种重症感染性疾病；先意识障碍后发热，多见于急性脑血管疾病等。

2. **伴呼吸变化**　是刺激呼吸中枢神经系统所引起，包括吗啡、巴比妥类、有机磷农药等药物的毒性，以及各种原因引起的代谢性酸中毒等。

3. **伴血压改变**　高血压脑病、脑血管意外等可观察到血压变化，血压升高是各种原因引起的休克。

4. **伴瞳孔缩小**　可见于吗啡、有机磷农药等中毒。

5. **伴瞳孔散大**　可见于脑疝、脑外伤或颠茄类药物、酒精、氰化物等中毒，伴有耳鸣、低血糖。

6. **伴心动过缓**　多见于多种原因引起的房室传导阻滞、中毒、颅内压增高。

7. **伴黏膜和皮肤变化**　如出现瘀斑、紫癜等，可见于严重的感染或出血性疾病；口唇呈樱桃红色提示为一氧化碳中毒。

8. **伴脑膜刺激征**　可见于脑膜炎、蛛网膜下腔出血等。

9. **伴肢体瘫痪**　多见于脑外伤、脑出血、脑梗死等。

（五）对患者的影响

意识障碍，特别是持续的意识障碍，可对身体造成严重伤害。患者的感知能力和识别物体的能力受到损害，各种自我防御反射能力和适应外界变化的能力受到损害甚至丧失。特别是昏迷患者，更容易发生各种二次伤害。由于部分或完全意识丧失导致不能主动运动、不能进食、咳嗽，吞咽反射减弱或丧失，不能进行排便控制、排尿控制等，除血压、脉搏、呼吸等重要因素的变化外，还可能出现肺部感染、口腔溃疡、结膜炎、角膜炎、角膜溃疡、营养不良和肢体畸形等并发症。谵妄患者容易发生因兴奋而从床上摔下等事故。

（六）问诊要点

1. **病因与诱因** 判断有无与意识障碍有关疾病的病史或诱因。通过家属了解其病史。仔细询问是否有急性败血症性休克、高血压、动脉硬化、糖尿病、肝病、肾脏病、肺源性心脏病、癫痫等病史；最近是否有创伤、感染、用药中断或过量摄入、发热、毒物接触史、头痛、呕吐，以及同居同食者是否存在类似情况等。

2. **发病情况** 突发出现的意识障碍主要由急性中毒、颅脑外伤、急性感染、急性脑血管病等引起，在一些慢性病的急性并发症中也可发生。意识障碍的进行性恶化多见于中毒、代谢性脑病、中枢神经系统感染等。

3. **意识障碍的程度及进展** 通过与患者讨论，其思维活动、反应能力、情绪状态、认识能力等来评估意识障碍的水平和进展。必要时，可通过疼痛反应、角膜反射、瞳孔对光反射检查等来评估意识障碍的程度。也可使用格拉斯哥昏迷评分量表（Glasgow coma scale，GCS）评估意识水平。3个要素分别进行测试和评估，将每个因素的结果相加，以获得总体分数，这是对意识的客观评价（表2-6）。GCS总得分介于3～15分，对口头指示没有反应或无法睁开眼睛，GCS总得分低于8分的人被定义为昏迷。注意在评估时，运动反应主要以影响上肢最佳，需要对其反应进行评估。

可以通过动态观察或GCS动态评估来理解意识障碍的进展。动态GCS得分以3条水平曲线绘制每日记录的3项GCS值。曲线的减少表明意识水平越来越差，条件越来越差。意识水平提高，状态改善。

表2-6　Glasgow昏迷评分量表

评分项目	反应	得分
睁眼反应	自发性睁眼	4
	言语呼唤时睁眼	3
	疼痛刺激时睁眼	2
	任何刺激无睁眼反应	1
运动反应	按指令动作	6
	对疼痛刺激能定位	5
	对疼痛刺激有肢体退缩反应	4
	疼痛刺激时肢体过屈（去皮质强直）	3
	疼痛刺激时肢体过伸（去大脑强直）	2
	对疼痛刺激无反应	1
语言反应	能准确回答时间、地点、任务等定向问题	5
	能说话，但不能准确回答时间、地点、人物等定向力问题	4
	对答不切题	3
	言语模糊不清，字意难辨	2
	对任何刺激无语言反应	1

4. 意识障碍对患者的影响　主要包括是否有口腔溃疡、结膜炎、角膜炎、角膜溃疡或压迫性损伤的存在；是否有营养不良、肌肉萎缩、关节僵硬或挛缩变形；是否有头痛、呕吐等提示病情严重的症状；家属是否有照顾患者的能力。

5. 诊断和护理过程　已接受的诊断检查和接受的结果；已采取的治疗或护理措施及其效果。

（七）相关护理诊断/问题

1. 清理呼吸道无效　与意识障碍引起的咳嗽、吞咽反射减弱或消失有关。

2. 口腔黏膜完整性受损　与意识障碍引起的患者空腹、口腔护理障碍及唾液分泌减少有关。

3. 排便功能障碍　与意识障碍引起的排便功能障碍有关。

4. 营养不良：低于身体所需量　与意识障碍引起的进食障碍有关。

5. 有受伤的风险　与意识障碍引起的躁狂和自我保护能力下降有关。

6. 有皮肤完整性受损的风险　与意识障碍引起的自发性运动的消失有关；与意识障碍引起的大小便失禁有关。

7. 有感染风险　与意识障碍引起的有创导管装置所致的咳嗽、吞咽反射减弱或消失有关。

8. 照顾者角色　与照顾者角色超负荷有关。

二十二、焦虑

焦虑是一种来自内心的紧张或压力的感觉。这往往表现为内心的不安、不明原因的恐惧和对未来的不好预感。常伴有呼吸急促、心悸、汗出和手部抖动等自主神经系统紊乱症状。焦虑在人们的日常生活中无处不在，也是患者最常见的情绪反应。如果焦虑持续存在，或焦虑的程度重于实际压力，或没有明确的诱发因素，则应考虑焦虑症的可能性。焦虑症以广泛和持续性焦虑或反复发作的惊恐不安为主要特征，常伴有自主神经紊乱、肌肉紧张与运动性不安。

（一）病因

1. 生活事件　由生活事件引起的心理矛盾是焦虑最常见的原因。危及人身和/或心理安全的情况、事件或变化，如婚姻、搬家、职业挑战、疾病、住院、长期疾病、近亲严重疾病等会引起压力相关的焦虑。

具体来说，引起焦虑的原因可分为以下3种类型。①期待性焦虑：对迫在眉睫但尚未解决的大事件的恐惧。这往往发生在疾病的早期阶段，如果原因是自然的，或者疾病的结果和预后不确定，或者患者担心某些危险检查或治疗的安全性。②分离性焦虑：与熟悉的环境或所爱的人分离，也就是分离感所伴随的情绪反应，常见于儿童和高度依赖的老年人。③阉割性焦虑：当自我的完整性受到威胁或产生威胁时的情感反应，常见于外伤创伤、手术切除和器官切除的患者。

2. 身体疾病　如甲状腺功能障碍、脑肿瘤、脑血管疾病、低血糖症等。

3. 药物因素　在某些药物长期使用、中毒或停用后，如阿片类药物或某些抗精神病药物等。

4. 精神疾病　如疑病症、恐怖症、精神分裂症等精神疾病。

（二）发生机制

焦虑是一种心理和情绪反应，大量的心理学研究提示焦虑有其存在的生物学基础。

1. 应激与适应　焦虑是一种与不确定的危险因素有关的忧虑和不良预感，是机体应对危险的内部警示机制。人类的焦虑是一种不愉快的情绪体验，主要与特定的现实情况有关，是由外界事物的不确定性或威胁所激发的应激反应。自卑、胆怯、谨慎、身体情况不良、应对心理和社会压力能力较差的人更易发生焦虑。

2. 心理学其他观点　在人本主义心理学中，焦虑是一种心理体验，每当个体面临自由选择时就会发生，并与个体自我意识的形成和发展相联系。在精神分析学中，焦虑是潜意识中本我的性或攻击性欲望与超我的惩罚之间的冲突，自我为阻止那些不能接受的想法进入意识而启动自我防御机制。若不能有效地启动自卫机制，这会导致更强烈、更持久的焦虑和其他神经症症状。行为主义理论认为焦虑是对压力的一种条件反应，是一种习得性行为。认知心理学认为焦虑是基于认知的偏差，焦虑的患者更容易被有关刺激所吸引，难以摆脱该刺激。

3. 生物学因素

（1）遗传因素：相关研究表明，焦虑具有遗传易感性。有焦虑症家族史的人比一般人患病风险更高。

（2）神经生物学因素：有关研究表明，焦虑症患者主要存在由γ-氨基丁酸（GABA）/苯二氮䓬类系统、去甲肾上腺素系统及5-羟色胺系统的功能失衡而出现的神经系统异常，使脑部多个神经区域出现异常活跃，特别是边缘系统，它参与对危险和威胁做出生理、情绪和行为反应。过度的神经元活动使个人处于慢性和弥漫的焦虑状态。

（三）临床表现

如果焦虑是一种心理状态，它可以表现为情绪、认知、行为和生理等方面的变化。紧张或不安的期待情绪是焦虑的典型特征，表现为对未来可能发生或无法预见的某种危险或不幸事件的忧虑。严重时，也会产生恐惧，就像灾难即将来临而感到恐慌和不安一样；在行动上，表现为叹息、咬指甲、难以静止不动等。表现严重者可以出现回避行为；在认知上，表现为注意力分散、认知范围减少、生活工作能力低下等。出现心悸、高血压、汗出、胸闷、呼吸急促、呼吸困难、头痛、头晕、恶心、腹泻等自主神经功能紊乱症状。由于过度担忧或忧虑烦恼导致睡眠障碍，表现为睡眠困难、睡眠中断和不愉快的梦境体验等。

Zung焦虑自评量表（self-rating anxiety scale，SAS）广泛用于焦虑的评价，有20个评定项目（表2-7），每个项目采用1～4级计分法，受测者按照"很少有""有时有""大部分时间有"和"绝大部分时间有"4个等级划分，其中第5、9、13、17、19项目为反向计分题，按4～1分计分。各项累计得分为原始焦虑分，总分超过40分则考虑阳性检测，即可能存在焦虑，须进一步检查。分数越低，反映焦虑严重程度越轻；反之，焦虑程度越严重。SAS适用于有焦虑症状的成人。

表2-7　Zung焦虑自评量表

题号	内容	题号	内容
1	我感到比往常更加神经过敏和焦虑	11	我因阵阵的眩晕而不舒服
2	我无缘无故感到担心	12	我有一阵阵要昏倒的感觉
3	我容易感到心烦意乱或恐慌	13	我呼吸时进气和出气都不费力
4	我感到我的身体好像被分为几块，支离破碎	14	我的手脚感到麻木和刺痛
5	我感到事事都很顺利，不会有倒霉的事情发生	15	我因胃痛和消化不良而苦恼
6	我的四肢抖动和震颤	16	我必须时常排尿
7	我因头痛、颈痛和背痛而烦恼	17	我的手总是温暖而干燥
8	我感到无力且容易疲劳	18	我觉得脸发热、发红
9	我感到很平静，能安静坐下来	19	我容易入睡，晚上休息得很好
10	我感到我的心跳较快	20	我做噩梦

　　焦虑症主要以过度担心的心理体验和感受，患者持续性或发作性出现莫名其妙的焦虑、恐惧、紧张和不安，整天心烦意乱为主要特征，常伴有自主神经系统紊乱，肌肉紧张、抽搐和运动僵硬等。焦虑症目前主要分为慢性焦虑症（广泛性焦虑障碍）和急性焦虑症（惊恐障碍）两种形式。

　　1. 慢性焦虑症　也被称为广泛性焦虑障碍，是焦虑症中一种较为常见的形式。它主要表现为对潜在的、不可预测的危险或不幸产生持续的广泛担忧，以及过度焦虑、紧张和恐惧。此外，患者可能出现自主神经功能障碍的症状，如口干、出汗、心悸、呼吸急促、尿急等，以及动作焦虑症状，如轻微的颤抖和坐卧不安。

　　患者往往表现为难以入睡，卧床时焦虑不安，常伴有不适的梦境体验，有时有夜惊、噩梦。患者晨醒时头晕，无清醒感觉。

　　慢性焦虑症患者常伴有其他症状，如抑郁、疲劳、强迫症状。人格解体虽然也出现，但并非主要症状，通常是焦虑的次要反应。这种疾病的持续时间不一，病情可能波动，发展为慢性疾病。

　　2. 急性焦虑症　又称惊恐障碍。主要特征是严重焦虑（恐慌）的反复发作。焦虑并不局限于任何特定的情况或类别，因此是不可预测的。患者会有突然发作的、不可抗拒的恐惧感，并伴有濒临死亡的感觉，无法自控，伴有严重的自主神经功能障碍的症状。患者似乎感到死亡即将来临，或奔跑、尖叫、呼救。

　　严重的自主神经功能障碍主要表现在3个方面：首先是心脏症状，如胸痛、心动过速和心跳不规则；其次是呼吸系统症状，包括呼吸困难，严重时可感到窒息；最后是神经症状，包括头痛、眩晕、头晕、昏厥和感觉异常。此外，患者可能会经历出汗、腹痛、全身发抖或全身瘫痪等。惊恐发作通常突然发生并迅速结束，一般持续5～20分钟，很少超过1小时，并可能快速再次发作。在发作期间，患者意识清晰，高度警觉，发作后虽然感到虚弱，但意识清楚，通常需要几天才能恢复，且对再次发作有预期性焦虑。60%以上的患者因担心发病时无法获得帮助而有躲避行为，如对公共场合、开阔的地方及人群密集的地方感到恐惧，称为广场恐惧症。

　　焦虑症很容易变成慢性，但其社会功能总体上是完整的，不会导致精神残疾或严重的功能丧失。随访很少带来诊断性改变。有些患者在病程中可能会经历几次轻度抑郁发作，并常因为这些轻度发作而再次就诊。

（四）对患者的影响

当人们面临潜在的或实际的风险或威胁时，焦虑就会产生。恐惧的存在有两个方面：一方面，恐惧可以提高个体的适应性警惕性和防御状态，使其能够快速发现并应对潜在的威胁。所以适度的恐惧对于个人的生存和环境的适应具有重要的价值。另一方面，超出正常反应的长期焦虑必然会对个体造成身心伤害，从而导致焦虑症。

焦虑症是一种有较高发病率的情绪障碍，主要表现为恐惧和紧张发作，严重影响个体的日常生活。根据影响程度，焦虑症可分为以下4个层次。

1. **轻度** 个体认知能力提高，注意力集中；有好奇心、经常能提出问题、发散思维、以整体的方式思考问题；能够处理和解决各种情况和问题，工作效率高。

2. **中度** 专注于某些事情，高效完成，但不能涵盖其他事情，甚至可以选择性地拒绝。一旦提出太多的要求，冲突就会产生，继而出现暴躁等情绪。有时，可能会注意不到周围的情况和变化，存在一定的适应和分析困难。

3. **重度** 认知能力明显下降，注意力集中在细节上或非常分心，注意力分散无法集中，即使有指导也难以提高。通过过去的观点来观察现在的经历，往往无法理解现在的情况。不仅严重影响学习和工作，还影响日常生活。

4. **恐慌** 是一种严重的精神障碍，表现为接受能力异常，过度关注夸张的细节，经常对当前的形势作出错误的解释，难以理解交流的内容，丧失进行有目的活动的能力。有时，微小的事件可能会引起意想不到的强烈反应。有强烈的垂死感和失控感，严重影响日常生活。

（五）问诊要点

1. **焦虑表现及严重程度** 询问是否有担忧、紧张的情感体验、认知功能下降、睡眠障碍、自主神经功能障碍、行为表现异常等变化，程度如何，必要时可采用SAS等进行评定。

2. **病因与诱因** 有无引发心理压力或冲突的生活事件，有无甲状腺功能亢进症、脑炎、低血糖症、精神疾病等可引起焦虑的相关疾病，用药情况，如是否酗酒及滥用药物等。

3. **应激与应对能力** 包括既往的应对策略、近期经历的各种应急事件、对压力事件的看法（包括对当前疾病的看法），应对措施和效果。

4. **个性心理特点** 包括性格类型、思维模式、行为习惯、人生观、对自身和周围环境的看法和态度。注意是否存在刻板、思维僵化、缺乏想象力和灵活性；行为过度谨慎、恪守常规、追求完美；对自身及周围环境易采取否定和怀疑态度等。

5. **社会支持系统** 家庭、朋友、同事等能否给予情感支持和援助，以及可得到支持的类型和范围。

6. **诊疗和护理经过** 已接受的检查及诊断、治疗、护理措施和效果。

（六）相关护理诊断/问题

1. **焦虑** 与担心疾病预后有关；与即将进行手术等有关。

2. **睡眠型态紊乱** 与焦虑引起的思虑过度有关。

3. **超重的风险** 与焦虑引起的过度饮食有关。

4. **思维障碍** 与重度焦虑引起的认知能力改变有关。

5. **有无能为力感的危险** 与重度焦虑有关。

二十三、抑郁

抑郁（depression）主要表现为持续的心境低落，其核心症状包括情绪低落、缺乏兴趣和快感缺失。此外，可能伴有身体症状、自杀念头或行为。抑郁不仅可能出现在精神疾病中，也可能由脑部疾病等疾病、使用某些药物或精神活性物质，或强烈的心理刺激引起。

（一）病因

抑郁是多种因素综合作用的结果，常见于以下病因。

1. **负性的生活事件** 如意外灾难、亲友去世、婚姻不幸、经济损失或退休，这些事件会导致孤独感、无助感和负罪感，从而引发抑郁。

2. **身体疾病或药物因素** 某些严重的疾病会导致身体组织和器官丧失完整性，失去正常的身体外观和社会功能；某些疾病，如甲状腺功能减退症、脑血管疾病等，以及某些药物，如使用利血平、避孕药、糖皮质激素、甲基多巴、抗结核药和抗癌药等，都会导致抑郁。

3. **精神疾病** 抑郁也是抑郁症或某些精神疾病的症状。

4. **其他** 如酗酒、药物滥用等。

（二）发生机制

有关抑郁症的发生机制目前尚不完全清楚，主要有生物学因素、应激与应对及个性倾向等方面的研究。

1. **生物学因素**

（1）遗传因素：通过对家庭、双胞胎和养子的研究表明，抑郁症的发生与遗传因素有关。家族发病率为30% ～ 41.8%。但尚不清楚哪些基因与抑郁症有关。

（2）神经生物学因素：最广泛认可的神经生化假说是脑内单胺类神经递质假说，即5-羟色胺和去甲肾上腺素在脑中的浓度降低。利血平会消耗尽突触间隙中的5-羟色胺和去甲肾上腺素，从而导致抑郁。临床上使用较多的抗抑郁药是5-羟色胺或去甲肾上腺素再摄取抑制剂，它们能增强5-羟色胺和去甲肾上腺素系统的功能活性。有些药物（如安非他酮）抑制多巴胺的回收，也具有抗抑郁作用，因此多巴功能活性的下降可能与抑郁有关。其他神经递质包括谷氨酸和P物质被认为与抑郁有关。

（3）内分泌因素：长期以来，人们一直认为内分泌因素与抑郁症有关。神经内分泌系统调节与食欲、睡眠、快感体验和性欲有关的重要激素，并影响人体对外部压力刺激的反应。在抑郁症患者中，下丘脑-垂体-肾上腺（HPA）轴总是处于亢奋状态，过度分泌糖皮质激素，从而抑制5-羟色胺等神经递质的受体而导致抑郁。也有证据表明，女性在产前、产中、产后和绝经后更容易患抑郁症，但雌激素和孕激素等激素与抑郁症之间的关系还不太清楚。

2. **应激与应对** 抑郁可由各种负面生活事件所引发。应激被认为是抑郁的主要因素之一，通常有焦虑伴发。根据美国医学家恩格尔（G. L. Engle）的观点，人们对应激事件的反应可分为两类："战或逃反应"和"保存-退缩反应"。"战或逃反应"与愤怒、焦虑、恐惧有关，主要通过增加交感神经活动来表现。"保存-退缩反应"与悲观、失望、抑郁和无助有关，主要通过HPA轴活动的增强来表现，使促肾上腺皮质激素分泌增加、外周血管阻力增加和骨骼肌运动减少。

个体面对应激事件的应对反应与其对应对事件的认识水平、过去的经历、个性特征和社会支持有关。面对生活中的负性事件，感到悲伤和失望是正常的，随着时间的推移，这些情绪会随着应对方法的改变而逐渐消散。如果这些情绪持续很长时间，并伴有负罪感和绝望感，则应考虑抑郁症或抑郁性精神病的可能性。

3. 个性倾向　抑郁症患者会表现出缺乏自信、消极、悲观、忧郁伤感、敏感忧郁、过分内向等人格特征。

（三）临床表现

抑郁的主要临床表现为情绪低落、兴趣减退或快感缺失，可能伴有躯体症状。严重者可出现思维障碍、意志活动减少或激跃和自杀倾向等。

1. 情绪低落　抑郁症患者会表现出深度悲伤、焦虑、愁眉苦脸、唉声叹气，说自己"很痛苦""生活毫无意义""比死还难受"。严重者有负罪感、离群索居甚至消极厌世。

2. 缺失兴趣或喜悦　缺乏对生活乐趣的理解和对日常活动的享受。即使从事听歌、看电视等活动，也只是为了打发时间或排解悲伤或沮丧，心不在焉，毫无乐趣可言。

3. 思维迟缓　患者表现为思维速度减慢，反应迟钝，思想不流畅，难以集中思考，感觉认知能力下降。通常伴有语言表达不积极，语速缓慢，声音低沉，与人交流困难。

4. 运动性迟滞或激越　运动性迟滞表现为行动减少，动作慢，精神萎靡，严重时可能出现木僵或亚木僵。木僵状态下，患者表现为言语和行动受限，面无表情，不进食，对外界刺激反应减弱或消失，但意识清楚。亚木僵则表现轻微，但仍有明显迟缓。相对的，激越状态下的患者会显得异常烦躁和紧张，难以自控，有时甚至表现出攻击行为。

5. 自责自罪　患者对过去的小错误或失败感到有责任，认为自己犯了严重的错误或犯下了严重的罪过。

6. 自杀念头或行为　患者觉得生命毫无意义，死亡是一种安慰。有些患者会计划或实施自杀。有些患者会扩大性自杀，因为他们自认在世的亲人（如子女）也会遭受巨大痛苦，并会在杀死亲人后自杀。

7. 躯体症状　包括睡眠障碍、厌食、体重减轻或增加、性欲减退、便秘、身体疼痛、疲劳和自主神经功能紊乱。睡眠障碍的特点是难以入睡、缺乏深度睡眠和早醒（比正常时间早醒2～3小时）。早醒是一个标志性症状，患者醒来后很难再入睡。另外，它也可能表现为白天嗜睡或睡眠过多。体重下降，或在某些患者中出现食欲增加、暴饮暴食和体重增加。患者可能会感到身体各部位疼痛或不适，包括头痛、胃肠道不适、腹痛、胸痛和背痛，但经详细的检查未有明确原因。

8. 其他　一些患者在抑郁后会产生幻觉或妄想等精神系统症状。例如，患者可能会听到别人嘲笑或评判自己，认为自己犯了罪（妄想内疚），或怀疑别人在议论自己。

（四）对患者的影响

抑郁症对患者的影响取决于抑郁症的严重程度。①轻度抑郁症：患者做事可能会有困难，但对工作和社交的影响相对较小；②中度抑郁症：患者在工作、社交和家庭活动中仍会遇到相当大的困难；③重度抑郁症：患者可表现出典型的抑郁症状，通常伴有明显的躯体症状，严重者有自杀倾向。长期抑郁可降低自身免疫力，增加罹患各种疾病的风险。抑郁症甚至会使疾病恶化和复杂化，还会影响患者与家人和朋友的关系，影响与医护人员的合作，并导致社会支持减少。

（五）问诊要点

由于抑郁症患者情绪低落、言语迟缓、思维迟缓，因此应使用适当的提问技巧。例如，放慢语速、暂停，让患者有足够的时间思考和回答，并仔细观察患者的反应。不要强迫患者回答不想回答的问题。尊重和信任患者是进一步开展工作的重要基础。如果情况允许，可以从其他信息提供者（如家庭成员）那里获得更多信息。

1. **抑郁症的症状**　是否有言语症状，如情绪低落、内疚、自怜、自卑等；是否有行为症状，如情绪低落、口齿不清、记忆力和注意力差、言语和思维迟缓、思维过程消极等。抑郁症的发病时间和持续时间，以及抑郁症的严重程度，可根据需要使用适当的量表进行评估。

2. **病因和诱因**　是否存在可能引发抑郁的生活事件，如长期生病、婚姻不幸福、退休等，是否对这些生活事件有感知，或采取了应对抑郁的措施等。是否存在可能诱发抑郁的疾病史或服药史（如患甲状腺功能减退症、贫血、高血压或使用肺结核药物）。

3. **人际关系和角色行为**　包括家庭关系和社交状况，特别注意家庭关系紧张、回避社交、对原有活动失去兴趣等。

4. **个人和心理特征**　是否不自信、对环境和未来持消极态度。

5. **诊疗和护理经过**　诊断检查和结果、对自身情绪状态的看法、接受的治疗和护理及结果。

（六）相关护理诊断/问题

1. **无能为力感**　与负性生活事件、药物不良反应等有关。
2. **睡眠型态紊乱**　与抑郁引起的失眠、睡眠不深、早醒等有关。
3. **疲乏**　与缺乏兴趣、精力不足有关。
4. **社会交往障碍**　与严重抑郁引起的行为退缩有关。
5. **有自残/自杀的危险**　与抑郁引起的自我评价低、无价值感等有关。
6. **应对无效**　与情绪低落、自我评价低等有关。

二十四、物质滥用

物质滥用（substance abuse）指反复、大量地使用精神活性物质（成瘾物质），并造成明显的功能受损和精神痛苦。这类有害物质包括烟、酒等日常用品，以及大麻、阿片类物质、致幻剂、可卡因等。这种滥用并非尝试性使用或社会娱乐、随处境需要的使用，而是逐渐转入强化性使用的状态，从而导致物质依赖的形成。

 知识拓展

物质相关与成瘾障碍相关问题

2013年美国精神病学会（APA）出版的《精神障碍诊断与统计手册（第5版）》（DSM-5）提出了"物质相关与成瘾障碍"这一概念。物质相关与成瘾障碍可分为两组：物质滥用和物质所致的障碍。物质滥用中，有些物质可作为药物使用，又称"药物滥用"。滥用可以是本人随意使用的结果，也可能是医生处方不当所致。物质所致的障碍包括物质中毒、戒断综合征及物质/药物所致的精神障碍。本部分内容仅涉及物质滥用。

据联合国2003年的估计，全球大约2亿人使用非法药物，其中1.63亿人使用大麻，0.34亿人使用苯丙胺，800万人使用摇头丸，0.14亿人使用可卡因，0.15亿人使用阿片类药物（0.1亿人使用海洛因）。20世纪80年代以来，我国已由毒品过境受害国转变为毒品过境与消费并存的受害国。吸毒使劳动力丧失、国民素质下降、人类免疫缺陷病毒（HIV）感染及其他传染性疾病传播，已经成为危及我国人民健康的公共问题。毒品是社会学概念，泛指具有强烈的成瘾性，并规定在社会上禁止使用的化学物质。我国涉及的毒品主要是阿片类、可卡因、大麻、兴奋剂等物质。

医院管理制度中有关于毒麻等特殊药品的管理制度。按有关规针对毒、麻、限、剧等药品定设基数，设计专用抽屉，并加锁定位存放，由专人负责，妥善保管；建立登记本，各班认真交接签名，使用后将空安瓿保存好，科主任审签后及时领取补充。

（一）病因

1. 社会因素

（1）精神活性物质的可获得性：如果精神活性物质难以获得，则滥用的机会就会减少。20世纪初，国际社会开始注意到物质滥用问题，先后公布了《海牙禁止鸦片公约》《1961年麻醉品单一公约》《1971年精神药物公约》《联合国禁止非法贩运麻醉药品和精神药物公约》等，对相关的药品实行特殊的管控措施以降低其可获得性。

（2）社会态度：在某些群体尤其是青少年，对物质滥用缺乏足够的警觉，容易将其视为"时尚""成熟"的标志而成为物质滥用的受害者。

（3）家庭因素：若家庭因素中有家庭成员吸毒，很容易因相互影响而导致儿童和青少年吸毒。此外，有矛盾的家庭、单亲家庭、缺乏交流的家庭，都可成为物质滥用的危险因素。

（4）文化因素：不同的文化传统具有不同的价值观。酒精成瘾或中毒在某些国家和地区是罕见的。相反，酒精文化在一些国家和地区很盛行，导致酒精成瘾或中毒的发生率相对较高。

2. 心理因素
一些心理学家认为，物质滥用者具有特定的人格特征，如社会适应能力弱、过度敏感、冲动、对外部世界的容忍度低、人际关系差、缺乏有效的心理保护机制，甚至有反社会行为。

3. 遗传因素　具有不同遗传因素的个体在成瘾性和对精神活性物质的剂量耐受性方面存在显著差异。有些人服用后很快就会上瘾，而另一些人则需要越来越长的时间才能形成耐受力。例如，先天性乙醛脱氢酶缺乏症的患者在饮酒后可能会将乙醇转化为乙醛，但乙醛无法转化回乙酸，导致乙醛积累，并产生严重的副作用，使他们无法继续饮酒。

（二）发生机制

物质滥用的发生机制并没有完全明确，其原因也相对复杂。滥用具有依赖性的物质（成瘾物质）的共同特性是可影响使用者的心境、情绪、行为及意识状态等，这些物质也称精神活性物质。人们在接触有关物质后，会有生理上的快乐和心理上的满足。重复使用精神活性物质会逐渐导致对该物质的生理和心理依赖。同时因机体耐受性，随剂量不断地增加才能产生满足感和欣快感，否则可能发生停药反应。当个体成瘾时，便会不可控制地不断使用精神活性物质，以感受其产生的精神效果和避免断用产生的戒断症状。

（三）临床表现

1. 酒精滥用　可导致与酒精相关的障碍。酒精是一种对中枢神经系统有毒性作用的嗜神经物质。长期饮酒会导致大脑、肝、心脏组织退化、内分泌腺损伤、营养不良、酶和维生素缺乏等。所有类型的酒精都会导致上瘾，但酒精含量高的烈酒更可能上瘾。酒精和镇静催眠药可能具有交叉耐受性，一些酗酒者可能依赖镇静催眠药。

（1）酒精使用障碍：主要表现为酒精依赖综合征及戒断综合征。

1）酒精依赖综合征：对酒精的渴望失控；在日常消费计划中酒精的需求超过其他所有需求；每日都需饮酒；对酒精的耐受增高；反复出现戒断症状；戒断症状只能通过再次饮酒来消除。

2）戒断综合征：常见症状为四肢和躯干震颤、不能保持静坐、易兴奋和激动、恶心、呕吐和出汗。可能出现暂时性幻觉、错觉、视物发生扭曲、发声模糊或大声呼叫、痉挛、癫痫发作、震颤或谵妄。饮酒后症状很快就会消失。

慢性酒精中毒患者会出现人格变化，并通常同时患有慢性胃炎、肝硬化、外周神经系统疾病、心肌损伤等疾病。

（2）酒精所致障碍：主要表现为各种中毒症状。酒精中毒是由酒精引起的精神和身体障碍。

1）急性酒精中毒：①单纯醉酒：是由于大量饮酒引起的急性中毒，临床症状的严重程度和持续时间与患者血液中酒精含量、酒精代谢和酒精耐受性相关。一般来说，可能会出现自控能力下降、兴奋、活动增多，以及随后的语言表达混乱、步态不稳、困倦嗜睡轻度意识障碍等。几小时后或入睡后可恢复正常。②病理性醉酒：被认为是对酒精的变态反应，具有一定的特异性，发病率很低，而且经常发生在很少饮酒的人身上。少量饮酒后，他们会出现意识模糊和谵妄，攻击、伤人行为。通常会深度睡眠数十分钟到几小时，醒来后可能会有回忆障碍。

2）慢性酒精中毒：常见表现如下。①震颤谵妄：是一种急性精神障碍，当饮酒成瘾发生慢性酒精中毒的人突然停止饮酒或饮酒量减少时就会发生。患者出现兴奋、意识模糊、幻视与惊恐，伴有发热、多汗、血压升高、心动过速及舌、嘴和四肢粗大震颤，瞳孔散大，甚至抽搐发作。症状在夜间加重，通常以睡眠结束，醒后恢复如常，对震颤谵妄过程失去记忆。②Korsakov综合征：是慢性酒精中毒的后遗症，很少能完全恢复，其特征是近期记忆力丧失、虚构和定向力障碍。这可能与营养不良或维生素B$_1$缺乏有关。③酒精中毒性偏执状态或幻觉症：是慢性酒精中毒患者出现嫉妒和被害妄想或永久性幻觉的状态。④其他：长期大量饮酒可导致酒精性肝炎、肝硬化、营养不良和维生素B$_1$缺乏等。

2. 烟草滥用 中国是吸烟大国，现有3亿多烟民，有7亿多人直接或间接接触烟草制品。吸烟是一个重要的健康风险因素，可导致各种疾病，如心血管疾病、呼吸道疾病和各种癌症。尼古丁是烟草成瘾的主要成分，可刺激神经兴奋，导致愉悦和放松的舒适感觉。

对烟草产生依赖后突然戒断，前1～2周的突然停止可能会引起戒断症状，如唾液增多、头痛、失眠和易激惹等。对尼古丁的身体需求和对吸烟的控制之间产生了强烈的生理和心理对抗。意志力弱的人往往会复吸。意志力强的人能够持续坚持，且随着时间的延长，身体对尼古丁依赖会逐渐减少，心理依赖也会逐渐减少。

3. 阿片类物质滥用 指从阿片（罂粟）中提取生物碱及其衍生物，包括吗啡、海洛因、咖啡氢化物、美沙酮和哌替啶等。它们与中枢特异性受体相互作用，以减轻疼痛和愉悦。首次使用阿片类药物时，经常出现恶心、呕吐、头晕、全身疲劳、注意力难以集中、视物模糊、嗜睡和焦虑等症状。重复使用可能会导致身体耐受性和神经适应性的增加，从而导致身体和心理依赖。

戒断的典型症状是渴求阿片类药物、兴奋、焦虑、心情低落、打哈欠、失眠、出汗、流涕、恶心或呕吐、腹泻、抽搐、肌肉疼痛、发热等。戒断症状的强度取决于药物使用剂量、频率、持续使用时间、给药方法和停止服用阿片类药物的速度。短效药物如吗啡和海洛因，戒断症状在停药8～12小时出现，最大效果为48～72小时，并在7～10天内消失。长效药物如美沙酮等的戒断反应在1～3天内发生，在3～8天内达峰，持续数周，但症状相对较轻。

4. 巴比妥类药物滥用 巴比妥类药物是一种镇静药，会影响中枢神经系统，长期使用会成瘾。许多长期依赖镇静药和安眠药的患者会出现慢性毒性症状，并导致人格和精神障碍。前者表现为对家庭和社会的责任感、个人和意志的衰落；后者表现为丧失记忆、忽视注意力、丧失计算能力、丧失判断能力。此外，还可能出现营养不良、疲劳、虚弱、食欲缺乏、便秘、出汗、心率加快和体温升高。

停止使用巴比妥类药物后，通常在1～3天出现戒断症状，2～3周后恢复。患者主要表现为自主神经系统症状、精神分裂样症状、癫痫大发作、意识障碍。

5. 致幻剂滥用 致幻剂为拟精神病药，以麦角酰二乙胺（LSD）为代表。这些药物会引起自主神经系统损害的症状，如结膜充血、瞳孔散大、流泪、面部潮红、流涎、肢体震颤、血压升高、心率加快、体温升高等。它还可影响中枢神经系统，引起感觉和情绪上的快感，在时间和空间上产生错觉和幻觉，直至引起自我歪曲、妄想和思维分裂。

LSD无明显生理依赖性，停药后无戒断症状。但LSD会令人产生很强的心理依赖性，依赖者往往认为服用LSD的感受是其生存的重要组成部分。有时，它会使人产生一种疯狂的信念，试图说服别人也相信LSD的价值。有些青少年喜欢吸入挥发性物质时产生的欣快感，如乙醚、油漆稀料、氟利昂、汽油和丁烷等，这些物质也可产生幻觉。

（四）问诊要点

1. **物质滥用的表现**　有无物质引起的神经和精神症状及停用后的相关戒断反应等。

2. **病因与诱因**　是否有与药物滥用相关的疾病及服药史、生活习惯和个人嗜好等。

3. **物质滥用对患者的影响**　是否存在睡眠及清醒型态紊乱，是否有木僵状态和失眠的现象；是否有营养状态变化；自我照顾能力是否受到影响；认知功能（注意力、记忆、判断、思考过程等）是否发生了变化，停止用药后，是否对自己的行为感到内疚、悲伤、羞愧；对角色功能、家庭关系及社会交往等有无影响。

4. **家庭评估**　家庭成员组成及相互关系，是否为单亲家庭，家庭关系是否紧张，家庭成员是否存在物质滥用等。

5. **诊疗和护理经过**　已接受的诊断性检查及结果；是否采取过戒除措施及其效果；在戒除过程中遇到的困难及希望获得的帮助等。

（五）相关护理诊断/问题

1. **焦虑**　与未满足需求和了解滥用药物的结果有关。

2. **营养不足：低于机体需要量**　与物质滥用有关，导致摄入量减少、吸收不良等。

3. **急性意识障碍/有急性意识障碍的风险**　与物质滥用引起的严重毒性反应有关。

4. **有对他人/自己实施暴力的风险**　与酒精或药物中毒、戒断反应致中枢神经系统兴奋性增强等有关。

5. **社会交往障碍**　与物质滥用行为被指责、与重要他人关系逐渐疏远等有关。

6. **长期低自尊/有长期低自尊的风险**　与自我发展缓慢、家庭关系不良等有关。

7. **家庭运作过程改变**　与应对技巧不当、家庭关系改变等有关。

二十五、孤独感

孤独感（loneliness）是一种因感到自身缺乏特定的依赖关系或广泛的社交网络而产生的不愉快的情感体验。社交孤立（social isolation）是个体极少与他人联系的客观状态，通常根据个体的社交网络来测量，如社交网络的数量及联系的频率等；有时也采用其他的社交指标，如居住方式、知己的利用度和社区活动的参与度等。与社交孤立不同，孤独是一种负性的主观体验，即使有相当广泛的社交网络，个体也可能会感到孤独。

（一）病因与发生机制

目前，心理学界对孤独的病因与发生机制没有共识。按产生孤独感的原因分为情感孤独和社交孤独。

1. **情感孤独（emotional loneliness）**　指个体无法满足亲密情感时所经历的孤独，常伴缺乏安全感。如丧偶、失去最亲密的朋友等，情感孤独是现代老年人最常见的孤独类型。

2. **社交孤独（social loneliness）**　指个体在缺乏广泛的社交网络（提供了归属、友谊和成员关系）的情况下所经历的孤独。主要原因如下。

（1）缺乏社交锻炼：因缺乏社交能力和技巧的锻炼，导致个体在与社交环境中笨拙、紧张和害怕，在社交中造成不好的印象，以致引起他人不良的反应，导致尴尬的处境，出现社交孤立而产生孤独感。

（2）自我贬低：有些人虽然在社交过程中的行为是恰当的，但因缺乏自信，自认为表现不好。患者由于对自己要求过高，对他人的评价过分关注，希望能够十全十美，得到所有人的称赞与喜欢，因而不可避免反复造成自我挫败，最终导致与人见面时紧张和不安全感，导致社交孤立而产生孤独感。

（3）人格特性：性格内向、胆小脆弱、自卑敏感等性格的人易产生挫折。

（4）疾病因素：一些疾病可引起社交孤立而产生孤独感，如患获得性免疫缺陷综合征、呼吸系统疾病、某些慢性传染性疾病等。

（二）临床表现

孤独感是个体的主观感受，有以下特点。

1. 人际性　有孤独感的个体常处在某种陌生、自我封闭或特殊的环境中，主体与外界对象相疏离，可伴有社交退缩、自我封闭等行为表现。

2. 主观性　孤独感是一种主观的心理或情感体验，是其产生被他人忽视、被遗忘的感受。

3. 情绪性　常伴随着负面的情绪反应，如孤独、无力和抑郁，以及无法忍受的精神空虚。

4. 负向性　孤独本身是一种负性的主观感受和情感体验，对健康和幸福感也有负面影响，能显著降低与健康相关的生活质量。尤其是老年人的孤独感问题更为突出，已逐渐成为许多国家的公众健康问题，日益引起人们的重视。

（三）对患者的影响

由于具有孤独感的个体往往性格内向、胆小自卑、不爱表达，因此建立安全、亲切的环境、取得患者的信任是开展问诊工作的重要基础。

一般来说，短暂的、偶尔的孤独感不会引起心理或行为障碍。但长期的、严重的孤独感会引起某些情感障碍，降低人的心理健康水平。孤独也会增加与他人和社会的隔绝和疏远感，孤立和疏远会增加孤独感。如果问题长期得不到诊治，则会导致心理问题或情绪障碍、睡眠障碍、免疫力减弱、物质滥用成瘾、自杀现象，甚至导致躯体疾病，如心血管疾病等。

（四）问诊要点

1. 孤独感的表现及其对患者的影响　包括出现与持续的时间，可能的原因，有无寂寞、孤立、无助、郁闷等言语表达，是否存在情绪低落、社交退缩、自我封闭、自理能力受限等行为表现，有无睡眠障碍、物质滥用等。必要时，可采用情感–社交孤独问卷等相关量表进行测评。

2. 病因与诱因　包括既往的健康状况，是否有可能引起躯体活动功能受限、影响人际交往的相关疾病病史。

3. 日常生活状态　是否能规律地进行身体锻炼，饮食与睡眠条件，是否有自理能力受损、受限的程度及其可能的原因等。

4. 个性心理特点　注意有无缺乏自信、自卑、胆小敏感的个性倾向。

5. **自我概念** 对自我评价，有无自卑感、自我意象紊乱等。

6. **情绪状态** 是否有孤独、忧郁、焦虑、恐惧等不良情绪。

7. **认知功能** 是否有感知觉功能减退、记忆力下降、判断力与理解力障碍等。

8. **压力与应对能力** 对日常紧急情况、近期发生的严重压力事件（如失业、配偶死亡、家庭成员死亡）做出反应的能力，以及反应策略和后果。

9. **社会状况** 包括家庭、职场、公共生活中的人际关系，以及是否能够从重要个人或团体（家庭、朋友、团体）获得帮助的情况；患者居住环境及可利用的社区资源；个人和家庭的经济支撑状况等。

10. **诊疗和护理经过** 已接受的诊断性检查及结果；对自己实际状态的看法；已采用的治疗或护理措施及其效果等。

（五）相关护理诊断/问题

1. **社交孤立** 与健康状况改变、缺乏社会支持、社会文化环境、生活冲突等有关。

2. **有孤独的风险** 与身体受到隔离、社交孤立等因素有关。

3. **长期低自尊/有长期低自尊的风险** 与缺乏社会支持、性格内向和没有安全感等有关。

4. **抑郁** 与缺乏社会支持、低自尊、残疾等有关。

5. **睡眠型态紊乱** 与情绪低落、抑郁症、焦虑有关。

6. **营养不足：低于机体需要量** 与食欲和饮食减少有关。

本章小结

思考题

1. 患者持续高热5天，体温在40～41℃，请问该患者的热型是哪种？发热对患者的影响是什么？评估时的护理诊断是什么？

2. 男性青年患者以"腹痛3小时"为主诉就诊。既往体健。问诊的要点是什么？相关的护理诊断是什么？

3. 试述肾源性水肿与心源性水肿的区别。

更多练习

（李志明　汤　溟）

第三章 体格检查

教学课件

学习目标

1. 素质目标

（1）培养学生人文关怀精神，增强对患者的关心、尊重和理解，注意保护受检者隐私。

（2）强化伦理道德教育，培养学生积极探索、善于观察、乐于思考质疑的精神，要求学生学习态度严谨认真。

2. 知识目标

（1）掌握：全身体格检查的主要项目。

（2）熟悉：各项体格检查的正常表现及生理变异，体格检查中的常见异常体征的概念及特点。

（3）了解：常见异常体征的发生机制及临床意义，学习各项检查内容的临床意义。

3. 能力目标

（1）能手法准确、内容熟练地进行全面、系统的体格检查，并正确使用评价工具和技术。

（2）能根据所学知识识别体格检查的异常体征。

（3）能根据检查结果，确定存在的主要护理诊断/问题，为患者提供全面、个性化护理。

案例

【案例导入】

患者，男性，45岁。既往有患者咳、痰、喘病史10余年，因着凉出现"发热、咳嗽、咳痰，痰液呈黄色黏痰3天"，患者伴有轻微的呼吸困难。肺部CT显示肺部有炎症，以"肺炎"收入院。

【请思考】

1. 该患者基本检查的方法有哪些？

2．该患者应进行哪些体格检查?

3．根据检查结果，该患者存在的主要护理问题有哪些?

【案例分析】

第一节　概　　述

一、体格检查的目的

体格检查（physical examination）指护士通过必要的检查辅助工具，客观地了解和评估人体身体状况的最基本的检查方法。体格检查的顺序一般先是进行生理基本参数生命体征的测量及一般检查，并依照头、颈、胸、腹、脊柱、四肢及神经系统的顺序进行深入分析。体格检查一般于问诊后进行，必要时也可以边问诊边进行体格检查。检查目的是进一步确定问诊中所获得的有临床意义的健康信息及可能存在的异常体征，为确认临床诊断和护理诊断提供客观依据。

二、体格检查的注意事项

在体格检查时，对受检者进行近距离的观察和身体接触，受检者可能会感到紧张，因为有些检查还可能引起疼痛等不适。检查者要注意以下几点要求（图3-1）。

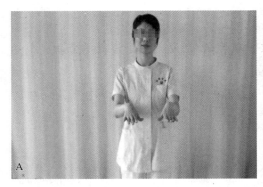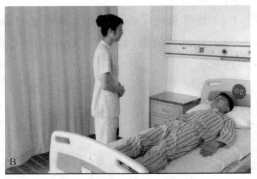

图3-1　体格检查前准备

注：A.检查者自身准备；B.环境与受检者准备。

1．检查过程要强化责任意识和遵守职业道德规范。

2．检查环境温度适宜，环境安静、舒适和具有私密性，自然光线。

3．护士衣着整洁，指甲修剪，态度和蔼。

4．检查前护士应向患者自我介绍、说明检查的目的与要求，并取得患者的合作。

5. 检查前还要做好自身及检查物品的准备，做好隔离消毒工作，以避免交叉感染，检查前后洗净双手。

6. 护士站于患者右侧。按顺序依次进行检查，应注意避免受检者反复调整体位。检查时护士要注意动作轻柔、准确、规范，检查内容要全面并且有重点。可根据受检者情况调整检查顺序，如急危重症患者应先进行重点检查，而且边检查边抢救处理。

7. 检查过程中注意左右及相邻部位对照，注意动态观察和比较。

8. 检查结束应对患者的配合表示感谢，并向患者作必要的解释和说明相应的检查结果。

9. 根据患者病情变化，随时复查，以补充和修正检查结果。

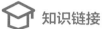 **知识链接** ....

七步洗手法

第一步：洗手掌。流水湿润双手，涂抹洗手液（或肥皂），掌心相对，手指并拢相互揉搓。

第二步：洗背侧指缝。手心对手背沿指缝相互揉搓，双手交换进行。

第三步：洗掌侧指缝。掌心相对，双手交叉沿指缝相互揉搓。

第四步：洗拇指。一手握另一手大拇指旋转揉搓，双手交换进行。

第五步：洗指背。弯曲各手指关节，半握拳把指背放在另一手掌心旋转揉搓，双手交换进行。

第六步：洗指尖。弯曲各手指关节，把指尖合拢在另一手掌心旋转揉搓，双手交换进行。

第七步：洗手腕、手臂。揉搓手腕、手臂，双手交换进行。

七步洗手法见图3-2。

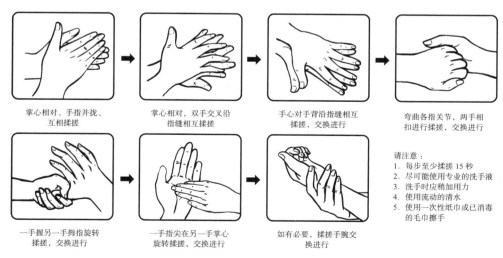

掌心相对、手指并拢、互相揉搓　　掌心相对，双手交叉沿指缝相互揉搓　　手心对手背沿指缝相互揉搓，交换进行　　弯曲各指关节，两手相扣进行揉搓，交换进行

一手握另一手拇指旋转揉搓，交换进行　　一手指尖在另一手掌心旋转揉搓，交换进行　　如有必要，揉搓手腕交换进行

请注意：
1. 每步至少揉搓15秒
2. 尽可能使用专业的洗手液
3. 洗手时应稍加用力
4. 使用流动的清水
5. 使用一次性纸巾或已消毒的毛巾擦手

图3-2　七步洗手法示意

三、体格检查的基本方法

体格检查的基本方法包括视诊、触诊、叩诊、听诊和嗅诊。只有运用体格检查的基本方法，护士才能进行初步的临床诊断和完成全面的护理评估，这要求护士踏实学习理论基础知识、丰富实践经验及熟练护理技能。

 知识链接 ··

诊法

中医诊断学强调，诊法是进行病情观察和病情资料收集的基本方法和手段，主要包括"望、闻、问、切"四诊。

（1）望诊是医生通过观察发现患者异常情况，以了解病情的诊察方法。

（2）闻诊是医生通过听觉诊察异常声音及嗅出异常气味，以了解病情的诊察方法。

（3）问诊是医生通过询问，以了解患者的各种异常问题及疾病的发生、发展过程等情况的诊察方法。

（4）切诊是医生通过用手触按患者的相关部位，触摸到脉象变化的异常问题，以了解病情的诊察方法。

（一）视诊

视诊（inspection）是护士通过观察患者全身或局部状态有无异常的检查方法。全身视诊包括年龄、性别、意识状态、生长及发育情况、营养状态、面容、表情、体位、姿势和步态等进一步了解患者的全身状况；局部视诊包括皮肤、黏膜、眼、耳、鼻、舌、口、头颅、胸廓、腹部、骨骼及关节等部位，评估健康状况和异常变化。

视诊应该在充足的自然光线下进行，光线适中。若为搏动与轮廓观察则应在侧面光照下进行，依靠直视来进行视诊。视诊检查较简单，方便操作，检查范围比较广。视诊须依据不同部位采用不同方法。对于特殊部位，检查时则需备好相关检查工具，如鼻镜、喉镜等。护士需要具备扎实的理论基础，通过视诊的观察发现更有意义的临床征象，为疾病明确诊断及确定护理问题提供重要的资料和线索。

（二）触诊

触诊（palpation）是护士通过用手接触患者被检查部位后的感觉，判断患者身体某部位有无异常的检查方法。触诊主要触及检查部位是否有压痛、摩擦感，包块的轮廓、大小、表面性质、移动度及硬度等。为进一步明确视诊发现的异常征象，触诊被广泛应用到全身各个部位，最常用的是在腹部检查时。因不同部位对触觉的敏感性存在差异，掌面皮肤对震动后敏感性较高，手指指腹对触觉敏感性较高，手背部皮肤对温度的敏感性较高，所以触诊时应根据不同部位选用手的相应部位做触诊检查。也应根据检查目的不同给予施加不同程度的压力，触诊根据施压不同分为浅部触诊法与深部触诊法。

1. 浅部触诊法（light palpation）　此方法主要用于触诊体表较浅部位的病变（关节、软组织、浅部血管、神经、阴囊等）。将手轻放置于受检部位，利用掌指关节和腕关节的联合动作以旋转或滑动的方式轻压触摸，腹部可触及的深度约为1cm（图3-3）。浅部触诊法一般不发生肌肉紧张、痛苦或不适感。常用于检查腹部有无压痛、震颤、抵抗感、搏动感、包块及某些肿大的脏器等。浅部触诊检查常在深部触诊检查之前进行，有利于患者在进行深部触诊前缓解紧张心理，配合下一步深部触诊。

2. 深部触诊法（deep palpation）　护士用一手或两手重叠放置检查部位由浅入深进行触诊，根据检查目的逐步施加压力以达到深部触诊的目的。腹部深部触诊检查时，触及的深度多在2cm以上，深度可达4～5cm（图3-4）。深部触诊法适用于检查和评估腹腔内的病变和脏器情况。因检查目的与手法的不同，深部触诊法分为以下几种。

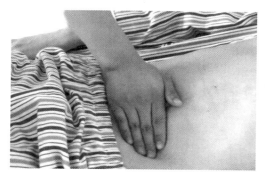

图3-3　浅部触诊法

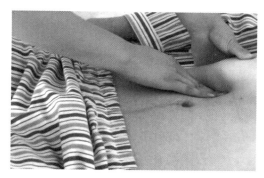

图3-4　深部触诊法

（1）深部滑行触诊法（deep slipping palpation）：该方法一般用于检查腹腔深部包块和胃肠道异常病变。检查时，护士指导患者张口平静呼吸，并通过对话转移其注意力，尽量使腹肌松弛。护士将右手并拢的示指、中指、环指并拢放于腹壁，以手指末端由浅入深逐渐施加压力触及腹腔脏器或包块，同时在其上做左右上下滑动触摸检查。

（2）双手触诊法（bimanual palpation）：常用于肝、脾、肾及腹腔内肿物的检查。检查时注意配合好患者的腹式呼吸。护士将右手示指、中指、环指并拢平放在腹壁的被检部位，左手手掌放置在被检查脏器或包块的后面，向右手方向托起以便固定腹腔内的脏器或包块，使其更利于接近体表配合右手触诊检查，提高触诊效果。

（3）深压触诊法（deep press palpation）：用于进一步探测腹腔深部病变的具体位置及明确压痛点，如阑尾炎、胆囊炎、输尿管结石等患者疼痛时的准确压痛点。护士将右手并拢的示指、中指、环指逐渐深压腹壁被触诊检查的部位深达4～5cm。触诊检查反跳痛时，护士触诊手指要在深压的部位稍停留2～3秒，然后快速将手抬起，询问患者有无疼痛加剧，并观察患者面部有无痛苦表情。

（4）冲击触诊法（ballottement）：又称浮沉触诊法（图3-5）。冲击触诊法一般用于腹腔大量腹水患者很难触及肝、脾及腹腔包块时。触诊时，护士将右手并拢的示、中、环指3根手指取70°～90°放置在腹壁触诊检查部位，做多次用力而较快速的冲击动作，手指快速冲击的同时腹水移开，此时会触及腹腔包块或增大的肝、脾。在冲击腹壁时，手指末端会感受到腹腔脏器或包块浮沉的感觉。冲击要有一定的力度和速度，冲击触诊检查时患者会感到不舒服，因此应注意不要过于粗暴用力。因为腹腔病变状况并不确定，所以冲击时要注意勿伤及腹腔病变组织，以免造成损害。

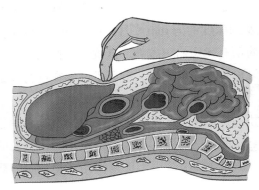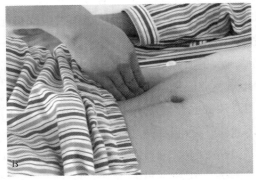

图3-5　冲击触诊法

注：A.肝、脾冲击触诊法；B.麦氏点冲击触诊法。

3. 触诊注意事项

（1）要体现人文关怀，说明检查的目的与要求，以取得患者的合作。

（2）护士手法应动作轻而温柔，触诊前洗手并要温暖，避免引起肌肉紧张。

（3）触诊前护士指导患者采取相应的卧位。一般患者采取仰卧位，两手放在身体两侧，两腿稍微弯曲，以利腹肌放松。

（4）触诊腹部应先指导患者先排出尿液，因膀胱过度充盈易误认为是腹腔包块，必要时患者排便后再做触诊检查。

（5）触诊时注意观察患者的表情，边检查边思索，以明确病变的性质。

（三）叩诊

叩诊（percussion）是用手指叩击身体表面某一部位，使之震动产生音响，根据其震动和音响特点来判断受检部位脏器有无异常的方法。一般用于确定肺尖宽度、肺下缘的位置、心界的大小与形状，肝、脾的边界，胸腔积液和腹水的有无及量的多少的判断，以及子宫、卵巢、膀胱有无增大或充盈等情况。此外，在评估反射情况和有无疼痛反应时，直接用手或叩诊锤叩击检查部位也是叩诊的一种。叩诊根据不同的叩诊手法和目的分为间接叩诊法和直接叩诊法。

1. 间接叩诊法（indirect percussion） 护士将左手中指第2指节紧贴叩诊部位，其余手指稍抬起，右手自然弯曲，用右手中指指端叩击左手中指末端指关节处或第2节指骨的远端。叩击方向与叩诊部位的体表垂直。此法是应用最多的叩诊方法。

在叩诊过程中，护士应注意以腕部关节与掌指关节的活动为主进行叩诊，不要让肘部关节和肩部关节共同参与运动，叩击后右手中指迅速抬起，提高辨别叩诊音的效果，完成此部位叩诊后应抬起手指并离开皮肤移动到下一位置，不要连同皮肤一起移动。叩击时力量要一致，叩击的动作要快速灵活和富有弹性（图3-6）。同一个叩诊部位每次连续叩击2～3下，如果未明确可以再重复操作一次，但要避免连续不间断的快速多次叩击。肝区或肾区检查有无叩击痛的方法是护士将左手手掌平放在患者检查部位，用右手握拳后的尺侧缘叩击左手背部，然后观察或询问患者有无疼痛。

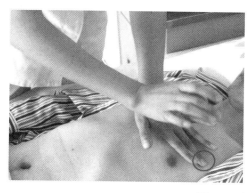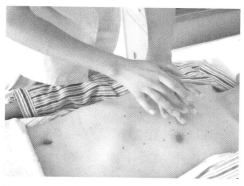

图3-6 间接叩诊法

2. 直接叩诊法（direct percussion） 操作方法为护士右手的中间3根手指并拢，用指掌面直接拍击被检查部位，根据拍击所产生的声响和指下的震动感判断异常病变情况（图3-7）。直接叩诊法是评估胸部和腹部面积广泛的病变，如大量胸腔积液、腹水或气胸、胸膜粘连或增厚等。

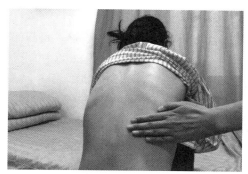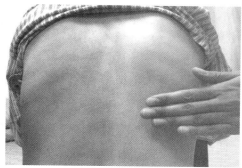

图3-7 直接叩诊法

3. 叩诊音（percussion sound） 叩诊时被叩诊部位所产生的反响，即称为叩诊音。因为被叩击部位组织或脏器的致密度、弹性、含气量及与体表的距离不同，所以产生了不同的音响。叩击时所产生音响的音调高低（频率）、音响的强弱（振幅）及振动持续的时间也不同。据此临床上将叩诊音分为清音、浊音、鼓音、实音、过清音5种。

（1）清音（resonance）：是肺部正常的叩诊音。该叩诊音音调较低、音响较强、频率为100～128次/秒，振动时间较长，提示肺组织的弹性、含气量、致密度正常。

（2）浊音（dullness）：音调较高，音响较弱、振动持续时间较短，扳指所感到的振动也较弱。正常情况下，产生于叩击被少量含气组织覆盖的实质脏器，如叩击心脏和肝被肺边缘所覆盖的部分（相对浊音区），或在病理状态如肺炎所致肺组织含气量减少时的叩诊音。

（3）实音（flatness）：音调较浊音更高、强度更弱、振动持续时间更短。正常情况下，见于叩击无肺组织覆盖区域的心脏和肝部分（绝对浊音区）。病理状况下，见于大量胸腔积液或肺实变等。

（4）鼓音（tympany）：音响较清音更强，振动持续时间也比较长。叩击含有大量气体的空腔脏器时会产生。在正常情况下，见于左前下胸部的胃泡区及腹部。在病理性情况下，见于肺内空洞、气胸和气腹等。

（5）过清音（hyperresonance）：是一种介于鼓音与清音之间的异常叩诊音，音调相对清音低，音响相对清音强。临床上主要见于肺气肿患者，肺组织含气量增多、弹性减弱。正常儿童因为胸壁薄则叩出相对过清音。

4. 叩诊注意事项

（1）环境应保持安静，以便更准确的判断叩诊音。

（2）叩诊时仔细比较与鉴别对称部位的叩诊音。

（3）叩诊时仔细倾听叩诊音调的变化及细致观察病变部位产生的震动感差异。

（4）叩诊时遵守操作规范，施加力量适中，一般叩诊深度为5～7cm。应根据部位、病变情况、范围或位置等情况来适当调整叩诊力量的大小。评估心、肝相对浊音界及叩诊脾界时，由于受检区域较小或较浅，宜采取轻（弱）叩诊力度；评估心、肝绝对浊音界时，考虑检测区域的范围更宽或位置较深，所以宜采用中度力度叩诊；而对于病变位置较深达7cm左右的情况时，则需采用重（强）度力度进行叩诊。

（四）听诊

听诊（auscultation）是护士通过听觉检测患者身体各部发出的声响，评估其是否处于正常状态的一种诊断技术。听诊是体格检查非常重要的手段，听诊可分为直接听诊法与间接听诊法两种类型。广义的听诊指来自人体不同部位发出的声响，如说话、咳嗽、痛苦呻吟、哭泣等。狭义的听诊指身体各组织脏器活动时所产生的来自受检者身体内部的声音，如呼吸音、肠鸣音、心音、关节活动音及骨擦音等，其在心、肺部检查中尤其重要。

1. **直接听诊法（direct auscultation）** 是护士将耳朵直接贴于被检查部位的皮肤进行听诊的方法。该法听到体内声响较微弱，一般仅在特定或紧急抢救等情况下使用。

2. **间接听诊法（indirect auscultation）** 是护士利用听诊器进行听诊的方法（图3-8），应用范围广泛。该方法之所以有效是因为听诊器能够放大被检查部位的声响并且能有效阻隔周围环境中的干扰噪声，无论用于心、肺及腹部的听诊，还是检测血管、关节活动和骨折摩擦产生的声音方面等都有很好的听诊效果。

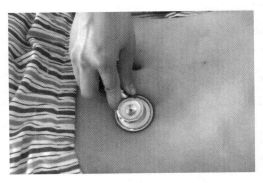

图3-8　直接听诊法

3. 听诊注意事项

（1）听诊环境要安静，要温暖、避风，避免干扰。

（2）听诊前，应当了解病情，熟悉听诊内容及相关疾病音的改变，必要时参考病史及其他的检查结果。

（3）听诊器体件不要过凉。听诊器由耳件、体件和软管3部分组成，其中体件常用的有钟型和膜型两种。钟型用于听取音调低的音响，如二尖瓣狭窄的舒张期隆隆样杂音；膜型用于听取音调调高的音响，如呼吸音、心音、肠鸣音等。钟型体件对低频声响更加敏感，检查时应轻置于皮肤表面，使用中体件不要在皮肤表面进行直接摩擦，防止产生噪声；膜型体件使用时应紧密接触检查部位的皮肤，不易隔着衣服操作，以防影响听诊效果。

（4）根据病情和听诊的需要，仔细调整患者呼吸，嘱患者采取坐位或卧位姿势，暴露需要听诊的部位，根据病情需要可嘱患者变换体位。

（5）注意对称部位的比较，包括左右侧、上下部位的比较。对于心脏听诊和肺部听诊要讲究先后顺序。

（6）听诊时要结合临床分析判断，避免主观、片面、武断。

（7）要正确使用听诊器。听诊前注意检查耳件方向应向前，佩戴后并适度调节角度，检查硬管和软管管腔通路是否通畅。

（8）听诊时需专心，必要时嘱患者控制呼吸配合听诊。

（9）护士要勤学习、细领悟、多实践，掌握操作要点，并灵活运用。

（五）嗅诊

嗅诊（smelling）是用嗅觉判断患者的异常气味与疾病之间关系的检查方法。在进行嗅诊检查时，护士用手煽动将患者散发的气味引至鼻前。不同疾病所产生的气味有其独有的特征与性质。这些气味源于患者的皮肤表面、黏膜组织、呼吸道、脓液或血液、胃肠道引起的呕吐物或体内的排泄物等。常见的异常气味及其在临床上的意义如下。

1. 呼气味　饮大量酒者可嗅到浓烈的酒味；有机磷杀虫剂中毒者可嗅到刺激性大蒜味；糖尿病酮症酸中毒者可嗅到烂苹果味。

2. 呕吐物味　有酸臭气味提示食物在胃内滞留时间过长而发酵，多见于幽门梗阻或幽门失弛缓症；有粪臭味或散发出类似粪便的恶臭，多见于长期剧烈呕吐或肠梗阻。

3. 汗臭味　正常汗液无特殊气味。风湿热或发热性疾病长期口服水杨酸、阿司匹林等解热镇痛药物者，常嗅到酸性汗味；腋臭者可嗅到狐臭味。

4. 痰液味　大量咯血者，可嗅到血腥味；肺脓肿大量脓痰者，可嗅到恶臭味。

5. 脓液味　脓液嗅到恶臭味，提示可能有气性坏疽或厌氧菌感染。

6. 粪便味　腐败性粪臭味，多因消化不良或胰腺功能不良引起；细菌性痢疾者，可嗅到腥臭味。

7. 尿液味　膀胱炎、尿潴留时，尿液中可嗅到浓烈的氨味。

8. 口臭　可见于胃炎、口腔炎症等消化道疾病，口腔发出难闻的气味。

 知识链接 ....

嗅气味

中医诊断学中，嗅气味指嗅辨患者身体气味与病室气味以诊察疾病的方法。在疾病情况下，由于邪气侵扰，气血运行失常，脏腑机能失调，秽浊排出不利，产生腐浊之气。患者可表现出体气、口气、分泌物、排泄物的气味异常。一般气味酸腐臭秽者，多属实热；气味偏淡或微有腥臭者，多属虚寒。故嗅气味可以了解疾病的寒热虚实。

（1）病体之气指从病体散发出的各种异常气味，医生可直接闻及，也可通过询问患者或陪护人员而获知。

（2）病室之气是由病体本身或排泄物、分泌物散发而形成。气味从病体发展到充斥病室，说明病情危重。如有失血证者，病室可有血腥味；有溃腐疮疡者，病室可有腐臭气。

第二节　一般检查

一般检查是患者体格检查的第一步，一般检查的内容包括全身状态、皮肤和浅表淋巴结检查。

一、全身状态检查

全身状态（general body state）是以视诊为主的检查方法。护士对受检者性别、年龄、生命体征、发育与体型、营养状态、意识状态、语调与语态、面容与表情、体位、姿势与步态等进行的全面观察。

（一）性别

性别（sex）是人类一个最基本的性征，被划分为男性和女性两种。正常成人性征很明显。部分疾病的发生与性别有一定的关系，某些疾病可引起性征的改变。女性性征与雌激素和雄激素相关。受雄激素的影响，女性在发育期会出现大阴唇与阴蒂的发育，阴毛、腋毛会生长，且常在青春期出现痤疮；受雌激素的影响，女性会出现乳房、女阴、子宫及卵巢的发育；男性性征仅与雄激素相关。受雄激素的影响，男性会出现睾丸、阴茎的发育，腋毛增多，阴毛出现呈菱形分布，声音出现改变低而洪亮，皮脂腺会分泌增多，常在青春期会出现痤疮。

（二）年龄

年龄（age）是判断个体身体状态的一个重要参考因素。随着年龄增长，机体会出现生长、发育、成熟、衰老等一系列过程的改变。问诊可知晓年龄，特殊情况下，如出现昏迷、死亡或隐瞒真实年龄，则需要通过评估皮肤黏膜的弹性与光泽、肌肉状态、毛发的颜色与分布、面部与颈部皮肤的皱纹，以及牙齿的状态粗略估计年龄。年龄与某些疾病的发生关系密切，如儿童多见佝偻病、荨麻疹和白喉等，青少年多见结核病、风湿热，老年人多见动脉硬化与冠状动脉疾病。年龄也是影响病情进展、治疗效果和预后的重要因素之一，青年人恢复较快，老年人恢复则相对要慢。

（三）生命体征

生命体征（vital sign）是评估生命活动存在与否及其质量的重要指标，其内容包括体温

（body temperature）、呼吸（respiration）、脉搏（pulse）和血压（blood pressure，BP），是观察病情变化的重要指标，也是体格检查时必须检查的项目之一（图3-9）。

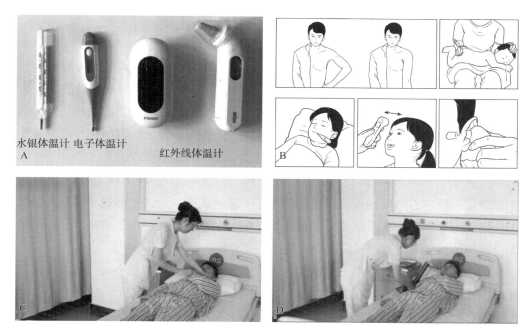

图3-9 生命体征测量示意

注：A.体温计种类；B.APK体温测量；C.测量腋温；D.测量血压。

1. 体温

（1）正常体温生理变化：体温在生理情况下会有一定的波动。晨起体温稍低，午后稍高，体温这种节律性变化可因昼夜、年龄、性别、活动、药物等出现不同，体温波动的范围一般24小时内不超过1℃；活动后体温稍有升高；老年人稍低；月经期前或妊娠期妇女稍高。体温高于正常范围时称为发热。体温低于正常范围时称为体温过低。

（2）体温的测量方法：体温测量方法要标准，以保证结果准确。国内一般按摄氏温度表示法进行记录。测量体温的方法主要有腋测法、口测法、肛测法、耳测法和额测法。体温计种类有水银体温计、电子体温计和红外线体温计。腋测法10分钟后读数；口测法及肛测法5分钟后读数。

（3）体温的记录方法：护士将体温测定结果及时而准确的在病历和体温单上做好记录，并描绘出体温曲线。

（4）体温测量误差原因：首先是测量前体温计未进行标准检测，其次是操作前水银体温计的汞柱未甩到35℃以下，致使测量结果高于或低于实际体温；腋测法时，极度消瘦患者常发生水银体温计不能夹紧或者不慎脱出情况，使得测量结果过低与实际体温出现偏差；测量体温时局部放置过冷或过热物品，测量结果出现过高或过低。

2. 呼吸 护士观察和记录呼吸频率、呼吸节律和深度是否改变是肺部评估的重要内容。正常成人在静息状态下的呼吸频率为12～20次/分。检查方法见本章第五节。

3. 脉搏 护士根据病情变化随时观察并记录患者脉搏的节律性及每分钟次数。通常是通过触诊桡动脉搏动的频率评估脉率是否有心动过速或心动过缓；通过触诊桡动脉搏动的节律来评估是否有间歇脉、脉搏短绌；通过触诊桡动脉搏动的强弱来评估脉搏是否有交替脉、水冲脉、奇脉等强弱异常。检查方法见本章第八节。

4. 血压   通常指体循环动脉血压，是重要的生命体征。观察动脉血压的高低临床多借助血压计测量，其检查方法见本章第八节。

（四）发育与体型

1. 发育（development）   是通过评估患者年龄、智力和体格成长状态（身高、体重与第二性征）及其相互间的关系进行综合评价。影响机体发育的主要因素有种族遗传、内分泌、营养代谢、生活环境及体育锻炼等。其年龄、智力与体格的成长状态保持均衡一致者为发育正常。成年以前，随年龄的增长，体格不断成长，在青春期，尚可出现一段生长速度加快的青春期急速成长期，属于正常发育状态。

（1）发育正常的成人指标：头部的长度为身高的1/8～1/7；胸围约为身高的1/2；身高约等于双臂展开后左右指端的距离；坐高约等于下肢的长度；身体上部量（头顶至耻骨联合上缘的距离）与下部量（身高减去上部量或耻骨联合上缘至足底距离）相当。不同年龄组的正常人身高与体重之间也存在一定的对应关系。

（2）病态的发育：如青春期前可出现巨人症、垂体性侏儒症、呆小病等与内分泌的改变密切相关。

（3）第二性征的发育：由性激素决定，当性激素分泌受损，可导致第二性征的改变。如男性患者表现为上、下肢过长，骨盆宽大，面部无胡须、毛发稀少，皮下脂肪丰满，外生殖器发育不良，发音女声化；而女性患者出现乳房发育不良、闭经、体型男性化、毛发过多、皮下脂肪减少、发音男声化。性激素对体格也具有一定的影响，性早熟的儿童，因其骨骺过早闭合而限制其后期的体型发育。

2. 体型（habitus）   是身体各部发育的形体表现，包括骨骼、肌肉的成长与脂肪分布状态。临床上将成人的体型分为3种类型。

（1）无力型（瘦长型）（asthenic type）：体高肌瘦、颈细长、肩窄下垂、胸廓扁平，腹上角＜90°。

（2）正力型（匀称型）（orthosthenic type）：身体各部分结构匀称适中，腹上角90°左右。正常成人多为此体型。

（3）超力型（矮胖型）（sthenic type）：体格粗壮、颈粗短、肩宽平、胸围大、腹上角＞90°。

（五）营养状态

营养状态（nutritional status）是评估身体健康状况和疾病严重程度的重要指标之一。营养状态的形成一般受社会因素、心理因素及身体因素等多种因素的共同影响，同时也与食物的摄入量、消化过程、吸收效率和代谢情况等因素相关。营养状态一般用肥胖和消瘦来描述。

1. 营养状态的评价

（1）营养状态分级：可通过评估患者外貌情况、皮肤弹性、毛发质量、指甲亮度、口唇颜色、皮下脂肪分布、骨骼和肌肉状况，并结合年龄、身高和体重进行综合判断。

临床上分以下3个等级进行描述。①良好：精神饱满、黏膜红润、毛发浓密、指甲粉色而坚实、肌肉结实、皮下脂肪丰满有弹性、肋间隙及锁骨上窝深浅适中、肩胛部和股部肌肉丰满。②不良：表现为消瘦、倦怠、疲劳，皮肤黏膜干燥、弹性差、皮下脂肪菲薄、肌肉松弛无力、指甲粗糙无光泽、毛发稀疏、肋间隙、锁骨上窝凹陷、肩胛骨和髂骨嶙峋突出。③中等：介于营养良好与营养不良之间者为中等。

（2）测量体重：评估营养状态最常用的方法，是测量一定时期内体重的增减情况。体重测量一般在晨起、空腹、排便和排尿后着单衣裤、站立于体重计中心进行。

（3）测量皮褶厚度：皮下脂肪厚度可直接反映体内的脂肪量，与营养状态关系密切，可评估患者的营养状态（图3-10）。肱三头肌、肩胛下和髂脊上部为常用测量部位，成人以肱三头肌皮褶厚度测量最常用（图3-11）。一般取3次测量的均值。正常参考值男性为12.5mm，女性为16.5mm，所测得数据可与同年龄的正常值比较。

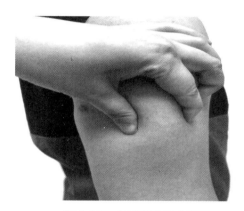
图3-10　皮下脂肪厚度测量

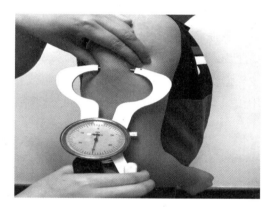
图3-11　皮褶厚度测量

2. **营养状态异常**　包括营养不良和营养过度两部分。

（1）营养不良：表现为消瘦，体重减轻低于体重10%时，体重指数（body mass index，BMI）＜18.5，极度消瘦可呈恶病质。其发生主要是由于营养素摄入不足、消化吸收障碍、机体消耗增多。

（2）营养过度：主要表现为体重增加，超过标准体重的20%为肥胖，根据BMI判定，WHO标准，BMI≥30为肥胖，我国标准，BMI≥28为肥胖。按其病因可将肥胖分为原发性和继发性两种。

（六）意识状态

意识（consciousness）是人对周围环境与自身的认知与觉察能力，是大脑高级神经中枢功能活动的综合表现。任何影响大脑功能活动的疾病都可引起不同程度的意识改变称为意识障碍。

评估患者意识状态常采用问诊，通过交谈了解患者意识障碍的水平和状态。正常人意识清晰、反应敏捷、定向力、记忆力正常。当患者意识障碍较为严重时，可进行言语刺激、痛觉试验、瞳孔反射等检查，以确定患者意识障碍的程度。意识评估是一项重要的评估内容，通过评估可以了解患者病情的严重程度，为准确诊疗及护理提供重要的参考依据。意识障碍的临床表现与评估见本章第二节。

（七）语调与语态

语调（tone）指语言表达发出声音的音调。神经和发音器官的病变可使音调发生改变。语态（voice）指言语表达过程中的节奏。语态异常时患者出现语言表达不顺畅，表述快慢不均，吐字不清等语言节奏紊乱现象。

（八）面容与表情

面容（facial features）指在面部的眼、鼻、嘴等结构和外貌所呈现出来的一种状态。表情（expression）是一种独特的视觉语言，是在面部或姿态上思想感情表达的一种方法。面容与表情是评价个体情绪状态和身体状况的重要指标。健康人表情自然，神态安怡。患病后常出现表情痛苦、疲惫、焦虑。某些疾病可出现特征性的面容与表情，对疾病的诊断具有重要价值。临床上常见的典型面容改变有以下几种。

1. **急性病容**　表情痛苦，兴奋不安，面色潮红，呼吸急促、鼻翼扇动，口唇疱疹。多见于急性感染性疾病，如肺炎球菌肺炎、疟疾等患者。

2. **慢性病容**　面容憔悴，面色晦暗或苍白无华，目光暗淡，肌肤无光泽或灰暗及苍白、表情忧虑。见于慢性消耗性疾病，如恶性肿瘤、肝硬化、严重结核病等患者（图3-12）。

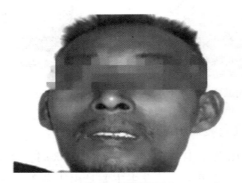

图3-12　慢性面容

3. **贫血面容**　面色苍白，唇舌色淡，表情疲惫。见于各种原因所致的贫血患者。

4. **肝病面容**　面色晦暗，额部、鼻背、双颊有褐色色素沉着。见于慢性肝病患者。

5. **肾病面容**　面色苍白，眼睑、颜面水肿，舌色淡、舌缘有齿痕。见于慢性肾脏病患者。

6. **甲状腺功能亢进面容**　面容惊愕，睑裂增宽，眼球凸出，目光炯炯，兴奋不安，烦躁、易激惹。见于甲状腺功能亢进症患者（图3-13）。

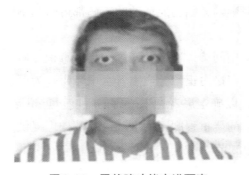

图3-13　甲状腺功能亢进面容

7. **黏液性水肿面容** 面色苍黄，颜面水肿，脸厚面宽，目光呆滞，反应迟钝，眉毛、头发稀疏，舌色淡、舌体肥大。见于甲状腺功能减退症患者。

8. **二尖瓣面容** 面色晦暗，双颊紫红，口唇轻度发绀。见于风湿性心瓣膜病、二尖瓣狭窄患者。

9. **肢端肥大症面容** 头颅增大，面部变长，下颌增大、向前突出，眉弓及两颧隆起，唇舌肥厚，耳鼻增大。见于肢端肥大症患者（图3-14）。

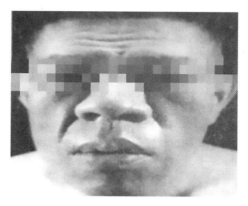

图3-14 肢端肥大症

10. **伤寒面容** 表情淡漠，反应迟钝呈无欲状态。见于肠伤寒、脑脊髓膜炎、脑炎等高热衰竭患者。

11. **苦笑面容** 牙关紧闭，面肌痉挛，呈苦笑状。见于破伤风患者。

12. **病危面容（critical facies）** 又称Hippocrates面容。面部瘦削，面色铅灰或苍白，目光晦暗，表情淡漠，眼眶凹陷，鼻骨峭耸。见于大出血、严重休克、脱水、急性腹膜炎等患者。

13. **满月面容（moon facies）** 面圆如满月，皮肤发红，常伴痤疮。见于库欣（Cushing）综合征及长期应用糖皮质激素患者（图3-15）。

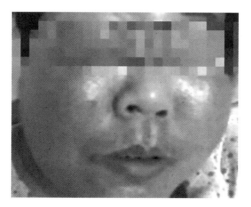

图3-15 满月面容

14. **面具面容（masked facies）** 面部呆板无表情似面具样。见于帕金森病、脑炎等患者。

（九）体位

体位（position）指身体所处的状态。不同的体位变化对疾病的诊断也有一定意义。常见体位如下。

1. **自主体位**（active position）　身体不受限制活动自如，能根据自己的意愿和习惯随意改变。常见于正常人、轻症或疾病早期的患者。

2. **被动体位**（passive position）　自己不能随意变换体位或调整肢体和躯干的位置。常见于极度衰弱、昏迷、瘫痪者。

3. **强迫体位**（compulsive position）　由于疾病的影响或治疗的需要，以减轻疾病的痛苦而被迫采取的某种特殊体位。

（1）强迫仰卧位（compulsive supine position）：保持仰卧姿势，如急性腹膜炎者为减轻腹部肌肉紧张、脊柱骨折为减轻脊柱负担及疼痛等。

（2）强迫俯卧位（compulsive prone position）：为减轻脊背肌肉的紧张度。

（3）强迫侧卧位（compulsive lateral position）：以利于健侧代偿性呼吸，减轻呼吸困难及减轻心脏负担。

（4）强迫坐位（compulsive sitting position）：又称端坐呼吸，有利于增加肺通气量，减少回心血量，减轻心脏负担。

（5）强迫蹲位（compulsive squatting position）：采取蹲踞体位或膝胸位以缓解症状。

（6）强迫停立位（compulsive standing position）：常为突然发作，立刻被迫原地站立，待症状稍缓解后，才开始继续行走。

（7）辗转体位（restless position）：一般为腹痛发作时，患者因疼痛难忍而辗转反侧，坐卧不安。

（8）角弓反张位（opisthotonos position）：因颈及脊背肌肉发生强直，致使患者头部后仰，胸腹向前凸起，背部过伸，躯干呈弓形（图3-16）。

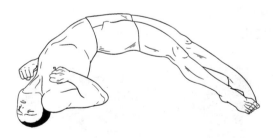

图3-16　角弓反张位示意

（十）姿势与步态

1. **姿势**（posture）　是举止的状态，是身体各部分相对于彼此的位置和形态。健康成人躯干端正，肢体活动灵活适度。正常的姿势主要靠骨骼结构和各部分肌肉的紧张度来保持，受机体健康状况及精神状态的影响，如出现低头垂肩、弯腰弓背、步履蹒跚的步态，可传达其消极、沮丧、疲惫、焦虑等情绪状态。患者因疾病的影响，也可出现姿势的改变。如呼吸困难多喜欢采取坐位、腹部疼痛时可有躯干制动捧腹而行。

2. **步态（gait）** 是走动时所表现的行走姿态，是双腿和身体协调运动的一种方式（图3-17）。健康人的步态因年龄、健康情况和所受训练的影响而各有不同，如老年人多为缓步慢行，青壮年大步而矫健快速，儿童则以跑跳急行为主。临床上某些疾病可致步态发生改变，并具有一定的特征性。常见的异常步态如下（图3-18）。

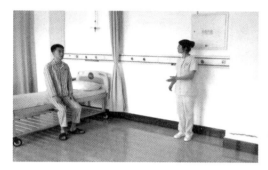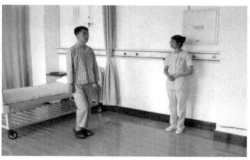

图3-17　正常姿势与步态

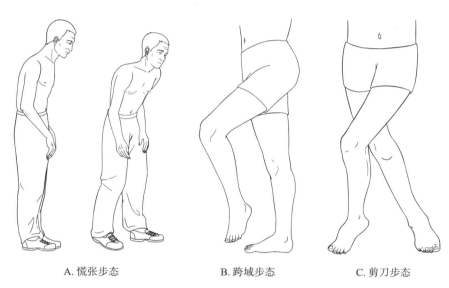

　A. 慌张步态　　　　　　　B.跨域步态　　　　　　C.剪刀步态

图3-18　异常姿势与步态示意

（1）酒醉步态（drunken gait）：走路时躯干重心不稳来回摇晃，步态紊乱。

（2）蹒跚步态（waddling gait）：走路时左右摇摆不定像鸭子行走。

（3）共济失调步态（ataxic gait）：起步时一脚抬起较高后突然下落，双目向下注视，两脚之间距离较宽，行走时左右摇晃，闭目时身体不能保持平衡。

（4）慌张步态（festination gait）：开始迈步时困难，起步后小步急速行走，身体前倾，止步困难。

（5）跨阈步态（steppage gait）：患足下垂，行走时必须高抬下肢才能起步。

（6）剪刀步态（scissors gait）：迈步时下肢内收过度，两脚内旋，走路时两腿交叉呈剪刀状。

（7）间歇性跛行（intermittent claudication）：患者步行中被迫停止行走，需休息片刻后才能继续走动。

二、皮肤检查

皮肤是身体与外界环境间的屏障，保护体内各器官和组织免受外界有害因素的损伤，同时避免体内水、电解质及营养物质丢失，发挥重要的生理功能。可导致皮肤发生变化的有外环境改变、皮肤局部或全身性疾病，可表现为皮肤颜色、湿度、温度或弹性改变，以及出现水肿、皮疹、脱屑、皮下出血、蜘蛛痣与肝掌、皮下结节等紫癜各种类型的皮肤损害。皮肤检查的主要方法为视诊，有时尚需配合触诊。

 知识链接 ···

望皮肤

中医诊断学讲皮肤为一身之表，内合于肺，卫气循行其间，有抵御外邪、保护机体的作用，脏腑气血也可通过经络而外荣于皮肤。感受外邪，皮表首当其冲；脏腑气血的病变，亦可通过经络反映于肌表。因此，望皮肤可了解邪气的性质和气血津液的盛衰，测知内在脏腑的病变，判断疾病的轻重和预后。

望皮肤应注意观察皮肤的色泽、形态变化。正常人皮肤荣润有光泽，是精气旺盛，津液充沛的征象。

···

（一）皮肤颜色

皮肤颜色与种族和遗传有关，同一人的不同部位，在不同环境、不同生理及疾病状态下，皮肤颜色也会不同。同一种族可因皮下脂肪的厚薄、色素量的多少、毛细血管分布及血液充盈度而有所不同。正常人皮肤颜色均一，暴露部分微深，无发绀、黄染、色素沉着或脱失。肤色深者皮肤颜色改变时较难评估，可通过观察巩膜、结膜、颊黏膜、舌、唇、甲床、手掌和足掌等处的颜色予以评估。常见的皮肤颜色异常如下。

1. 发红（redness）　皮肤发红是由于毛细血管扩张充盈、血流加速或红细胞数目增多所致。生理情况下，饮酒或运动后可见颜面或全身皮肤发红。病理情况下，多见于发热性疾病，表现为急性病容、面色潮红等。皮肤持久性发红，见于Cushing综合征或真性红细胞增多症。

2. 苍白（pallor）　皮肤苍白多因血液中血红蛋白含量降低、末梢毛细血管痉挛或充盈不足引起，最为明显的部位是面部、结膜、口唇和甲床。仅肢端苍白，可能与肢体动脉痉挛或阻塞有关，见于雷诺病、血栓闭塞性脉管炎等。

3. 发绀（cyanosis）　皮肤呈青紫色，常出现于口唇、耳垂、颜面及肢体末端，主要由于血液中还原血红蛋白量增多或异常血红蛋白血症所引起。

4. 黄染（stained yellow）　皮肤和黏膜发黄称为黄染。常见原因如下。

（1）黄疸：血清内胆红素浓度增高到34.2μmol/L时，可引起皮肤黏膜变黄，称为黄疸。黄疸引起皮肤黏膜黄染的首发部位一般在巩膜、硬腭后部及软腭黏膜，随血中胆红素浓度继续增高，则出现面部、四肢末梢、全身躯干部等部位的皮肤也出现黄染。黄疸所致巩膜黄染是连续的，近角膜处黄染淡，远离角膜处黄染深。

（2）胡萝卜素含量增高：当过多食用胡萝卜、南瓜、橘子等，可使血中胡萝卜素含量增高，超过2.5g/L可引起皮肤黄染，停用后消退。一般血中胆红素不高，多首发部位见于手掌、足底、前额及鼻部皮肤，一般不出现于巩膜和口腔黏膜。

（3）长期服用含有黄色素的药物：长期服用米帕林（阿的平）、呋喃类等含有黄色素的药物也可引起皮肤黄染。其特点黄染首先出现于皮肤，重者也可出现于巩膜；与黄疸的重要区别是近角、巩膜缘处黄染重，黄色深，离角膜缘越远，黄染越轻，黄色越淡。

（4）色素沉着：是因表皮基底层黑色素增多，引起部分或全身皮肤色泽加深，称为色素沉着。生理情况下，正常人身体外露部分、乳头、腋窝、关节、肛门周围及外阴部皮肤色素较深。妊娠女性面部、额部可有棕褐色对称性色素沉着，称为妊娠斑。老年人面部散在的色素沉着，称为老年斑。全身皮肤颜色加深、口腔黏膜出现色素沉着则为病理征象。常见于慢性肾上腺皮质功能减退、肝硬化、黑热病等。

（5）色素脱失：皮肤丧失原有的色素称为色素脱失（图3-19）。当缺乏酪氨酸酶致体内酪氨酸不能转化为多巴而形成黑色素时，即可发生色素脱失。常见有白癜风（vitiligo）、白斑（leukoplakia）和白化病（albinismus）。①白癜风：为多形性、大小不等的色素脱失斑片，多出现于身体外露部位，进展缓慢，无自觉症状。②白斑：多呈圆形或椭圆形，常发生于口腔黏膜和女性外阴部，部分可癌变。③白化病：为全身皮肤和毛发色素脱失，因先天性酪氨酸酶合成障碍所致，为遗传性疾病（图3-19）。

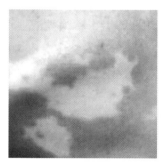
A. 白癜风

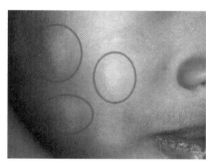
B. 白斑

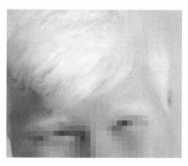
C. 白化病

图3-19 色素脱失

（二）湿度

皮肤湿度（moisture）与皮肤的排泌功能有关，排泌功能是由汗腺和皮脂腺共同完成的，但主要是汗腺的作用。皮肤的湿度，即皮肤的排汗量与气温和湿度的变化有关。正常人皮肤比较湿润，并随周围环境的温度、湿度的变化而改变。在气温高、湿度大的环境中，出汗增多为正常的生理调节反应。一般出汗多者皮肤较湿润，出汗少者皮肤较干燥。随着年龄增长，皮肤也变得较为干燥。病理情况下，可发生出汗过多、少汗或无汗，具有一定的诊断价值。风湿病、结核病、布鲁菌病出汗较多，甲状腺功能亢进症、佝偻病、脑炎后遗症和淋巴瘤等也常伴有出汗增多。夜间入睡后出汗称为盗汗，多见于结核病。大汗淋漓伴四肢皮肤湿冷为冷汗，见于休克和虚脱。皮肤异常干燥无汗，见于维生素A缺乏、黏液性水肿、硬皮病、尿毒症和脱水。

（三）温度

通常以手背触摸皮肤表面评估皮肤的温度。正常人皮肤温暖，寒冷环境中手、足部温度可稍低。全身皮肤发热见于发热性疾病、甲状腺功能亢进症等。全身皮肤发冷时，可能发生休克或出现甲状腺功能减退症等。局部皮肤发热见于疖、痈、丹毒等炎症。肢端发冷见于雷诺病。皮肤湿冷常与危重急症相伴随，如休克，发现后应迅速检查其生命体征有无异常变化。

（四）弹性

皮肤弹性（elasticity）与年龄、营养状态、皮下脂肪厚度及组织间隙含液量有关。儿童与青年人皮肤弹性好，中年以后皮肤弹性逐渐减弱，老年人皮肤弹性差。检查皮肤弹性时，常选择手背或上臂内侧部，用示指和拇指将皮肤捏起，放手后如皮肤皱褶迅速平复为弹性正常。如皮肤皱褶平复速度缓慢为弹性减退，皮肤弹性减退见于长期消耗性疾病、营养不良或严重脱水者。发热时血液循环加速，周围血管充盈，皮肤弹性可增加。

（五）水肿

水肿（edema）是皮下组织间隙体液增多，使水肿部位的皮肤紧张发亮，通过视诊和触诊较易确定。根据波及的范围评估是全身性水肿还是局限性水肿。但轻度水肿视诊不易被发现，因此需要辅以触诊相结合。根据触诊评估，若手指按压局部组织后发生凹陷，称为凹陷性水肿。组织外观明显肿胀，但指压后无凹陷，称为非凹陷性水肿。其中颜面、胫骨前内侧及手、足背皮肤肿胀，伴有皮肤发白、干燥、粗糙，指压后无组织凹陷者，称为黏液性水肿，见于甲状腺功能减退症患者。临床上根据全身水肿的程度，将水肿分为轻、中、重3度（图3-20）。

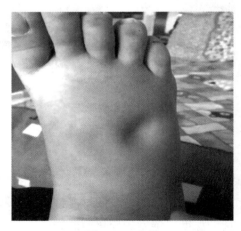

图3-20　水肿

1. **轻度**　水肿仅见于眼睑、眶下软组织、胫骨前、踝部皮下组织，指压后组织轻度凹陷，平复较快。

2. **中度**　全身组织均可见明显水肿，指压后可出现明显的或较深的组织凹陷。

3. **重度**　全身组织严重水肿，身体低垂部位的皮肤紧张发亮，甚至有液体渗出。

（六）皮疹

皮疹（skin rash）为原发性皮肤损害，多为全身性疾病的征象之一，是临床诊断某些疾病的重要依据。发现皮疹时应仔细观察和记录其出现与消失的时间、发展顺序、分布部位、形状大小、平坦或隆起、颜色、压之是否褪色、有无瘙痒及脱屑等。常见皮疹如下（图3-21）。

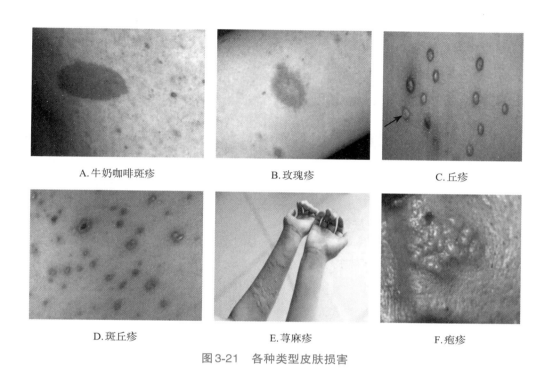

A.牛奶咖啡斑疹　　　　　B.玫瑰疹　　　　　　C.丘疹

D.斑丘疹　　　　　　E.荨麻疹　　　　　　F.疱疹

图3-21　各种类型皮肤损害

1. 斑疹（maculae）　局部皮肤颜色发红，而不凸出皮面的皮疹。见于伤寒、丹毒等。

2. 玫瑰疹（roseola）　色鲜红的圆形斑疹，直径2～3mm，因病灶周围血管扩张所致，压之褪色，多出现于胸、腹部。为伤寒或副伤寒的特征性皮疹。

3. 丘疹（papules）　其特点是局部皮肤颜色改变并凸出于皮肤表面。见于药物疹、麻疹、湿疹等。

4. 斑丘疹（maculo papulae）　其特点是其周围有皮肤发红的底盘。见于风疹、药物疹、猩红热。

5. 斑块（plaque）　为局限性、实质性的表浅隆起皮损，可触及，为丘疹扩大或较多融合而成，直径≥1cm。见于银屑病。

6. 荨麻疹（urticaria）　其特点为局部皮肤暂时性的水肿性隆起，苍白或淡红色，类似风团，伴瘙痒，消退后不留痕迹。为速发性皮肤变态反应所致。常见于各种过敏反应。

7. 疱疹（bleb）　为局限性、隆起性、内含液体的腔性皮损。腔内液体为血清、淋巴液，直径＜1cm者为小水疱，可见于单纯疱疹、水痘等。直径＞1cm者为大水疱。腔内含血液者称为血疱。腔内含脓者为脓疱。脓疱可以原发，也可以由水疱感染引起，可见于糖尿病足和烫伤患者。

（七）脱屑

皮肤脱屑（desquamation）常见于正常皮肤表层不断角化和更新，但由于数量很少，一般不易察觉。病理状态下，可见大量皮肤脱屑，如米糠样脱屑常见于麻疹；片状脱屑常见于猩红热；银白色鳞状脱屑常见于银屑病。

（八）皮下出血

皮下出血（subcutaneous hemorrhage）为血管性皮肤损害，也可发生于黏膜下，其特点为局部皮肤呈青紫色或黄褐色，压之不褪色，较小面积的瘀点应注意与红色的皮疹或小红痣进行鉴别，皮疹受压时，一般可褪色或消失，瘀点和小红痣受压后不褪色，但小红痣于触诊时可感到稍高于皮肤表面，依出血面积大小可分为以下几种（图3-22）。

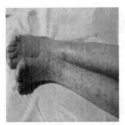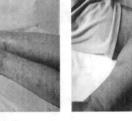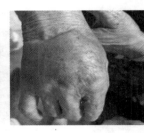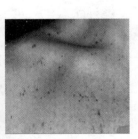

A.紫癜　　　　B.瘀斑　　　　C.皮下血肿　　　　D.出血点

图3-22　皮下出血

1. 瘀点（petechia）　直径＜2mm。
2. 紫癜（purpura）　直径3～5mm。
3. 瘀斑（ecchymosis）　直径＞5mm。
4. 血肿（hematoma）　片状出血并伴有局部皮肤显著隆起时称为血肿。

（九）蜘蛛痣与肝掌

蜘蛛痣（spider angioma）是皮肤小动脉末端分支性扩张形成的血管痣，形似蜘蛛，大小不等，主要出现在面、颈、手背、上臂、前臂、前胸和肩部等上腔静脉分布的区域内。蜘蛛痣的特点为压迫痣中心，其辐射状小血管网消失，去除压力后又复现。一般认为，蜘蛛痣的发生与肝对雌激素的灭活作用减弱，体内雌激素水平升高有关，见于慢性肝炎、肝硬化，偶可见于妊娠妇女及健康人。慢性肝病患者大小鱼际处皮肤发红，加压后褪色，称为肝掌（liver palm）。其发生机制同蜘蛛痣（图3-23）。

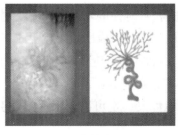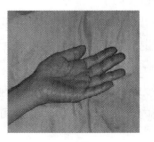

A.蜘蛛痣　　　　B.肝掌

图3-23　蜘蛛痣、肝掌

（十）皮下结节

较大的皮下结节（subcutaneous nodule）通过视诊即可发现，较小的结节则必须触诊方能查及。但无论大小结节均应触诊检查，注意其大小、硬度、部位、活动度及有无压痛等。常见的皮下结节有以下几种。

1. **风湿结节** 见于风湿热和类风湿等疾病。位于关节、骨隆突附近，是圆形质硬无压痛的皮下结节，其数目不多，且大小不等（直径0.5～2.0cm）。

2. **囊蚴结节** 见于囊尾蚴病，也称囊虫病。于躯干、四肢皮下出现黄豆或略大的结节，其特点为圆形或椭圆形，表面平滑，无压痛，与皮肤无粘连，可推动，质地硬韧，数目多少不一。

3. **痛风结节** 也称痛风石，为大小不一（直径0.2～2.0cm）黄白色结节，为痛风特征性病变。一般以外耳的耳郭、跖趾、指（趾）关节及掌指关节等部位多见。

4. **结节性红斑** 多见于溶血性链球菌感染、自身免疫病等。多见于青壮年女性，好发于小腿伸侧，常为对称性，大小不一（直径1～5cm）、数目不等的疼痛性结节。皮损由鲜红色变为紫红色，最后可为黄色。常持续数天或数周而逐渐消退，不留瘢痕。

5. **其他** 有脂膜炎结节、动脉炎结节、奥斯勒（Osler）小结。

 知识链接 ··

痛风

痛风（gout）是嘌呤代谢紊乱和/或尿酸排泄减少所引起的一种晶体性关节炎，临床表现为高尿酸血症和尿酸盐结晶沉积所致的特征性急性关节炎、痛风石形成、痛风石性慢性关节炎，并可发生尿酸盐肾病、尿酸性尿路结石等，严重者可出现关节致残、肾功能不全。痛风分为原发性和继发性两大类。原发性痛风有一定的家族遗传性，继发性痛风由其他疾病所致，如肾脏病、血液病，或由于服用某些药物、肿瘤放化疗等多种原因引起。痛风常与中心性肥胖、高脂血症、糖尿病、高血压及心脑血管病伴发。

··

（十一）瘢痕

瘢痕（scar）指皮肤外伤或病变愈合后结缔组织增生形成的斑块。表面低于周围正常皮肤者为萎缩性瘢痕；表面高于周围正常皮肤者为增生性瘢痕。外伤、感染及手术等均可在皮肤上遗留瘢痕。患过皮肤疮疖者在相应部位可遗留瘢痕；患过天花者，在其面部或其他部位有多数大小类似的瘢痕；颈淋巴结结核破溃愈合后遗留颈部皮肤瘢痕。

（十二）毛发

毛发（hair）的颜色、曲直与种族有关，其分布、多少和颜色可因性别与年龄而有不同，受遗传、营养和精神状态的影响。正常人毛发的多少存在一定差异，男性体毛比较多，阴毛呈菱形分布；女性阴毛多呈倒三角形分布。中年以后因毛发根部的血运和细胞减退，头发可逐渐减少或变为白发。如毛发增多见于长期使用性激素、库欣综合征等；毛发减少见于头部皮肤疾病、神经营养障碍、发热性疾病、内分泌疾病等。

（十三）萎缩

萎缩（atrophy）为皮肤的退行性变，因细胞及组织成分减少所致。可发生于表皮、真皮及皮下组织：表皮萎缩常表现为皮肤变薄，正常皮沟变浅或消失，有时表面呈半透明，羊皮纸样；真皮萎缩表现为局部皮肤凹陷，皮肤纹理可正常，毛发变细或消失；皮下组织萎缩则表现为明显的局部皮肤凹陷。

（十四）苔藓样变

苔藓样变（lichenification）因反复搔抓、摩擦导致皮肤局限性增厚，表现为皮嵴隆起，皮沟加深，皮损界限清楚。

（十五）压力性损伤

压力性损伤（pressure injury）是位于骨隆突处、医疗或其他器械下的皮肤和/或软组织的局部损伤。多见于枕部、耳郭、肩胛部、肘部、髋部、骶尾部、膝关节内外侧、内外踝和足跟等身体易受压的部位。压力性损伤分为1～4期、深部组织损伤和不可分期。

1. **1期**　指压不变白的红斑，皮肤完整局部皮肤完好，出现压之不褪色的局限性红斑，可有疼痛、坚硬或松软，皮肤温升高或降低。

2. **2期**　部分皮层缺损，伴真皮层暴露，表现为浅表开放性溃疡，创面呈粉红色、无腐肉；也可表现为完整或破损的浆液性水疱。

3. **3期**　全层皮肤缺损，可见皮下脂肪，但无筋膜、肌腱/肌肉、韧带、软骨/骨骼暴露。可见腐肉和/或焦痂，但未掩盖组织缺失的深度。可有潜行或窦道。

4. **4期**　全层皮肤和组织缺损，伴骨骼、肌腱或肌肉外露。创面基底部可有腐肉和焦痂覆盖，常伴有潜行或窦道。

5. **深部组织损伤**　皮肤完整或破损，局部出现持续的指压不变白，皮肤呈深红色、栗色或紫色，或表皮分离后出现暗红色伤口或充血性水疱。可伴疼痛、坚硬、糜烂、松软、潮湿、皮温升高或降低。肤色较深者难以识别深层组织损伤。

6. **不可分期**　全层皮肤和组织缺损，因创面基底部被腐肉和/或焦痂掩盖而无法确认组织缺失程度。需去除腐肉和/或焦痂后方可判断损伤程度。

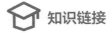 **知识链接** ......

压力性损伤

压力性损伤最早被称之为"压疮"，来源于拉丁文"decub"，意为"躺下"，认为是由躺卧引起的溃疡。事实上，压力性损伤不仅由久卧所致，还发生于长期坐位（如坐轮椅）的患者。随着对压力性损伤发生原因的深入研究，认为压力是形成溃疡的主要原因，由于压力造成局部组织缺血、缺氧，故命名为压疮（pressure sore），也称压力性溃疡（pressure ulcer）。

......

三、浅表淋巴结检查

淋巴结分布于全身，一般检查只能发现身体各部浅表淋巴结的变化。正常浅表淋巴结体积较小，直径多在0.2～0.5cm，质地柔软，表面光滑，无压痛，与毗邻组织无粘连，因此不易被触及，也无压痛。

（一）浅表淋巴结分布

浅表淋巴结以组群分布，一个组群的淋巴结收集一定区域的淋巴液，局部炎症或肿瘤可引起相应区域的淋巴结肿大。全身浅表淋巴结的分布与评估如下（图3-24）。

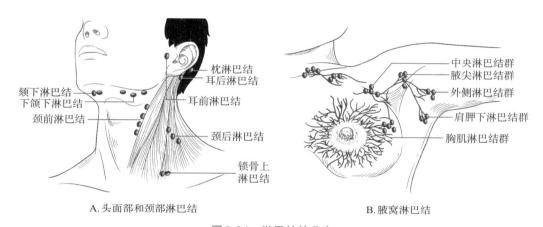

A.头面部和颈部淋巴结　　　　　　B.腋窝淋巴结

图3-24　淋巴结的分布

1. 头面部

（1）耳前淋巴结：位于耳屏的前方。

（2）耳后淋巴结：位于耳后乳突表面，胸锁乳突肌止点处。

（3）枕淋巴结：位于枕部皮下，斜方肌起点与胸锁乳突肌止点之间。

（4）颌下淋巴结：位于颌下腺附近，下颌角与颏部中间的部位。

（5）颏下淋巴结：位于颏下三角内，下颌舌骨肌表面，两侧下颌骨前端中点的后方。

2. 颈部

（1）颈前淋巴结：位于胸锁乳突肌表面及下颌角处。

（2）颈后淋巴结：位于斜方肌前缘。

（3）锁骨上淋巴结：位于锁骨与胸锁乳突肌形成的夹角处。

3. 上肢

（1）腋窝淋巴结：是上肢最大的淋巴结组群，分为5群：①外侧淋巴结群，位于腋窝外侧壁。②胸肌淋巴结群，位于胸大肌下缘深部。③肩胛下淋巴结群，位于腋窝后皱襞深部。④中央淋巴结群，位于腋窝内侧壁近肋骨及前锯肌处。⑤腋尖淋巴结群，位于腋窝顶部。

（2）滑车上淋巴结：位于上臂内侧，内上髁上方3～4cm处，肱二头肌与肱三头肌之间的肌间沟内。

4. 下肢

（1）腹股沟淋巴结：位于腹股沟韧带下方的股三角内，又可分为上、下两群。上群位于腹股沟韧带下方,与韧带平行排列。下群位于大隐静脉上端,沿静脉走向排列。

(2)腘窝淋巴结:位于小隐静脉与腘静脉的汇合处。

(二)检查方法与顺序

浅表淋巴结的检查方法包括视诊和触诊,以触诊为主。在进行触诊时,护士以并拢的示、中、环3指紧贴检查部位,由浅入深,进行滑动触诊。触诊顺序:耳前、耳后、枕、颌下、颈前颈后、锁骨上窝、腋窝、滑车上、腹股沟和腘窝淋巴结。滑动的方式应取相互垂直的多个方向或转动式滑动,此有助于淋巴结与肌肉和血管结节的区别。触及肿大的淋巴结时应注意其部位、大小、数目、硬度、有无压痛、活动度、界限是否清楚,以及局部皮肤有无红肿、瘢痕和瘘管等,同时寻找引起淋巴结肿大的原发病灶。

(三)淋巴结肿大的临床意义

1. 局部淋巴结肿大

(1)非特异性淋巴结炎:由引流区域的急、慢性炎症所引起。引起颈淋巴结肿大的相关因素与急性化脓性扁桃体炎、齿龈炎等有关;引起腋窝淋巴结肿大的相关因素与胸壁、乳腺炎症等有关;引起腹股沟淋巴结肿大相关因素与会阴部、臀部、小腿炎症等有关。急性炎症初始,肿大的淋巴结质地柔软、有压痛、表面光滑、无粘连。慢性炎症时淋巴结质地较硬。

(2)淋巴结结核:肿大的淋巴结常见于颈部,呈多发性,质地较硬,大小不等,可互相粘连,或与周围组织粘连,晚期破溃后形成瘘管,愈合后形成瘢痕。

(3)恶性肿瘤淋巴结转移:恶性肿瘤转移所致肿大的淋巴结质地坚硬,表面光滑,与周围组织粘连,不易推动,一般无压痛。肺癌多向右侧锁骨上或腋窝淋巴结群转移;胃癌、食管癌多向左侧锁骨上淋巴结群转移,称为魏尔啸(Virchow)淋巴结,为胃癌、食管癌转移的标志。

2. 全身淋巴结肿大 淋巴结肿大的部位遍布全身,大小不等,无粘连。多见于淋巴瘤、白血病和传染性单核细胞增多症等。

四、相关护理诊断/问题

1. **营养失调,低于机体需要量** BMI＜18.5与机体消耗增加、摄入减少有关。
2. **营养失调,高于机体需要量** BMI＞28与机体进食增多、运动少有关。
3. **体液过多** 水肿与右心衰竭所致体循环淤血有关。
4. **活动无耐力** 与长期卧床、贫血、发热有关。
5. **舒适度改变** 与感染、过敏、瘙痒等有关。
6. **体液过多** 与心排血量减少有关。
7. **急性意识障碍** 昏迷与肝性脑病有关。
8. **慢性意识障碍** 昏迷与脑血管疾病有关。
9. **皮肤完整性受损** 压疮与长期卧床有关。
10. **体温过高** 体温＞39℃与肺内感染有关。
11. **体温过低** 体温＜35℃与使用麻醉药有关。

第三节　头　部　检　查

头部检查以视诊和触诊为主，检查内容包括头发与头皮、头颅及头面部器官。

一、头发与头皮

检查头发（hair）主要观察头发的色泽、疏密度、脱发情况。发色、卷曲度和疏密度度因种族遗传及年龄增长因素而异。检查时要注意观察脱发发生的部位、形态与头发变化的具体情况。儿童和老年人的头发通常较稀疏。随年龄增长，头发会逐渐变白。病理情况下，脱发见于伤寒、甲状腺功能减退症、腺垂体功能减退症、脂溢性皮炎、斑秃、肿瘤放疗或化疗后。

正常头皮呈白色，有少量头屑。检查头皮（scalp）时，将头发分开以便查看头皮的色泽是否正常，并检查是否存在头屑、头癣、毛囊炎、创伤及瘢痕等。

二、头颅

（一）检查方法与内容

头颅（skull）检查方法包括视诊和触诊。需要观察头颅大小、外形及活动变化。护士用双手仔细触摸头颅的各个部位，查看其外形特征、触其局部有无压痛和异常隆起。

（二）头颅大小与形态异常

头颅的大小以头围（head circumference）来衡量，测量方法为从眉间最突出处开始测量绕到颅后经过枕骨粗隆绕头一周的长度。正常成人头围≥53cm。头颅大小与形态异常可为某些疾病的典型体征，临床常见的有以下几种（图3-25）。

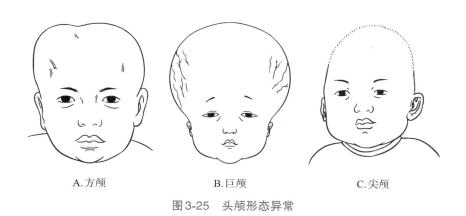

A.方颅　　　　　B.巨颅　　　　　C.尖颅

图3-25　头颅形态异常

1. 小颅（microcephalia）　正常小儿囟门多在12～18个月闭合。囟门过早闭合引起的小头畸形，常伴有智力障碍。

2. 方颅（squared skull）　见于佝偻病、先天性梅毒、先天性成骨不全等。表现为前额左右突出，头颅平坦呈方形。

3. **巨颅（large skull）** 见于脑积水。额、顶、颞及枕部突出膨大呈圆形，头颅明显增大，颜面部相对很小。

4. **尖颅（oxycephaly）** 也称塔颅（tower skull），见于阿佩尔（Apert）先天性综合征（表现为先天性疾病尖颅并指/趾畸形）。头顶部尖突高起，与颜面的比例异常，矢状缝和冠状缝过早闭合所致。

5. **长颅（dolichocepalic）** 自颅顶至下颌部的长度明显增大。见于马方（Manfan）综合征及肢端肥大症。

6. **变形颅（deformirig skull）** 见于变形性骨炎（Paget病）。发生于中年人，以颅骨增大变形为特征，同时伴有长骨的骨质增厚与弯曲。

 知识链接 ···

头围

头围在发育阶段的变化为：头围随着人体发育的不同阶段而变化。出生时头围平均为34cm，出生后前半年增加8cm，后半年平均增加3cm，第2年增加2cm，第3、4年约增加1.5cm，4～10岁共增加约1.5cm，到18岁可达53cm或以上，之后几乎不再变化。

···

三、头面部器官

颜面（face）为头部前方未被头发遮挡的区域。除头面部器官本身病变外，很多全身性病变表现也会在颜面及头面部器官上出现明显的特征性变化，所以检查颜面部及器官同时结合患者的症状、病史进行综合分析对确定临床诊断具有重要意义。

（一）眼

眼为视觉器官，主要从视功能、外眼、眼前节和内眼4个部分进行检查。检查顺序是由外向内，先右后左。评估时注意事项：评估时应确保光线充足、评估过程手法轻柔，疑似有病变时应进一步检查，注意结合患者的症状、病史进行综合分析，以提高诊断的准确性。

1. **视功能检查** 包括视力、色觉和视野等检查。

（1）视力检查：视力（visual acuity）分为远视力和近视力。①远视力检查：使用远距离视力表进行检测，护士指导被检者站在距离远视力表5m远的位置，分别检查左、右眼，若能分辨出远视力表中"1.0"行视标者为正常视力。②近视力检查：使用国际标准近距离视力表，被检者站在距视力表33cm远的位置，若能辨认"1.0"行视标者为正常视力。根据评估结果，能够初步判定被检者是否为近视、远视、散光或存在眼部器质性病变等。

（2）色觉：色觉（color sensation）异常包括色弱和色盲。色弱（color weakness）是对某种特定颜色的辨认能力降低。色盲（color blindness）是对某种特定颜色的辨认能力完全丧失。检查时应光线适宜，让被检者站在距离50cm远的位置读取并识别色盲表上相应的数字或图像，如果不能在5～10秒内辨识出测试的数字或图像，根据色盲表测试说明来诊断为某种色弱或色盲。色觉异常可分为先天性和后天性，如因视网膜病变、视神经萎缩和球后视神经炎引起多为后天性色觉异常。

（3）视野：视野（visual fields）指眼球向前固视不动时所能感知的空间区域。用于评估黄斑区中心凹以外视网膜功能。检查视野的方法：护士坐于被检者对面，相距约1m。检查右眼时需遮盖被检者左眼，嘱其右眼注视护士左眼。在两者中间位置，护士从不同方位将手指分别自上、下、左、右从外周逐渐向眼的中心部移动，被检者在发现移动手指时立即示意。如被检者与护士在各方向同时看到手指，则视野大致正常。若对比检查法结果异常或疑有视野缺失，可利用视野计进行精确的视野测定。

视野在所有方向都变小的情况称为向心性视野缩小。在视野内的视力缺失区称为暗点。视野左或右一半区域缺失称为偏盲，如发生双眼视野颞侧偏盲，见于视神经交叉以后的中枢病变。单侧不规则的视野缺失见于视神经或视网膜病变。

 知识链接

立体视觉

立体视觉（stereoscopic vision）是感受三维视觉空间、感知深度的能力。立体视觉以双眼单视为基础。其形成是由于两眼在观察一个三维物体时，由于两眼球之间存在距离，故而存在视差角，物体在两眼视网膜上的成像存在相似性及一定的差异，形成双眼视差（binoeula disparily）。主要用于评估个体的双眼视觉功能，对于许多职业，如飞行员、驾驶员、外科医生等，立体视觉是一个重要的评估指标。

2. 外眼检查

（1）眼睑：眼睑（eyelids）是眼睛的重要组成部分，覆盖在眼球前表面，具有保护眼球避免异物伤害的功能。分上睑和下睑，其上睑以眉毛为界，下睑移行与皮肤，期间的裂隙为睑裂。眼睑检查的异常情况如睑内翻（entropion）、上睑下垂、眼睑闭合障碍、眼睑水肿。

（2）结膜：结膜（conjunctiva）为一层薄的半透膜，覆盖在眼睑后面和眼球巩膜前面。按其位置不同分为睑结膜、穹窿部结膜和球结膜3部分。检查上睑结膜时需将眼睑翻转。具体操作方法为用示指和拇指捏紧上眼睑中心部的边缘，指导患者双目视向下方，然后轻轻下拉并向前推上眼睑，同时借助示指向下施压睑板上缘，与拇指配合将睑缘向上捻转即可实现眼睑翻转，以便对结膜进行观察（图3-26）。结膜异常有结膜充血、结膜苍白、结膜发黄、颗粒与滤泡、结膜出血、球结膜水肿等（图3-27）。

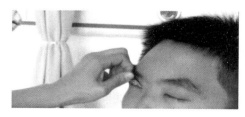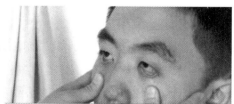

图 3-26　眼睑结膜检查

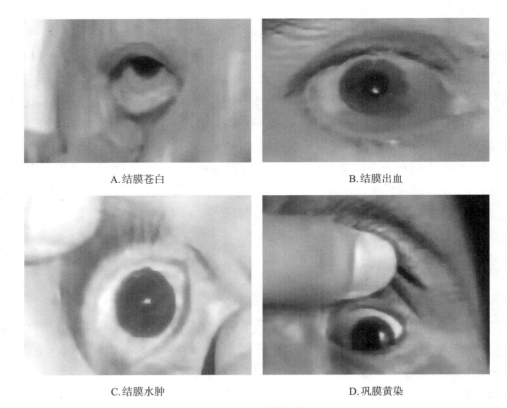

A.结膜苍白　　　　　　　　　　　　　　B.结膜出血

C.结膜水肿　　　　　　　　　　　　　　D.巩膜黄染

图3-27　结膜异常

（3）眼球：眼球（eyeball）是视觉系统的核心部分，评估时主要检查评估眼球的外形与运动、眼球的形状、大小、颜色等。正常人双侧眼球对称，无突出或凹陷。眼压检查可以评估眼球内的压力状况，对青光眼等疾病的诊断具有重要意义。

常见的眼球外形或运动异常：①眼球突出（exophthalmos），单侧眼球突出多见于眶内肿瘤或局部感染。双侧眼球突出与甲状腺功能亢进症相关，患者常伴有以下眼部特征：冯·格雷费征（Von Graefe sign）时眼球下转时上睑不能相应下垂；施特尔瓦格征（Stellwag sign）时瞬目减少；默比乌斯征（Mobius sign）时表现为集合运动减弱，即注视移近眼球物体时，两侧眼球不能适度内聚；若弗鲁瓦征（Joffroy sign）时上视时额头无皱纹出现。②眼球内陷（enophthalmos），双侧眼球内陷见于严重脱水或慢性消耗性疾病；单侧眼球内陷见霍纳（Horner）综合征。③眼球运动异常，评估眼球的运动范围和协调性。眼球运动受动眼、滑车、展神经3对脑神经支配。眼球运动异常时若支配眼球运动的神经麻痹，表现为眼球运动障碍伴复视（diplopia）；支配眼肌运动的神经麻痹引起的斜视称为麻痹性斜视（paralytic strabismus），多由颅脑外伤、鼻咽癌、脑炎、脑脓肿等病变所致；眼球震颤（nystagmus）指眼球有节律性的做出快速往返移动的现象。自发的眼球震颤见于耳源性眩晕、小脑疾病和视力严重低下。④眼压升高，常见于眼压增高性疾病，如青光眼等；眼压降低伴双侧眼球内陷，见于眼球萎缩或脱水。眼压可通过触诊法或眼压计检查眼压。正常眼压范围为11～21mmHg（1.47～2.79kPa）。触诊法靠手指感觉到的眼球硬度推断眼压，虽简便易行，但不准确。检查时嘱患者睁眼并向下看，检查者将示指轻轻按压患者上睑眉弓和睑板上缘之间，轻压眼球，感觉眼球波动的抗力，判断其软硬度。

（4）泪囊：泪道（lacrimal passages）包括泪点、泪小管、泪囊和鼻泪管，主要负责泪液的排出。进行检查时，请被检者向上仰头，检查者用双手拇指轻压患者双眼内眦下方，即骨性眶缘下内侧，挤压泪囊，同时观察有无分泌物或泪液自上、下泪点溢出。若有黏液脓性分泌物流出，应考虑慢性泪囊炎。有急性炎症时应避免做此检查。

3. 眼前节检查

（1）角膜（cornea）：正常角膜洁净透明，光滑湿润、无血管贯穿。角膜表面分布有丰富的感觉神经末梢使其对各种刺激十分敏感。护士进行检查时利用斜射灯光来评估角膜的透明度，注意检查有无云翳、白斑、溃疡、软化、新生血管形成等。老年人角膜边缘及周围出现因类脂质沉着形成的灰白色混浊环，称为老年环（arcus senilis），无症状，也不影响视力。如果角膜中心瞳孔的位置受云翳与白斑影响则可发生不同程度的视力障碍。婴幼儿营养不良及维生素A不足容易导致角膜软化（keratomalacia）；角膜周边异常血管增生与沙眼严重性相关；肝豆状核变性（Wilson病）的患者角膜边缘可见的黄色或棕褐色色素环，环的外缘较清晰内缘较模糊，称为凯-弗（Kayser-Fleischer）环。

（2）巩膜（sclera）：正常巩膜呈不透明瓷白色。发生黄疸时巩膜黄染最为明显。中年以后，内眦因脂肪沉着可见不均匀分布黄色斑块，这需要与黄疸鉴别。血液中胡萝卜、米帕林（阿的平）等黄色色素成分增多也会导致巩膜黄染。

（3）虹膜（iris）：正常虹膜纹理在瞳孔附近呈放射状分布，周边呈环形排列。虹膜纹理模糊或消失见于虹膜炎症、水肿和萎缩。虹膜形态异常或有裂孔，见于虹膜后粘连、外伤或先天性虹膜缺损等。

（4）瞳孔（pupil）：瞳孔为虹膜中央的孔洞，正常直径3～4mm，对评估危重患者状况的重要监测项目。应注意仔细检查瞳孔的形状、大小，双侧是否等大、等圆，对光反射及集合反射有无异常。

1）瞳孔形状与大小：正常瞳孔外观为圆形，双侧瞳孔等大。病理情况下，青光眼或眼内肿瘤时瞳孔是椭圆形；虹膜发生粘连时，瞳孔可出现不规则形状；虹膜炎症、有机磷农药中毒时会导致瞳孔缩小；外伤、颈交感神经受刺激、青光眼绝对期、视神经萎缩等可导致瞳孔散大。脑外伤、脑肿瘤、脑疝可导到双侧瞳孔大小不等；中脑功能损害时可表现为双侧瞳孔大小不等，伴有对光反射减弱或消失及神志不清。

2）对光反射：是检查瞳孔功能活动的测验，包括直接对光反射和间接对光反射。通常用手电筒分别照射两侧瞳孔并观察其反应。直接对光反射时，正常人受到光线刺激后，受光线照射的眼瞳孔立即缩小，移开光源后瞳孔迅速复原。间接对光反射指光线照射一只眼睛时，另一只眼的瞳孔也会缩小，移开光线瞳孔扩大。瞳孔对光反射迟钝或消失，见于昏迷患者；两侧瞳孔散大并伴对光反射消失为濒死状态的表现。

3）集合反射：护士将示指置于患者眼前1m外，嘱其注视示指，同时将示指逐渐移向患者的眼球，距离眼球5～10cm处，正常人此时可见双眼内聚，瞳孔缩小，称为辐辏反射（convergence reflex）。集合反射消失见于动眼神经功能损害。

4. 眼底检查　眼底检查（ocular fundus examination）是评估眼球内部结构和功能的重要手段。要求患者在不散瞳和不戴眼镜的情况下，借助检眼镜进行，主要观察内容包括视盘、视网膜血管、黄斑区及视网膜各象限。正常视盘为卵圆形或圆形，边缘清楚，色淡红，颞侧较鼻侧稍淡，中央凹陷。动脉色鲜红，静脉色暗红，动静脉管径的正常比例为2∶3。黄斑部呈暗红色、无血管，视网膜透明，呈深橘色（图3-28）。视盘水肿见于颅内病变所致颅内压增高。视盘及视网膜血管的特征性改变见于高血压动脉硬化、慢性肾炎、糖尿病等。如原发性高血压患者早期表现为视网膜动脉痉挛，严重时可以出现视盘水肿等。糖尿病患者则主要表现为视网膜有点状或片状深层出血，晚期可出现视网膜剥离。

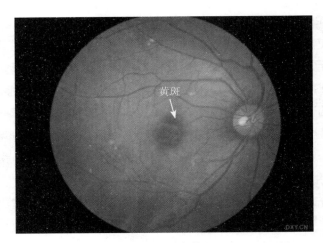

图3-28　眼底黄斑

（二）耳

耳（ear）是听觉和平衡器官。

1. **外耳**　①耳郭（auricle）：评估时注意观察耳郭的外形、大小、位置及是否对称，注意有否发育异常、外伤瘢痕、红肿、结节等。②外耳道（external auditory canal），观察外耳道皮肤是否正常，有无溢液。如有黄色液体流出伴痒感，常见于外耳道炎；有脓液流出伴有全身中毒症状，见于急性化脓性中耳炎；外伤后有血液或脑脊液流出提示颅底骨折的可能。

2. **中耳**　应注意观察有无鼓膜穿孔及穿孔位置。如有溢脓并有恶臭，可能为表皮样瘤。

3. **乳突**　观察乳突（mastoid）表面皮肤有无红肿，触诊无压痛。

4. **听力**　一般采用粗测法测定听力简单易操作。正常人一般约在1m处即可听到捻指音或机械表的滴答声。测量两侧听力距离是否一致，相互比较检查效果是否一致并与标准听力表对照，以确定听力是否正常。精确法为使用规定频率的音叉或电测听器设备进行的测试。

（三）鼻

视诊和触诊为鼻（nose）检查的主要方法。

1. **鼻外形与颜色**　注意观察鼻外形及皮色有无异常。若患者鼻腔出现部分或完全阻塞，鼻形扭曲，鼻梁扁平，称为蛙状鼻（frog shaped nose），见于鼻息肉。鼻梁塌陷称为马鞍鼻（saddle nose），见于鼻骨骨折。系统性红斑狼疮患者鼻梁部皮肤出现红色斑块，凸出皮肤表面并沿两颊蔓延。酒渣鼻（rosacea）的患者表现为鼻尖和鼻翼皮肤发红，同时发生毛细血管扩张现象，出现组织变厚。鼻部皮肤可出现色素沉着，可能是慢性肝病的外在表现。

2. **鼻翼扇动** 表现为鼻孔随吸气扩张随呼气回缩的，常见于伴有呼吸困难的高热性疾病及支气管哮喘或心源性哮喘急行发作时。

3. **鼻中隔** 正常成人的鼻中隔很少完全居于中央位置，绝大多数人群存在偏曲情况。若有明显的偏曲，可产生呼吸障碍；严重的高位偏曲引起神经性头痛。

4. **鼻腔黏膜** 正常人鼻黏膜湿润，呈粉红色，无充血、肿胀或萎缩。急性鼻炎患者的鼻黏膜多肿胀、充血，慢性鼻炎患者表现为鼻黏膜肿胀、组织肥厚，慢性萎缩性鼻炎患者的鼻黏膜萎缩、分泌物减少、鼻甲缩小、鼻腔宽大、嗅觉减退或丧失。

5. **鼻腔分泌物** 当鼻腔黏膜受刺激时可致分泌物增多。

6. **鼻出血** 多为单侧，见于外伤、鼻腔感染、局部血管损伤或鼻咽癌等患者。双侧鼻出血多由全身性疾病引起。若发生周期性鼻出血女性首先应考虑子宫内膜异位症。

7. **鼻窦** 包括上颌窦、额窦、筛窦和蝶窦4对，其中蝶窦解剖位置较深，所以不在体表进行检查。鼻窦各自均有窦口与鼻腔相通，引流不畅时易发生鼻窦炎。检查各鼻窦区有无压痛的方法：检查上颌窦时，检查者双手拇指分别置于被检者鼻侧颧骨下缘向后、向上按压，其余4指固定在被检者的两侧耳后；检查额窦时，检查者双手拇指分别置被检者眼眶上缘内侧，用力向后上按压，其余4指固定在患者头颅颞侧作为支点（图3-29）；检查筛窦时，检查者双侧拇指分别置于被检者鼻根部与眼内眦之间向后按压，其余4指固定在被检者两侧耳后，按压的同时询问被检者有无疼痛，并作两侧比较。正常人鼻窦无压痛。

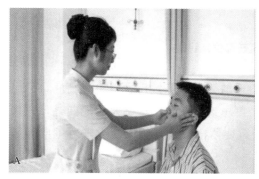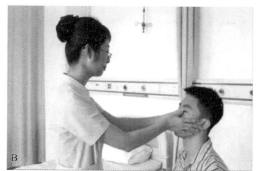

图3-29 上颌窦、额窦压痛检查

注：A.上颌窦压痛检查；B.额窦压痛检查。

（四）口

口（mouth）的检查内容包括口唇、口腔黏膜、牙齿、牙龈、舌、咽及扁桃体、喉和腮腺等。

1. **口唇** 正常人口唇红润光泽，唇黏膜薄而透明，发生色泽变化易于观察。评估口唇异常表现有唇色苍白、口唇发绀、口唇颜色深红、口唇呈樱桃红色、口唇干燥有皲裂、口唇疱疹、口角糜烂、口唇肥厚增大、口角歪斜、上唇裂开畸形等。

2. **口腔黏膜** 用手电筒进行照明或在充分的自然光线下进行（图3-30）。正常口腔黏膜光洁，呈粉红色。常见的口腔黏膜异常有口腔黏膜斑片状蓝黑色色素沉着、口腔黏膜损害等（图3-31）。

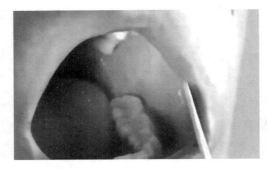

图 3-30 口腔黏膜检查

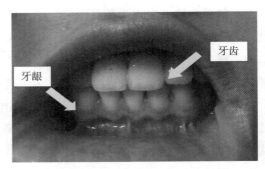

图 3-31 牙齿与牙龈检查

3. **牙齿（teeth）** 重点观察牙齿的颜色、数目、有无龋齿、残根、缺齿和义齿等。若发现牙齿异常应按下列格式标明所在部位（图 3-32）。

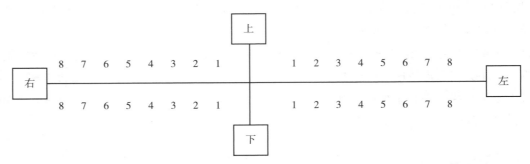

1. 中切牙；2. 侧切牙；3. 尖牙；4. 第一前磨牙；5 第二前磨牙；6. 第一磨牙；7. 第二磨牙；8. 第三磨牙。

图 3-32 牙齿异常所在部位标明格式

正常牙齿呈白色，排列整齐，无龋齿、残根或缺牙。长期饮用含氟量过高的水的患者可致牙齿呈黄褐色，称为斑釉牙。先天性梅毒患者可出现中切牙切缘呈月牙形凹陷且牙齿间隙过宽，称为哈钦森（Hutchinson）牙，为该病的重要体征。肢端肥大症患者可见单纯牙齿间隙过宽。

4. **牙龈（gums）** 观察牙龈形态、颜色及质地，注意有无肿胀、增生或萎缩、溢脓及出血等。正常牙龈呈淡红而润泽，质坚韧且与牙颈部紧密贴合，压迫后无出血及溢脓。常见异常表现有牙龈淡白、牙龈肿胀、牙龈萎缩及牙龈经挤压后有脓液溢出。铅中毒时牙龈出现游离缘出现蓝灰色点线，也称铅线（blue line）；铋、汞、砷等金属中毒时出现类似的黑褐色点线状色素沉着。

5. **舌（tongue）** 局部或全身疾病均可使舌的颜色、形状、感觉或运动发生变化，为临床诊断提供线索。患者伸舌，舌尖翘起，并左右侧移，以观察舌质、舌苔及舌的运动状态。正常人舌质淡红，表面湿润，覆有薄白苔，伸出居中，活动自如无颤动。舌常见的异常表现如下。

（1）干燥舌（dry tongue）：严重干燥舌者舌体缩小，有纵沟，见于严重脱水，可伴有其他体征如皮肤弹性减退。

（2）草莓舌（strawberry tongue）：舌乳头肿胀、发红似草莓，见于猩红热和长期发热患者。

（3）牛肉舌（beefy tougue）：舌面绛红似牛肉状，见于糙皮病。

（4）裂纹舌（wrinkled tongue）：舌面横向裂纹见于唐氏（Down）综合征与核黄素缺乏

症，纵向的裂纹见于梅毒性舌炎。

（5）镜面舌（smooth tongue）：又称光滑舌。舌乳头萎缩，舌体较小，舌面光滑呈粉红色或红色，见于缺铁性贫血、恶性贫血、重度营养不良及慢性萎缩性胃炎。

（6）毛舌（hairy tongue）：也称黑舌。舌面敷有黑色或黄褐色毛，见于久病衰弱或长期使用广谱抗生素。

（7）地图舌（geographic tongue）：舌面可见形如地图的黄色隆起，边缘不规则，数日即可剥脱并恢复正常。其发病原因不明。

（8）舌体增大（enlarged tongue）：暂时性舌体增大，见于舌炎、口腔炎、舌蜂窝织炎等。长时间舌体增大，见于黏液性水肿、舌肿瘤、唐氏综合征和呆小症。

（9）舌运动的异常：伸舌有细微震颤，见于甲状腺功能亢进症；伸舌偏向一侧，见于舌下神经麻痹。

 知识链接

舌诊

中医学诊断讲，舌诊的内容主要包括望舌质和舌苔两方面。舌质，即舌体，是舌的肌肉脉络组织，为脏腑气血之所荣。望舌质包括舌的神、色、形、态四方面，以察脏腑的虚实，气血的盛衰。舌苔指舌面上附着的一层苔状物，是胃气上蒸所生。望舌苔包括诊察苔质和苔色两方面，以察病位的浅深、病邪的性质、邪正的消长。《医门棒喝》中说："观舌本，可验其阴阳虚实，审苔垢，即知其邪之寒热浅深也。"舌诊时，必须全面观察舌质与舌苔，综合分析，才能做出正确诊断。

6. **咽及扁桃体** 咽自上而下分为鼻咽、口咽和喉咽3个部分。口咽位于软腭平面之上，会厌上缘的上方，前方直对口腔。软腭向下延续形成前后两层黏膜皱襞，分别称为腭舌弓和咽腭弓，扁桃体位于腭舌弓和咽腭弓之间的扁桃体窝中。咽腭弓后方称为咽后壁，一般咽部检查即指这个范围。

进行咽及扁桃体检查时，嘱受检者取坐位，头稍后仰，张口并发"啊"音。检查者用压舌板于被检者舌的前2/3与后1/3交界处迅速下压，此时软腭上抬，在照明的配合下即可见软腭、腭垂、咽腭弓、腭舌弓、扁桃体和咽后壁。检查时注意观察咽部颜色、对称性，有无充血、肿胀、分泌物及扁桃体的大小。正常人咽部无充血、红肿及黏液分泌增多，扁桃体不大。

急性咽炎患者，可见咽部黏膜充血、红肿，黏液腺分泌物增多。慢性咽炎患者，可见咽部黏膜充血，表面粗糙，并可见淋巴滤泡呈簇状增殖。扁桃体炎患者，可见腺体红肿、增大，扁桃体窝内有黄白色分泌物或渗出物形成的苔状假膜等表现，应与咽白喉相鉴别。咽白喉，在扁桃体上形成的假膜不易剥离，强行剥离则易引起出血。扁桃体肿大分为3度：扁桃体肿大不超过咽腭弓者为Ⅰ度；超过咽腭弓者为Ⅱ度；达到或超过咽后壁中线者为Ⅲ度（图3-33）。

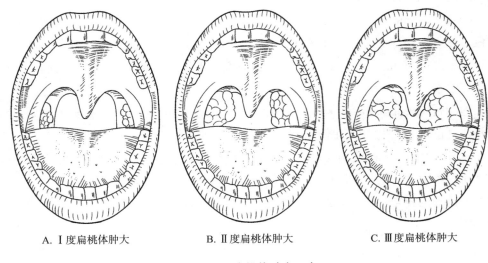

A. Ⅰ度扁桃体肿大　　　　　B. Ⅱ度扁桃体肿大　　　　　C. Ⅲ度扁桃体肿大

图3-33　扁桃体肿大示意

7. 喉（larynx）　位于喉咽之下，向下连接气管，是发音的主要器官。但声音的协调和语言的构成还需肺、气管、咽部、口腔、鼻腔、鼻窦等多器官的配合才能完成。急性声音嘶哑或失音常见于急性炎症，慢性失音要考虑喉癌。

8. 腮腺（parotid gland）　位于耳屏、下颌角、颧弓所构成的三角区内，正常人腮腺体薄而软，一般不能触及轮廓。腮腺导管开口于上颌第二磨牙相对的颊黏膜上。检查时注意导管口有无红肿及分泌物。腮腺肿大见于急性流行性腮腺炎、急性化脓性腮腺炎、腮腺肿瘤，检查时注意腮腺大小、轮廓、有无压痛肿胀、有无脓性分泌物流出及有无肿块等。

四、相关护理诊断/问题

1. **体液不足**　双侧眼球下陷/口唇干燥与腹泻引起消化液丢失有关。
2. **有受伤的危险**　与视力障碍有关。
3. **急性意识障碍**　瞳孔对光反射减弱/消失与脑血管病有关。
4. **语言沟通障碍**　听力下降与听神经损害有关。
5. **有出血的危险**　与凝血功能障碍有关。
6. **体象紊乱**　口角歪斜与脑血管疾病所致面瘫有关。
7. **牙齿受损**　龋齿与不良生活习惯有关。

第四节　颈部检查

一、颈部外形与运动

一般情况下，正常人颈部是直立的。对于矮胖且微胖者较为粗短，较高偏瘦者较为细长。男性甲状软骨表现较为突起，女性突起则不明显。在稍稍后仰头部时视诊颈部两侧的对称性及有无包块、瘢痕等会更容易。

颈部左右两侧分别又为两块较大的三角区域，为颈前三角和颈后三角，有助于医学上描述和定位颈部病变时的部位。颈前三角为胸锁乳突肌内缘、下颌骨下缘与前正中线之间的区域。颈后三角为胸锁乳突肌的后缘、锁骨上缘与斜方肌前缘之间的区域。

视诊颈部时让患者取坐位，颈部保持直立，特别注意查看颈部在静止与活动时的变化情况，注意查看颈部伸曲、转动是否正常。常见异常情况有颈部有颈肌外伤、先天性颈肌挛缩引起的斜颈（torticollis）；重症肌无力、进行性肌萎缩等患者可见无法抬头；软组织炎症、颈肌扭伤等引起的颈部活动受限者伴有疼痛；各种脑膜炎、蛛网膜下腔出血等疾病可引起颈项强直。

二、颈部皮肤与包块

1. **颈部皮肤**　检查时需仔细观察皮肤颜色、温度、湿度、弹性有无异常。观察是否出现疖、痈、结核病等感染性疾病或皮疹、蜘蛛痣及其他变化。

2. **颈部包块**　检查时应详细观察颈部包块的具体位置、数量、大小及质地、活动度、是否有压痛等情况。异常表现为非特异性淋巴结感染时发生淋巴结肿大是最常见症状，触诊比较柔软，伴有压痛；一般相对恶性肿瘤的淋巴结转移触诊质地较硬、并且伴有原发病变的症状或体征；血液系统疾病变常引发全身范围内淋巴结无压痛性的肿大；甲状腺肿大和来源于甲状腺的肿块，指导其进行做吞咽动作时，会伴随吞咽动作向上移动，借此可与颈前其他肿块鉴别。

三、颈部血管

1. **颈静脉**　视诊颈静脉时注意观察颈静脉的充盈程度及颈静脉搏动情况。正常人立位或坐位时颈静脉看不到，仰卧位时稍充盈可见，充盈程度仅限于锁骨上缘至下颌角距离的下 2/3 以内。颈静脉异常的表现：颈静脉怒张（distention of jugular vein）患者在坐位或半坐位时观察到颈静脉明显充盈，或者在仰卧位时充盈的颈静脉超过锁骨上缘至下颌角距离的下 2/3；低血容量状态的患者可观察到其在仰卧位时颈静脉仍无充盈；三尖瓣关闭不全患者颈部可出现静脉搏动情况。

2. **颈动脉**　正常人平静状态下很难观察到颈动脉搏动，只有在剧烈活动时才能见到微弱的搏动。异常表现见于主动脉瓣关闭不全、高血压、甲状腺功能亢进症及严重的贫血等疾病，患者在安静状态下常可观察到颈动脉明显搏动。由于颈动脉和颈静脉都可能发生搏动现象，位置邻近，应加以鉴别。

3. **颈部血管杂音**　是护士进行常规体格检查的一部分，主要用于评估颈部血管的健康状况。通过听诊颈部血管，护士可以对心血管疾病、颈动脉疾病等进行初步诊断和评估。在进行操作时，指导患者取坐位或仰卧位，头稍后仰，护士站于患者的一侧，用钟形听诊器听诊颈部动脉搏动感最强烈处，多在颈侧部靠近下颌角的区域。检查颈动脉是否有杂音或非正常声音，注意详细确定其位置、强度、性质、音调、传播方向和出现时间，并仔细倾听患者姿势变化和呼吸等对杂音的影响。

四、甲状腺

甲状腺（thyroid）位于甲状软骨下方和两侧，表面光滑、柔软不易触及（图3-34）。甲状腺检查一般按照视诊、触诊和听诊的顺序进行。

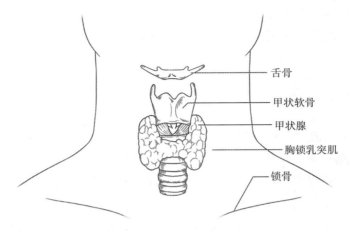

舌骨
甲状软骨
甲状腺
胸锁乳突肌
锁骨

图3-34　甲状腺位置示意

1. **视诊**　观察甲状腺的大小及是否对称性。正常情况下甲状腺外观不明显，女性青春发育期的甲状腺可稍微增大。进行检查时嘱其做吞咽动作可观察到甲状腺随之向上移动，当辨认不清楚时指导患者双手放在枕后，头后仰，此时能较明显看到甲状腺。

2. **触诊**　可用于评估甲状腺的大小、硬度、对称性、表面光滑度，有无结节及震颤等。

（1）甲状腺峡部触诊：护士站于患者前面用拇指或站于患者后面用示指从胸骨上切迹向上触诊，可触摸到气管前软组织，判断有无增厚，指导其做吞咽动作，感觉软组织在手指下面滑动，判断是否有肿大或肿块。

（2）甲状腺侧叶触诊

1）前面触诊：护士立于患者前面，一只手的拇指施压于一侧甲状软骨，将气管推向对侧，另一只手用示、中指在对侧胸锁乳突肌后缘向前推挤甲状腺侧叶，拇指在胸锁乳突肌前缘触诊，配合吞咽动作，重复检查，可触及被推挤的甲状腺。用同法检查对侧（图3-35）。

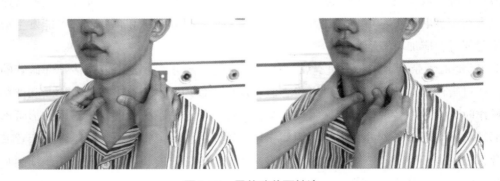

图3-35　甲状腺前面触诊

2）后面触诊：护士立于患者后面，一只手用示、中指施压于一侧甲状软骨，将气管推向对侧，另一只手拇指在对侧胸锁乳突肌后缘向前推挤甲状腺，示、中指在其前缘触诊甲状腺，配合吞咽动作，重复检查。用同法检查对侧。

3. **听诊** 正常甲状腺无血管杂音。甲状腺功能亢进者，可闻及低调的连续性静脉"嗡鸣"音。当触及肿大的甲状腺时，用钟型听诊器直接放置于肿大的甲状腺上，注意有无血管杂音。

4. **甲状腺肿大分度** 甲状腺肿大可分为3度：视诊无肿大但能触及者为Ⅰ度；视诊可见肿大又能触及，但在胸锁乳突肌以内者为Ⅱ度；超过胸锁乳突肌外缘者为Ⅲ度（图3-36）。甲状腺肿大常见于甲状腺功能亢进症、单纯性甲状腺肿、甲状腺癌、慢性淋巴细胞性甲状腺炎（桥本甲状腺炎）、甲状腺瘤和甲状旁腺腺瘤等疾病。

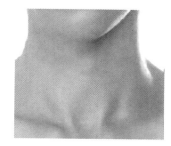 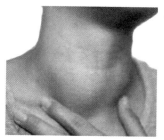 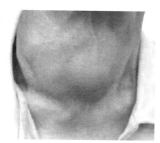

A.正常或Ⅰ度肿大　　　　B.Ⅱ度肿大　　　　C.Ⅲ度肿大

图3-36　甲状腺肿大

 知识链接 ···

桥本甲状腺炎

桥本甲状腺炎（Hashimoto thyroiditis，HT）是一种自身免疫病，也是甲状腺炎中最常见的类型。本病多见于中年女性，主要表现为甲状腺肿大、质地坚韧，并伴有甲状腺功能减退的症状。随着人们生活、工作节奏的加快，我国桥本甲状腺炎发病率明显增多，甲状腺过氧化物酶抗体阳性率高达11.6%。根据甲状腺功能状况分为桥本甲亢、亚临床甲亢、甲状腺功能正常、亚临床甲减、甲减5种，刚确诊时约20%是甲减，约5%为甲亢，大多数甲状腺功能正常。HT早期临床表现并不典型，仅有甲状腺肿大或咽部不适感，随着病情进展，会导致甲减而出现多种临床表现。

桥本甲状腺炎的健康指导包括心理护理、饮食护理、运动护理、药物治疗、定期检查、病情监测和健康生活等方面。通过保持良好的心态，积极配合治疗；保持均衡的饮食，多吃富含维生素、矿物质和蛋白质的食物；适当运动有助于提高免疫力，缓解压力；保持规律的作息时间，避免熬夜等全面科学的健康指导，患者可以更好地管理病情，提高生活质量。

五、气管

正常情况下，气管居于颈前正中位置。气管进入胸腔后分为左、右主支气管。检查时嘱患者取坐位或仰卧位，使颈部直立，检查者将右手示指与环指分别置于患者两侧胸锁关节上，中指置于气管正中，确定中指是否在示指与环指中间位置，也可比较气管与两侧胸锁乳突肌间的距离是否对称。若两侧距离不等，则为气管移位。根据气管偏移的方向可判断病变的性质。临床上患者出现大量胸腔积液、积气、纵隔肿瘤及单侧甲状腺肿大时，可将气管推向健侧；患者发生肺不张、肺纤维化、胸膜粘连时，则可将气管拉向患侧。

六、相关护理诊断/问题

1. **体象紊乱**　斜颈与颈部受损有关。
2. **疼痛**　与病毒感染引起颈部疼痛有关。
3. **体液过多**　颈静脉怒张与右心功能不全所致体循环淤血有关。
4. **体液不足**　颈静脉充盈不足与失血所致低血容量有关。
5. **气体交换受损**　与胸腔积液压迫肺组织、胸壁活动受到限制有关。
6. **焦虑**　甲状腺结节与担心疾病预后有关。
7. **低效性呼吸型态**　与不能进行有效呼吸有关。
8. **活动无耐力**　与蛋白质分解增加有关。

第五节　胸廓与肺检查

胸部（chest）指颈部以下和腹部以上的区域，主要由胸壁、胸廓、乳房、气管、支气管、肺、心脏、食管、纵隔、胸膜、淋巴管、血管等构成。胸廓由12个胸椎和12对肋骨、锁骨、胸骨、脊柱组成的骨性支架和皮肤、肌肉、胸膜构成。胸部检查的内容有胸壁、胸廓、气管、支气管、肺、乳房、心脏、血管等。

检查环境应安静、温暖，光线充足，根据受检者的病情或检查需要，受检者可取坐位或卧位，尽可能充分地暴露整个胸部，按照视诊、触诊、叩诊和听诊的顺序进行检查。

一般选择的检查顺序为先检查前胸部和侧胸部，然后再检查背部，在检查过程中需要注意进行两侧相同部位的对比。

一、胸部体表标志

胸部体表标志用于辅助确定胸壁和内部器官的精确位置，轮廓，以及病变的范围。这些标志涵盖骨骼标志、自然形成的凹陷及人为设定的线条与区域划分。具体见图3-37～图3-39。

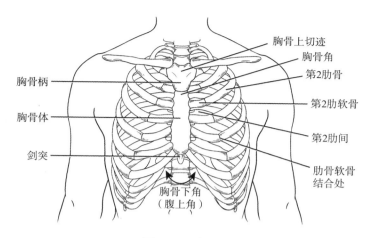

图 3-37　前胸部

胸骨上切迹
胸骨角
第2肋骨
第2肋软骨
第2肋间
肋骨软骨结合处

胸骨柄
胸骨体
剑突
胸骨下角（腹上角）

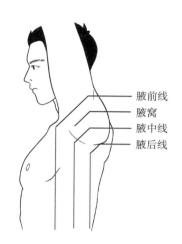

图 3-38　侧胸部

腋前线
腋窝
腋中线
腋后线

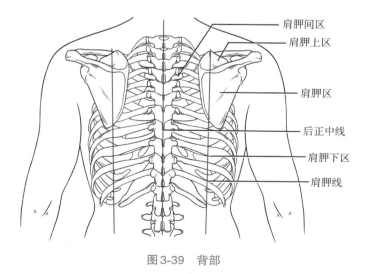

图 3-39　背部

肩胛间区
肩胛上区
肩胛区
后正中线
肩胛下区
肩胛线

（一）前胸部

1. 锁骨　呈"～"形，位于颈根部，内侧2/3凸弯向前，外侧1/3凸弯向后。

2. **锁骨上窝（左、右）**　锁骨上方的凹陷部位，相当于两肺尖的上部。

3. **锁骨下窝（左、右）**　锁骨下方的凹陷部位，相当于两肺尖的下部。

4. **胸骨**　分为胸骨柄，胸骨体和剑突3部分。

5. **胸骨柄**　上宽下窄，上缘为颈静脉切迹，两侧有锁骨切迹，下方与胸骨体相连。

6. **胸骨上窝**　胸骨柄上方的凹陷部位，正常气管位于其后正中。

7. **胸骨角**　又称路易斯（Louis）角，位于胸骨上切迹下约5cm处，由胸骨柄与胸骨体的连接处向前凸起而成，其两侧分别与左、右第2肋软骨相连接，为前胸壁计数肋骨和肋间隙的重要标志。此外，也是支气管分叉、心房上缘和上下纵隔交界的重要标志，平第4或第5胸椎的水平。

8. **胸骨体**　呈长方形，外缘接第2～7肋软骨和剑突。

9. **剑突**　胸骨体下端的突出部分，呈三角形，其上端与胸骨体相连，下端游离。正常人剑突的长短存在很大的差异。

10. **肋骨**　共有12对。于背部与相应的胸椎相连，由后上方向前下方倾斜，其倾斜度上方略小，下方稍大。第1～7肋骨在前胸部与各自的肋软骨连接，第8～10肋骨与3个联合一起的肋软骨连接后，再与胸骨相连，构成胸廓的骨性支架。第11、12肋骨不与胸骨相连，其前端呈游离状，称为浮肋。

11. **肋间隙**　肋与肋之间的间隙为肋间隙，用来标记病变的水平位置。第1肋骨下面的间隙为第1肋间隙，以此类推。大多数肋骨可在胸壁上触及，唯第1对肋骨前部因与锁骨相重叠，常不易触到。

12. **腹上角**　又称胸骨下角。左右肋弓（由第7～10肋软骨构成）汇合于胸骨下端所形成的夹角，相当于横膈的穹隆部。正常为70°～110°，为肝脏左叶、胃及胰腺所在的区域。

13. **前正中线**　又称胸骨中线，是通过胸骨正中的垂直线。

14. **锁骨中线（左、右）**　通过锁骨肩峰端和胸骨端两者连线的中点的垂直线。此线可作为评价心界大小及气胸穿刺时的定位标志。

15. **胸骨线（左、右）**　为沿胸骨边缘与前正中线平行的垂直线。

16. **胸骨旁线（左、右）**　为通过胸骨线和锁骨中线中间的垂直线。

（二）侧胸部

1. **腋窝**　上肢内侧与胸壁相连的凹陷部。

2. **腋前线**　通过腋窝前皱襞沿前侧胸壁向下的垂直线。

3. **腋中线**　自腋窝顶端，通过腋前线和腋后线连线中点向下的垂直线。

4. **腋后线**　通过腋窝后皱襞沿后侧胸壁向下的垂直线。

（三）背部

1. **肩胛骨和肩胛下角**　位于胸廓的后面，是三角形扁骨，介于第2～8肋之间。肩胛冈及其肩峰端均易触及。肩胛骨最下端的角称为肩胛下角。当人体取直立位，且双上肢自然下垂时，肩胛下角可作为第7或第8肋骨水平的标志，或相当于第8胸椎的水平，是背部计数肋骨的重要标志。

2. **肩胛线（左、右）**　双臂自然下垂时通过肩胛下角与后正中线平行的垂直线。此线在临床上常用作胸腔穿刺抽液的部位。

3. **肩胛上区（左、右）**　背部肩胛冈以上的区域，其外上界为斜方肌的上缘。

4. **肩胛下区（左、右）**　两肩胛下角的连线与第12胸椎水平线之间的区域。后正中线将此区分为左、右两部分。

5. **肩胛间区（左、右）**　两肩胛骨内缘之间的区域。后正中线将此区分为左、右两部分。

6. **脊柱棘突**　后正中线的标志，以第7颈椎棘突最为突出，其下为胸椎的起点，常以此处作为识别和计数胸椎的标志。

7. **肋脊角**　第12肋骨和脊柱构成的夹角，其前为肾脏和输尿管上段所在的区域。

8. **后正中线**　也称脊柱中线，为通过椎骨棘突沿脊柱正中向下的垂直线。

二、视诊

胸廓与肺脏的视诊内容包括胸廓外形、胸壁、呼吸运动及呼吸频率、深度与节律。

（一）胸廓外形

正常胸廓外形两侧大致对称，呈椭圆形。成人胸廓前后径短于左右径，两者的比例为1∶1.5；儿童和老年人胸廓前后径略小于左右径或接近左右径，呈圆柱形。常见的胸廓外形改变有以下几种，见图3-40。

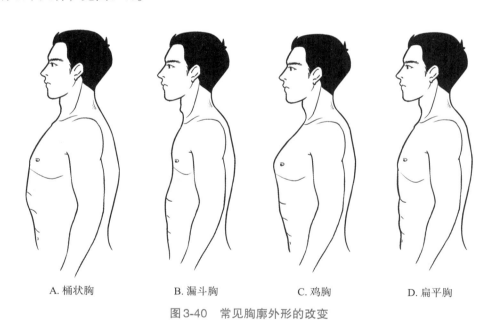

A. 桶状胸　　　B. 漏斗胸　　　C. 鸡胸　　　D. 扁平胸

图3-40　常见胸廓外形的改变

1. **扁平胸（flat chest）**　胸廓前后径短于左右径的一半，呈扁平状。多见于瘦长体型者和慢性消耗性疾病患者，如肺结核、肺癌晚期患者等。

2. **桶状胸（barrel chest）**　胸廓前后径增加，与左右径几乎相等，呈圆桶状。两侧肋骨的斜度变小，其与脊柱的夹角常大于45°，肋间隙变宽且饱满，腹上角增大，且呼吸时改变不明显。常见于严重慢性阻塞性肺疾病患者，也见于部分老年人或矮胖体型者。

3. **佝偻病胸（rachitic chest）** 常见于患有佝偻病的儿童，具体表现为佝偻病串珠、肋膈沟、鸡胸等。

（1）佝偻病串珠（rachitic rosary）：沿胸骨两侧肋软骨与肋骨交界处异常隆起，呈串珠状。

（2）肋膈沟（Harrison groove）：下胸部前面的肋骨外翻，从胸骨剑突沿膈肌附着的部位，可见其胸壁向内凹陷形成的沟状带。

（3）鸡胸（pigeon chest）：胸廓前后径略长于左右径，上下距离较短，胸骨下端向前突起，胸廓前侧壁肋骨凹陷，形似鸡的胸廓。

4. **漏斗胸（funnel chest）** 胸骨剑突处明显向内陷，形状似漏斗状。多为先天性。

5. **胸廓一侧变形** 胸廓一侧膨隆，多见于大量胸腔积液、气胸或一侧严重的代偿性肺气肿。胸廓一侧凹陷，多见于肺不张、肺纤维化、广泛性胸膜粘连增厚等。

6. **胸廓局部隆起** 多见于心脏明显增大、大量心包积液、主动脉瘤、胸壁肿瘤及肋软骨炎等疾病，也可见于肋骨骨折患者，可伴有剧痛和骨摩擦音。

7. **脊柱畸形引起的胸廓病变** 多见于脊柱结核、肿瘤、外伤及发育不良引起的脊柱畸形，表现为严重的脊柱前凸，后凸或侧凸导致胸廓前后、左右不对称，肋间隙增宽或变窄。严重的脊柱畸形引起的胸廓外形改变可引起呼吸功能、循环功能障碍，并出现相应的体征。

（二）胸壁

视诊胸壁时，除应评估被检查者的营养状态、皮肤颜色、淋巴结和骨骼肌的发育情况外，还应检查以下项目。

1. **静脉** 正常胸壁的静脉无明显显露。当上腔静脉或下腔静脉血液回流受阻后，在胸壁上建立侧支循环时，可见胸壁的静脉充盈或曲张，通过检查血流方向可明确受阻部位。胸壁静脉血流方向自上而下，为上腔静脉阻塞；胸壁静脉血流方向自下而上，为下腔静脉阻塞。

2. **肋间隙** 正常肋间隙无回缩或膨隆。吸气时可见肋间隙回缩，说明吸入的气体不能顺利进入肺内，提示上呼吸道阻塞。肋间隙膨隆，多见于大量胸腔积液、张力性气胸、严重慢性阻塞性肺疾病。胸壁肿瘤、主动脉瘤患者或儿童心脏明显增大时，其相对应部位的肋间隙也会出现膨隆。

（三）呼吸运动

呼吸运动是由呼吸肌收缩、舒张过程中引起的胸腔有规律的扩大与缩小相交替的运动。呼吸运动的基本意义是使肺内气体与外界气体进行交流，有效地提供机体代谢所需的氧气，排出体内产生的二氧化碳。参加呼吸作用的呼吸肌主要有膈肌、肋间外肌、肋间内肌和腹壁肌等。正常静息状态下呼吸运动应是稳定而具有一定的节律性，受到中枢神经、神经反射和体液的调节，此外，呼吸运动也受到意识的支配。血氧分压、高碳酸血症、血pH可通过化学感受器和呼吸中枢发挥调节作用；肺的牵张反射，也可改变呼吸运动。胸廓随着呼吸运动扩大和缩小，带动肺的扩张和收缩。正常情况下，吸气为主动运动，呼气为被动运动。吸气时，在肋间肌和膈肌作用下，胸廓向上向外扩张，由于肺始终处于回缩状态，而胸膜为潜在的密闭腔隙，胸膜腔内出现负压，牵拉肺扩张，肺泡内压力低于大气压，气体进入肺。呼气时则相反，胸廓被动回缩，肺泡内压力升高，气体流向体外。

正常情况下腹式呼吸和胸式呼吸运动均不同程度地同时存在。正常成年男性和儿童的呼吸运动以膈肌运动为主，胸廓下部及上腹部的运动幅度较大，形成腹式呼吸。成年女性的呼吸运动以肋间肌运动为主，形成胸式呼吸。某些疾病可导致呼吸运动改变或呼吸困难。

1. **呼吸运动的改变** 呼吸运动的增强或减弱。

（1）胸式呼吸减弱而腹式呼吸增强：见于肺部或胸膜的病变如肺炎、重症肺结核和胸膜炎等，或胸壁疾病如肋间神经痛、肋骨骨折等。

（2）腹式呼吸减弱而胸式呼吸增强：见于腹膜炎、大量腹水、肝脾极度增大、腹腔内巨大肿瘤及妊娠晚期等。

2. **呼吸困难** 可分为吸气性呼吸困难、呼气性呼吸困难、混合性呼吸困难。

（1）吸气性呼吸困难：上呼吸道阻塞的患者因气流不能顺利进入肺内，吸气时呼吸肌收缩，造成胸内负压极度增高，从而引起胸骨上窝、锁骨上窝及肋间隙向内凹陷，称为"三凹征"，此时吸气时间延长。常见于气道阻塞，如气管肿瘤、气管异物等。

（2）呼气性呼吸困难：下呼吸道阻塞的患者，因气流呼出不畅，呼气需要极度用力，引起肋间隙膨隆，呼气时间延长。常见于支气管哮喘、慢性阻塞性肺疾病等。

（3）混合性呼吸困难：常见于重症肺炎、重症肺结核、肺栓塞、大量胸腔积液和气胸等。

（四）呼吸频率与深度

正常成人静息状态下，呼吸频率为12～20次/分，呼吸与脉搏比为1:4，新生儿呼吸约44次/分。呼吸深浅适度。常见异常类型如下。

1. **呼吸过速** 呼吸频率＞20次/分，常见于剧烈运动、高热、疼痛、贫血、甲状腺功能亢进症及心力衰竭等。一般体温每升高1℃，呼吸大约增加4次/分。

2. **呼吸过缓** 呼吸频率＜12次/分，常见于麻醉药或镇静药过量、颅内压增高等。

3. **呼吸浅快** 常见于肺炎、胸膜炎、胸腔积液、气胸、呼吸肌麻痹等。

4. **呼吸深大** 又称库斯莫尔（Kussmaul）呼吸，表现为呼吸深大而节律规整。当严重代谢性酸中毒时，机体为调节血液的酸碱平衡，排出体内过多的CO_2而出现的呼吸。见于糖尿病酮症酸中毒和尿毒症酸中毒等。

（五）呼吸节律

正常成人静息状态下，呼吸节律均匀而整齐。呼吸节律的改变常提示疾病影响到呼吸中枢。常见异常类型如下。

1. **潮式呼吸** 又称陈-施（Cheyne-Stokes）呼吸。呼吸先由浅慢逐渐变为深快，然后再由深快逐渐变为浅慢，随之出现一段时间的呼吸暂停（5～30秒），接着又开始由浅慢到深快的呼吸，如此周而复始，如潮水涨落。每一呼吸周期可长达30～120秒。

2. **间停呼吸** 又称比奥（Biot）呼吸。表现为经过几次有规律的呼吸后，突然出现一段时间的呼吸暂停，然后又开始规律的呼吸，如此周而复始。间停呼吸的周期为10～60秒，暂停时间较潮式呼吸更长。

以上两种异常呼吸节律的发生机制相同，均是由于呼吸中枢兴奋性降低，导致调节呼吸的反馈机制出现异常，当缺氧或CO_2潴留达到一定程度时才能刺激呼吸中枢，使呼吸运动逐渐增强并恢复，伴随着积聚的CO_2的呼出及缺氧情况的改善，呼吸中枢又再次失去有效的刺激，兴奋性降低，呼吸运动又逐渐减慢而暂停。潮式呼吸提示患者病情严重，预后多为不良，常见于脑炎、脑膜炎、颅内压增高及某些中毒等。有些老年人深睡眠时也可出现轻度潮式呼吸，多因脑动脉硬化、中枢神经系统供血不足所致。间停呼吸的呼吸中枢抑制更为严重，病情也更为危重，预后多不良，常发生在临终前，多见于脑损伤、颅内压增高、脑炎、脑膜炎等中枢神经系统疾病。

3. **抑制性呼吸**　由于胸部剧烈疼痛导致吸气动作突然中断，呼吸运动短暂抑制，患者表情极度痛苦，呈断续性浅快的呼吸。常见于急性胸膜炎、肋骨骨折及严重胸部外伤的患者。

4. **叹气样呼吸**　在一般正常呼吸节律中插入一次深大呼吸，常伴有叹气声。见于神经衰弱、精神紧张或抑郁症等，多为功能性改变。

三、触诊

（一）胸廓扩张度

呼吸时胸廓扩大和回缩的活动度，称为胸廓扩张度。主要判断患者在平静呼吸及深呼吸时两侧胸廓动度是否对称。因呼吸时一般在胸廓前下部运动度较大，因此常在此处进行胸廓扩张度的检查。

1. **前胸廓扩张度的检查方法**　检查者双手置于胸廓前下侧部，左右大拇指分别沿两侧肋缘指向剑突，拇指尖在前正中线两侧对称部位，手掌和伸展的手指置于前侧胸壁，嘱受检者作深呼吸运动，观察和比较两手的活动度是否一致。

2. **后胸廓扩张度的检查方法**　检查者双手平置于受检者背部肩胛下区对称部位，约为第10肋骨水平，大拇指与后正中线平行，将两侧皮肤向后正中线轻推，嘱受检者做深呼吸运动，观察和比较两手的动度是否一致。

3. **临床意义**　若一侧胸廓扩张度减弱，常见于大量胸腔积液、气胸、胸膜增厚、肺不张等。双侧胸廓扩张度减弱，常见于双侧胸膜增厚、肺气肿等。

（二）胸壁压痛

正常胸壁用手指按压，一般无压痛。胸壁压痛的检查方法：检查者的手掌平贴于需要检查的胸壁上，手掌紧贴胸壁，与胸壁之间无空隙，手掌均匀地给胸壁施加压力，询问被检查者有无压痛。肋间压痛多见于肋间神经炎；肋软骨局部压痛见于肋软骨炎；胸壁局部压痛见于软组织炎症、外伤及肋骨骨折等。胸骨压痛和叩击痛常提示白血病，多因骨髓异常增生所致。

（三）皮下气肿

正常胸壁无皮下气肿。当皮下组织有气体积存时称为皮下气肿（subcutaneous）。用手指轻压皮下组织，若触及握雪感，表明有皮下气肿。多由于肺脏、气管及胸膜受损，气体从病变部位逸出，进入皮下组织所导致，常见于自发性气胸、纵隔气肿、胸部外伤、肋骨骨折等。

（四）触觉语颤

触觉语颤（vocal tactile fremitus）又称语音震颤，指受检者发出语音后，声波沿气管、支气管及肺泡传导至胸壁所引起的振动，这种振动觉可由检查者用手感知。气管、支气管通畅是触觉语颤产生的必要条件，其强度与声音的强弱、音调的高低（越低越强）、胸壁的厚薄（越薄越强）、气道通畅程度及胸壁传导性等因素有关。

检查方法：检查者将双手掌或双手掌的尺侧缘轻放于受检者的胸壁对称部位，嘱患者用同等的强度重复发"yi"的长音，然后双手交叉重复一次，先前胸后背部，自上而下，从内到外，触诊时需注意比较两侧对应部位的触觉语颤强度。正常双侧触觉语颤基本一致。成年男性较儿童、女性强；消瘦者较肥胖者强；前胸壁胸骨角旁及背部肩胛间区强度最强；前胸上部强于前胸下部，右胸上部强于左胸上部。触觉语颤的检查对判断检查部位肺组织密度及胸腔病变有重要价值。

1. **触觉语颤增强** ①见于肺实变期，因不同介质中传导声波的能力为固体＞液体＞气体，故肺实变期肺组织传导声波的能力较正常肺组织强。常见于大叶性肺炎实变期、大片肺梗死等。②靠近胸壁有浅而大的肺空洞，因声波在空洞内产生共鸣导致声波振幅增大，且空洞周围肺组织多有炎性浸润而出现实变，所以有利于促进声波的传导，常见于空洞型肺结核、肺脓肿等。

2. **触觉语颤减弱或消失** ①肺泡内含气量增加，常见于慢性阻塞性肺疾病。②支气管阻塞，如阻塞性肺不张、气管内分泌物过多。③胸壁与肺组织的距离增大，如大量胸腔积液或气胸等；胸膜高度增厚、粘连；胸壁皮下气肿或水肿。

（五）胸膜摩擦感

正常情况下，胸膜的脏层和壁层之间表面平滑，允许无摩擦的呼吸运动。然而，急性胸膜炎会打破这种状态。这种状况由于炎症引起的纤维蛋白沉积在胸膜的脏层和壁层之间，导致脏层和壁层表面变粗糙。当受影响的个体进行呼吸时，这两层胸膜的摩擦会产生特定的感觉，称为胸膜摩擦感。

在临床检查中，医生可以通过将手掌轻放在患者胸壁上，感受患者深呼吸时手下皮肤的摩擦感来检测胸膜摩擦。通常选择在胸壁活动较大的区域，如胸廓下前侧或腋中线的第5、6肋间进行检查。这种摩擦感在吸气末和呼气初期较为明显，并且在患者屏住呼吸时消失。

四、叩诊

胸部叩诊是一种临床检查技术，通过敲击胸壁来分析下方组织的振动和产生的声音。这种方法可以帮助医生判断是否存在异常情况。通常，通过声音的回响和共鸣性质来评估胸部的健康状况。然而，这种技术有其局限性。例如，位于胸壁下5cm深处的病变，如果直径＜3cm，叩诊往往无法检测到异常，因为这样的小范围病变不足以显著改变叩诊声音的性质。

（一）叩诊方法

在进行肺部叩诊时，医生通常采用间接叩诊法。叩诊板需贴合肋间隙并保持平行于肋骨。特别是在叩诊肩胛间区域时，叩诊板应与脊柱保持平行。为了确保准确性，检查过程中要求患者采取仰卧位或坐位，并放松肌肉，两臂自然垂放，保持均匀呼吸。

检查通常开始于前胸部，从锁骨上窝开始，顺着锁骨中线和腋前线，自上而下逐个肋间隙进行叩诊。接下来，检查侧胸部，受检者需将上臂抬高至头部，从腋窝沿腋中线和腋后线开始，向下叩至肋缘。在检查背部时，受检者应稍微低头，双手交叉抱肘，身体前倾，以使肩胛骨向外侧移动，从肺尖开始，沿肩胛线向下叩诊至肺底，测量膈肌活动范围。

叩诊时应确保使用均匀、适度的力量，从上到下、从外向内进行，同时对比左右对称部位的叩诊音变化，以便发现潜在的异常。这种系统的检查方法有助于全面评估肺部健康状况。

（二）影响叩诊音的因素

叩诊音的性质与肺泡内含气量、胸壁的厚薄程度等因素有关。胸壁组织较厚，如皮下脂肪较多、肌肉层较厚等，均可使叩诊音变浊。胸壁骨骼支架增大，可加强共鸣的效果。胸腔积液影响震动的传播，叩诊音会变浊。肺内含气量、肺泡的张力和弹性等也可影响叩诊音。

（三）胸部叩诊音的类型

在胸部叩诊中，声音的类型可以根据其回响特性分类为清音、鼓音、浊音、实音和过清音。正常肺部在大部分区域应呈现清音，这是因为肺是充满空气的器官。不过，在肺与心脏或肝脏相邻的区域，叩诊声会因为这些器官的固体性质而呈现浊音，这被称为心脏或肝脏的相对浊音区。在心脏或肝脏完全露出的区域，叩诊声则转为实音，这是因为这些区域完全由较密实的组织组成，称为心脏或肝脏的绝对浊音区。

特别地，前胸左下方通常会呈现鼓音，这一区域对应于胃泡区，鼓音的产生与胃内气体的多少直接相关。在背部，除了脊柱所在区域外，从肩胛上区到第9～11肋下缘的大部分区域通常呈现清音，反映了正常肺组织的气体含量。

（四）肺界叩诊

肺部叩诊的技术和解读涉及多个方面，用于评估肺的位置和功能状态。

1. **肺上界**　又称克勒尼希（Kronig）峡。通过从斜方肌前缘中央开始向外侧和内侧叩诊，标记从清音转为浊音的转变点。这段清音带的长度通常是4～6cm。肺上界的变窄可能提示浸润性肺结核，而增宽可能与慢性阻塞性肺疾病有关。

2. **肺前界**　通常与心脏的绝对浊音界相匹配。右侧肺前界大致位于胸骨线上，左侧从胸骨旁线的第4～6肋间隙。肺前界的浊音区扩大可能与心脏扩大、心包积液或主动脉瘤相关；缩小则可能见于慢性阻塞性肺疾病。

3. **肺下界**　在锁骨中线、腋中线和肩胛下角线上，从上至下叩诊直到清音转为浊音的位置即为肺下界。在正常呼吸状态下，肺下界分别位于锁骨中线的第6肋间隙、腋中线的第8肋间隙和肩胛线的第10肋间隙。肺下界上移可能由于肺不张、膈肌麻痹等情况导致；肺下界下移则可能与腹腔内脏下垂或慢性阻塞性肺疾病有关。

4. **肺下界的移动范围**　反映膈肌的活动范围，正常情况下肺下界的移动范围为6～8cm。首先在平静状态下标记肺下界，然后在深吸气和深呼气后的状态中再次标记，比较这些标记的距离来评估移动度。移动范围的减小可能见于肺不张、慢性阻塞性肺疾病、肺炎或胸腔积液。当胸腔大量积液、积气或广泛粘连时，肺下界的移动度可能难以通过叩诊确定。

（五）胸部异常叩诊音

正常肺脏听诊为清音，如果在肺部的清音区范围内，叩诊时出现浊音、实音、鼓音或过清音时则为异常叩诊音，提示肺、胸膜、膈肌或胸壁存在着病理改变。异常叩诊音的类型取决于病变部位的性质、范围的大小及部位的深浅。

1. 浊音或实音　①肺内含气量减少，肺组织密度增高，如肺不张、肺炎、肺结核、肺梗死、肺水肿及肺硬化等。②肺内有不含气的占位性病变，如肺部肿瘤、肺包虫或囊虫病、未液化的肺脓肿等；胸腔积液或胸膜增厚等。

2. 鼓音　常见于胸膜腔积气，如气胸；肺内空腔性病变范围直径＞3cm，且靠近胸壁时，叩诊呈鼓音，多见于空洞型肺结核、肺囊肿等。若空洞巨大，位置表浅且腔壁光滑或张力性气胸的患者，叩诊时局部呈鼓音，但有金属性回响，称为空瓮音（amphorophony）。

3. 过清音（hyperresonance）　肺张力减弱而含气量增多，见于慢性阻塞性肺疾病等。

五、听诊

听诊是一项关键的临床评估方法，用于检查肺部和呼吸系统的状况。进行肺部听诊时，通常遵循一定的顺序和方法。

（1）听诊顺序：开始于肺尖，自上而下进行，确保左右肺部的对比。依次听诊前胸部、侧胸部和背部。前胸部沿锁骨中线和腋前线进行，侧胸部则沿腋中线和腋后线，背部沿肩胛线自上而下逐一听诊每个肋间隙。在每个位置，应该至少听诊1～2个呼吸周期。

（2）听诊内容：听诊的主要目的是评估通过呼吸道和肺泡传递的气流所产生的声音。这些声音可以分为正常呼吸音、异常呼吸音和啰音。正常呼吸音表明气流畅通无阻，而异常呼吸音或啰音则可能指示存在潜在的呼吸系统问题。

（3）听诊注意事项：①部位，确保全面覆盖所有关键区域。②响度，注意声音的强度和清晰度。③音调，评估声音的高低。④性质，如干、湿、粗糙等特征。⑤与呼吸时相的关系，注意声音在吸气和呼气阶段的变化。

（一）正常呼吸音

听诊肺部时，医生会根据气流通过不同部位的呼吸音来评估肺部健康。这些呼吸音可分为3种主要类型。

1. 支气管呼吸音　这种呼吸音是由气流通过声门、气管及主支气管时产生的湍流和摩擦引起的。它的特点是音响强、音调高，呼气音比吸气音更强和更高。正常情况下，这种呼吸音可以在喉部、胸骨上窝，以及背部的第6～7颈椎和第1～2胸椎附近听到。

2. 肺泡呼吸音　当气流进入和离开细支气管及肺泡时，会产生一种较为柔和的"fu-fu"声。这种呼吸音的吸气阶段音响较强、音调较高，持续时间也较长；而呼气阶段则音响较弱、音调较低、时相较短。这种呼吸音在大部分肺野内可听到，尤其在乳房下部及肩胛下区域最为明显。

3. 支气管肺泡呼吸音　这是一种支气管呼吸音和肺泡呼吸音的混合型呼吸音。吸气时类似于肺泡呼吸音，但音响更强、音调更高；呼气时则类似于支气管呼吸音，但强度较弱、音调较低。这种呼吸音正常出现在胸骨两侧第1、2肋间、肩胛间区第3、4胸椎水平及肺尖前后部。

正常呼吸音的分布见图3-41。

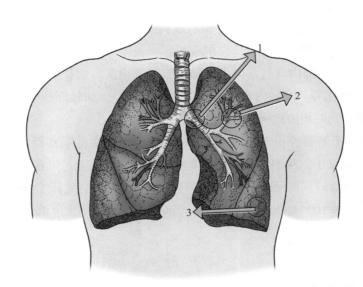

图3-41 正常呼吸音的分布

注：1.支气管呼吸音；2.支气管肺泡呼吸音；3.肺泡呼吸音。

（二）异常呼吸音（病理性呼吸音）

1. **异常肺泡呼吸音**

（1）肺泡呼吸音减弱或消失：这种情况可以是双侧性或单侧性，甚至是局部性的。它可能由胸廓活动受限、呼吸肌疾病、支气管阻塞、压迫性肺不张及腹部疾病引起。例如，肋软骨硬化、胸痛限制胸廓运动；重症肌无力和膈肌瘫痪影响呼吸肌功能；支气管狭窄和慢性阻塞性肺疾病阻塞呼吸道；气胸和胸腔积液导致肺不张；腹部巨大肿瘤或腹水也可能影响正常的肺部扩张。

（2）肺泡呼吸音增强：这通常与通气功能的增强相关，可能因剧烈运动、高热、贫血、代谢亢进或酸中毒而导致双侧肺泡呼吸音增强。单侧增强常见于肺结核、肺肿瘤或胸腔积液、积气，这些情况可能使健侧肺部发生代偿性通气功能增强。

（3）呼吸音延长：常因下呼吸道狭窄或肺组织弹性降低导致。这些情况增加了呼气阻力或减弱了呼气的驱动力，常见于支气管哮喘和慢性阻塞性肺疾病等。

（4）断续性呼吸音（齿轮呼吸音）：由支气管狭窄或肺部局部炎症引起，导致吸入的气体不能均匀进入肺泡。这种不规则的断续呼吸音常见于肺炎和肺结核。

（5）粗糙性呼吸音：由于支气管黏膜轻度水肿或炎性物质的浸润，导致管腔内壁狭窄或粗糙，气流进出不畅所致。常见于支气管或肺部炎症的早期。

2. **异常支气管呼吸音** 又称管样呼吸音（tubular breath sound）。在正常肺泡呼吸音听诊区域听到支气管呼吸音，为异常支气管呼吸音，提示支气管与病变的部位相通。主要见于肺实变和肺内大空腔，以及压迫性肺不张。

（1）肺实变：主要为炎症性肺实变。炎症渗出导致气体无法进入肺泡，肺泡呼吸音不能形成，而肺组织实变有利于支气管呼吸音传导至胸壁的表面，常见于大叶性肺炎实变期、肺结核（大块渗出性病变）。

（2）肺内大空腔：肺内出现较大空腔，且与支气管相通，当伴有周围肺实变时，吸入的气体在空腔中发生共鸣，且空腔周围肺实变更有利于声波传导，故可听到支气管呼吸音，常见于肺脓肿、空洞型肺结核。

（3）压迫性肺不张：多见于胸腔积液，肺组织受压导致肺组织致密且支气管通畅，有利于声波的传导。

3. **异常支气管肺泡呼吸音**　在正常肺泡呼吸音听诊区域听到支气管肺泡呼吸音，即为异常支气管肺泡呼吸音。常见原因为：由于肺实变范围较小，与正常肺组织混合存在，或较深的肺实变区域被正常肺组织覆盖所致，常见于支气管肺炎、肺结核、大叶性肺炎初期、压迫性肺不张。

（三）啰音

啰音（crackles，rales）是一类在正常呼吸音之外的附加呼吸音，通常不会在健康个体中出现。这些音频根据其特性可以分为干啰音和湿啰音。

1. **干啰音（wheezes，rhonchi）**　是由气流通过狭窄或部分阻塞的气道时形成的湍流引起的，涉及气管、支气管或细支气管。可能的病理原因包括气管和支气管的炎症、气道分泌物增多、气管平滑肌的痉挛、气道内异物或肿瘤的阻塞，以及管壁外的肿大淋巴结或纵隔肿瘤的压迫（图3-42）。

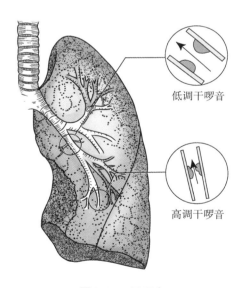

低调干啰音

高调干啰音

图 3-42　干啰音

（1）特征：①发生阶段，干啰音可以在吸气和呼气阶段听到，但主要在呼气阶段更为明显。②音调与持续性，音调高，具有乐音性，持续时间较长。③变化性，性质、强度和部位易变，数量可以在短时间内明显增加或减少，主要发生在大气道。

（2）分类：①低调干啰音（鼾音），声音低沉，类似于熟睡中的鼾声或呻吟声，常见于气管或主支气管，通常与较黏稠的分泌物有关。②高调干啰音（哨音或哮鸣音），音调高，带有乐音性，类似于鸟鸣或哨笛声，常在用力呼气时音质上升，主要发生在小支气管或细支气管。

（3）临床意义：局限干啰音多由局部支气管狭窄所致，常见于支气管肺癌、支气管异物及支气管内膜结核等。双侧满肺干啰音常见于支气管哮喘、心源性哮喘、慢性阻塞性肺疾病等。

2. 湿啰音（moist rales）　也称水泡音（bubble sound），是一种不连续的呼吸附加音。是气道内存在着较稀薄的液体（如渗出液、痰液、血液、黏液、分泌物和脓液等），吸气时气流通过这些稀薄的液体形成的水泡并立刻破裂产生的声音；或由于小支气管、细支气管及肺泡壁因分泌物黏着而陷闭，吸气时突然张开而重新充气所发出的爆裂音（crackles）。

（1）特征：湿啰音是由气道内液体积聚产生的特殊呼吸音，具有以下独特的特点：①断续性与短暂性，湿啰音通常是断续的，且持续时间较短。②发生时机，这种啰音多在吸气阶段出现，尤其是在吸气末期更为明显，有时也可在呼气的早期被听到。③位置固定，啰音发生的部位通常相对固定，并且其性质难以随时间改变。④大小不一，大、中、小湿啰音可能在同一患者体内同时出现。⑤咳嗽的影响，咳嗽后，湿啰音可能因气管内液体位置的变动而减轻或消失，有时也可能增强。

（2）分类：按呼吸道口径的大小和腔内渗出物多少不同进行分类，可分为大水泡音（粗湿啰音）、中水泡音（中湿啰音）、小水泡音（细湿啰音）和捻发音。具体见表3-1，图3-43。

表3-1　湿啰音的分类

类别	部位	时间	常见疾病
大水泡音（粗湿啰音）	气管、主支气管或空洞部位	吸气早期	支气管扩张、肺水肿、肺结核或肺脓肿空洞
中水泡音（中湿啰音）	中等大小的支气管	吸气中期	支气管炎、支气管肺炎等
小水泡音（细湿啰音）	小支气管、细支气管	吸气末期	细支气管炎、支气管肺炎、肺淤血及肺梗死
捻发音	细支气管、肺泡	吸气终末期	肺淤血、肺炎早期、肺泡炎

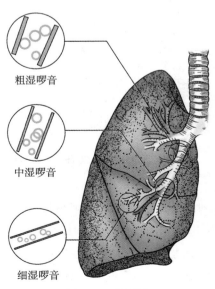

粗湿啰音

中湿啰音

细湿啰音

图3-43　湿啰音

（3）特殊类型：昏迷或濒死无力咳出呼吸道分泌物的患者，有时于气管部位不用听诊器也可闻及，称为痰鸣音。弥漫性肺间质纤维化患者于吸气末期出现音调较高的细湿啰音，如撕开尼龙扣带时发出的声音，称为Velcro啰音。

（4）临床意义：局部湿啰音主要见于局部的病变，如支气管扩张、肺炎或肺结核等；两肺底湿啰音主要见于支气管肺炎、左心衰竭引起的肺淤血；双肺满布湿啰音见于急性肺水肿或严重的支气管肺炎。

（四）语音共振

语音共振（vocal resonance）也称听觉语音，其发生机制与触觉语颤相似。受检者发出语音后，声波沿气管、支气管及肺泡传导至胸壁所引起的振动，这种振动觉可由检查者通过听觉去感受，较触诊检查更加敏感，结果更准确。气管、支气管的通畅，胸膜脏层和壁层相贴近是语音共振产生的必要条件，其强度与发出声音的强弱、音调的高低（越低越强）、胸壁的厚薄（越薄越强）、支气管与胸壁的距离、气道的通畅程度及胸壁传导性等因素有关。

检查时，嘱受检者用中等强度重复发长音"yi"，喉部发音产生的振动经气管、支气管、肺泡传至胸壁，借助听诊器可以听取。听诊时应注意上下进行对比、左右对称部位进行对比。通常在气管和大支气管附近的听诊声音最强，肺底则较弱。正常情况下，闻及的语音共振音节含糊难以分辨；病理情况下，语音共振可出现增强、减弱或消失，其临床意义同触觉语颤。语音共振增强，常见于肺组织实变，如大叶性肺炎实变期、大片肺梗死；或者靠近胸壁的肺内有大空腔，如空洞型肺结核、肺脓肿等。语音共振减弱，常见于肺泡内含气量增加，如慢性阻塞性肺疾病；或者支气管存在着阻塞，如阻塞性肺不张；或者大量胸腔积液、气胸，以及胸膜增厚、显著粘连。

（五）胸膜摩擦音

胸膜摩擦音是由胸膜表面的炎性纤维蛋白沉积引起的，导致其表面变得粗糙。这种声音在使用听诊器时可以听到，特别类似于手指在手背上摩擦时产生的声音。

1. 特征和观察情况

（1）特征：胸膜摩擦音听起来像是粗糙的摩擦声，通常与皮肤摩擦产生的声音相似。

（2）位置敏感性：由于前下侧胸壁在呼吸过程中动度最大，因此在这一区域胸膜摩擦音最为明显。

（3）液体影响：胸腔积液较多时，液体将两层胸膜分开，摩擦音可能暂时消失。随着积液被吸收，两层胸膜再次接触，摩擦音可能重新出现。

2. 常见相关疾病　胸膜摩擦音常见于以下情况：纤维素性胸膜炎、肺梗死、胸膜肿瘤、尿毒症相关的胸膜炎。这种摩擦音的出现通常提示胸膜面炎症或其他病理变化，是临床上诊断相关胸膜疾病的重要依据。

六、相关护理诊断/问题

1. 低效性呼吸型态　与阻塞性肺气肿所致的通气功能障碍有关。
2. 气体交换障碍　与左心功能不全所致肺淤血有关。
3. 自主呼吸障碍　与脑血管意外导致的中枢性呼吸衰竭有关。

4. **清理呼吸道无效** 与咳痰无力、痰液多且黏稠有关。

5. **焦虑** 与各种原因导致的肺通气和换气功能障碍引起的呼吸困难和不适症状有关；与疾病不良预后的担心有关。

第六节 乳房检查

乳房（breast）位于前胸部胸大肌和胸筋膜的表面。成年女性乳房的上界为第2或第3肋骨，下界为第6或第7肋骨，内界起自胸骨线旁，外界止于腋前线。乳头在乳房前中央突起，平锁骨中线第4肋间隙或第5肋骨水平。检查时受检者胸部应充分暴露，在充足的光线下，取坐位或仰卧位，丰满和下垂乳房可选仰卧位进行检查。一般先视诊再触诊，除检查乳房外，还应检查引流乳房部位的淋巴结是否出现异常。

一、视诊

（一）对称性

正常女性取坐位时双侧乳房基本对称，部分女性由于双侧乳房发育程度不完全相同，出现轻度不对称。一侧乳房明显增大，见于先天畸形、囊肿形成、炎症或肿瘤等；一侧乳房明显缩小，多因发育不全所致。

（二）皮肤改变

正常乳房皮肤无红肿、凹陷、溃疡、瘢痕或色素沉着等。

1. **皮肤发红** 见于：①局部炎症，常伴有局部肿胀、发热、疼痛。②乳腺癌若累及浅表淋巴管引起癌性淋巴管炎，局部皮肤常呈深红色，常不伴疼痛，发展迅速，面积多超过一个象限。

2. **乳房溃疡** 常提示皮肤及皮下组织破坏，为乳癌晚期的典型表现，也可继发于外伤、感染或放射性损伤。乳房瘘管形成，提示乳腺结核或脓肿。

3. **乳房水肿** 常见于乳腺癌或炎症。①癌症引起的水肿：为癌细胞浸润阻塞乳房淋巴管所致的淋巴水肿。因乳房皮肤变厚，毛囊及毛囊孔明显下陷致局部乳房皮肤呈"橘皮"或"猪皮"样。②炎症所致的水肿：由于炎症刺激使毛细血管通透性增加，血浆渗出至血管外，并进入细胞间隙，常伴有皮肤发红。

4. **皮肤回缩或凹陷** 多见于外伤、炎症、乳腺癌早期，如无明确的外伤病史，皮肤回缩常提示恶性肿瘤存在。轻度的皮肤回缩，常为早期乳腺癌的征象。由于纤维组织变短或Cooper韧带活动性降低所造成。为能更好地发现乳房皮肤回缩，可嘱受检者做双臂上举、双手叉腰、身体前倾等可使胸大肌收缩、乳房悬韧带拉紧的上肢动作或姿势变换。

（三）乳头

观察双侧乳头的位置、大小、两侧是否对称、有无出现乳头内陷。乳头回缩，如自幼发生，多为发育异常；如为近期发生则可能为病理性改变，如乳腺癌或炎性病变。乳头出现分泌物，提示乳腺导管有病变，分泌物可呈浆液性，黄色、绿色或血性。大部分情况下，乳头出现分泌物为良性病变，少部分由癌症引起（常是导管内癌或浸润性导管癌），其余可由良性导管疾病（如导管内乳头状瘤、导管扩张、纤维囊性病变）、内分泌紊乱（垂体肿瘤）、肝脏疾病、乳房脓肿或感染，或使用某些药物引起。这些病因中，乳腺导管内良性乳头状瘤最常见，同样也是不伴有乳腺肿块性血性乳头分泌物的主要病因。乳腺癌患者也可出现血性分泌物；乳头分泌物由清亮变为绿色或黄色，常见于慢性囊性乳腺炎。妊娠期女性的乳头及其活动度均增大。肾上腺皮质功能减退时，乳晕可出现明显色素沉着。

（四）腋窝和锁骨上窝

腋窝和锁骨上窝是乳房淋巴引流最重要的区域，是乳房视诊必不可少的部分，视诊时需注意详细观察双侧腋窝、锁骨上窝及颈部淋巴结有无包块、红肿、溃疡、瘘管和瘢痕等（详见第三章第二节淋巴结检查）。

二、触诊

（一）触诊体位

受检者如取坐位时应先将双臂下垂，然后将双臂高举过头或双手叉腰。仰卧位时应在肩下置一小枕以抬高肩部，将双臂置于枕后，以便充分暴露乳房。

（二）检查手法

以并拢的示指、中指和环指掌面平置在乳房上，以旋转或来回滑动的方式，用指腹轻施一定的压力，由浅入深进行触诊。

（三）检查顺序

为方便检查结果的记录，临床上常以受检者的乳头为中心分别做一条水平线和一条垂直线，将乳头分成4个象限，即外上、外下、内上、内下象限（图3-44）。左侧乳房自第1象限开始按顺时针检查，最后检查乳头；右侧乳房自第1象限开始逆时针检查，最后检查乳头。如一侧乳房有症状，检查时先触诊健侧乳房，再检查患侧乳房。

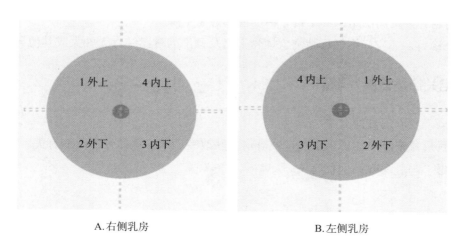

A.右侧乳房　　　　　B.左侧乳房

图3-44　乳房病变的定位

（四）检查内容

触诊乳房有无红肿热痛、包块、硬结，以及乳房有无弹性消失和异常分泌物。正常乳房的触诊呈模糊的颗粒感或一定的柔韧感，具有一定的弹性。乳房触诊的感觉同皮下脂肪组织的多少有关。青年人乳房柔韧，质地均匀一致；中年人可触及乳腺小叶；老年人的乳房多松弛，呈纤维结节感。月经期因为乳房小叶充血，触诊有紧张感；妊娠期乳房增大并有柔韧感；哺乳期乳房呈结节感。触诊时应注意以下几方面。

1. 硬度和弹性　乳房硬度增加，且弹性消失，提示皮下组织存在病变，如炎症或新生物浸润等。当乳晕下有癌肿存在时，该部位的皮肤弹性常常消失。

2. 压痛　乳房的某一部位出现压痛多见于炎性疾病、乳腺增生。恶性病变较少出现压痛。

3. 包块　正常情况下，乳房不会触及包块。如触及包块，应进一步判断其所在的部位、大小、外形、硬度、压痛和活动度等特征。

（1）部位：一般包块的定位方法是以乳头为中心，按时钟钟点的方位和轴向进行描述。记录包块所在象限，包块与乳头间的距离。

（2）大小：记录包块的长度、宽度和厚度，以作为病程中比较包块有无增大或缩小及其发展程度的依据。如包块为1cm×2cm×1cm。

（3）外形：包块的外形是否规则、边缘是否光滑及同其周围的组织有无粘连。圆形或椭圆形肿块可能为囊肿、腺瘤、纤维腺瘤或正常乳房腺体。不规则的肿块可能是癌肿、肉瘤或导管内乳头状瘤。良性肿瘤的表面大多光滑规整；恶性肿瘤的表面则凹凸不平，边缘多固定。

（4）硬度：可描述为柔软、囊性、中等硬度及坚硬等。良性肿瘤多呈柔软或囊性感觉；恶性肿瘤质地多坚硬。

（5）压痛：一般炎性病变常表现为中度至重度压痛，大多数恶性病变压痛则不明显。

（6）活动度：触诊包块是否可以自由移动。包块固定不动或仅能向某一方向移动时，应明确包块是固定于皮肤、乳腺周围组织还是固定于深部组织和结构。良性肿瘤的包块一般活动度较大；炎性病变的包块相对较固定；早期的恶性包块可具有一定的活动度，随着病情发展，晚期因癌肿侵犯周围组织和结构，活动度会显著下降。

乳房触诊后，还应仔细触诊腋窝、锁骨上窝及颈部的淋巴结有无肿大或其他异常。

三、相关护理诊断/问题

1. **疼痛**　与乳房炎症有关。
2. **自我形象紊乱**　与乳房疾病造成乳房皮肤改变、第二性征外形改变有关。
3. **焦虑**　与乳房疾病困扰有关。

第七节　心脏检查

心脏检查是全身体格检查的重要部分，对于初步诊断有无心脏疾病、疾病病因及部位有重要意义。受检者取仰卧位或坐位，充分暴露胸部。检查者位于受检者的右侧，按照视诊、触诊、叩诊和听诊的顺序依次进行检查。

一、视诊

检查者视线与受检者胸廓同高，观察心前区外形、心尖搏动及有无心前区异常搏动。

（一）心前区外形

正常情况下，人的心前区与右侧对应部位形状对称，没有不寻常的隆起或凹陷。心前区出现异常隆起，通常见于某些先天性心脏病，如法洛四联症或儿童时期风湿性心脏病导致的右心室肥大。在成人中，心前区饱满，可见于大量心包积液，而心前区凹陷则可能与佝偻病或者鸡胸等胸廓畸形有关。

（二）心尖搏动

在心室收缩期，心尖会向前推动并撞击胸壁的对应部位，导致肋间软组织外突，这种现象称为心尖搏动。在正常成人中，心尖搏动通常位于左锁骨中线内侧的第5肋间，偏左 $0.5 \sim 1.0$cm 的位置，其搏动直径为 $2.0 \sim 2.5$cm。

1. **心尖搏动的位置和特征** 可以受到多种因素的影响，包括个体的体型、体位、年龄和妊娠等。例如，肥胖的人、儿童或妊娠女性可能因横膈较高而导致心脏横位，从而使心尖搏动位置上移至第4肋间外侧。相反，体型较瘦长的人在站立或坐立时，由于横膈的下移，心脏位置可能垂直下降，使心尖搏动位置下移至第6肋间。这些变化反映了心尖搏动位置的生理变异性。

2. **心尖搏动的强弱及范围** 与胸壁厚度、肋间隙宽窄及心脏活动强度等有关。生理情况下，胸壁肥厚、乳房悬垂或肋间隙变窄时，心尖搏动较弱，搏动范围也缩小。胸壁薄或肋间隙增宽时心尖搏动相应增强，范围也扩大。剧烈运动和情绪激动时，心尖搏动也会随之增强。

3. **心尖搏动异常移位**

（1）心脏疾病：①左心室增大时，心尖搏动向左下移位，见于主动脉瓣关闭不全等。②右心室增大时，心尖搏动向左移位，见于二尖瓣狭窄。③全心增大时，心尖搏动向左下移位，伴心界向两侧扩大，见于扩张性心肌病等。④心尖搏动位于右侧胸壁，见于先天性右位心。

（2）胸部疾病：①一侧胸腔积液或气胸，使纵隔被推向健侧，心尖搏动移向健侧。②一侧肺不张或胸膜粘连，使纵隔被拉向患侧，心尖搏动移向患侧。

（3）腹部疾病：大量腹水或腹腔有巨大肿块时，使膈肌抬高，心尖搏动向上移位。

4. **心尖搏动强度与范围异常变化** ①心尖搏动增强、范围增大：见于左心室肥大、甲状腺功能亢进症、发热和严重贫血。②心尖搏动减弱：因心肌收缩力下降搏动减弱所致，见于扩张型心肌病、心肌梗死等；由于心脏与前胸壁距离的增加使心尖搏动减弱或消失，多见于心包积液、缩窄性心包炎；心脏以外的病理性原因多为左侧大量胸腔积液、气胸或肺气肿。

（三）心前区异常搏动

1. **胸骨左缘第2肋间搏动**　见于肺动脉高压或肺动脉扩张。少数正常青年人（特别是瘦长体型者）在体力活动或情绪激动时也可出现。

2. **胸骨左缘第3～4肋间搏动**　多见于先天性心脏病所致的右心室肥厚，如房间隔缺损等。

3. **剑突下搏动**　多见于肺源性心脏病右心室肥大者或腹主动脉瘤引起的腹主动脉搏动等。患者深吸气后，搏动增强则为右心室搏动，减弱则为腹主动脉搏动。

二、触诊

心脏触诊的目的是进一步确诊视诊发现的心尖搏动和心前区异常搏动的结果，同时确定有无抬举性搏动、有无震颤及心包摩擦感。触诊可与视诊同步进行。检查时，先用右手手掌置于受检者心前区进行触诊，再用手掌尺侧或并拢的示指与中指指腹并拢进行触诊以准确定位，必要时也可单指指腹触诊。

（一）心尖搏动

触诊可进一步确定心尖搏动的位置、强弱和范围和有无抬举性心尖搏动。左心室肥厚的重要体征为出现抬举性心尖搏动（heaving apex impulse），即为触诊的手指可被强而有力的心尖搏动抬起。

（二）震颤

震颤（thrill）通常被描述为类似"猫喘"的感觉，是在触诊时通过手掌感受到的细微震动。这种感觉类似于触摸猫的喉部时感受到的呼吸震颤。震颤的产生主要是因为血液在经过心脏或血管的狭窄部位或沿着异常路径流动时形成涡流，引起瓣膜、血管壁或心腔壁的震动，这些震动最终传递到胸壁上。

通常，震颤是心血管系统器质性疾病的一个标志性体征，尤其常见于心脏瓣膜狭窄或某些类型的先天性心脏病中。这种震动的感觉可以为医生提供关键的诊断线索，有助于识别和评估潜在的心脏问题（表3-2）。

表3-2　心前区震颤的临床意义

部位	时相	常见病变
心尖区	舒张期	二尖瓣狭窄
胸骨左缘第2肋间	收缩期	肺动脉瓣狭窄
胸骨左缘第2肋间	连续性	动脉导管未闭
胸骨右缘第2肋间	收缩期	主动脉瓣狭窄
胸骨左缘第3～4肋间	收缩期	室间隔缺损

（三）心包摩擦感

心包摩擦感（pericardium friction rub）由急性心包炎引起的心包膜纤维渗出所致表面粗

糙。在心脏收缩与舒张期，心包的壁层和脏层之间的摩擦导致振动传至胸壁。这种振动最容易在心前区或胸骨左缘第3～4肋间触及，尤其在收缩期、前倾坐位或深呼吸末尾更为明显。

三、叩诊

叩诊用于评估心脏的位置、大小及其形状。心脏的左、右边界通常被肺覆盖，叩诊呈相对浊音，而未被肺覆盖的区域叩诊呈绝对浊音。相对浊音界可以反映心脏的实际大小。

（一）叩诊方法

叩诊时，受检者通常取仰卧位，检查者左手板指与肋间平行，轻叩为宜，以适中的力度均匀叩诊。叩诊顺序从左至右，从下至上，从外向内。在叩诊左边界时，从心尖搏动最强点外侧2～3cm开始，由外向内，叩诊音由清音变浊音处做标记，逐个肋间向上至第2肋间。右边界从右锁骨中线肝上界的上一肋间开始，同样由外向内，直至第2肋间。

（二）正常心浊音界

1. **测量方法**　用硬尺从前正中线至各标记点的垂直距离表示正常成人心脏相对浊音界，再测量左锁骨中线距前正中线的距离。

2. **心脏相对浊音界范围**　正常心脏左界从第2肋间开始，几乎与胸骨左缘平齐，逐渐向外形成外凸弧形至第5肋间。右界几乎与胸骨右缘平齐，第4肋间稍向外偏移。心脏左界第2肋间处相当于肺动脉段，至第5肋间为左心室。见表3-3。

表3-3　正常成人心脏相对浊音界

右心界/cm	肋间	左心界/cm
2～3	II	2～3
2～3	III	3.5～4.5
3～4	IV	5～6
	V	7～9

注：左锁骨中线距前正中线为8～10cm。

3. **心浊音界的组成**　心脏左界第2肋间处相当于肺动脉段，第2肋间为左心耳，第4～5肋间为左心室，其中血管与心脏左心交接处向内凹陷，称为心腰。右界第2肋间相当于升主动脉和上腔静脉，第3肋间以下为右心房。

（三）心浊音界的改变

心浊音界的改变受到心脏本身病变和心脏外因素的影响。

1. **心脏本身病变**

（1）左心室增大：心浊音界向左下增大，心界呈靴形。常见于主动脉瓣关闭不全和高血压性心脏病（图3-45）。

（2）右心室增大：心浊音界显著扩大，向左右两侧均扩大。常见于肺源性心脏病。

（3）左、右心室增大：心浊音界向左右两侧增大，左心界向左下显著增大，称为普大型心。常见于扩张型心肌病和全心衰竭。

（4）左心房增大合并肺动脉段扩大：胸骨左缘第2～3肋间心界增大，心界呈梨形。常见于风湿性心脏病、二尖瓣狭窄（图3-46）。

（5）心包积液：积液达到一定程度时，心浊音界向两侧扩大，体位改变时心界可呈三角烧瓶形或球形，为心包积液的特征性体征（图3-47）。

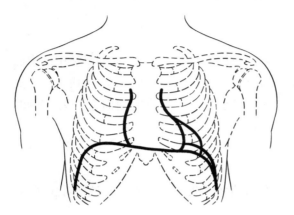 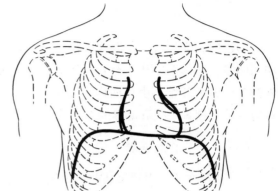

图3-45　主动脉型心浊音界（靴形心）　　　　图3-46　二尖瓣型心浊音界（梨形心）

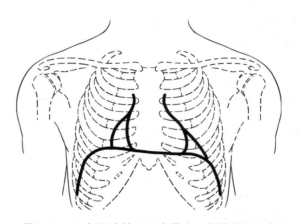

图3-47　心包积液的心浊音界（三角烧瓶形心）

2. 心脏外因素

（1）一侧大量胸腔积液或气胸：患侧心界叩不出，健侧心浊音界会向外移位。

（2）严重肺气肿：因心脏被压迫导致心浊音界变小或无法叩出。

（3）腹腔大量积液或巨大肿瘤：膈肌上抬，心脏呈横位，叩诊时心界向左扩大。

四、听诊

听诊是心脏体格检查中的重要检查方法。听诊时，受检者取仰卧位或坐位。为更好地辨别心音或杂音可改变体位，或深吸气、深呼气，适当运动后听诊。如二尖瓣狭窄患者可取左侧卧位，主动脉关闭不全的患者可取前倾坐位。

（一）心脏瓣膜听诊区

心脏各瓣膜开放与关闭时所产生的声音传导至体表最易听清的部位即为心脏瓣膜听诊区。通常4个瓣膜有5个听诊区：①二尖瓣区，又称心尖区，位于心尖搏动最强点。心脏大小位置正常时，多位于第5肋间左锁骨中线稍内侧。②肺动脉瓣区，位于胸骨左缘第2肋间。③主动脉瓣区，位于胸骨右缘第2肋间。④主动脉瓣第二听诊区，位于胸骨左缘第3、4肋间。⑤三尖瓣区，位于胸骨体下端左缘，即胸骨左缘第4、5肋间。见图3-48。

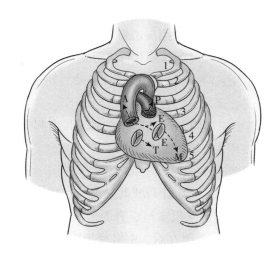

图3-48　心脏瓣膜听诊区

注：M.二尖瓣区；A.主动脉瓣区；E.主动脉瓣第二听诊区；P.肺动脉瓣区；T.三尖瓣区。1.第1肋；2.第2肋；3.第3肋；4.第4肋；5.第5肋。

（二）听诊顺序

通常情况下，心脏听诊顺序可按逆时针方向自二尖瓣区开始，依次为肺动脉瓣区、主动脉瓣区、主动脉瓣第二听诊区和三尖瓣区。

（三）听诊内容

听诊内容包括心率、心律、心音、额外心音、杂音和心包摩擦音。

1. 心率（heart rate）　指每分钟心跳的次数。检查时一般在心尖部听取第一心音，计数一分钟。正常静息状态，成人心率范围为60～100次/分。老年人偏慢，女性稍快，儿童较快，心率＜3岁的儿童多在100次/分以上。

听诊异常情况如下。

（1）心动过速：成人心率＞100次/分，婴幼儿心率＞150次/分。病理情况下，见于发热、贫血、甲状腺功能亢进症、心力衰竭、休克。

（2）心动过缓：成人心率＜60次/分。病理情况下，见于颅内压增高、胆汁淤积性黄疸、甲状腺功能减退症、房室传导阻滞或服用普萘洛尔、美托洛尔等β受体阻滞药。

2. 心律（cardiac rhythm）　指心脏跳动的节律。正常成人心律基本规则，部分青少年可出现随呼吸改变的心律，吸气时心律增快，呼气时减慢，为窦性心律不齐，无临床意义。听诊发现的心律失常，最常见的有期前收缩（premature beat）和心房颤动（atrial

fibrillation）。

（1）期前收缩：即早搏，指在规则心律基础上，突然提前出现的一次心跳。听诊特点：①规律的心脏节律中心音提前出现，其后有一长间歇。②提前出现的第一心音增强，第二心音减弱。③长间歇后出现的第一个心跳，第一心音减弱，第二心音增强。

若期前收缩规律出现，则可形成联律。每一次正常窦性搏动后出现一次期前收缩，称为二联律。每两次正常窦性搏动后出现一次期前收缩，称为三联律。二联律和三联律多为病理性改变，常见于器质性心脏病、洋地黄中毒及低钾血症等。

（2）心房颤动：简称房颤，是由于心房内的异位节律点发出异位冲动产生的多个折返所致。听诊特点：①心律绝对不规则。②第一心音强弱不等。③脉率少于心率（脉搏短绌）。常见于二尖瓣狭窄、高血压、冠状动脉粥样硬化性心脏病或甲状腺功能亢进症等。

3. 心音（heart sound）　心音有4个，按照其在心动周期中出现的先后顺序，依次命名为第一心音、第二心音、第三心音、第四心音。

（1）第一心音（S_1）：是由于瓣膜关闭，瓣叶突然紧张引起振动而发出声音，二尖瓣和三尖瓣的关闭是产生S_1的主要原因，其他如半月瓣的开放等也参与S_1的形成，但通常不能被人耳分辨，S_1标志着心室收缩期的开始。

（2）第二心音（S_2）：是血液在主动脉与肺动脉内突然减速和半月瓣突然关闭引起瓣膜振动所致，其他如房室瓣的开放等因素也参与S_2音的形成，但通常不能被人耳所分辨。S_2产生时主动脉瓣关闭在前，肺动脉瓣关闭在后，S_2出现于S_1之后，标志着心室舒张期的开始。正常第一心音与第二心音的听诊特点见表3-4。

表3-4　正常S_1与S_2听诊特点

特点	第一心音	第二心音
音调	较低	较高
强度	较响	较S_1弱
性质	较钝	较清脆
时限	较长，持续约0.1秒	较短，约0.08秒
S_1与S_2间隔	S_1与S_2间隔较短	S_2与下一个心动周期的S_1间隔较长
听诊部位	心尖部最响	心底部最响
与心尖搏动关系	同时出现	之后出现

（3）第三心音（S_3）：出现在心室舒张早期，多认为是由于心室快速充盈时，血流自心房冲击心室壁，使心室壁、腱索和乳头肌突然紧张和振动所致。在部分儿童和青少年中可闻及第三心音。

（4）第四心音（S_4）：出现在心室舒张末期，心室收缩期前，其产生与心房收缩使房室瓣及其相关结构（瓣膜、瓣环、腱索和乳头肌）突然紧张和振动有关。S_4多属于病理性，一般不易闻及。

（5）心音强度改变：除肺内含气量多少、影响心音强度的主要因素是心肌收缩力与心室充盈程度、瓣膜位置的高低、瓣膜的结构及活动性等。

1）S_1强度改变：决定因素主要是心室内压增加的速度，心室内压增加的速度越快，S_1

越强；其次是心室开始收缩时二尖瓣和三尖瓣的位置和上述其他因素的影响。S_1增强常见于二尖瓣狭窄，由于心室充盈速度减慢，心室充盈量减少，以致心室开始收缩时二尖瓣的位置相对较低，心室收缩时左室内压上升速度变快，收缩时间变短，使得低位的二尖瓣关闭的速度加快，造成瓣膜关闭的振动幅度加大，进而导致S_1增强。典型的"拍击性第一心音"表现为在心尖部可听见高调、清脆，呈拍击声的S_1。但如伴有严重瓣叶病变的二尖瓣狭窄，瓣叶显著纤维化或者钙化，使瓣叶增厚、僵硬，瓣膜活动明显受限，S_1反而减弱；高热、贫血、甲状腺功能亢进症因心肌收缩力增强和心动过速，S_1增强；S_1减弱常见于二尖瓣关闭不全，由于左心室舒张期过度充盈（包括由肺静脉回流的血液和收缩期反流进入左心房的血液），使二尖瓣漂浮，以致在心室收缩前二尖瓣的位置相对较高，关闭时振幅变小，S_1减弱。主动脉瓣关闭不全等使心室充盈过度和二尖瓣位置较高小，S_1减弱；心肌炎、心肌病、心肌梗死或心力衰竭因心肌收缩力减弱，均可导致S_1减弱；S_1强弱不等常见于心房颤动。当两次心搏相近时S_1增强，间隔较远时S_1减弱。

2）S_2强度改变：与主动脉、肺动脉内的压力及半月瓣（主动脉瓣和肺动脉瓣）的完整性和弹性有关。S_2主要包括主动脉瓣第二心音（A_2）和肺动脉瓣第二心音（P_2）两个部分，A_2在主动脉瓣区最清晰，P_2在肺动脉瓣区最清晰。通常情况下，儿童及青少年$P_2 > A_2$，成人$P_2 = A_2$，老年人$A_2 < P_2$。S_2增强表现为A_2增强，多见于高血压、动脉粥样硬化；表现为P_2增强多见于肺源性心脏病、二尖瓣狭窄伴肺动脉高压、由左向右分流的先天性心脏病（如房间隔缺损、室间隔缺损、动脉导管关闭）。S_2减弱表现为A_2减弱，见于主动脉瓣狭窄、主动脉瓣关闭不全；表现为P_2减弱，见于肺动脉瓣狭窄、肺动脉瓣关闭不全等。

3）S_1、S_2同时改变：S_1、S_2同时增强见于运动、情绪波动、贫血等心脏活动增强时；S_1、S_2同时减弱见于心肌炎、心肌病、心肌梗死等心肌严重受损。

（6）心音性质改变：当心肌严重病变时S_1会失去原有的性质与S_2相似。当心率增快时，收缩期与舒张期时限几乎相等，听诊时可有类似钟摆的"滴答"声，称为钟摆律（pendulum rhythm）。当心率 > 120次/分时，如同胎儿心音，称为胎心律。钟摆律或胎心率常提示心肌严重受损，病情十分危重，常见于大面积急性心肌梗死和重症心肌炎等。

（7）心音分裂：在正常情况下，心室收缩或舒张时两个房室瓣或两个半月瓣的关闭并非绝对同步，三尖瓣较二尖瓣延迟关闭0.02～0.03秒，肺动脉瓣迟于主动脉瓣约0.03秒，这种差别在听诊时人耳无法分辨，故听诊仍为一个声音。当两个房室瓣或两个半月瓣的关闭明显不同步时，间隔时间明显延长，听诊时可出现一个心音分成两个心音的现象，称为心音分裂。

1）S_1分裂：当左、右心室收缩明显不同步时，间隔时间 > 0.03秒时，可出现S_1分裂，在心尖或胸骨左下缘可闻及。偶见于健康儿童和青年；病理情况下因心室电活动延迟，使三尖瓣关闭明显迟于二尖瓣，多见于完全性右束支传导阻滞。

2）S_2分裂：临床较常见，以肺动脉瓣区听诊最清晰，可分为生理性分裂、通常分裂、固定分裂、反常分裂4种。①生理性分裂：常见于正常儿童和健康青年人，常于深吸气末出现。深吸气时胸腔负压增大，右心回心血量增加，右心室排血时间延长，肺动脉瓣关闭延迟。若肺动脉瓣关闭明显晚于主动脉瓣关闭，则可在深吸气末可闻及S_2分裂。②通常分裂：是临床上最常见的S_2分裂类型，多在肺动脉瓣区可听到。由于呼吸因素的影响，常见于某些导致右心室排血时间延长的疾病，如二尖瓣狭窄伴肺动脉高压、肺动脉瓣狭窄等。③固定分裂：心音分裂不受吸气和呼吸因素的影响，分裂间隔时间固定，见于先天性心脏病（房间隔缺损）。④反常分裂：又称逆分裂，主要表现为主动脉瓣关闭迟于肺动脉瓣关闭，吸气时分裂变窄，呼气时分裂变宽，常见于完全性左束支传导阻滞；严重的主动脉瓣狭窄、重度高血压，因左心排血受阻、排血时间延长，导致主动脉瓣关闭明显晚于肺动脉瓣所致。

4. **额外心音**　指在正常的 S_1、S_2 之外可以听到的病理性附加心音，与心脏杂音不同。通常分为收缩期额外心音和舒张期额外心音，临床上以舒张期额外心音最多见。当额外心音发生在 S_2 之后，可与原有的 S_1 和 S_2 构成三音律，如舒张期奔马律和开瓣音。

（1）舒张期奔马律（protodiastolic gallop）：是一种额外心音出现在舒张早期的三音心律，由于常常同时存在着心率增快（ > 100次 / 分），额外心音与原有的 S_1、S_2 组成的节律犹如马奔跑时的蹄声，故称奔马律。其发生机制是由于心室舒张期的负荷过重，心肌的张力减低，顺应性出现减退，当舒张早期心房内的血液快速流入心室时，引起已过度充盈的心室壁产生振动。舒张期奔马律是心肌严重受损时的重要体征，多提示心脏功能失去代偿能力，常见于心力衰竭、急性心肌梗死、重症心肌炎和扩张型心肌病等。

（2）开瓣音（opening snap）：又称二尖瓣开放拍击声，常闻于 S_2 后 0.05～0.06秒。其发生机制是由于舒张早期血液从高压力的左心房迅速流入左心室，导致弹性尚好的瓣叶迅速开放后又突然停止，瓣叶振动时引起的拍击样声音。听诊特点为音调高、清脆、短促而响亮，呈拍击样，在心尖部内侧较清楚。见于瓣膜功能尚可的二尖瓣狭窄。开瓣音的出现说明二尖瓣的瓣叶弹性和活动性较好，是二尖瓣分离术适应证的重要指征。

5. **杂音**　心脏杂音（cardiac murmurs）指除心音和额外心音以外，由于心室壁、瓣膜或血管壁的振动，在心脏收缩或舒张期出现的持续时间较长，强度、频率不同的异常声音，可与心音完全分开或连续，甚至完全掩盖心音。杂音性质的判断对于心脏病的诊断具有重要的参考价值。

（1）杂音产生的机制：正常血流流动的状态为层流。当血流速度变快、瓣膜口狭窄或关闭不全、异常的血流通道、心腔结构异常和大血管瘤样扩张等原因出现时，血流由层流变为湍流，形成漩涡，冲击心壁、瓣膜、腱索、大血管壁等使之振动，由此在相应部位听到的声音即为杂音。

1）血流速度变快：血流速度越快，越容易出现旋涡，形成湍流，杂音也越明显。如剧烈运动后、严重贫血、高热患者、甲状腺功能亢进等，血流速度会明显增加，即使心脏没有瓣膜或血管病变也可产生杂音，或使原有的杂音增强。

2）瓣膜口狭窄：当血流通过狭窄部位时会形成湍流而产生杂音，这是形成杂音的常见原因，可见于二尖瓣狭窄、主动脉瓣狭窄、肺动脉瓣狭窄、先天性主动脉缩窄等。

3）瓣膜关闭不全：心脏瓣膜由于器质性病变（畸形、粘连或穿孔等）形成的关闭不全或心腔扩大导致的相对性关闭不全，血液反流经过关闭不全的部位会产生旋涡而出现杂音，也是产生杂音的常见原因之一。如主动脉瓣关闭不全可闻及主动脉瓣区舒张期杂音，高血压性心脏病左心室扩大导致的二尖瓣相对关闭不全可在心尖区闻及收缩期杂音。

4）异常的血流通道：在心腔内或大血管间存在异常通道，如室间隔缺损、动脉导管未闭等，当血流经过这些异常通道时通常会形成旋涡而产生杂音。

5）心腔结构异常：心室内乳头肌、腱索断裂形成的漂浮物，均可能扰乱血液层流而出现杂音。

　　6）大血管瘤样扩张：血液在流经血管瘤（主要是动脉瘤）时也可能会形成涡流而产生杂音。

　　（2）杂音的特点及听诊要点：杂音听诊具有一定的难度，可根据以下几方面进行仔细分辨并分析。

　　1）最响部位与传导方向：杂音最响部位一般与病变的部位密切相关。一般杂音在某个瓣膜区最响，提示病变部位就位于该区对应的相应瓣膜。杂音在心尖部最响，提示二尖瓣病变；杂音在主动脉瓣区或肺动脉瓣区最响，提示为主动脉瓣或肺动脉瓣病变；在胸骨左缘第3、4肋间闻及响亮而粗糙的收缩期杂音，考虑室间隔缺损等；在胸骨左缘第2肋间闻及的杂音，提示房间隔缺损；在胸骨左缘第2肋间稍外侧处闻及的杂音，提示动脉导管未闭。杂音可沿着血流的方向进行传导。二尖瓣关闭不全的杂音常向左腋下传导，主动脉瓣狭窄的杂音则向颈部传导。因为杂音的传导性，故在心脏听诊区听到的杂音除应考虑相应瓣膜的病变外，还应考虑是否由其他部位传导所致。一般杂音传导得距离越远，其声音将变得越弱，但性质仍保持不变，故可将听诊器自某一听诊区逐渐移向另一听诊区，若杂音逐渐减弱，只在某一听诊区杂音最响，则可能仅是这一听诊区相应的瓣膜或部位出现的病变，其他听诊区的杂音则是由于传导而来。

　　2）心动周期中的时期：不同时期的杂音反映不同的病变。根据杂音出现在心动周期中的具体时期可分为以下几种类型，出现在S_1与S_2之间的杂音称为收缩期杂音（systolic murmur，SM）；出现在S_2与下一心动周期S_1之间的杂音称为舒张期杂音（diastolic murmur，DM）；连续出现在收缩期和舒张期的杂音称为连续性杂音；收缩期和舒张期均出现但不连续的杂音称为双期杂音。

　　根据杂音在收缩期或舒张期出现的早晚可以进一步分为早期、中期、晚期或全期杂音。通常认为舒张期杂音和连续性杂音均为器质性杂音。而收缩期杂音既可能是器质性杂音，也可能是功能性杂音，需要进行进一步的鉴别。

　　3）性质：指杂音的音色和音调。临床上常见的杂音音色描述词语有吹风样、隆隆样（雷鸣样）、叹气样（哈气样）、机器样、喷射样、乐音样和鸟鸣样等声音。按音调的高低，可分为柔和与粗糙两种。功能性杂音相对较柔和，器质性杂音则较粗糙。根据杂音的性质，不同音色和音调的杂音可反应不同的病例改变，如二尖瓣区（心尖区）舒张期隆隆样杂音，是二尖瓣狭窄的特征；二尖瓣区粗糙的收缩期吹风样杂音，常提示二尖瓣关闭不全；主动脉瓣第二听诊区舒张期叹气样杂音，则提示主动脉瓣关闭不全。

　　4）强度：即杂音的响度及其在心动周期中的改变。杂音的强度与狭窄的程度、血流的速度、两侧的压力差、心肌收缩力等多种因素相关。一般越狭窄、血流速度越快，异常通道两侧压力差越大，杂音越强；反之则杂音越弱。但严重狭窄时因为血流极少，杂音反而减弱或消失。

　　收缩期杂音强度一般采用Levine 6级分级法表示，见表3-5。记录时，以杂音级别为分子，6级为分母。如响度为2级的杂音则记为2/6级杂音。一般认为2/6级以下的收缩期杂音多为功能性，常见于剧烈运动或发热、贫血、甲状腺功能亢进等；3/6级以上的收缩期杂音多为器质性病变。舒张期杂音多为器质性，分级参照收缩期杂音标准，也可只分为轻、中、重度3级。

表3-5　收缩期杂音强度的Levine分级法

级别	杂音响度	听诊特点	震颤
1	很轻	安静环境下仔细听诊才能听到，容易被初学者或无心脏听诊经验者忽视	无
2	轻度	较易听到	无
3	中度	明显的杂音	无
4	响亮	响亮的杂音	有
5	很响亮	杂音很响，但听诊器离开胸壁即听不到	明显
6	最响亮	杂音很响，即使听诊器离开胸壁一定距离也能听到	明显

5）体位、呼吸和运动对杂音的影响：通过采取某一特定体位或体位的改变、运动后、深吸气或深呼气、进行屏气等动作均可使某些杂音增强或减弱，有助于对杂音的病变部位进行判断。①体位：左侧卧位时，二尖瓣狭窄的舒张期隆隆样杂音更明显；前倾坐位时，主动脉瓣关闭不全的舒张期叹气样杂音更明显；仰卧位时，二尖瓣、三尖瓣和肺动脉瓣关闭不全的舒张期杂音更明显；从卧位或下蹲位迅速站立，由于血流分布的改变，瞬间回心血量减少，可使二尖瓣、三尖瓣、主动脉瓣关闭不全及肺动脉瓣狭窄与关闭不全的杂音减轻，肥厚型梗阻性心肌病的杂音增强。②呼吸：深吸气时，胸腔内的负压增加，回心血量增多，右心室排血量增加，可使与右心相关的杂音增强，如三尖瓣或肺动脉瓣狭窄与关闭不全；深呼气时，二尖瓣、主动脉瓣等与左心相关的杂音增强；深吸气后紧闭声门并用力作呼气动作（Valsalva动作），经瓣膜产生的杂音均减弱，但肥厚型梗阻性心肌病的杂音增强。③运动：通过运动会使心率增快，心搏增强，心排血量增加，会使器质性杂音增强，如二尖瓣狭窄的舒张期杂音通常在运动后增强。

（3）杂音的分类：根据杂音的产生部位及心脏有无器质性病变，杂音可分为器质性杂音与功能性杂音；根据杂音的临床意义，可以分为生理性杂音（包括无害性杂音）和病理性杂音。

1）器质性杂音：杂音产生的部位有器质性病变则为器质性杂音。

2）功能性杂音：①生理性杂音。②全身性疾病造成血流动力学改变而产生的杂音（如甲状腺功能亢进症患者的血流速度会明显增加）。③有心脏病理意义的相对性关闭不全或狭窄引起的杂音（又称相对性杂音），患者心脏局部虽无器质性病变，但将其与器质性杂音合称为病理性杂音。

需要注意的是，生理性杂音必须符合以下条件：只限于收缩期杂音、心脏无增大、杂音性质多为柔和、吹风样、触诊无震颤。

生理性与器质性收缩期杂音的具体鉴别要点见表3-6。

表3-6　生理性与器质性收缩期杂音的鉴别要点

鉴别点	生理性	器质性
年龄	儿童、青少年多见	不定
部位	肺动脉瓣区和/或二尖瓣区	不定
性质	柔和、吹风样	粗糙、吹风样，常呈高调

续 表

鉴别点	生理性	器质性
持续时间	短促	较长，常为全收缩期
强度	≤2/6级	常≥3/6级
震颤	无	3/6级以上可有震颤
传导	较局限	可沿血流方向传导较远

（4）杂音的临床意义：杂音听诊对心血管疾病的诊断与鉴别诊断有重要意义。有杂音不一定有心脏病，有心脏病也可无杂音。常见收缩期和舒张期杂音特点和临床意义见表3-7和表3-8。

表3-7 常见收缩期杂音特点和临床意义

部位	杂音特点和临床意义
二尖瓣区	功能性杂音：较常见，见于部分正常健康人、运动、发热、贫血、甲状腺功能亢进症等。听诊特点：性质柔和、吹风样、一般在2/6级以下、时限短、较局限
	相对性杂音：左心室扩张引起二尖瓣相对性关闭不全，见于高血压心脏病、冠状动脉粥样硬化性心脏病、贫血性心脏病和扩张型心肌病等。听诊特点：吹风样，性质柔和
	器质性杂音：见于风湿性心脏病二尖瓣关闭不全。听诊特点：吹风样，性质粗糙、响亮、高调，多占据全收缩期，强度常在3/6级以上，可遮盖第一心音，向左腋下或左肩胛下传导，呼气及左侧卧位时明显
主动脉瓣区	以主动脉瓣狭窄引起的器质性杂音多见。听诊特点：喷射样或吹风样收缩中期杂音，性质粗糙，向颈部传导，常伴震颤及主动脉瓣区第二心音减弱
肺动脉瓣区	功能性杂音：多见，常见于儿童和青少年。听诊特点：柔和、吹风样、短促、2/6级以下杂音
	器质性杂音：肺动脉瓣狭窄时可出现器质性杂音。听诊特点：喷射性、响亮、粗糙、3/6级以上杂音，伴有震颤
其他部位	室间隔缺损时，可在胸骨左缘第3、4肋间闻及响亮而粗糙的收缩期杂音，常伴震颤

表3-8 常见舒张期杂音特点和临床意义

部位	杂音特点和临床意义
二尖瓣区	器质性杂音：见于风湿性心脏病二尖瓣狭窄。听诊特点为心尖部S_1增强，舒张中晚期低调、隆隆样杂音，左侧卧位易闻及，常伴震颤
	相对性杂音：常见于主动脉瓣关闭不全引起的相对性二尖瓣狭窄。听诊特点为性质柔和，无震颤和开瓣音
主动脉瓣区	器质性杂音：见于主动脉瓣关闭不全。听诊特点：舒张早期叹气样杂音，于胸骨左缘第3、4肋间（主动脉瓣第二听诊区）最清晰，前倾坐位及深呼气末屏住呼吸时更明显，杂音向心尖部传导
肺动脉瓣区	功能性杂音：常见于二尖瓣狭窄、肺源性心脏病。听诊特点：吹风样或叹气样，于胸骨左缘第2肋间最响，平卧或吸气时增强
三尖瓣区	器质性杂音：见于三尖瓣狭窄，临床极少见。听诊特点：在胸骨左缘第4、5肋间闻及低调隆隆样杂音，深吸气末杂音增强

连续性杂音最常见于先天性心脏病动脉导管未闭。听诊特点：杂音出现于S_1后，性质粗糙、响亮，似机器转动样，持续于整个收缩期和舒张期，其间不中断，掩盖S_2，于胸骨左缘第2肋间稍外侧处最易闻及。

6.　心包摩擦音　心包摩擦音（pericardial friction sound）是当心包壁层与脏层因生物性或理化因素出现纤维蛋白沉积而使心包膜变得粗糙，在心脏搏动时，壁层与脏层心包互相摩擦而出现的声音。

（1）听诊特点：音调高，音质粗糙，较表浅，类似纸张摩擦声，与心搏一致，与呼吸无关，屏气时摩擦音仍存在，可据此与胸膜摩擦音进行鉴别。在心前区或胸骨左缘第3～4肋间最易闻及，坐位前倾及呼气末更明显。当心包腔积液达到一定量时，心包摩擦音可消失。心包摩擦音与心搏保持一致，当受检者屏住呼吸时仍存在，可根据这一点同胸膜摩擦音进行鉴别。当心包腔内的积液量达到一定程度时，摩擦音可消失。

（2）临床意义：常见于各种感染性心包炎，也见于尿毒症、急性心肌梗死、系统性红斑狼疮等非感染性疾病。

五、相关护理诊断/问题

1.　心排血量减少　与左心功能不全、严重心律失常等有关。
2.　有心输出量减少的危险　与心功能不全、二尖瓣狭窄有关。
3.　有外周组织灌注无效的危险　与心功能不全有关。
4.　有活动无耐力的风险　与心功能不全有关。
5.　有休克的危险　与心力衰竭、严重心律失常等有关。
6.　潜在并发症　心律失常、急性左心衰竭、猝死。

第八节　血管检查

全身血管检查包括动脉、静脉和毛细血管的检查。通过血管检查可以了解全身血管循环的基本情况，检查的主要内容包括脉搏、血压、周围血管征和血管杂音。主要通过视诊、触诊和听诊进行检查。

一、脉搏

脉搏（pulse）指在心脏的每个心动周期中，动脉血管内的压力随着心脏的收缩和舒张而产生的周期性波动，这种波动所引起的动脉管壁的搏动。脉搏检查的主要方法多采用并拢的示指、中指和环指的指腹轻压浅表动脉。一般常选桡动脉进行检查，也可以选择肱动脉、股动脉、颈动脉或足背动脉为检查部位。触诊内容为血管的硬度与动脉管壁的弹性，按压有无压痛，脉搏的频率、节律、紧张度、强弱和波形有无变化。触诊检查时应注意对比两侧脉搏的强弱及出现时间是否相同。

（一）脉率

正常成人在安静且清醒状态下脉率为60～100次/分，与心率保持一致。生理情况下，脉率受到性别、年龄、运动、情绪、昼夜节律等因素的影响。病理情况下，脉率增快常见于发热、贫血、甲状腺功能亢进症、心肌炎、心功能不全、休克、阵发性心动过速、心房颤动等；脉率减慢可见于颅内压增高、阻塞性黄疸、完全性房室传导阻滞、甲状腺功能减退症等。

（二）脉律

通过脉搏的节律可以反映心脏冲动传导的节律。正常人脉搏的节律是规则的，且强弱相等。心律失常时，患者可出现脉律异常。窦性心律不齐者的脉律可随呼吸改变，吸气时增快，呼气时减慢。期前收缩呈二联律或三联律者可形成二联脉、三联脉，具有一定的规律。心房颤动者的脉律绝对不规则、脉搏强弱不等及脉率小于心率（即脉搏短绌）。二度房室传导阻滞时可出现脉搏的脱漏，称为脱落脉。

（三）脉搏紧张度与动脉壁状态

脉搏的紧张度与动脉硬化的程度高低有关。检查时，以示指、中指和环指的指腹置于桡动脉上，用近心端手指用力按压以阻断血流，如需用相对较大的力量按压才可使远端手指触及不到脉搏，表示脉搏的紧张度较大。正常的动脉壁应光滑、柔软，并且具有一定的弹性。动脉硬化时，可触及动脉壁呈条索状且弹性消失。动脉硬化严重到一定程度时，动脉壁会出现迂曲可呈结节状。

（四）脉搏强弱

脉搏的强弱与心排血量、脉压和外周阻力的大小有关。由于心排血量增加、脉压增大和外周阻力降低时，脉搏有力而振幅增大，称为洪脉，多见于高热、甲状腺功能亢进症、严重贫血、主动脉瓣关闭不全等。由于心排血量减少、脉压减小和外周阻力增高时，脉搏减弱而振幅减小，称为细脉，多见于心力衰竭、休克、主动脉瓣狭窄等。

（五）波形

当血流通过动脉时，通过脉搏示波仪可描记动脉内压力上升和下降，形成的曲线称为脉波，也可通过触诊粗略感知脉波。常见异常波形如下。

1. 水冲脉（water hammer pulse）　检查者用手紧握受检者手腕部掌面桡动脉处，将其前臂抬高过头，感受桡动脉的搏动，如果明显感受到桡动脉骤起骤降，急促而有力，如同潮水冲涌则为水冲脉。其产生的原因为周围血管出现扩张、血流量增大或存在血液分流、反流引起的脉压增大所致。常见于主动脉瓣关闭不全、甲状腺功能亢进、严重贫血等。

2. 交替脉（pulse alternans）　指节律规则而强弱交替出现的脉搏。其产生原因是左心室的心肌收缩力强弱交替，是左心衰竭的重要体征之一。可见于高血压性心脏病、急性心肌梗死和主动脉瓣关闭不全等。

3. 奇脉（paradoxical pulse）　指吸气时脉搏明显减弱或消失的现象。常见于大量心包积液、缩窄性心包炎，是心脏压塞的重要体征之一。其产生主要与左心室排血量减少有关。正常人吸气时胸腔的负压会增大，回心血量会增多，肺循环的血流量也相应出现增加，因而对左心排血量没有明显直接的影响，因此，脉搏强弱不会出现明显的改变。而心包积液或缩窄性心包炎的患者，吸气时由于右心舒张功能会受限，体循环血液向右心回流出现减少，无法弥补肺循环血流量增加的需要，致使肺静脉流入左心房的血容量较正常情况下出现减少，因而左心室的搏出量也随之减少，形成吸气时脉搏减弱或消失的现象。

4. 迟脉（slow pulse） 指升支上升较缓慢、波顶平宽，降支也缓慢，常见于主动脉瓣狭窄所引起的脉压减小有关。

5. 无脉（pulseless） 指触及不到脉搏。主要见于严重的休克、多发性大动脉炎或肢体动脉栓塞等。

二、血压

血压（blood pressure，BP）指体循环动脉血压，是血管内流动的血液对单位面积血管壁产生的侧压力，是重要的生命体征之一。心室收缩时，主动脉内压力急剧升高，在收缩中期达到最高值，称为收缩压（systolic blood pressure，SBP）；心室舒张时，主动脉内压力下降，在舒张末期达到最低值，称为舒张压（diastolic blood pressure，DBP）。收缩压与舒张压的差值为脉压（pulse pressure）。舒张压加 1/3 脉压为平均动脉压（mean arterial pressure）。

（一）测量方法

1. 测量前准备 测量血压前应闭目养神，保持心情放松，休息 10～20 分钟，若患者是在饮酒或剧烈运动后测量，可能会影响测量结果，应择日再进行测量。

2. 测量过程 测量时应注意不要说话，不可将袖子卷起来，否则可压迫上臂的血管，采取端坐位或是卧位，膀臂与心脏维持水平，将袖带内空气排尽，捆绑袖带时应保持袖带下缘位于肘窝上 1～2cm 处，袖带捆绑力度以能放进两根手指为宜，避免袖带过紧过松导致测量结果出现偏差。

3. 测量后注意事项 若测量后对测量结果存在异议，应静息一会后保持同部位、同体位重新进行测量，两次测量时间间隔不得少于 3 分钟。

（二）注意事项

1. 重复测量时应将袖带内的气体完全排空后 2～3 分钟再进行测量。

2. 采用适当尺寸的袖带，肥胖者应用宽袖带，特别瘦弱的人和儿童应用窄袖带。

（三）血压标准

新生儿血压为（50～60）/（30～40）mmHg。从成年期至老年期，血压会随着年龄的增长而稍有增高，男性较女性稍高，老年人血压性别差异较小。由于影响血压的因素较多，因此不能通过一次的测量结果来判断其正常与否，应根据多次测量的结果进行综合判断。正常成人脉压为 30～40mmHg，双侧上肢脉压为 5～10mmHg，下肢血压高于上肢 20～40mmHg。18 岁以上成人血压标准及高血压分类见表 3-9（中国高血压防治指南 2018 年修订版）。

表3-9 成人血压标准及高血压分类

类型	收缩压（mmHg）		舒张压（mmHg）
正常血压	＜120	和	＜80
正常高值	120～139	和/或	85～89
高血压	≥140	和/或	≥90
1级高血压（轻度）	140～159	和/或	90～99
2级高血压（中度）	160～179	和/或	100～109
3级高血压（重度）	≥180	和/或	≥110
单纯收缩期高血压	≥140	和	＜90

注：当患者的收缩压与舒张压分属不同级别时，以较高的分级为准。

（四）血压变动的临床意义

1. **高血压（hypertension）** 若在安静、清醒和未使用降压药的条件下采用标准的测量方法，至少测量3次非同日血压值达到或超过收缩压140mmHg和/或舒张压90mmHg，则称为高血压。原因不明的高血压称为原发性高血压，临床上较多见。由于其他疾病而引起的高血压称为继发性高血压，如慢性肾炎、肾动脉狭窄、嗜铬细胞瘤、原发性醛固酮增多症等。

2. **低血压（hypotension）** 血压＜90/60mmHg时称为低血压。低血压可分为生理性低血压和病理性低血压。部分健康人表现为低血压，但无任何不适的症状，无组织器官缺血和缺氧等损害，多属于生理性低血压，常见于运动量较大的人，如重体力劳动者、运动员及瘦长体型的女性。病理性低血压可根据发病的急缓分为急性和慢性。急性病理性低血压指血压由正常或较高水平突然明显降低，同时多伴随出现头晕、黑矇、四肢瘫软、心悸、出冷汗等重要脏器缺血和缺氧的表现，多见于休克、急性心肌梗死、心脏压塞、极度衰弱者。慢性病理性低血压是指血压持续低于正常标准，根据病因不同可分为直立性低血压、体质性低血压和继发性低血压。

3. **脉压增大或减小** 脉压＞40mmHg称为脉压增大，常见于甲状腺功能亢进症、主动脉瓣关闭不全、严重贫血和动脉导管未闭等。脉压＜30mmHg称为脉压减少，多见于主动脉瓣狭窄、心力衰竭、低血压、心包积液、缩窄性心包炎等。

4. **双侧上肢血压差别显著** 正常人双侧的上肢血压相似或有轻度差异。若双侧上肢血压相差10mmHg以上则为异常，多见于多发性大动脉炎、先天性动脉畸形、血栓闭塞性脉管炎等。

5. **上、下肢血压差异常** 采用袖带法测量血压时，测得的正常人下肢血压较上肢血压高20～40mmHg。如果下肢血压低于或等于上肢血压，则应考虑相应部位的动脉狭窄或闭塞，可见于主动脉狭窄或胸腹主动脉型大动脉炎、髂动脉或股动脉栓塞等。

三、周围血管征

周围血管征指在某些疾病的原因下检查周围血管时所发现的血管搏动或波形的改变，包括水冲脉、枪击音、杜柔双重杂音和毛细血管搏动征。周围血管征出现阳性的主要原因是脉压增大，常见于主动脉瓣重度关闭不全、动脉导管未闭、甲状腺功能亢进症和严重贫血等。

1. **水冲脉**　是主动脉瓣关闭不全的周围血管征的一种。脉搏骤起骤落，犹如潮水涨落，故名水冲脉。正常人遇热、精神激动、妊娠、饮酒及血管扩张时均可有轻度水冲脉的表现。也可见于甲状腺功能亢进、贫血、主动脉瓣关闭不全、肝衰竭及肺源性心脏病等。治疗针对病因进行对症治疗。

2. **枪击音（pistol shot sound）**　正常人颈动脉及锁骨下动脉可闻及相当于第一、二心音的两个声音，称为正常动脉音。如果稍施加压力在四肢动脉，特别是股动脉和肱动脉处，可以闻及的一种短促的、与心搏一致的如同射击开枪时的"Ta-Ta"声，称为枪击音。

3. **杜柔双重杂音（Duroziez murmur）**　将听诊器模型体件稍施加压力置于股动脉或肱动脉处，在收缩期与舒张期可听到的连续性吹风样杂音，称为杜柔双重杂音。

4. **毛细血管搏动征（capillary pulsation）**　用手指轻压指甲甲床的末端，或用清洁玻片轻压受检者的口唇黏膜，如果发现受压部分的边缘出现随心脏搏动而有规律的红、白交替的微血管搏动现象，称为毛细血管搏动征。

四、血管杂音

血管杂音的产生机制同心脏杂音，主要由于血流速度的加快或血流紊乱，层流变为湍流，致血管壁出现震动而引起。

1. **静脉杂音**　由于静脉压力相对较低，不易出现湍流，一般不会出现杂音。比较有意义的静脉杂音为颈静脉瓮鸣声，尤其是右侧颈根部靠近锁骨处，可闻及低调、柔和的连续性杂音，坐位及站立位明显，是颈静脉血流快速回流入上腔静脉所致。用手指压迫颈静脉暂时中断血流，则杂音消失，多属于无害性杂音。

2. **动脉杂音**　临床上以动脉杂音较多见，常见的周围动脉杂音有：当甲状腺功能亢进时，在肿大的甲状腺侧叶可闻及连续性动脉杂音；多发性大动脉炎的患者，在受累动脉的狭窄部位可闻及收缩期杂音；肾动脉狭窄患者可在上腹部和腰背部闻及收缩期杂音。

五、相关护理诊断/问题

1. **外周组织灌注无效**　无脉/血压下降与低血容量有关。
2. **有休克的危险**　细脉、无脉、血压下降、脉压减小与大量失血有关。
3. **潜在并发症**　脑出血、休克。

第九节　腹　部　检　查

腹部结构包括腹壁、腹腔及位于腹腔中的多个器官。这些器官从膈肌上边界延伸至骨盆下边界，前侧和侧边由腹壁覆盖，后侧由脊柱和腰肌构成。由于腹腔内器官众多且相互叠加，正常结构与异常肿块容易混淆，因此进行详细的检查和准确鉴别非常关键。

在进行腹部检查之前，应确保受检者排空膀胱，并采取仰卧位。为了使腹部肌肉放松，可在受检者头下放置一个小枕，并让其髋关节和膝关节轻度弯曲，手臂自然放置于身体两侧。

腹部检查是全身体检中的一个重要部分，特别是触诊。在必要时，还可能需要配合实验室检查、影像学检查和内镜检查。腹部触诊可能会刺激胃肠道活动，增加肠道蠕动或改变肠鸣音。检查过程应依照视诊、听诊、叩诊和触诊的顺序调整，以适应患者的生理反应。尽管如此，为保持与全身体检记录的一致性，记录时通常还是按照视诊、触诊、叩诊和听诊的顺序来进行。

一、腹部体表标志与分区

借助腹部的体表标志可以对腹部进行分区。腹部检查时需熟悉腹部脏器的部位及其在体表的投影，并根据检查情况准确描述和记录腹部脏器及病变的部位。

（一）体表标志

常见体表标志见图3-49。

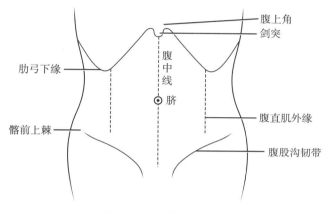

图3-49　腹部体表标志

1. 肋弓下缘（costal margin）　由第8～10肋软骨连接构成的肋缘及第11～12浮肋组成，其下缘是体表腹部的上界，常用于腹部分区、肝脾测量及胆囊点定位。

2. 腹上角（upper abdominal angle）　为两侧肋弓在剑突下形成的交角，常用于体型的判断及肝脏测量。

3. 脐（umbilicus）　为腹部的中心，平第3～4腰椎，是腹部四区分法的标志。

4. 髂前上棘（anterior superior iliac spine）　为髂嵴前上方的突出点，为腹部九区分法的标志，也是阑尾压痛点的定位标志。

5. 腹直肌外缘（lateral border of reclus muscles）　腹直肌外缘相当于锁骨中线的延续，常用于胆囊点的定位，即右腹直肌外缘与肋弓下缘交界处为胆囊点。

6. 腹中线（midabdominal line）　是前正中线至耻骨联合的延续，是腹部四区分法的垂直线。

7. 耻骨联合（pubic symphysis）　是腹部体表的下界，由两耻骨间的纤维软骨连接而成。

8. 肋脊角（costovertebral angle）　是背部两侧第12肋骨与脊柱的交角，为检查肾区叩击痛的位置。

9. 腹股沟韧带（inguinal ligament）　两侧腹股沟韧带与耻骨联合上缘共同构成腹部体表的下界。

（二）分区

1. 四区分法　通过脐画一水平线与一垂直线（即腹中线），将腹部分为右上腹、右下腹、左上腹和左下腹4个区域，如图3-50所示。四区分法简单易行，最为常用，缺点是较为粗略，常需以九区分法进一步准确定位。

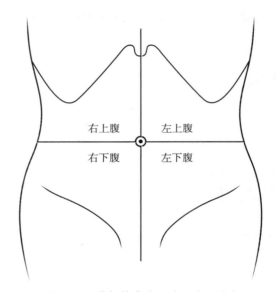

图3-50　腹部体表分区（四分区法）

2. 九区分法（图3-51）　将腹部用两条水平线和两条垂直线分成9个区。上部的水平线为两侧肋弓下缘最低点连线，下部的水平线为两侧髂前上棘连线；两条垂直线分别为通过左右髂前上棘至腹中线连线的中点所做的垂直线。四线相交将腹部分为9个区域，即左右上腹

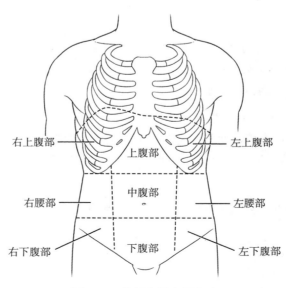

图3-51　腹部分区九区分法

部（季肋部）、左右侧腹部（腰部）、左右下腹部（髂部）及上腹部、中腹部（脐部）和下腹部（耻骨上部）。九区分法是目前最常用的腹部分区法。各区命名及其脏器的分布如下。

（1）左上腹部（左季肋部）：胃体及胃底、脾、结肠脾曲、胰尾、左肾及左肾上腺。

（2）左侧腹部（左腰部）：降结肠、左肾下部、空肠或回肠。

（3）左下腹部（左髂部）：乙状结肠、女性左侧卵巢及输卵管、男性左侧精索。

（4）上腹部：胃体及幽门区、肝左叶、十二指肠、胰体和胰头、大网膜、横结肠、腹主动脉。

（5）中腹部（脐部）：下垂的胃或横结肠、十二指肠下段、空肠和回肠、输尿管、腹主动脉、肠系膜及其淋巴结、大网膜。

（6）下腹部（耻骨上部）：回肠、乙状结肠、输尿管、胀大的膀胱或增大的子宫。

（7）右上腹部（右季肋部）：肝右叶、胆囊、部分十二指肠、结肠肝曲、右肾及右肾上腺。

（8）右侧腹部（右腰部）：升结肠、部分空肠、右肾下部。

（9）右下腹部（右髂部）：盲肠、阑尾、回肠下段、女性右侧卵巢及输卵管、男性右侧精索。

二、视诊

在进行腹部检查时，应确保被检查者事先排空膀胱，双手放置于体侧，采取低枕仰卧位，全腹区域需要被充分暴露。检查者通常站在被检查者的右侧，确保照明自然而充足，这有助于详细检视腹部的各个部分。从上到下依次进行视诊，不漏掉任何区域。在必要时，检查者可以从被检查者的腹部侧面采用切线视角进行观察，这有助于发现微小的隆起或蠕动波，确保没有遗漏任何可能的异常表现。

（一）腹部外形

1. 正常腹部外形

（1）腹部平坦：仰卧位时，前腹壁大致位于肋缘至耻骨联合同一平面或稍凹陷，见于正常成人。

（2）腹部饱满：前腹壁略高于肋缘与耻骨联合平面，见于儿童及肥胖者。

（3）腹部低平：前腹壁略低于肋缘至耻骨联合平面，见于消瘦者或皮下脂肪少的老年人。

2. 异常腹部外形　腹部明显膨隆或凹陷均视为异常。

（1）腹部膨隆（abdominal protuberance）：在仰卧位时，如果前腹壁的高度明显超过肋缘至耻骨联合的平面，形成明显的凸起，这种情况称为腹部膨隆。

1）全腹膨隆：也称弥漫性膨隆，此时腹部的外形可能呈现为球形或椭圆形。多见于腹腔内有大量积液、气体积聚、巨大的腹内肿块，或是妊娠晚期及极度肥胖。特别是在腹腔大量积液的情况下，患者的腹部形态会随着体位的变化而改变。例如，仰卧时，液体沉积在腹腔两侧，使得腹部看来较为扁平并加宽，形成所谓的"蛙腹"；而在站立或坐姿下，腹腔内的积液会下移，导致下腹部显著膨隆。

腹水常见的病因包括肝硬化导致的门静脉高压症、心力衰竭、缩窄性心包炎、腹膜转移性癌症（如肝癌或卵巢癌）、肾病综合征、胰源性腹水和结核性腹膜炎等。

腹腔内积气通常发生在胃肠道，大量积气可以导致整个腹部膨隆呈球形，腰部两侧不明显膨出，且体位变化时腹部外形没有明显改变。胃肠道积气可能是由于肠梗阻或肠麻痹引起的。当出现气体积聚在腹腔内时，称为气腹，可能是胃肠穿孔或治疗性人工气腹的结果。

为了监测全腹膨隆的程度及腹部内容物的变化，需要定期测量腹围，并进行比较。通常在被检查者排尿后平卧，使用软尺从脐部绕腹一周测量，所得的周长即为腹围，一般以厘米为单位。

2）局限性膨隆：通常由于特定脏器的肿大、肿瘤、炎性包块、胃或肠胀气、腹壁肿物或疝气等原因在相应的腹部区域造成膨隆。在进行局部膨隆的诊断时，可以让被检查者平卧并进行屈颈抬肩动作，此时腹部肌肉紧张，如果腹壁上的肿块变得更加明显，这提示肿块位于腹壁之上；相反，如果肿块消失或变得不明显，这表明肿块来源于腹腔内。

（2）腹部凹陷（abdominal concavity）：仰卧位时，前腹壁明显低于肋缘至耻骨联合平面，称为腹部凹陷。

1）全腹凹陷：严重者前腹壁凹陷几乎贴近脊柱，使肋弓、髂嵴和耻骨联合显露，全腹外形呈舟状，称为舟状腹（scaphoid abdomen）（图3-52）。常见于显著消瘦、严重脱水者。

2）局部凹陷：多为手术后腹壁瘢痕收缩所致。

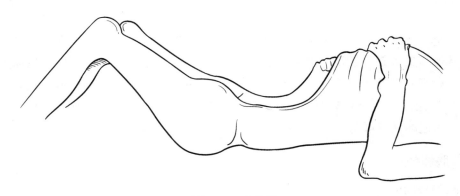

图3-52　舟状腹

（二）呼吸运动

呼吸运动主要包括胸式呼吸和腹式呼吸两种类型。通常情况下，成年男性和儿童主要采用腹式呼吸，而成年女性则以胸式呼吸为主。腹式呼吸涉及膈肌的活动，当膈肌向下移动时，腹部扩张，使得肺部有更多空间扩展以吸入空气。

某些情况下，腹式呼吸可能会受到限制或变得较弱，这包括腹膜炎症、大量腹水、急性腹痛、腹腔内巨大肿瘤或妊娠晚期等因素。这些状况限制了膈肌的正常运动，从而影响腹式呼吸的效率。在更严重的情况下，如胃肠道穿孔引起的急性腹膜炎或膈肌麻痹，腹式呼吸甚至可能完全消失。

相比之下，由于腹水导致的呼吸变化较少见，而且通常关联于胸腔或胸膜的疾病，这些疾病限制了胸式呼吸的效率。在胸式呼吸受限的情况下，腹式呼吸的比重可能会相对增加，以补偿呼吸功能的需求。

（三）腹壁静脉

正常情况下，腹壁静脉通常不显露，但在皮肤较白皙、消瘦的个体，以及老年人由于皮肤较薄且松弛，这些静脉可能会隐约可见，呈现为较直的条纹状，不会显得迂曲或扭曲。

在腹压增高的情况下，如因腹水、腹腔内的巨大肿瘤、妊娠等，腹壁静脉可能变得更加明显。特别是在门静脉、上腔静脉或下腔静脉的回流受到阻碍时，腹壁静脉可能会显著扩张并变得迂曲，这种情况被称为腹壁静脉曲张。

检查腹壁静脉曲张的分布和血流方向，对于诊断静脉曲张的来源极为重要。例如，如果曲张静脉主要分布在腹部周围，并且血流方向显示从肚脐区向四周辐射，这可能表明存在门静脉高压的情况。相反，如果腹壁静脉的扩张主要位于上腹部，且血流方向从下往上，这可能指示上腔静脉的回流受阻。通过这些观察，医生可以更精确地判断患者的病状并制定相应的治疗策略（图3-53、图3-54）。

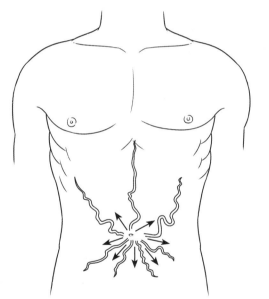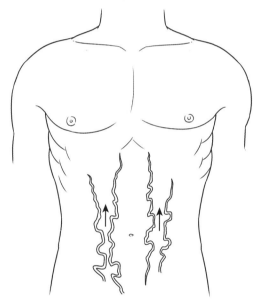

图3-53　门静脉高压腹壁浅静脉血流分布和方向图　　　　图3-54　下腔静脉阻塞腹壁浅静脉血流分布和方向图

（四）胃肠型和蠕动波

在健康人中，通常看不到腹壁上胃或肠的轮廓和蠕动波。然而，某些特定群体，如老年人、多次生产的妇女或极度消瘦者，其腹壁可能较为菲薄或松弛，导致偶尔可以观察到胃、肠的轮廓和蠕动。

当胃肠道发生梗阻时，梗阻处近端的胃或肠段会因为内容物积聚而扩张并隆起，这时可以清晰地看到其轮廓，形成所谓的胃型或肠型轮廓。这种情况常伴随着该部位蠕动的加强，即可见到蠕动波。胃的蠕动波通常呈波浪状，从左上腹部缓慢向右下推进，直到达到右侧腹直肌附近消失，这被称为正常蠕动波。在某些情况下，还可能观察到逆向蠕动波，即从右向左的蠕动。

小肠梗阻时形成的肠型轮廓及蠕动波通常位于脐部附近；而当结肠远端发生梗阻时，由于扩张的肠段较大，肠型轮廓通常位于腹部周边区域。如果出现肠麻痹，如在严重的腹部感染、电解质失衡或长时间未解决的梗阻后，肠道蠕动波可能完全消失，这种情况需要紧急医疗干预。

（五）腹壁其他情况

腹部视诊时还需注意以下情况。

1. **皮肤** 观察皮肤色泽、色素沉着、皮疹、出血点、弹性、瘢痕、腹纹等情况。

2. **脐部** 正常人脐与腹壁相平或稍凹陷。腹壁肥胖者脐常呈深凹状；脐明显突出见于大量腹水者。

3. **疝** 人体组织或器官由其正常解剖部位，通过先天或后天形成的薄弱点、缺损或孔隙进入另一部位，称为疝。多发于腹部，可分为腹内疝和腹外疝，以腹外疝为多见。视诊时可见腹部有异常突起，常见于腹股沟、脐、手术切口等处。

4. **上腹部搏动** 主要由腹主动脉搏动传导而来，瘦削的健康人可见，腹主动脉瘤和肝血管瘤者可见较明显的上腹部搏动。二尖瓣狭窄或三尖瓣关闭不全引起右心室增大时，上腹部可见明显搏动，吸气时尤为显著。

三、听诊

腹部听诊内容主要包括肠鸣音、振水音。听诊时应全面听诊腹部各区，尤其注意上腹部、脐部。

（一）肠鸣音

肠鸣音（bowel sound）指肠蠕动时，肠管内气体、液体随之流动，产生一种断断续续的咕噜声或气过水声。用听诊器膜型体件放于被检查者脐旁或右下腹部，听诊至少1分钟。正常情况下，肠鸣音每分钟4～5次，但其频度、强度和音调变异较大，如餐后频繁、明显，休息时稀疏、微弱。常见的异常肠鸣音如下。

1. **肠鸣音活跃** 肠鸣音每分钟达10次以上，但音调不特别高亢。提示肠蠕动增强，常见于急性肠炎、胃肠道大出血或服泻药后等。

2. **肠鸣音亢进** 肠鸣音每分钟达10次以上，且音调响亮、高亢，甚至呈叮当声或金属音。提示肠蠕动明显增强，常见于机械性肠梗阻。

3. **肠鸣音减弱** 肠鸣音明显少于正常，甚至数分钟才听到1次。提示肠蠕动减弱，常见于老年性便秘、腹膜炎、低钾血症等。

4. **肠鸣音消失** 持续听诊2分钟以上未听到肠鸣音，用手指搔弹或轻叩腹部仍未听到肠鸣音。常见于急性腹膜炎、腹部大手术后或麻痹性肠梗阻。

（二）振水音

振水音（successsion splash）指胃内气体与液体相撞击而发出的"咣啷咣啷"的声音。

1. **检查方法** 被检查者取仰卧位，检查者将听诊器体件放置在被检查者的上腹部，四指并拢并稍弯曲，连续迅速地冲击其上腹部。也可用双手左右摇晃其上腹部以闻及振水音。

2. 临床意义 正常人进食多量液体后可出现振水音。如空腹或餐后6～8小时以上仍可听到振水音，则表示胃排空障碍，有较多液体潴留，见于幽门梗阻、胃扩张等。

四、叩诊

腹部叩诊用于探查某些脏器的大小及是否有叩击痛，胃肠道充气情况，腹腔内有无积气、积液和肿块等。腹部叩诊的方法包括直接叩诊法和间接叩诊法，间接叩诊法更为常用。

（一）腹部叩诊音

在正常情况下，腹部大部分区域通过叩诊会呈现鼓音，这是由于腹部内充满空气的胃肠道产生的声音。鼓音的特点是空洞的、回响性的声音，通常在空气含量较多的区域观察到。

然而，在某些情况下，如肝、脾、充盈的膀胱、增大的子宫等部位，叩诊时会呈现浊音或实音。浊音或实音表明叩诊区域下有较多的实质组织或液体，这些声音通常比鼓音低沉，回声较少。

鼓音的范围可能会因各种病理状态而发生变化：①鼓音范围扩大，这种情况可能见于胃肠道高度胀气，如在肠梗阻或消化不良时；胃肠穿孔引起的气腹，其中穿孔允许空气逃逸进入腹腔，产生大量鼓音；或是在进行某些医疗程序如腹腔镜手术时产生的人工气腹。②鼓音范围缩小，当肝或脾等实质脏器极度增大，或当腹腔内有大肿物时，这些实质组织或肿物会占据原本由空气充满的空间，因此减少了鼓音区域。大量腹水同样会替代空气，导致鼓音范围减少，叩诊时呈现为浊音或实音。

（二）肝及胆囊叩诊

1. 肝上界和肝下界 肝上界被肺遮盖的部分叩诊为浊音，未被肺遮盖的部分叩诊呈实音。①叩诊肝上界时，被检查者取仰卧位，平静呼吸。检查者采用间接叩诊法，分别沿右锁骨中线、右腋中线和右肩胛线，从肺区逐肋向下叩向腹部，由清音变为浊音时，即为肝上界又称肝相对浊音界，为肝脏真正的上界。再向下叩第1～2肋间，则浊音变为实音，此处的肝不再被肺遮盖，称为肝绝对浊音界，也称肺下界。②叩诊肝下界时，由腹部鼓音区沿右锁骨中线向上叩，当鼓音转为浊音时即为肝下界。一般而言，叩得的肝下界比触得的肝下缘要高1～2cm。

确定肝上界时要注意体型，匀称体型者正常的肝上界在右锁骨中线第5肋间，下界在右肋弓下缘，两者之间的距离为肝上下径，为9～11cm；在右腋中线上，其上界为第7肋间，下界相当于第10肋骨水平；在右肩胛线上，上界为第10肋间。矮胖体型及妊娠女性肝上、下界均可高一肋间，瘦长体型者则低一肋间。

肝癌、肝炎、肝淤血和肝脓肿等可见肝浊音界扩大；急性重型肝炎、肝硬化、胃肠胀气等可见肝浊音界缩小；肝浊音界消失代之以鼓音是急性胃肠道穿孔的重要体征。肝浊音界向上移位见于右肺不张、右肺纤维化及气腹、鼓肠等；肝浊音界向下移位见于肺气肿、右侧张力性气胸等。

2. 肝区叩击痛 检查者左手掌置于被检查者腹部的肝区位置，以右手握拳用轻至中等的力度叩击左手背，观察被检查者面部表情，以及有无因疼痛引起的退缩反应。正常人肝区无叩击痛。病毒性肝炎、肝脓肿或肝癌等均可出现肝区叩击痛。

3. **胆囊叩击痛**　胆囊位于腹腔深处，且被肝脏覆盖，叩诊不能检查其大小，但可以检查胆囊区有无叩击痛。胆囊区叩击痛是胆囊炎的重要体征。

（三）肾脏叩诊

肾区叩击痛是最常用的检查肾脏病变方法。被检查者取坐位或侧卧位，检查者左手掌平放在其肾区（肋脊角处），右手握拳用轻至中度的力量叩击左手背，观察及询问被检查者有疼痛感。正常时无肾区叩击痛。肾炎、肾结石、肾盂肾炎、肾结核及肾周围炎时，肾区可有不同程度的叩击痛。

（四）膀胱叩诊

膀胱叩诊用于判断膀胱膨胀的程度。于耻骨联合上方开始，通常从上往下，由鼓音转为浊音，即出现充盈的膀胱。膀胱空虚时，因耻骨上方有肠管，叩诊呈鼓音。如耻骨上方叩诊呈圆形浊音区，排尿或导尿后复查，浊音变为鼓音，提示膀胱内有尿液充盈。依此可与增大的妊娠子宫、子宫肌瘤或卵巢囊肿时该区叩诊浊音相鉴别。

（五）移动性浊音

移动性浊音（shifting dullness）是检查腹腔内是否存在游离液体（如腹水）的一个重要临床方法。这种现象通过检查因体位变化而导致的浊音区的变动来确认。

1. **发生机制**　①仰卧位：当患者仰卧时，如果有腹水，由于重力作用，这些液体会聚集在腹腔的最低部，通常是腹部两侧。此时中部腹部含气的肠管会上浮，因此在腹部中央叩诊会呈鼓音，而两侧则呈现浊音。②侧卧位：当患者转为侧卧位，之前位于腹部底部的液体会流向现在的下侧，造成下侧叩诊呈现浊音，而原本的上侧由于液体的离开，使得含气肠管占据该位置，因此叩诊声变为鼓音。

2. **检查步骤**　让被检查者取仰卧位，检查者从脐部向一侧腰部逐渐叩诊，注意鼓音向浊音的转变点。在鼓音转为浊音的位置，检查者应保持板指接触腹壁，然后让被检查者转向对侧卧位。重新叩诊同一位置，如果之前的浊音区域变为鼓音，说明存在移动性浊音。重复以上步骤检查腹部的另一侧。

3. **临床意义**　移动性浊音的出现提示腹腔内游离液体的量通常超过1000ml，这是诊断大量腹水的重要体征之一。此方法特别适用于肝硬化、心力衰竭、肾病综合征等疾病所致的腹水。

五、触诊

触诊是腹部检查中一项极为重要的诊断方法，它有助于评估腹部病变的性质、位置和范围。以下是进行腹部触诊时的关键步骤和注意事项。

1. **准备阶段**　被检查者的准备：确保被检查者排空膀胱以减少腹部的压力。使用低枕支撑头部，并取仰卧位。双腿轻微屈曲并分开，上肢平放在身体两侧，这有助于腹部肌肉松弛。

2. **呼吸指导**　指导被检查者进行缓慢的腹式呼吸，吸气时腹部上抬，呼气时腹部下陷，有助于进一步松弛腹肌。

3. 触诊执行 ①检查者的位置和态度：检查者应站在被检查者的右侧，面对被检查者，以便于操作和观察被检查者的反应。②手部温暖和动作：检查者的手应保持温暖，动作要轻柔，以避免引起被检查者腹肌紧张或不适。③分散注意力：如果被检查者感到精神紧张，检查者可以边触诊边与其交谈，有助于分散其注意力，使腹部肌肉更加放松。

4. 触诊顺序和方法 ①触诊顺序：触诊通常从左下腹开始，逆时针方向逐步扩展，从浅到深逐层触诊，以充分评估腹部情况。②痛点触诊：如果被检查者有特定痛点或不适区域，应先触诊健康部位，最后才触诊疼痛区域，避免早期触及痛点导致腹肌紧张而影响后续检查。

（一）腹壁紧张度

正常人腹壁柔软，触之柔软而有一定张力，较易压陷。病理情况下，全腹或局部腹肌紧张可增加或减弱。

1. 腹壁紧张度增加 主要因腹腔内炎症刺激腹膜引起腹肌反射性痉挛而导致，当腹腔容量增加，如腹水、胀气时，也可使腹壁紧张度增加。①全腹紧张度增加：急性胃肠道穿孔或实质脏器破裂所致的急性弥漫性腹膜炎，腹壁明显紧张，甚至腹肌强直，硬如木板，称为板状腹（board-like rigidity）。结核性腹膜炎或癌性腹膜炎时，因发展较慢，对腹膜刺激缓慢，并且可有腹膜增厚及肠管、肠系膜粘连，故触诊时腹壁柔韧有抵抗感，触之如揉面团，不易压陷，称为揉面感（dough kneading sensation）。②局部腹壁紧张度增加：急性阑尾炎可致右下腹肌紧张；急性胆囊炎可致右上腹肌紧张；急性胰腺炎可致上腹或左上腹腹肌紧张。

2. 腹壁紧张度减弱 多因腹肌张力降低或消失所致。触诊腹壁松软无力，失去弹性。慢性消耗性疾病或大量放腹水后常见，也可见于老年体弱、经产妇、脱水患者等。

（二）压痛及反跳痛

1. 压痛（tenderness） 正常腹部触诊不会引起疼痛，仅在深压时有压迫的不适感。腹部有压痛提示腹壁、腹腔内有病变或其他疾病牵扯腹膜，如脏器炎症、淤血、肿瘤、破裂、扭转、结石等，或炎症、出血等刺激腹膜，均可引起腹部压痛。广泛性压痛见于弥漫性腹膜炎。压痛局限于一点时，称为压痛点。位置明确而固定的压痛点，常反映某些特定疾病。如右髂前上棘与脐连线中外1/3交界处称为麦氏点，其压痛多考虑阑尾炎；右锁骨中线与肋缘交界处为胆囊点，其压痛考虑胆囊病变。

当腹壁病变较表浅时，抓捏腹壁或患者取仰卧位抬头屈颈时可使腹肌紧张而压痛更加明显；若病变在腹腔内，因腹肌收缩而压痛不明显。

2. 反跳痛（rebound tenderness） 当触诊被检查者腹部出现深压痛后，检查者示指、中指和环指并拢，于原处稍停片刻，使痛感趋于稳定，然后突然将手抬起，如此时被检查者感觉疼痛骤然加重，并常伴有呻吟或痛苦表情，称为反跳痛。反跳痛提示壁腹膜已受炎症累及，常见于局限性或弥漫性腹膜炎。腹膜炎患者常有腹肌紧张、压痛与反跳痛，称为腹膜刺激征（peritoneal irritation sign），也称腹膜炎三联征。当炎症未累及壁腹膜时，可仅有压痛而无反跳痛。

（三）肝脏触诊

肝脏触诊的目的主要是探查肝下缘的位置，以及了解肝脏的大小、质地、表面形态及边缘，以及是否存在肝颈静脉回流征等。

1. **触诊方法**　触诊时，嘱被检查者腹壁放松，并做较深的腹式呼吸运动，使肝脏随呼吸运动而上下移动而便于触及。常用单手触诊法，触诊不满意时也可采用双手触诊法。

（1）单手触诊法：检查者估计肝下缘的下方处，右手四指并拢，掌指关节伸直，平放于被检查者右上腹部，示指前端桡侧与右肋缘大致平行，随被检查者呼气，腹壁松弛下陷时，手指压向腹壁深部；吸气时，腹壁隆起，右手随腹壁抬起，上升的速度要落后于腹壁抬起速度，并以指端桡侧向前上迎触随膈肌下移的肝下缘。如此反复进行，自下而上逐渐触向肋缘，直到触及肝缘或肋缘（图3-55）。需在右锁骨中线上及前正中线上，分别触诊肝下缘，并测量其与肋缘或剑突根部的距离，以厘米（cm）表示。初学者应从髂前上棘水平开始逐步向上触诊。

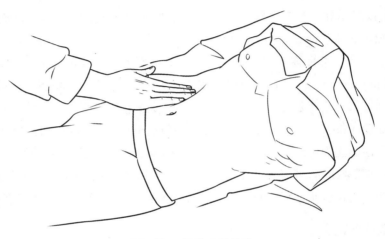

图3-55　肝单手触诊法

（2）双手触诊法：检查者右手位置、手法等同单手触诊法，左手置于被检查者右腰部后方向上托起肝脏，大拇指张开固定在右肋缘，右手触诊下压时，左手向上托起肝脏，使肝下缘紧贴前腹壁，并限制右下胸扩张，以增加膈肌下移的幅度，更易触及因吸气下移的肝下缘（图3-56）。若被检查者腹腔有大量积液，则可用冲击触诊法。

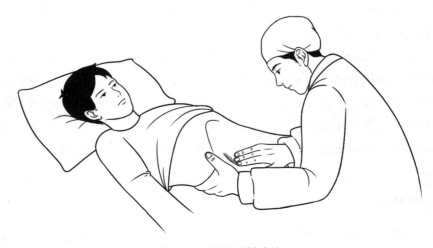

图3-56　肝双手触诊法

2. 触诊内容

（1）大小：正常成人在肋缘下一般不能触及肝下缘，少数可触及者应在1cm内；剑突下如触及肝下缘，多在3cm以内。肝下缘超出上述标准，但肝质地柔软，表面光滑，无压痛，肝上界也相应降低，肝上下径正常者，为肝下移。如肝上界正常或升高，则提示肝大。弥漫性肝大见于脂肪肝、肝炎、肝淤血、早期肝硬化、白血病、血吸虫病等；局限性肝大见于肝脓肿、肝囊肿、肝肿瘤等，常能触及或见到局部膨隆。肝缩小见于急性或亚急性重型肝炎、门静脉性肝硬化晚期，病情极为严重。

（2）质地：肝脏质地一般分为质软、质韧和质硬3级。正常肝脏质地柔软，如触口唇；急性肝炎及脂肪肝时，肝脏质地稍韧；慢性肝炎及肝淤血时，肝脏质韧如触鼻尖；肝硬化、肝癌质时，肝脏质地硬如触前额；肝脓肿或囊肿有积液时，肝脏呈囊性感，大而浅者可能触及波动感。

（3）表面形态及边缘：正常肝表面光滑、边缘整齐且厚薄一致。脂肪肝、肝淤血者，肝脏表面光滑，边缘圆钝；肝硬化者，肝脏表面不光滑呈结节状，边缘不整齐且较薄；肝癌、多囊肝者，肝脏表面不光滑呈不均匀的粗大结节状，边缘厚薄也不一致；巨块型肝癌、肝脓肿者，肝脏表面呈大块状隆起。

（4）压痛：正常肝脏无压痛。当肝包膜有炎性反应或因肝大受牵拉，则肝脏有压痛。急性肝炎、肝淤血时，常有弥漫性轻度压痛；较表浅的肝脓肿时，有局限性的剧烈压痛。

（5）肝颈静脉回流征（hepatojugular reflux）：检查时，嘱被检查者取仰卧位，头垫高枕，张口平静呼吸，如有颈静脉怒张者，将床头抬高30°～45°，使颈静脉怒张水平位于颈根部。检查者右手掌面轻贴于右上腹肝区，逐渐加压，持续10秒，同时观察颈静脉怒张程度。正常人颈静脉不扩张，或于肝区施压之后仅有轻度扩张，但迅即下降到正常水平。右心衰竭患者，如按压其淤血肿大的肝时，则颈静脉怒张更加明显，称为肝静脉回流征阳性，是早期右心功能不全的重要体征。

（四）胆囊触诊

可用单手滑行触诊法或钩指触诊法触诊胆囊，触诊要领与肝脏触诊相同。正常胆囊不能触及。胆囊触诊异常情况如下。

1. 胆囊肿大　在右肋缘与腹直肌外缘交界处可触到肿大的胆囊，呈梨形或卵圆形，通常张力较高，可随呼吸上下移动。常见于急性胆囊炎、胆囊结石、胆囊癌等。

2. 胆囊触痛　如胆囊虽有炎症，但还不能触及时，可进行胆囊触痛检查。检查者将左手手掌平放在被检查者的右肋缘，拇指以中等力度勾压于胆囊点，然后嘱其缓慢深吸气。如在深吸气过程时引起疼痛，即为胆囊触痛；如被检查者因疼痛而突然停止吸气，称为墨菲征（Murphy sign）阳性（图3-57），常见于急性胆囊炎。

（五）脾触诊

正常情况下脾不能触及。若内脏下垂、左侧大量胸腔积液或积气致膈肌下降，则脾脏随之下移，深吸气时可在左肋缘下触及脾脏。除此之外触及脾脏则提示脾大，且脾大至正常2倍以上。

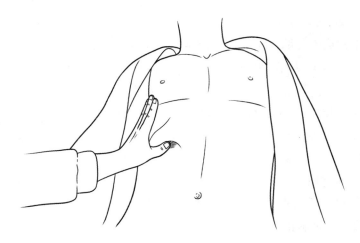

图3-57 Murphy征检查方法

1. **触诊方法** 脾大明显而位置表浅时，可采用单手触诊法。如肿大的脾脏位置较深，则应采用双手触诊法。临床以双手触诊法多用。双手触诊时，被检查者取仰卧位，双腿稍屈曲，检查者左手绕过被检查者腹前方，手掌置于其左腰部第9～11肋处，将脾从后向前托起，右手手掌平放于被检查者左侧腹部，与左肋弓垂直，配合呼吸由下而上迎触脾脏，直到触及脾下缘或左肋缘。脾轻度增大而仰卧位不易触到时，可嘱被检查者取右侧卧位（图3-58），且左下肢屈曲，行双手触诊法检查。单手触诊法同双手触诊法的右手手法。

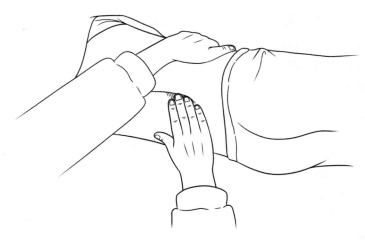

图3-58 双手触诊法触诊脾（右侧卧位）

2. **测量脾脏大小** 当触及肿大的脾脏时，可采用三线记录法表示脾脏大小（图3-59），以厘米（cm）为单位。Ⅰ线又称甲乙线，测量左锁骨中线与左肋缘交叉点至脾下缘的距离；Ⅱ线又称甲丙线，测量交叉点至脾尖的最远距离；Ⅲ线又称丁戊线，表示脾右缘到前正中线的垂直距离。如脾右缘增大超过正中线以"＋"表示，未超过则以"－"表示。脾轻度肿大时只测量Ⅰ线即可，高度肿大时，应加测Ⅱ线、Ⅲ线，并作图表示。

3. **脾大分度及临床意义** 临床上常将脾大分为轻、中、高3度。①轻度脾大，为深吸气时，脾在肋下≤2cm，见于急性肝炎、伤寒、急性疟疾等，质软；②中度脾大，为脾在肋下＞2cm，在脐水平线以上，见于肝硬化、慢性淋巴细胞性白血病、系统性红斑狼疮等，质地较硬；③高度脾大，为超过脐水平线或前正中线，见于慢性粒细胞性白血病、淋巴瘤、血吸虫病等。

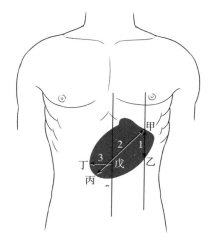

图3-59　脾大测量法

（六）膀胱触诊

采用单手滑行触诊法。嘱被检查者排空膀胱后取仰卧屈膝位，检查者以右手自脐开始向耻骨联合方向触摸。正常膀胱空虚时隐于盆腔内，不易触及。当膀胱积尿而充盈增大时，超过耻骨联合上缘，在下腹正中部可触到圆形、表面光滑的囊状物，不能用手推移，排尿后包块消失，借此可与妊娠子宫、卵巢囊肿及直肠肿瘤相鉴别。尿潴留常见于脊髓病、尿路梗阻、昏迷、腰椎或骶椎麻醉及手术后患者。

 知识拓展

腹部肿块触诊

腹部包块包括肿大或异位的脏器、炎性肿块、囊肿、肿大的淋巴结，以及良性和恶性肿瘤等。正常腹部可触及腹直肌肌腹和腱划、腰椎椎体、骶骨岬、乙状结肠粪块、横结肠及盲肠，除上述内容外，腹部触及其他包块，则视为异常，多有病理意义。

腹部触及肿块时，应注意以下几点。

（1）部位：某些部位的肿块常来源于该部的脏器。

（2）大小：凡触及肿块，均应测量其上下（纵长）、左右（横宽）和前后径（深厚）。为了形象化，常以日常熟悉的实物大小作为类比，如拳头、鸡蛋、核桃等。

（3）形态：触及肿块时应注意其形状、轮廓、边缘和表面情况。圆形且表面光滑的肿块多为良性，以囊肿或淋巴结为多。形态不规则，表面凹凸不平且坚硬者，应多考虑恶性肿瘤、炎性肿物或结核性肿块。

（4）质地：实质性肿块质地可能为柔韧、中等硬或坚硬，见于肿瘤、炎性或结核浸润块。囊性肿块质地柔软，见于囊肿、脓肿。

（5）压痛：炎性肿块有明显压痛。与脏器有关的肿瘤压痛可轻重不等。

（6）搏动：消瘦者可以在腹部见到或触及动脉搏动。如在腹中线附近触及明显的膨胀性搏动，则应考虑腹主动脉或其分支的动脉瘤。

（7）移动度：如果肿块随呼吸而上下移动，多为肝、胆、脾、胃、肾或其肿物。局部炎性肿块或脓肿及腹腔后壁的肿瘤，一般不能移动。

此外，还应注意所触及的肿块与周围器官和腹壁的关系等。

六、相关护理诊断/问题

1. **营养失调，低于机体需要量**　舟状腹，与慢性消耗性疾病、严重腹泻有关。
2. **营养失调，高于机体需要量**　腹部膨隆，与不良生活习惯导致肥胖有关。
3. **体液过多**　腹水与肝硬化、低蛋白血症、心功能不全有关。
4. **便秘**　肠鸣音减弱与排便习惯不规律有关。

第十节　肛门、直肠与男性生殖器检查

对于检查肛门、直肠及生殖器，这些区域由于其隐私性和敏感性，确实可能使被检查者感到特别的紧张或不适。因此，采取适当的沟通和操作方式对于确保检查的顺利进行至关重要。以下是一些关键的步骤和注意事项。

1. **充分沟通**　解释清楚，在检查前，详细解释检查的目的、方法和必要性。这可以帮助缓解被检查者的紧张情绪，让被检查者明白这是医学需要的一部分。

2. **尊重意愿**　如果经过充分解释后，被检查者仍然拒绝接受检查，应尊重其意愿。继续努力通过沟通找到原因，并尝试解决被检查者的顾虑。

3. **注意隐私和尊严**　保护隐私，确保检查过程中保护被检查者的隐私，使用适当的遮盖物，确保仅暴露检查区域。

4. **环境考虑**　尽量在无外人的私密环境中进行检查，或者使用帘幕等隔断。

5. **专业性和同性检查**　可能的话，让同性别的医务人员进行敏感部位的检查，通常能减少被检查者的尴尬感。

6. **第三者在场**　特别是在异性间的检查时，考虑安排一名同性的医务人员或家属在场，这可以增加被检查者的安全感，同时也保护医务人员免受误解。

一、肛门与直肠

（一）被检查者体位

嘱被检查者根据病情需要采用不同体位，常用体位如下。

1. 肘膝位 被检查者两肘关节屈曲置于检查床上,胸部尽量靠近检查床,两膝关节屈曲成直角跪于检查床上,臀部抬高,头偏向一侧(图3-60)。常用于检查前列腺、精囊及内镜检查。

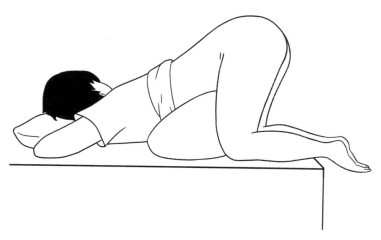

图3-60 肘膝位示意

2. 左侧卧位 被检查者取左侧卧位,右腿向腹部屈曲,左腿伸直,臀部靠近检查床的右边,检查者位于其背后进行检查。常用于病情较重、年老体弱或女性患者。

3. 仰卧位或截石位 被检查者仰卧于检查床上,臀部垫高,两腿屈曲、抬高并外展,或将小腿放于特制的支腿架上(图3-61)。适用于检查重症体弱者,或行膀胱直肠窝检查,也适用于直肠双合诊。

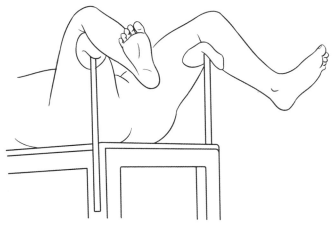

图3-61 截石位示意

4. 蹲位 被检查者下蹲呈排大便姿势,同时屏气向下用力。适用于检查直肠脱出、内痔及直肠息肉等。

（二）视诊

用手分开被检查者的臀部,观察肛门及其周围皮肤颜色与皱褶,正常肛门周围皮肤颜色较深，皱褶从肛门向外周呈放射状，嘱被检查者提肛时括约肌皱褶更明显，做排便动作时皱褶变浅。还应观察肛门周围是否有黏液、脓血、溃疡、脓肿、外痔、肛裂及瘘管口等。

1. 肛门外伤与感染　肛门有创口或瘢痕，多见于外伤与手术；肛门周围有红肿及压痛，见于肛门周围脓肿。

2. 肛裂（anal fissure）　肛门黏膜有狭长裂伤。可伴有梭形或多发性小溃疡，有明显触压痛。

3. 痔（hemorrhoid）　是直肠下端黏膜下或肛管边缘皮下的静脉丛扩大和曲张形成的静脉团。外痔（external hemorrhoid）位于肛管齿状线以下，表面为肛管皮肤覆盖者，在肛门外口可见紫红色柔软包块。内痔（internal hemorrhoid）位于肛管齿状线以下，表面为直肠下端黏膜所覆盖者，肛门内口检查时可查到柔软的紫红色包块，常随排便突出肛门口外。兼有内痔和外痔表现者称为混合痔（mixed hemorrhoid）。

4. 肛门直肠瘘　简称肛瘘（archosyrinx）。检查时可见肛门周围皮肤有瘘管开口，或有脓性分泌物流出，在直肠或肛管内可见瘘管的内口或伴有硬结。

5. 直肠脱垂（proctoptosis）　又称脱肛（hedrocele），指肛管、直肠或乙状结肠下端的肠壁，部分或全层向外翻而脱出于肛门外。嘱被检查者取蹲位，并屏气做排便动作，观察肛门外有无突出物。

6. 肛门闭锁（proctatresia）与狭窄　多见于新生儿先天性畸形；狭窄也可因感染、外伤或手术导致，常在肛周发现瘢痕。

（三）触诊

肛门或直肠的触诊称为肛门指诊或直肠指诊，简称肛诊。此检查法简便易行，但具有重要的诊断价值，不仅用于诊断肛门直肠疾病，而且对于盆腔的其他疾病，如阑尾炎、前列腺与精囊病变、子宫及输卵管病变等，也是一种重要的检查方法。

触诊时，被检查者取肘膝位、左侧卧位或仰卧位，检查者右手戴手套或指套，涂适量润滑剂。将示指置于肛门外口轻轻按摩，待被检查者肛门括约肌放松后，再徐徐插入肛门并向深部推进。触诊时先检查肛门及括约肌的紧张度，再检查肛管和直肠的内壁。触诊时注意有无压痛及黏膜是否光滑，有无肿块及波动感。观察触诊后指套表面有无血液、脓液或黏液，应取其涂片做镜检或细菌学检查，必要时做内镜检查。男性被检查者触诊前列腺，注意前列腺左、右叶和中间沟等结构，以及前列腺的大小、硬度、外形、表面情况及有无结节、压痛等。

二、男性生殖器

女性生殖器检查在《妇产科护理学》中有详细介绍，此处只介绍男性生殖器检查。

被检查者暴露下腹部，双下肢取外展位，先检查外生殖器（阴茎和阴囊），然后用直肠指诊法检查内生殖器（前列腺及精囊）。

（一）外生殖器

1. 阴茎（penis）　阴茎为前端膨大的圆柱体，分头、体、根3部分。正常成年男性阴茎长7～10cm，由3个海绵体（2个阴茎海绵体，1个尿道海绵体）构成。

（1）阴茎大小与形态：成人阴茎过小，见于垂体功能或性腺功能不全；儿童期阴茎过大，见于性早熟。

（2）包皮：阴茎的皮肤在阴茎颈前向内翻转覆盖于阴茎表面称为包皮。正常成人包皮不应掩盖尿道口，翻起可露出阴茎头。包皮常见异常主要有以下两种：①包茎（phimosis），指翻起包皮不能露出尿道口或阴茎头，见于先天性包皮口狭窄及炎症后粘连。②包皮过长（redundant prepuce），指包皮超过阴茎头，但翻起后能露出阴茎头。

包皮过长或包茎易引起尿道外口或阴茎头感染、嵌顿。污垢在阴茎颈部易于残留，长期的污垢刺激常被视为阴茎癌的重要致病因素之一。提倡早期手术切除过长的包皮。

（3）阴茎头与阴茎颈：阴茎前端膨大部分称为阴茎头（prepuce），俗称龟头。在阴茎头、颈交界部位有一环形浅沟，称为阴茎颈（neck of penis）或阴茎头冠。正常阴茎头红润、光滑。常见异常情况有以下几种：①阴茎头有硬结伴暗红色溃疡，易出血或融合为菜花状，应怀疑阴茎癌。②阴茎颈出现单个椭圆形质硬溃疡，称为下疳，常见于梅毒。

（4）尿道口：正常尿道口黏膜红润，无分泌物。尿道口常见异常情况有：①尿道口红肿，有脓性分泌物或溃疡，且有触痛，见于尿道炎。②尿道口狭窄，见于先天性尿道畸形或炎症粘连等。③尿道口位于阴茎下面，见于尿道下裂。

2. 阴囊（scrotum） 阴囊内中间有一隔膜将其分为左右两个囊腔，各含有精索、睾丸及附睾。检查时将双手拇指置于阴囊前面，其余四指置于阴囊后面，单手或双手进行滑动触诊。

（1）阴囊皮肤及外形：正常阴囊皮肤呈深暗色，多皱褶。常见的异常情况如下。①阴囊湿疹：阴囊皮肤增厚，呈苔藓样，并有小鳞片，或皮肤呈暗红色、糜烂，有大量浆液渗出，有时有软痂，伴有顽固性奇痒。②阴囊水肿：皮肤因水肿而紧绷，可因局部炎症、过敏反应、静脉血或淋巴液回流受阻所致局部水肿，也可为全身水肿的一部分。③阴囊象皮肿：阴囊皮肤水肿粗糙、增厚如象皮样，见于丝虫病所致的淋巴管炎或淋巴管阻塞。④阴囊疝：腹腔内器官（肠管或肠系膜）经腹股沟管下降至阴囊，导致一侧或双侧阴囊增大，触之有囊样感，有时可推回腹腔，但患者用力咳嗽或腹压增高时可再度出现。⑤鞘膜积液：正常情况下鞘膜囊内有少量液体，当鞘膜本身或邻近器官出现病变时，鞘膜液体分泌增多，而形成积液，此时阴囊肿大触之有水囊样感。不同病因所致鞘膜可用透光试验加以鉴别。方法是用不透明的纸片卷成圆筒，一端置于肿大的阴囊部位，对侧阴囊以电筒照射，从纸筒另一端观察阴囊透光情况，如房间光线较暗，可直接用电筒照射阴囊后观察。鞘膜积液时，阴囊呈橙红色均质的半透明状，而阴囊疝和睾丸肿瘤则不透光。

（2）精索：位于附睾上方，为柔软的条索状圆形结构，由输精管、提睾肌、动脉、静脉、精索神经及淋巴管等组成。检查时用拇指和示指触诊精索，从附睾触至腹股沟环。正常精索呈柔软的索条状，无触痛。常见异常情况有：①精索呈串珠样肿胀，见于输精管结核。②精索有挤压痛，且局部皮肤红肿，见于精索急性炎症。③靠近附睾的精索触及结节，见于丝虫病。④精索有蚯蚓样感，见于精索静脉曲张。

（3）睾丸：正常睾丸左、右各一个，呈椭圆形，表面光滑柔韧。常见的异常情况如下。①急性睾丸肿痛、压痛明显：见于急性睾丸炎，常继发于流行性腮腺炎、淋病等。②慢性睾丸肿痛：多见于结核病。③一侧睾丸增大、质硬并有结节：见于睾丸肿瘤或白血病细胞浸润。④睾丸萎缩：见于流行性腮腺炎或外伤后遗症、精索静脉曲张。⑤睾丸过小：见于先天性或内分泌疾病。⑥阴囊内睾丸缺如：或睾丸下降不全，见于隐睾症，一侧多见。

（4）附睾：位于睾丸后外侧，上端膨大为附睾头，下端细小附睾尾，检查时注意有无肿胀、压痛或结节。常见异常情况如下。①附睾肿痛明显，常伴有睾丸增大，且附睾和睾丸分界不清，见于急性附睾炎。②附睾肿大而触痛轻，见于慢性附睾炎。③附睾肿胀、无压痛，质硬有结节感，伴有输精管增粗呈串珠样，见于附睾结核。

（二）内生殖器

1. 前列腺　位于膀胱下方，耻骨联合后约2cm处，呈上宽下窄的栗子形，分为左右两叶，尿道从前列腺中纵行穿过，排泄口位于尿道前列腺部。

检查时患者取肘膝位或右侧卧位、站立弯腰体位、仰卧位，检查者示指戴指套，涂适量润滑剂，徐徐插入肛门，向腹侧触诊。正常成人前列腺距肛门4cm，直径不超过4cm，正中有纵行浅沟称为中间沟，将前列腺分为左、右两叶，每叶约拇指指腹大小，表面光滑，质韧有弹性，可触及中间沟。前列腺中间沟消失，表面平滑，质韧，无压痛，见于前列腺肥大；肿大并有明显压痛，见于急性前列腺炎；肿大，表面不平呈结节状，质地坚硬，多为前列腺癌。

2. 精囊　位于前列腺上方。正常精囊光滑柔软，直肠指诊时不易触及。精囊病变常继发于前列腺，如精囊可触及条索状肿胀并有压痛，见于前列腺炎等所致的精囊炎。精囊触及不规则的硬结时，见于前列腺癌累及精囊。

三、相关护理诊断/问题

1. 排尿障碍　前列腺肿大与前列腺增生有关。
2. 久坐的生活方式　痔与工作繁忙/缺乏锻炼意识有关。
3. 皮肤完整性受损　肛裂、痔与长期便秘有关。

第十一节　脊柱、四肢与关节检查

检查脊柱、四肢与关节时以视诊为主，结合触诊和叩诊，被检查者取站立位或坐位。

一、脊柱

脊柱是由7个颈椎、12个胸椎、5个腰椎、5个骶椎和4个尾椎组成的骨性结构，其功能是支持体重、保持正常的立位及坐位姿势。脊柱病变主要表现为姿势或形态异常、活动度受限或疼痛等。

（一）脊柱弯曲度

正常成人站立时，从后方看脊柱应直无侧弯，而侧面来看显示4个生理性弯曲：颈椎略向前，胸椎向后，腰椎较明显向前，骶椎向后弯曲，形成类似"S"的形态（图3-62）。在检查过程中，让受检者双脚并拢，双手自然垂放。观察其脊柱从背后是否有侧向弯曲的异常，可以用手指从脊椎顶部向下推压，观察因压力而产生的皮肤红线是否直，以判断是否存在侧弯。同时，从侧面检查是否存在脊柱的过度前凸或后凸。

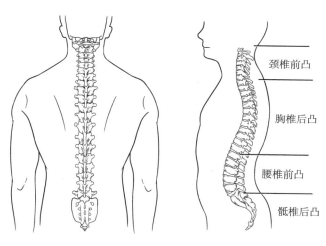

图3-62 脊柱生理性弯曲

1. **脊柱后凸（kyphosis）** 多发生于胸段脊柱，常见于佝偻病、胸椎结核、强直性脊柱炎、老年脊椎退行性变、脊椎骨折等（图3-63）。

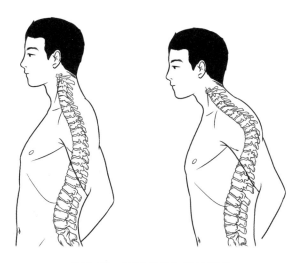

图3-63 正常脊柱与脊柱后凸

2. **脊柱前凸（lordosis）** 多发生在腰椎部位，见于晚期妊娠、大量腹水、腹腔巨大肿瘤等。

3. **脊柱侧凸（scoliosis）（图3-64）** 可分为姿势性和器质性两种类型。①姿势性侧凸：改变体位可使侧凸纠正，见于儿童发育期坐位姿势不端正、椎间盘脱出症及脊髓灰质炎后遗症等。②器质性侧凸：改变体位不能使侧凸纠正，见于佝偻病、慢性胸膜增厚粘连、肩部或胸廓畸形等。

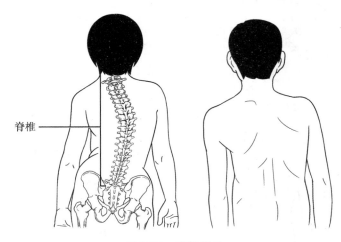

脊椎

图3-64   脊柱侧凸

（二）脊柱活动度

1. **正常脊柱活动度**   正常脊柱有一定的活动度，其中颈段和腰段的活动度最大，胸段的活动度较小，骶、尾段已融合，几乎无活动性。检查脊柱活动度时，嘱被检查者做前屈、后伸、侧弯和旋转等动作。脊柱活动度因受年龄、运动训练、脊柱结构差异等因素的影响，存在较大的个体差异。其正常活动度如下：颈段在固定双肩、头部正直的条件下前屈、后伸35°～45°，左右侧弯45°，旋转约70°；腰段在臀部固定条件下，前屈75°～90°，后伸30°，左右侧弯20°～35°，旋转30°。

2. **脊柱活动受限**   主要见于脊柱相应节段软组织受损、椎间盘突出、脊椎增生性关节炎、结核病或肿瘤浸润、外伤、骨折或关节脱位等。

（三）脊柱压痛与叩击痛

1. **压痛**   嘱被检查者取坐位，身体稍前倾。检查者用右手拇指的指腹，由上向下逐一按压脊椎棘突和椎旁肌肉，正常均不出现压痛。如有压痛，提示有相应部位的病变，并以第7颈椎棘突为标志计数病变椎体的位置。脊椎压痛的常见病因有脊椎结核、椎间盘脱出、脊椎外伤或骨折等；腰椎旁肌肉压痛的病因常为腰背肌纤维炎或劳损。

2. **叩击痛**   正常脊柱无叩击痛。检查发现被检查者有叩击痛，称为叩击痛阳性。叩击痛的部位多为病变所在部位，常见病因有脊柱结核、脊椎骨折、椎间盘突出等。脊柱叩诊的方法有以下两种。

（1）直接叩诊法：被检查者取坐位，检查者用中指或叩诊锤直接叩击其各脊椎的棘突，常用于胸椎、腰椎病变的检查。颈椎疾病，尤其是颈椎骨关节损伤时，因颈椎位置深，不宜使用此法进行检查。

（2）间接叩诊法：被检查者取坐位，检查者将左手掌置于其头顶部，右手握拳以小鱼际肌部叩击自己的左手背，注意观察被检查者有无疼痛。如疼痛阳性见于脊柱结核、椎间盘突出、脊柱外伤或骨折等。叩击痛的部位多为病变部位。如有颈椎病或椎间盘脱出症，间接叩诊时可出现上肢的放射性疼痛。

二、四肢与关节

四肢与关节的检查多以视诊和触诊为主，主要观察其形态、活动度或运动情况。四肢检查除大体形态和长度外，应以关节检查为主。正常人四肢与关节左右对称，形态正常，无肿胀及压痛，活动不受限。

（一）形态异常

1. 上肢

（1）匙状甲（koilonychia）：又称反甲或翘甲，其特点为指甲中央凹陷，边缘翘起，变薄，表面粗糙有条纹（图3-65A）。多见于缺铁性贫血及高原病。

（2）杵状指（趾）（acropachy）：手指或足趾末端指节明显增宽增厚，呈杵状膨大，指（趾）甲从根部到末端呈弧形隆起（图3-65B）。常见于支气管肺癌、支气管扩张、慢性肺脓肿、发绀型先天性心脏病、溃疡性结肠炎等。其发生与肢端慢性缺氧、代谢障碍及中毒性损害有关。

（3）梭形手：近端指间关节呈梭形畸形，伴活动受限，严重者手指和腕部向尺侧偏移，且多为双侧对称性改变（图3-65C）。常见于类风湿关节炎。

（4）爪形手：手呈鸟爪样，其大小鱼际肌、骨间肌萎缩，掌指关节过伸，指间关节屈曲。常见于尺神经损伤、进行性肌萎缩、脊髓空洞症、麻风病等。

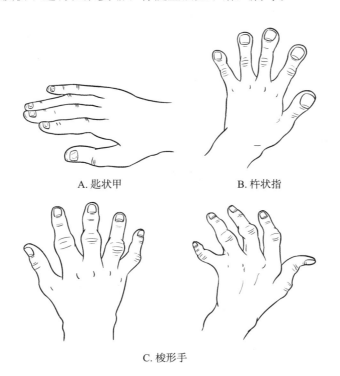

A. 匙状甲   B. 杵状指

C. 梭形手

图3-65　常见指关节形态异常

（5）肢端肥大症：骨末端及其韧带等软组织增生肥大，肢体末端明显粗大。为成人垂体功能亢进，使生长激素分泌增多，导致骨末端及韧带等软组织增生与肥大，使肢体末端较正常明显粗大所致。

（6）猿掌：拇指不能外展、对掌，鱼际萎缩，手显平坦，见于正中神经损伤。

（7）腕关节形态异常：腕部手掌的神经、血管、肌腱及骨骼的损伤或先天性因素等均可引起畸形，见于桡神经损伤所致的垂腕畸形、Colles骨折餐叉样畸形。

（8）肘关节形态异常：正常人肘关节伸直时，肱骨内外上髁与尺骨鹰嘴位于一直线，屈肘90°时，此三点成一等腰三角形，称为肘后三角。肘关节脱位时，此三点关系发生改变，肱骨内外上髁位于肱骨下端，当患者屈肘时较易扪及。若外上髁有压痛时称为"网球肘"；当内上髁有压痛时，则称"高尔夫球肘"。

（9）肩关节形态异常：正常双肩对称呈弧形。当肩关节脱位或三角肌萎缩时，肩关节弧形轮廓消失，肩峰突出，呈"方肩"。先天性肩胛高耸症及脊柱侧弯者两肩一高一低，短颈耸肩。锁骨骨折导致其远端下垂，锁骨外端过度上翘，肩部突出畸形，呈"肩章状肩"，也可见于外伤性肩锁关节脱位。

2. 下肢

（1）膝关节变形：膝关节红、肿、热、痛及运动障碍，多为炎症所致。关节腔内积液时，触诊有浮动感，称为浮髌现象。浮髌现象的检查方法：患者平卧，患肢放松；检查者左手拇指与其余手指分别固定在肿胀关节上方两侧，右手拇指和其余手指分别固定于下方两侧，使关节腔内积液不能流动；然后用右手示指将髌骨向后方连续按压数次。如压下时有髌骨与关节面碰触感，放开时有髌骨随手浮起感，为浮髌试验阳性。浮髌试验阳性是膝关节腔积液的重要体征。

（2）膝关节形态异常（图3-66）：①膝内、外翻，正常人两足并拢时，双膝和双踝可靠拢。如双膝靠拢时，双踝分离呈"X"形，称为膝内翻；如双踝并拢时双膝分离呈"O"形，称为膝外翻。见于佝偻病和大骨节病。②膝反张，膝关节过度后伸形成向前的反曲状，称为膝反曲畸形。见于脊髓灰质炎后遗症、膝关节结核。

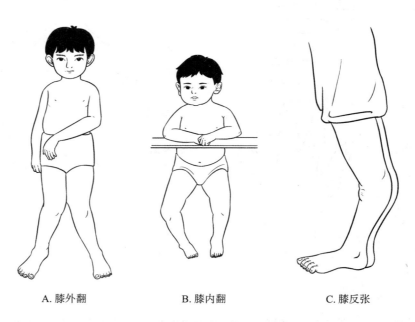

A. 膝外翻　　　　　　　B. 膝内翻　　　　　　　C. 膝反张

图3-66　常见膝关节形态异常

（3）足内、外翻：足正常可进行内、外翻动作，皆可达35°，复原后足掌、足跟可着地。①足内翻，足呈固定内翻、内收位，足不能踏平，仅外侧负重。常见于脊髓灰质炎后遗症、先天畸形。②足外翻，足呈固定外翻、外展位，足不能踏平，仅内侧负重。常见于胫前、胫后肌麻痹。

（4）肌肉萎缩：被检查者肌肉的体积缩小，肌纤维变细，肌肉松弛无力。常见于脊髓灰质炎后遗症、周围神经损伤、进行性肌营养不良、脑卒中后遗症等。

（5）下肢静脉曲张：小腿静脉呈蚯蚓状迂曲、怒张，重者有肿胀感，局部皮肤暗紫色、有色素沉着，甚至形成经久不愈的溃疡。常见于血栓栓塞性静脉炎、从事持久站立性工作者。

（二）关节活动度及运动障碍

四肢的运动功能是在神经的调节下，由肌肉、肌腱带动关节的活动来完成的，其中任何一个环节受损，均可造成运动功能障碍。检查时嘱被检查者做主动运动或被动运动，以便观察其活动是否受限。关节的创伤、炎症、肿瘤、退行性变均可引起关节疼痛、肌肉痉挛、关节失稳，以及关节囊、关节腔、肢体挛缩和粘连，从而使关节出现运动障碍。人体正常关节活动度见表3-10。

表3-10 人体正常关节活动度

关节	动作	活动度（°）	动作	活动度（°）
肩关节	前屈	0～170	内旋	0～70
	后伸	0～60	水平内收	0～130
	外展	0～170	水平外展	0～40
	外旋	0～90	—	—
肘关节	屈曲	0～135/150	伸展	0～5
前臂	旋前	0～80/90	旋后	0～80/90
腕关节	背伸	0～70	桡偏	0～25
	掌曲	0～80	尺偏	0～30
髋关节	前屈	0～90/ 0～125（屈膝）	内收	0～35
	后伸	0～30	外旋	0～45
	外展	0～40	内旋	0～45
膝关节	屈曲	0～130	伸展	0
踝关节	背屈	0～15	内翻	0～35
	跖屈	0～50	外翻	0～20
颈部	前屈	0～45	旋转	0～60
	后伸	0～45	侧屈	0～45
腰腿部	前屈	0～80	旋转	0～45
	后伸	0～30	侧屈	0～40

三、相关护理诊断/问题

1. **有失用综合征的危险**　肌肉萎缩与关节病变有关；与肢体外伤有关。
2. **躯体活动障碍**　脊柱/关节活动受限与脊柱病变/关节病变有关。
3. **行走障碍**　下肢肌肉萎缩与脑卒中后功能锻炼不足有关。
4. **自理缺陷**　脊柱/关节活动受限与脊柱病变/关节病变有关。
5. **有跌倒的危险**　脊柱或关节活动受限/肌肉萎缩与脊柱/关节病变有关。

第十二节　神经系统检查

神经系统的检查包括脑神经、感觉功能、运动功能、神经反射、脑膜刺激征和自主神经功能。进行神经系统检查前，首先要确定被检查者的意识状态，本节所涉及的许多检查需要在被检查者意识清晰的状态下完成。

一、脑神经

脑神经（cranial nerves）共有12对，脑神经检查对颅脑病变的定位诊断有重要价值，检查时应按顺序进行，并注意两侧对比观察。

（一）嗅神经（第Ⅰ对脑神经）

检查时嘱被检查者闭目，堵住一侧鼻孔，用醋、酒或香水等日常生活中熟悉的具有不同气味的物品，分别置于另一侧鼻孔前，要求被检查者说出所嗅物品的气味，然后换另一侧鼻孔进行测试，注意两侧对比。

嗅觉正常时可正确区分测试物品的气味，若被检查者无法嗅到气味即为嗅觉缺失；能嗅到气味但无法分辨，为嗅觉不良。嗅觉障碍可见于鼻黏膜炎症、严重颅脑损伤、前颅凹占位性病变等。

（二）视神经（第Ⅱ对脑神经）

视神经（optic nerve）司视觉，视力、视野和眼底为检查视神经的最基本项目。具体内容参见本章第三节相关部分。

（三）动眼神经、滑车神经和展神经（第Ⅲ、Ⅳ、Ⅵ对脑神经）

此3对神经为运动神经，共同支配眼球运动。检查时主要观察眼裂和眼睑、瞳孔（大小、形态、对光反射、调节反射和辐辏反射）和眼球（位置、运动和眼球震颤）。动眼神经（oculomotor nerve）麻痹时，上睑下垂，眼球向内、上、下方活动均受限，瞳孔扩大，瞳孔对光反射和集合反射均消失。滑车神经（trochlear nerve）麻痹时，眼球向下及外展运动减弱，向下看出现复视。滑车神经麻痹很少单独出现，动眼神经、展神经大多同时受累。展神经麻痹时，眼球不能外展，出现内斜视和复视。

（四）三叉神经（第Ⅴ对脑神经）

三叉神经（trigeminal nerve）为混合性神经，其感觉神经纤维分布于面部皮肤及眼、鼻、口腔黏膜；运动神经纤维主要支配咀嚼肌、颞肌和翼状内外肌。

1. 运动功能　将双手置于被检查者两侧下颌角上面咀嚼肌隆起处，让其做咀嚼动作，比较两侧咀嚼肌力量的强弱，或嘱其露齿，以上下门齿中峰为标准，观察张口时下颌有无偏斜。当一侧三叉神经运动纤维受损时，病侧咀嚼肌肌力减弱或出现萎缩，张口时下颌偏向病侧。

2. 感觉功能（包括痛觉、触觉、温度觉）　所有检查均应自上而下（前额部位、鼻部两侧部位、下颌部位）、两侧对比操作，嘱咐患者闭眼，以针轻刺检查痛觉；用棉签轻触检查触觉，询问有无感觉减退、消失或过敏；用盛有冷水或热水（注意温度要适宜）的试管检查温度觉。

3. 角膜反射　嘱患者睁眼向内侧注视，以捻成细束的棉签头部从患者视野外接近并轻触外侧角膜，避免触及睫毛，正常反应为被刺激侧迅速闭眼和对侧也出现眼睑闭合反应，前者称为直接角膜反射，而后者称为间接角膜反射。直接和间接反射均消失见于三叉神经病变（传入障碍）；直接反射消失，间接反射存在，见于患侧，见于患侧面神经瘫痪（传出障碍）。

（五）面神经（第Ⅶ对脑神经）

面神经（facial nerve）主管面部表情肌的运动，此外还主管舌前2/3的味觉功能。

1. 运动功能检查　首先检查被检者左右两侧的额纹、眼裂、鼻唇沟及口角是否对称。接着指导其执行以下动作：皱眉、闭眼、露齿、鼓腮和吹口哨，观察面部左右两侧的对称性。若面神经受损，可观察到以下症状：受影响侧额纹减少，眼裂加大，鼻唇沟变浅，无法皱眉或闭眼。笑时，口角会向健康侧偏斜；鼓腮或吹口哨时，受损侧会漏气。若为中枢神经损害，上半部面肌由于受到双侧皮质运动区的影响，皱眉和闭眼功能通常不受影响，仅表现为病灶对侧下半部面肌的瘫痪。

2. 味觉检查　嘱被检查者伸舌，将少量不同味道的物质（食盐、糖、醋等）以棉签涂于一侧舌面测试味觉。先测可疑侧、再测另侧。每种物质测试完成后，需用水漱口后方可测试下一种。

（六）位听神经（第Ⅷ对脑神经）

位听神经（vestibulocochlear nerve）司听觉、平衡觉，检查内容包括听力和前庭功能。

1. 听力　听力检查见本章第三节相关部分。

2. 前庭功能　询问被检查者有否眩晕、平衡失调或眼球震颤。通过旋转试验，观察有无前庭功能障碍所致的眼球震颤反应减弱或消失。

（七）舌咽神经和迷走神经（第Ⅸ、Ⅹ对脑神经）

舌咽神经（glossopharyngeal nerve）和迷走神经（vagus nerve）在解剖与功能上关系密切，常同时受累。

1. 运动　检查时注意患者有无发音嘶哑、带鼻音或完全失音，是否呛咳、有无吞咽困难。观察患者张口发"啊"音时悬雍垂是否居中，两侧软腭上抬是否一致。当一侧神经受损时，该侧软腭上抬减弱，悬雍垂偏向健侧；双侧神经麻痹时，悬雍垂居中，但双侧软腭上抬受限，甚至完全不能上抬。

2. 咽反射 用压舌板轻触左侧或右侧咽后壁，正常者出现咽部肌肉收缩和舌后缩，并有恶心反应，有神经损害者则反射迟钝或消失。

3. 感觉 可用棉签轻触两侧软腭和咽后壁，观察感觉。另外，舌后1/3味觉减退为舌咽神经损害，检查方法同面神经。

（八）副神经（第Ⅺ对脑神经）

观察胸锁乳突肌和斜方肌有无萎缩，嘱被检查者做耸肩和转颈运动，检查者可给予一定的阻力，比较两侧肌力。副神经（spinal accessory nerve）损害时，向对侧转头及同侧耸肩无力或不能，同侧胸锁乳突肌及斜方肌萎缩。

（九）舌下神经（第Ⅻ对脑神经）

嘱被检查者伸舌，观察有无舌偏斜、舌肌萎缩或颤动。单侧舌下神经（hypoglossal nerve）麻痹时，患侧可见舌肌萎缩和颤动，伸舌偏向患侧；双侧舌下神经麻痹时，舌不能伸出口外，伴语言及吞咽困难。

二、感觉功能

在进行感觉功能的检查时，需要被检者保持清醒状态，闭眼，集中注意力，并且确保环境安静。首先向被检者说明检查的目的和方法，以获得其配合。在检查过程中，应避免使用引导性的问题，而是从感觉受损的区域逐渐过渡到正常区域，对比左右两侧以及远近部位，以便准确判断感觉障碍的类型、程度、范围。如有必要，可多次检查以验证结果。通常，如果被检者没有神经系统的相关症状或体征，只需检查触觉、痛觉和振动觉。如果存在相关症状，应按顺序检查其他感觉功能。

（一）浅感觉

浅感觉包括皮肤黏膜的痛觉、触觉、温度觉。

1. 痛觉（algesia） 用大头针的针尖均匀地轻刺被检查者皮肤，让其陈述感受，并比较双侧对称部位的痛觉有无差别，判断有无痛觉障碍及其范围和类型（正常、过敏、减退或消失）。痛觉障碍见于脊髓丘脑侧束病损。

2. 触觉（esthesia） 用棉签轻触被检查者的躯干及四肢的皮肤或黏膜，询问其有无轻痒的感觉。正常人对轻触感觉十分敏感，触觉障碍见于脊髓丘脑前束和后索病损。

3. 温度觉（thalposis） 用盛有热水（40～50℃）和冷水（5～10℃）的试管交替接触被检查者的皮肤，让其陈述冷热感觉。正常人对冷热能准确辨别，温度觉障碍时则不能，见于脊髓丘脑侧束病损。

（二）深感觉

深感觉指肌肉、肌腱、关节等深部组织的感觉，包括运动觉、位置觉和振动觉。深感觉障碍见于脊髓后索病损。

1. **运动觉**（cinesthesia）　检查者以示指和拇指轻持被检查者手指或足趾的两侧，做被动伸或屈的动作，嘱其根据感觉说出"向上"或"向下"，观察其判断是否正确。

2. **位置觉**（topesthesia）　检查者将被检查者肢体置于某一位置，让其描述肢体所处的位置，或用对侧肢体模仿。如被检查者判断方向有困难，可加大关节被动运动的幅度，或尝试较大的关节（腕、肘、踝、膝）。

3. **振动觉**（pallesthesia）　将振动的音叉置于被检查者骨隆起处，如外踝、内踝、指尖、尺骨茎突、髂前上棘、胫骨结节等，询问其有无振动感并进行两侧对比。正常人有共鸣性振动感。

（三）复合感觉/皮质感觉

复合感觉是大脑综合分析和判断的结果，包括皮肤定位觉、两点辨别觉、实体觉和体表图形觉等，又称皮质感觉。

1. **皮肤定位觉**（point localization）　检查者以手指或棉签轻触被检查者的某处皮肤，嘱其指出被触部位。正常人误差在10cm以内。皮肤定位觉障碍见于皮质病变。

2. **两点辨别觉**（two-point discrimination）　检查者以分开的钝角分规同时轻触被检查者皮肤上的两点，若其能分辨为两点，则逐步缩小其间距，直至被检查者感觉为一点，测量其实际间距，进行双侧对比。正常人的舌尖、鼻端、指尖对两点辨别觉的敏感度最高，四肢近端和躯干较差。触觉正常而两点辨别觉障碍见于额叶病变。

3. **实体觉**（stereognosis）　让被检查者用单手触摸熟悉的物件，如钥匙、硬币、钢笔等，嘱其说出物件的名称、形状。先检查功能差的一侧，再检查另一侧。实体觉障碍见于皮质病变。

4. **体表图形觉**（graphesthesia）　用钝物在被检查者皮肤上书写简单的数字或画简单的几何图形，观察其能否识别，并双侧对照。体表图形觉障碍常为丘脑水平以上病变。

三、运动功能

运动可以分为有意识的和无意识的类型。有意识的运动主要由锥体束控制，而无意识运动则由锥体外系和小脑调控。运动系统包括上下运动神经元、锥体外系统和小脑系统。上运动神经元的损伤会导致中枢性（痉挛性）瘫痪，而下运动神经元的损伤则导致周围性（迟缓性）瘫痪。锥体外系的受损可能会引起肌张力变化和无意识运动，而小脑受损则可能导致共济失调和平衡问题。对运动功能的检查通常涉及测量肌容积、肌力、肌张力、不随意运动/不自主运动、共济运动及姿势与步态。

（一）肌容积

肌容积（muscle bulk）指肌肉的体积。观察和比较两侧对称部位肌容积，有无肌萎缩或假性肥大，可肉眼观察或用软尺测量肢体周径。肌萎缩可见于下运动神经元损害、肌肉疾病、长期失用等情况。肌肉假性肥大表现为外观肥大、触之坚硬、肌力减弱，可见于进行性肌营养不良，尤其以腓肠肌和三角肌表现明显。

（二）肌力

肌力（myodynamia）指肌肉运动时的最大收缩力。检查时嘱被检查者做肢体屈伸运动，检查者从相反的方向测试其对阻力的克服力量，注意两侧肢体的对比。肌力可分为6级（0～5级），见表3-11。

表3-11　肌力的分级

肌力等级	表现
0级	肌肉完全瘫痪，测不到肌肉收缩
1级	仅见肌肉轻微收缩，但不产生动作
2级	肢体可水平移动，但不能对抗自身重力，即不能抬离床面
3级	肢体能抬离床面，但不能拮抗阻力
4级	肢体能做拮抗阻力运动，但肌力有不同程度的减弱
5级	正常肌力

在自主运动时，如果肌力下降但未完全消失（肌力1～4级），这种情况被称为不完全性瘫痪。如果肌力完全丧失，则称为完全性瘫痪。

根据受影响的身体部位，瘫痪可以具体分类为以下几种：单肢瘫痪（仅一个肢体受影响，常见于脊髓灰质炎）、偏瘫（一侧身体瘫痪，常与同侧脑神经损伤相关，见于脑出血等病症）、截瘫（通常指双下肢瘫痪，常见于脊髓损伤）、交叉瘫（一侧脑神经瘫痪和对侧肢体偏瘫，常见于脑干病变）及四肢瘫（四肢完全瘫痪，常见于高颈段脊髓病变或周围神经病变如吉兰-巴雷综合征）。

此外，根据瘫痪的原因，可以将瘫痪分为上运动神经元瘫痪（中枢性瘫痪）和下运动神经元瘫痪（周围性瘫痪）。中枢性瘫痪的特点包括肢体无肌肉萎缩、肌肉痉挛性增高、深反射亢进及病理反射阳性。而周围性瘫痪的特征则是肢体肌肉萎缩、肌张力下降、深反射减弱或消失、病理反射阴性。

（三）肌张力

肌张力（muscle tension）指静息状态下的肌肉紧张度和被动运动时遇到的阻力，即骨骼肌受到外力牵拉时产生的收缩反应。检查时嘱患者肌肉放松，检查者通过触摸肌肉的硬度以及伸屈其肢体时感知肌肉对被动伸屈的阻力来判断肌张力。

1. 肌张力增高　肌肉坚实，伸屈肢体阻力增加。①痉挛状态：被动伸屈肢体时，起始阻力大，终末时阻力突然减小，也称"折刀现象"，为锥体束损伤的表现。②铅管样强直：伸肌和屈肌的肌张力均增高，被动运动时各个方向的阻力增加是均匀一致的，为锥体外系损伤的表现。

2. 肌张力减低　肌肉松弛，伸屈肢体时阻力低，关节运动范围扩大，见于周围神经炎、前角灰质炎、小脑病变和肌源性病变等。

（四）不随意运动/不自主运动

不随意运动指患者在意识清醒的情况下，骨骼肌不自主收缩所产生的一些无目的的异常动作，见于锥体外系病变。首先检查患者是否有不能随意控制的异常运动，如抽动、震颤等，其次询问其发生、发展过程，与休息、活动、情绪、睡眠、气温等因素的关系，以及有无家族史等。

1. 震颤（tremor） 是两组拮抗肌交替收缩所引起的不自主动作，分为以下几种。

（1）静止性震颤：肢体在静止时震颤明显，运动时减弱，睡眠时消失，常伴肌张力增高，见于帕金森病。

（2）动作性震颤：又称意向性震颤，指震颤在休息时消失，运动时特别是在有意向性的接近目标时震颤明显，常见于小脑病变。

（3）姿势性震颤：震颤通常出现在身体保持特定姿势时，如运动或休息时会消失，其幅度和频率较静止时更细小且频繁。姿势性震颤可由多种原因引起，包括甲状腺功能亢进症、焦虑及使用肾上腺素等。诊断时，让患者双臂水平伸展，可以观察到手指的微小不自主震动。

扑翼样震颤：肝性脑病、尿毒症、慢性肺功能不全等全身性代谢障碍也可能导致扑翼样震颤，表现为在双臂前伸，手指和腕部伸直时，腕关节会突然屈曲后快速伸直，反复动作，类似扑翼。

2. 舞蹈样运动（choreic movement） 是一种快速、不规则、无目的、不对称的急速运动，表现为耸肩、缩颈、伸舌、做鬼脸、摆手、伸臂等异常动作，入睡可减轻或消失。常见于儿童期脑风湿病变和服用抗精神病药物。

3. 手足搐搦（tetany） 发作时手足肌肉出现紧张性痉挛，上肢表现为手指伸展、拇指内收靠近掌心并与小指相对、掌指关节屈曲、腕关节屈曲；下肢表现为踝关节及趾关节均屈曲。手足搐搦见于低钙血症、碱中毒。

（五）共济运动

一组肌群通过协调一致的运动完成某一动作，称为共济运动（coordination）。由小脑、前庭神经系统、深感觉及锥体外系等共同协调完成。这些部位的任何病变，均可使运动缺乏准确性。检查时让被检查者先睁眼完成动作，然后再闭眼重复。

1. 指鼻试验 嘱被检查者将一侧手臂外展伸直，并用示指触碰自己的鼻尖，动作先慢后快、先睁眼后闭眼，再换对侧上肢重复进行，检查其动作是否准确。临床意义：① 同侧指鼻不准，见于小脑半球病变。② 睁眼指鼻准确，闭眼出现障碍，见于感觉性共济失调。

2. 跟－膝－胫试验 嘱被检查者仰卧，抬起一侧下肢，将足跟放在对侧膝盖下，并沿胫骨前缘向下移动，先睁眼后闭眼，检查其动作是否准确无误。临床意义：① 动作不稳定，见于小脑病变。② 闭眼时足跟难以寻到膝盖，见于感觉性共济失调。

3. 快速轮替动作 嘱被检查者伸直手掌，反复做快速的旋前旋后动作，或用一手的手掌、手背连续交替拍打对侧手掌，观察其动作是否协调。共济失调者动作缓慢、不协调。

4. 闭目难立征 先嘱被检查者双足并拢站立，两臂向前平伸，再嘱其闭眼，检查其有无晃动或倾斜。临床意义：① 身体摇晃或倾斜，见于小脑病变。② 睁眼能站稳，闭眼则站立不稳，见于感觉性共济失调。

（六）姿势与步态

见本章第二节。

四、神经反射

反射是一种基础的神经活动，表现为机体对外界刺激的非自主反应。这一过程在高级神经中枢的调控下，通过特定的神经通路，即反射弧，来完成。反射弧由感受器、传入神经纤维、神经中枢、传出神经纤维及效应器组成。这些部分中的任何一个出现异常，都可能导致反射功能的降低或消失。例如，如果病变位置在锥体束以上，某些反射可能会因缺乏抑制而变得过度活跃。反射可分为生理反射和病理反射，且根据刺激源的位置不同，生理反射又可细分为浅反射和深反射。

（一）浅反射

刺激皮肤、黏膜或角膜引起的反应称为浅反射（superficial reflexes）。

1. 角膜反射（corneal reflex）　检查时，让被检者将视线朝向内上方。检查者应使用棉签从角膜外侧轻轻接触角膜。通常情况下，刺激角膜会导致眼睑迅速闭合，称为直接角膜反射。如果刺激一侧角膜后，另一侧眼睑也闭合，则称为间接角膜反射。如果患者失去直接角膜反射但保留间接角膜反射，可能表明该侧面神经受损。两种角膜反射同时消失则可能是三叉神经受损。对于处于深度昏迷的患者，角膜反射可能完全不存在。

2. 腹壁反射（abdominal reflex）　被检查者仰卧，下肢稍屈以使腹壁放松，然后用竹签按上（肋缘下）、中（平脐）、下（腹股沟上）3个部位轻划腹壁皮肤（图3-67）。正常人于受刺激部位可见腹壁肌肉收缩。上部反射消失见于T_7、T_8节病损，中部反射消失见于T_9、T_{10}节病损，下部反射消失见于胸髓T_{11}、T_{12}节病损。双侧上、中、下3部反射均消失见于昏迷或急性腹膜炎患者。一侧腹壁反射消失见于同侧锥体束病损。肥胖者、老年人及经产妇由于腹壁过于松弛，也会出现腹壁反射减退或消失。

3. 提睾反射（cremasteric reflex）　用竹签由下向上轻划股内侧上方皮肤，可引起同侧提睾肌收缩，使睾丸上提（图3-67）。双侧反射消失见于L_1、L_2节病损。一侧反射减弱或消失见于锥体束损害；局部病变如腹股沟疝、阴囊水肿、精索静脉曲张、睾丸炎、附睾炎等。

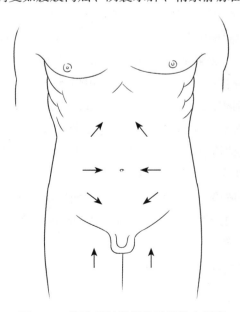

图3-67　腹壁反射及提睾反射检查示意

4. 跖反射（plantar reflex）　被检查者躺平，伸直髋部和膝部。检查者握住其足踝，使用竹签从足底外侧的后部向前部滑动，到达小趾附近的跖关节后改向拇趾方向划过。正常反应是足部跖屈，即显示巴宾斯基征阴性。若此反射消失，则可能表明S_1、S_2区域存在问题。

（二）深反射

刺激骨膜、肌腱经深部感受器完成的反射称为深反射（deep reflex），又称腱反射。检查时应嘱被检查者完全放松受检肢体，检查者叩击力量要均等，注意两侧对比。

1. 肱二头肌反射（biceps reflex）　检查者以左手扶托被检查者屈曲的肘部，将拇指置于肱二头肌肌腱上，然后用叩诊锤叩击拇指（图3-68）。正常反应为肱二头肌收缩，前臂快速屈曲。反射中枢为C_5、C_6节。

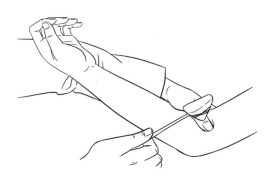

图3-68　肱二头肌反射检查

2. 肱三头肌反射（triceps reflex）　检查者用左手扶托被检查者肘部，嘱其肘部屈曲，然后以叩诊锤直接叩击鹰嘴上方的肱三头肌肌腱（图3-69）。正常反应为肱三头肌收缩，前臂稍伸展。反射中枢为C_7、C_8节。

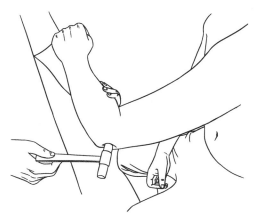

图3-69　肱三头肌反射检查

3. 桡骨膜反射（radial periosteum reflex）　检查者以左手轻托被检查者腕部，使腕关节自然下垂，前臂置于半屈半旋前位，用叩诊锤叩击其桡骨下1/3处或桡骨茎突上方，正常反应为前臂旋前、屈肘、屈指。反射中枢为C_5、C_6节段。

4. 膝反射（knee jerk reflex） 嘱被检查者取坐位，小腿自然下垂并完全放松（如取仰卧位，检查者需用左手托起其膝关节，使髋关节及膝关节屈曲约120°），检查者持叩诊锤叩击髌骨下方的股四头肌肌腱（图3-70）。正常反应为小腿伸展。反射中枢为$L_2 \sim L_4$节。

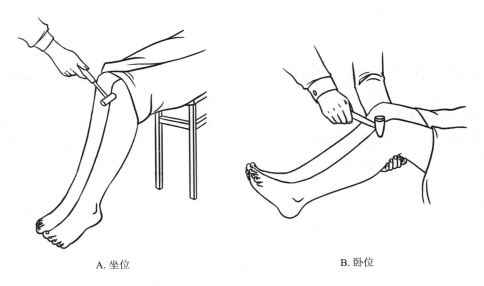

A. 坐位　　　　　　　　　　B. 卧位

图3-70　膝腱反射示意

5. 跟腱反射（achilles tendon reflex） 又称踝反射。嘱被检查者仰卧位，髋关节及膝关节稍屈曲，下肢外旋外展位，检查者一手将其足部背屈成直角，另一手持叩诊锤叩击跟腱。正常反应为腓肠肌收缩，足向跖面屈曲。仰卧位不能引出者，嘱被检查者跪于床边，双足自然下垂，叩击跟腱，正常反应同前（图3-71）。反射中枢为S_1、S_2节。

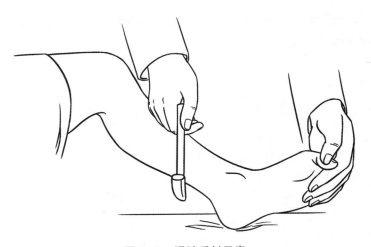

图3-71　跟腱反射示意

6. 阵挛（clonus） 若深反射高度亢进，突然牵拉引出该反射的肌腱使之持续紧张，可出现被牵拉部位持续性、节律性的收缩，称为阵挛。常见的有髌阵挛和踝阵挛，见于锥体束以上病变。

（1）髌阵挛（patellar clonus）：被检查者仰卧位，下肢伸直，检查者以拇指与示指捏住骨上缘，用力向远端快速连续推动数次后维持推力。阳性反应为股四头肌发生节律性收缩使髌骨上下移动。

（2）踝阵挛（ankle clonus）：被检查者仰卧，髋与膝关节稍屈，检查者一手持被检查者小腿，一手持被检查者足掌前端，突然用力使踝关节背屈并维持之。阳性表现为腓肠肌与比目鱼肌发生连续性节律性收缩，而致足部呈现交替性屈伸动作，系腱反射极度亢进。

深反射减弱或消失多见于器质性病变，如神经根炎、末梢神经炎、脊髓前角灰质炎等。肌肉疾病和骨关节病也可出现深反射减弱或消失。深反射亢进多见于上运动神经元瘫痪。

（三）病理反射

病理反射指锥体束病变导致大脑失去对脑干和脊髓的抑制作用所出现的异常反射，又称锥体束征。病理反射正常情况下为阴性。1岁半以内婴幼儿由于锥体束发育尚不成熟，也可出现病理反射阳性，但不属于病理性。

1. 巴宾斯基征（Babinski sign） 是最典型的病理反射。检查时嘱被检查者仰卧位，两下肢伸直，检查者一手托其踝部，另一手持钝头竹签由足跟向小趾划足底外侧缘，至小趾跖关节再转向踇趾侧。阳性反应为踇趾缓缓背伸，其余四趾呈扇形展开。

2. 查多克征（Chaddock sign） 检查时嘱被检查者仰卧位，两下肢伸直，检查持钝头竹签由足跟向小趾划足背外侧缘，至小趾跖关节再转向踇趾侧。阳性反应同巴宾斯基征。

3. 奥本海姆征（Oppenheim sign） 用拇指和示指沿被检查者胫骨前缘由上向下用力滑压。阳性反应同巴宾斯基征。

4. 戈登征（Gordon sign） 用一定力量挤压被检查者的腓肠肌。阳性反应同巴宾斯基征（图3-72）。

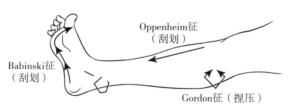

图3-72 病理反射示意

五、脑膜刺激征

脑膜刺激征指脑膜受刺激所出现的体征。脑膜炎、蛛网膜下腔出血、颅内压增高、脑膜转移瘤等，均可出现阳性反应。常见脑膜刺激征如下。

1. 颈项强直 被检查者去枕仰卧位，两下肢伸直，检查者以右手置于其前胸，左手置于枕后，托起头部，使下颌向胸骨柄方向做被动屈颈。阳性反应为颈肌抵抗力增强或下颌不能贴近前胸。在除外颈椎或颈部肌肉局部病变后，即可认为有脑膜刺激征。

2. 克尼格征（Kernig sign） 嘱被检查者仰卧位，先将其一侧下肢的髋关节和膝关节屈曲呈直角，再用左手置于膝部固定，用右手抬起小腿（正常可达135°以上）（图3-73）。阳性反应为伸膝有抵抗感且伴疼痛及屈肌痉挛。

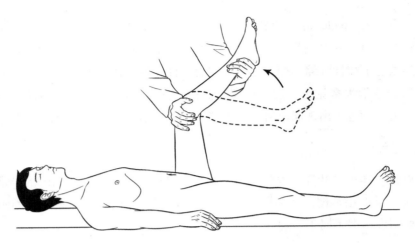

图3-73　Kernig征示意

3. **布鲁津斯基征（Brudzinski sign）**　嘱被检查者仰卧位，两下肢伸直，检查者以右手置于其前胸，左手置于枕后，托起头部，使头部前屈（图3-74）。阳性反应为两侧髋关节和膝关节同时反射性屈曲。

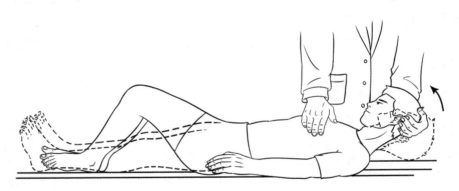

图3-74　Brudzinski征示意

六、自主神经功能

自主神经可分为交感与副交感两个系统，大部分内脏接受交感和副交感神经纤维的双重支配。交感神经受刺激会产生心动过速、支气管扩张、肾上腺素/去甲肾上腺素释放、胃肠道蠕动减弱、排尿抑制、排汗增加和瞳孔散大等。副交感神经受刺激会产生心动过缓、支气管收缩、唾液和泪液分泌增加、胃肠道蠕动增强、排尿增加、勃起亢进和瞳孔缩小等。自主神经的主要功能是支配腺体、内脏平滑肌、竖毛肌及血管的活动，故又称内脏神经。

（一）一般观察

1. **皮肤及黏膜**　是反映自主神经功能的重要部位，应注意有无下列变化：①色泽，如苍白、潮红、红斑、发绀等。②质地，如光滑、变硬、增厚、脱屑、潮湿、干燥等。③温度，如发热、发凉等。④皮疹、溃疡、水肿等。

2. 毛发和指（趾）甲　毛发有无稀少、脱落、多毛；指（趾）甲有无条纹、枯脆、裂痕、变厚、变形等。

3. 腺体分泌　有无全身或局部出汗过多、过少或无汗。交感神经短期损害时，血管扩张、充血，局部皮肤潮红，温度增高；长期损害时，血管调节功能丧失，血流瘀滞，局部皮肤发绀、湿冷，温度降低。唾液和泪液分泌增加或减少。

4. 瞳孔　见第三章体格检查第十二节神经检查的"脑神经"部分。

5. 内脏及括约肌功能　注意有无胃肠功能紊乱（如消化吸收不良、腹胀、便秘等），尿潴留、大小便失禁等。

6. 性功能　有无性功能减退或亢进、阳痿、月经失调等。

（二）自主神经反射

1. 眼心反射　被检者仰卧，闭眼，测初脉率。检查者用手指轻压双眼20～30秒，再测脉率。通常脉率减少10～12次/分为正常，减少>12次/分可能表示副交感神经亢进；若脉率增加，则可能为交感神经亢进；脉率无明显变化可能为迷走神经麻痹。

2. 卧立位试验　在安静平卧后测定血压和脉率，随后立即起立，2分钟后重测。正常情况下，从卧到立，血压最多下降10mmHg，脉率增加≤12次/分。收缩压下降>20mmHg或舒张压减少>10mmHg，脉率异常增加时，提示交感神经亢进；若立卧变换后脉率明显减慢，则可能为副交感神经亢进。

3. 竖毛反射　在受检者颈后或腋下放置冰块，观察数秒后毛囊隆起，最明显反应发生在7～10秒，20秒后消退。反射异常可用来评估交感神经功能。

4. 皮肤划痕试验　用钝竹签在皮肤上轻划一线，观察划痕反应。初期出现白线（血管收缩）后转为红线是正常反应。如果白线持续超过5分钟，可能是交感神经亢进；若红线迅速出现且持续时间长，可能为副交感神经亢进或交感神经麻痹。

七、相关护理诊断/问题

1. 躯体移动障碍　瘫痪/肌力减弱/肌张力增高/共济失调/不随意运动与中枢神经系统疾病有关。

2. 自理能力缺陷　瘫痪/肌力减弱/肌张力增高/共济失调/随意运动与中枢神经系统疾病有关。

3. 单侧忽略　偏瘫与脑损伤、脑血管意外等有关。

4. 站立/行走障碍　共济失调与小脑损害、前庭功能障碍等有关。

5. 有跌倒的危险　与中枢神经系统疾病所致肌力改变、行走障碍有关。

6. 有静脉血栓栓塞的危险　与脑血管意外、手术和全麻时间长等有关。

7. 皮肤完整性受损/有皮肤完整性受损的危险　与长期卧床有关。

8. 有失用综合征的危险　与意识改变、医嘱制动、瘫痪等有关。

第十三节　全身体格检查

全身体格检查（complete physical examination）是临床医学中一个基本而全面的评估过程，通过系统地检查从头到足的各个部位，医生能够收集关于患者健康状况的重要信息。这不仅包括生理状态的检查，也涉及对患者心理状态的关注，以及确保检查过程中尊重和维护患者的尊严和隐私。

一、基本要求

1. **自我介绍与人文关怀**　检查前，护士或医生应向患者进行简单的自我介绍，包括姓名、职责和检查的目的。通过这种方式可以建立信任，减轻患者的紧张情绪。在检查过程中，应关心体贴患者，通过确保手部和听诊器温暖，以及触诊时的轻柔动作，减少患者的不适感。

2. **预防医源性感染**　检查前后洗手是必需的，护士应在患者面前洗手，以示规范操作和增强患者信心。

3. **检查内容全面系统、重点突出**　虽然体格检查应全面，但根据患者的具体情况和初步问诊结果，应对某些部位或系统进行重点检查。

4. **检查过程规范有序**　检查应按部就班，通常从患者的头部开始，逐步向下检查至足部，遵循视诊、触诊、叩诊和听诊的顺序。对于某些特殊的器官系统，如皮肤、淋巴结和神经系统，可采用分段检查并统一记录。

5. **边查边想，边查边问**　检查时应持续分析和推理，将所观察到的体征与病理解剖、生理学知识结合起来，必要时重复问诊以获取更多信息。

6. **把握检查的进度和时间**　整个检查过程应控制在30～40分钟，对初学者可以适当延长时间，以保证检查的彻底性和准确性。

7. **检查结束后沟通**　检查结束时，应向患者简要说明检查结果和重要发现，以及患者需要注意的事项或后续检查计划。如果对某些体征的意义不确定，应避免过度解释，以免给患者造成不必要的心理负担。

二、基本检查项目及顺序

（一）器械准备

听诊器、血压计、体温计、压舌板、手电筒、叩诊锤、大头针或别针、软尺、直尺、棉签、音叉、近视力表、色盲表、眼底镜、额戴反光镜、手套等。

（二）检查项目与顺序

1. **一般检查与生命体征**
（1）准备和清点器械。
（2）自我介绍（姓名、职称，并进行简短交谈以融洽医患关系）。
（3）观察受检查发育、营养、面容、表情和意识等一般状态。

（4）当受检者在场时洗手。

（5）测量体温（腋温，10分钟）。

（6）触诊桡动脉至少30秒；用双手同时触诊双侧桡动脉，检查其对称性。

（7）计数呼吸频率与类型，至少30秒。

（8）测量右上肢血压。

2. 头颈部

（9）观察头部外形、毛发分布、异常运动等。

（10）触诊头颅。

（11）分别检查左右眼的近视力（用近视力表）。

（12）视诊颜面及双眼。

（13）检查上、下睑结膜、球结膜和巩膜；检查泪囊。

（14）检查面神经运动功能（皱额、闭目）。

（15）检查眼球运动（6个方位）。

（16）检查双侧瞳孔大小和形状，检查瞳孔直接对光反射与间接对光反射。

（17）检查调节反射与集合反射。

（18）检查双侧角膜反射。

（19）视诊及触诊双侧外耳及耳突，触诊颞颌关节及运动。

（20）分别检查双耳听力（摩擦手指检查法）。

（21）视诊及触诊外鼻，分别检查左、右鼻道通气状态。

（22）观察鼻前庭、鼻中隔。

（23）检查额窦、筛窦、上颌窦，有无肿胀、压痛、叩痛等。

（24）观察口唇、牙齿、牙龈、上腭、颊黏膜、舌质和舌苔。

（25）借助压舌板检查颊黏膜、牙齿、牙龈、口底、口咽部及扁桃体。

（26）检查舌下神经（伸舌）。

（27）检查面神经运动功能（露齿、鼓腮、吹口哨）。

（28）检查三叉神经运动支（触诊双侧嚼肌，或以手对抗张口动作）。

（29）检查三叉神经感觉支（上、中、下3支）。

（30）暴露颈部，观察颈部外形和皮肤、颈静脉充盈度和颈动脉搏动情况。

（31）检查颈椎屈曲及左右活动情况。

（32）检查颈部浅表淋巴结（耳前、耳后、枕后、颌下、颏下、颈前、颈后及锁骨上）。

（33）视诊甲状软骨、甲状腺峡部和侧叶（配合吞咽动作）。

（34）听诊甲状腺、血管杂音。

（35）触诊气管位置。

（36）检查颈椎屈曲、侧弯、旋转活动。

（37）检查副神经（耸肩及对抗头部旋转）。

3. 前、侧胸部

（38）暴露胸部；观察胸廓外形、对称性、皮肤和呼吸运动等。

（39）分别触诊双侧乳房（4个象限及乳头、乳晕）。

（40）触诊双侧腋窝淋巴结（5群）。

（41）触诊胸壁弹性、有无压痛、有无皮下气肿、双侧胸廓扩张度。

（42）检查双侧触觉语颤（左右两侧对比）。

（43）检查有无胸膜摩擦感。

（44）叩诊双侧肺尖、前胸和侧胸（上、中、下，双侧对比）。

（45）叩诊双侧肺尖、前胸和侧胸（上、中、下，双侧对比）。

（46）检查双侧语音共振。

（47）切线方向视诊心尖搏动、心前区搏动。

（48）两步法触诊心尖搏动。

（49）触诊心前区。

（50）叩诊心脏相对浊音界。

（51）依次听诊二尖瓣区、肺动脉瓣区、主动脉瓣区、主动脉瓣第二听诊区、三尖瓣区（心率、心律、心音、杂音、心包摩擦音）。

4. 背部

（52）请受检者坐起，充分暴露背部。观察脊柱、胸廓外形及呼吸运动。

（53）检查胸廓活动度及其对称性。

（54）触诊脊柱有无畸形、压痛；叩诊脊柱有无叩击痛。

（55）触诊双侧触觉语颤（肩胛间区、肩胛下区）。

（56）检查双侧肋脊点和肋腰点有无压痛，检查双肾区有无叩击痛。

（57）请受检者双上肢交叉抱肩，对比叩诊双侧后胸部。

（58）叩诊双侧肺下界移动度（肩胛线上）。

（59）检查双侧语音共振。

5. 腹部

（60）受检者仰卧屈膝，充分暴露腹部，双上肢置于躯干两侧，平静呼吸。

（61）观察腹部外形、皮肤、脐、腹壁静脉和呼吸运动等（左右对称）。

（62）听诊肠鸣音（至少1分钟），振水音及血管杂音。

（63）叩诊全腹。

（64）叩诊肝上、下界。

（65）检查肝脏叩击痛。

（66）叩诊移动性浊音（沿脐平面先左后右）。

（67）浅触诊全腹部（自左下腹开始、逆时针至脐部）。

（68）深触诊全腹部（自左下腹开始、逆时针至脐部）。

（69）受检者做加深的腹式呼吸2～3次，在右锁骨中线上单手法或双手法触诊肝，在前正中线上单手法或双手法触诊肝。

（70）检查肝颈静脉回流征。

（71）检查胆囊点有无压痛。

（72）双手法触诊脾。如未能触及脾，嘱受检者右侧卧位，再触诊脾。

（73）双手法触诊双侧肾脏。

（74）检查腹部触觉（或痛觉）与腹壁反射。

6. 上肢

（75）正确暴露上肢，视诊上肢皮肤、肌容量、关节等。

（76）观察双手及指甲。

（77）触诊指间关节和掌指关节。

（78）检查指关节运动。

（79）检查上肢远端肌力。

（80）触诊腕关节，检查腕关节运动。

（81）触诊双肘鹰嘴和肱骨髁状突。

（82）触诊滑车上淋巴结。

（83）检查肘关节运动、肌张力。

（84）检查屈肘、伸肘的肌力。

（85）暴露肩部，视诊并触诊肩关节及其周围。

（86）检查肩关节运动及上肢近端肌力、肌张力。

（87）检查上肢触觉（或痛觉）。

（88）检查肱二头肌反射。

（89）检查肱三头肌反射。

（90）检查桡骨骨膜反射。

（91）检查霍夫曼（Hoffmann）征。

7. 下肢

（92）正确暴露下肢，观察双下肢外形、皮肤、肌容积、关节、趾甲等。

（93）触诊腹股沟淋巴结、腹股沟区有无肿块、疝等。

（94）触诊股动脉搏动，必要时听诊。

（95）触诊双足背动脉。

（96）检查双下肢有无凹陷性水肿。

（97）检查下肢触觉（或痛觉）。

（98）检查髋关节屈曲、内旋、外旋运动、肌张力。

（99）检查双下肢近端肌力（屈髋）、肌张力。

（100）触诊膝关节和进行浮髌试验。

（101）检查膝关节屈曲运动、肌张力。

（102）检查膝腱反射与髌阵挛。

（103）触诊踝关节及跟腱。

（104）检查踝关节背屈、跖屈、内翻、外翻运动。

（105）检查双足背屈、跖屈肌力。

（106）检查跟腱反射、踝阵挛。

（107）检查Babinski征、Oppenheim征、Chaddock征、Gordon征。

（108）检查Kernig征、Brudzinski征。

（109）检查拉塞格（Lasegue）征。

8. 肛门直肠（仅必要时检查）

（110）受检者左侧卧位，右腿屈曲，观察肛门、肛周、会阴区。

（111）戴上手套，示指涂以润滑剂行直肠指检，观察指套有无分泌物。

9. 外生殖器（仅必要时检查）

（112）解释检查的必要性，注意保护隐私。受检者确认膀胱已排空，取仰卧位。

男性：

（113）视诊阴毛、阴茎、冠状沟、龟头、包皮。

（114）视诊尿道外口、阴囊、必要时做提睾反射。

（115）触诊双侧睾丸、附睾、精索。

女性：

（116）视诊尿道口及阴道口。

（117）触诊阴阜、大小阴唇、阴蒂、尿道旁腺、巴氏腺。

10. 共济运动、步态与腰椎运动

（118）请受检者站立，检查闭目难立征。

（119）检查指鼻试验（睁眼、闭眼）与双手快速轮替运动。

（120）观察步态。

（121）检查腰椎伸屈、侧弯、旋转运动。

三、重点体格检查

在门诊和急诊环境中，由于时间和资源的限制，体格检查通常需要更高效和目的性强的执行。这就要求医护人员在快速评估患者的同时，能够做出准确的诊断并迅速采取治疗措施。以下是进行高效和有针对性体格检查的一些关键策略和注意事项。

1. 高效体格检查的关键策略

（1）预先了解病史：在体格检查之前，通过详细的病史询问来确定患者的主要疾病和可能的健康问题。这有助于医护人员聚焦于可能受影响的器官系统。

（2）有目的的体格检查：基于已获取的病史资料，进行有针对性的体格检查。例如，如果患者主诉胸痛，重点检查心脏和肺部。

（3）快速检查生命体征：急诊情况下，首先检查和记录生命体征（体温、脉搏、呼吸、血压），这些是评估患者当前健康状态的基本指标。

（4）调整检查顺序和内容：根据患者的体位和病情调整检查的顺序和重点。例如，对于卧床患者，可能需要调整某些体位要求的检查方法。对急、重症患者，先进行那些可能影响治疗决策的关键体格检查。

（5）培养临床思辨能力：有效的体格检查不仅依赖于技术和知识，也需要临床思辨能力，即能够在现有证据基础上做出合理判断。持续的教育和实践是提升这种能力的关键。

（6）迅速反应和处理：根据体格检查的初步结果，快速决定是否需要立即采取抢救或其他治疗措施。对于非紧急情况，可以在病情稳定后进行更详尽的检查。

2. 结束检查的沟通　完成检查后，应向患者解释检查的主要发现和即将采取的措施。这有助于缓解患者的紧张情绪，并增加对治疗过程的信任和合作。

如在诊断过程中有不确定的地方，应避免给患者过多解释以免造成困惑或不必要的担忧。

本章小结

思考题

1. 简述肌力的分级。

2. 简述肠鸣音异常的临床意义。

3. 简述气胸患者的胸部体征。

更多练习

（薛 平 罗媛媛 肖雯晖）

第四章　心理与社会评估

学习目标

1. 素质目标

（1）培养学生良好的沟通技巧，能够有效地与患者进行交流，理解他们的心理和社会需求；培养学生批判性思维能力，以分析和理解患者心理和社会问题的多样性及其对健康的影响。

（2）发展同理心和敏感性，以理解和尊重患者的情感状态和社会背景。

2. 知识目标

（1）掌握：心理健康和社会健康的基本概念和理论。

（2）熟悉：常见的心理社会问题，如压力、焦虑、抑郁、社会隔离等，以及这些问题如何影响个体的整体健康。

（3）了解：不同文化背景下的心理社会健康问题，以及文化如何影响健康观念和行为。

3. 能力目标

（1）能进行全面的心理社会健康评估，包括使用适当的评估工具和技术。

（2）能根据评估结果制订有效的护理计划，解决或减轻心理社会问题。

（3）能与患者、家庭和跨学科团队合作，提供全面、个体化的护理。

案例

【案例导入】

　　李女士，45岁，中学教师。李女士近期感到持续的疲劳、失眠和注意力不集中。她还提到，感觉自己对以往喜欢的活动失去了兴趣。

【请思考】

　　1. 根据李女士主诉的症状，你认为她可能面临哪些心理健康问题？请解释你的判断依据，并讨论如何通过护理干预来支持她？

　　2. 考虑到李女士的职业背景和她的主诉，你如何评估她的生活方式和社会因素可能对她的心理健康产生的影响？讨论你会如何在护理计划中纳入这些因素的考量？

3．在处理像李女士这样的病例时，护士应如何与其他专业人员（如心理咨询师、社工等）合作？讨论护士在跨学科团队中的作用，以及如何为患者链接适当的社会和心理健康资源？

【案例分析】

第一节　概　述

人不仅具有生理特征，还具有心理和社会特征，生理功能和心理功能是结合在一起的、社会功能紧密相连。世界卫生组织将健康定义为"一种躯体、心理和社会功能完全安好的状态，而不只是没有疾病或病症"。因此，健康的概念超越了单纯的生理无疾病状态，它还包括心理和社会适应的良好状态，使得心理、社会评估成为健康评估不可或缺的一部分。

一、心理与社会评估的目的

心理评估（psychological assessment）的核心在于评价患者在疾病发生和发展过程中的心理状态，包括认知功能、情绪与情感、应激与应对策略、健康行为、自我概念及精神信仰等方面。通过这些评估，可以发现患者可能存在的心理健康问题，为制定有效的心理干预措施、评定心理干预效果提供依据。

社会评估（social assessment）则着重于评估患者的社会功能状态和所处的社会环境，涉及角色、家庭、文化和环境等多个方面。其目的是明确这些因素对患者健康状况可能造成的影响，从而为制定相应的护理措施、评定心理干预效果提供依据，并促进个体的社会适应能力及整体身心健康。

二、心理和社会评估的方法

（一）观察法

观察法是心理、社会评估最常用、最直接、最有效的重要方法之一。可通过直接的感官观察或间接摄录像记录被观察者行为，进而分析患者的心理活动过程和个性心理特征等。这对于整体评估和干预措施的制定至关重要。

1．自然观察法（naturalistic observation）　指在自然、不加控制的环境中观察和记录被观察者的行为。它在护理实践中得到了广泛应用，例如，护士在日常护理工作中对患者的行为和心理反应进行观察，就属于自然观察法。由于观察发生在患者的日常生活或工作环境中，因此所获得的信息通常更真实和客观。然而，这种方法要求观察者投入更多时间并与被观察者保持接触，同时需要观察者具备高度敏锐的观察能力。

2. 控制观察法（controlled observation）　是在预设的环境和条件下进行的观察和记录，也称实验观察法、模拟行为观察。控制观察法能够获得具有较高可比性和科学性的结果。但由于实验环境的人为控制因素及被观察者意识到自己正在被实验的情况，结果的客观性可能受到干扰。这种方法多见于精神、心理专业人员进行临床专业评估或临床心理学研究，临床护理实践中很少应用。

观察法的优势在于能够获取比较直接和客观的资料。特别是对于沟通困难的患者、不愿合作的患者、有言语交流障碍或精神障碍的患者，观察法尤为有效。通过观察，护士能够获取患者可能不愿意或无法表达的心理和行为信息。然而，观察法的局限在于，它主要提供外部行为数据，难以深入解析患者的认知方式和内心想法。此外，观察结果的有效性取决于观察者的观察能力和综合分析技巧，而观察本身又会影响患者的行为模式，进而扭曲观察结果。

（二）会谈法

会谈法（interview），又称访谈法、交谈法，是一种通过面对面交流进行的评估方法，是心理、社会评估中常用的基本技巧，也是心理、社会评估最基本的方法。会谈过程中，护士可以根据情况灵活提问，同时在倾听患者回答的同时注意观察其言行举止，分析其所处环境，及时识别信息的真伪，并有机会获取意外的信息。会谈法是有目的的对话，根据控制程度的不同，分为自由式会谈和结构式会谈两种类型。

1. 自由式会谈　在这种方式中，不会事先设定固定的问题或按特定顺序提问，允许双方自由交流。这种开放式的会谈氛围较为轻松，患者感受到的约束较少，能更自由地表达自己的想法，因此信息收集量较大。缺点是可能耗时较长，会谈有时可能更不规则，从而影响评估的效果。

2. 结构式会谈　这种方法是有目的、按照预先确定的议程或主题规划的。结构式会谈对话题有一定限制，在会谈中可根据提纲进行逐项询问，再根据患者的回答进行评估。其优点在于省时、高效、切题，但可能限制患者的表达，遗漏信息，甚至让患者感到受限或过于官方。

会谈法是一种双方互动的过程。在会谈中，护士应运用合适的沟通技巧，建立患者的信任，以便真实、全面、准确地了解患者的心理和社会状况。会谈具有良好的灵活性，护士可以根据实际情况调整会谈的内容、时间等。尽管会谈法可以获取大量信息，但其结果的可信度和效度可能较低，集中焦点可能困难，并且相对耗时。

（三）心理测量学方法

心理测量学方法基于心理学原理和技术，通过使用标准化测验或量表等工具来观察和评估个体的外显行为，并以数量或类别对结果进行描述。根据所用工具的不同，心理测量学方法可分为心理测验法和评定量表法。

1. 心理测验法（psychological test）　此方法基于心理学理论，使用统一的测量手段（如仪器），在标准情境下测试个体对测验项目所做出的行为反应。心理测验法的核心要素包括行为样本（即能反映某种心理特质的行为集）、标准化（确保内容、指导语、执行方法、记分和结果解释的一致性，并建立比较标准），以及客观性（确保结果不受主观因素影响）。

心理测验法以间接方式推论个体的内在特质，并在相对性的基础上与常模比较。

2. 评定量表法（rating scale） 这种方法使用标准化测试（量表）来测量、分析和确定个人的心理特征。量表有多种类型，如二选一量表、数字评分量表、描述性评分量表等。量表可分为自评量表和他评量表两种。自评量表能较真实地反映个体内心体验，而他评量表则基于行为观察或会谈结果进行客观评定。

（四）医学检测法

医学检测法主要用于心理评估，包括血压、脉搏、呼吸和血压等物理和实验室测试。这些测试结果为心理评估提供了客观依据，验证其他方法收集数据的真实性和准确性。

心理社会评估的方法众多，除了上述常用方法外，还包括环境评估，特别是物理环境的考察。值得注意的是，每种方法都有其优点和局限性。在实践中，没有绝对最佳的方法，只有最适合的方法。因此，在进行心理、社会评估时，护士应根据评估目标和患者特点，综合运用多种不同的评估方法，以确保收集到的资料更全面、评估结果更科学可靠。

第二节 心理评估

一、认知功能

（一）基础知识

认知过程（cognition process）也称认知活动或认知功能，是人类心智活动的重要组成部分，涵盖了个体从外界获取信息、处理信息、存储信息及利用信息解决问题的全过程，是人类最基本的心理过程。认知过程包括感知觉、注意、记忆与遗忘、思维、语言、定向力和智力等，其中思维是认知过程的核心。认知水平会受年龄、生活经历、文化背景、受教育水平等多种因素的影响。

1. 感知觉 感觉是知觉的基础，感觉越清晰，越丰富，知觉就会越完整，对维持大脑正常的活动有重要意义。

（1）感觉（sensation）：是客观事物的个别属性在人脑中的直接反映，也是最基本的认知过程。

（2）知觉（perception）：人脑是客观事物不同属性或部分的综合反映，直接影响感觉器官。

2. 注意 注意（attention）是一个心理学概念，属于认知过程的一部分，是一种导致局部刺激的意识水平提高的知觉的选择性的集中。注意可分为：①无意注意，这是一种没有预定目标、不需要意志力的注意力。例如，在安静的环境中突然响起的音乐声会吸引注意力。②有意注意，有预定目标并需要有意识努力的注意力。例如，人们在学习知识的注意。③有意后注意，指预先设有目的，但不需要一定意志努力的注意，具有高度稳定性，是在有意注意的基础上发展起来的。例如，医护人员熟练地进行各种专业操作。

3. 记忆与遗忘

（1）记忆（memory）：大脑对外部输入信息进行编码、存储和检索的过程。记忆由4个主要部分组成：识记、保持、再认和再现。①识记：是当我们第一次遇到某个新的事物或信息时，我们的大脑会对其进行感知、识别，并为其创建一个独特的编码或印象。例如，当你第一次去那个小镇时，你对那里的一切都是新奇的，你的大脑识记了那个小镇的风光、声音和味道。②保持：指识记过的材料和获得的信息在头脑中储存、巩固的过程。随着时间的推移，已保存信息的数量和质量会发生改变，因此保持会呈现动态变化。例如，多年过去了，你可能没有再回到那个小镇，但你的大脑仍然保存着那些关于小镇的记忆，尽管有些细节可能已经模糊。③再认：指当以前感知过的事物或者场景重现时，大脑能够识别出来。例如，有一天你在一本旅游杂志上看到了那个小镇的照片，你立刻认出了它，并感受到了一股熟悉和怀念。④再现：指以前感知过的事物或场景不在眼前，是大脑将其重新呈现出来。例如，即使你没有看到那张照片，你也可以闭上眼睛，想象自己再次回到那个小镇，感受到海风的吹拂、听到海浪的拍打、闻到冰激凌的香甜。

记忆按信息在大脑中保存时间的长短可分为：①瞬间记忆，指个体感觉器官感知刺激时产生的短时记忆。感觉记忆是由所有信息物质的物理特性直接编码的，具有清晰的表象，但只存在于感觉层面，信息保留时间极短，保留持续时间0.25～2.00秒，稍不注意就会出现，瞬时性强，因此瞬间记忆又称为感觉记忆。② 短时记忆，指感觉记忆中经过注意能保存到1分钟以内的记忆。短时记忆容量有限，是信息处理的中间站。③长时记忆，是一种短时记忆，通过加工和重复而转化为可长期甚至永久保留的记忆。它可以转化为长期记忆。长时记忆的容量非常大，包含了一个人对外界和自身的所有知识和经验。长时记忆可以持续1分钟或更长时间，也可以持续数小时、数天、数月甚至终身。

知识拓展

宫殿记忆法

宫殿记忆法是一种较强的记忆方法，是把大脑想象成一个宫殿，而宫殿由很多间房子构成，每个房间有很多格子，把需要记忆的东西放在格子里，信息转化为图像情景模式，把信息与物品串联起来，记忆提取就像我们日常到房间指定地点取东西一样。宫殿记忆法属于一种高级的记忆方法，一般对语言类的学习是非常有效的。

宫殿记忆法执行过程包括构建空间、确定顺序、关联想象、有序回忆。

（2）遗忘（forgetting）：指记忆的内容不能保持或提取时遭遇困难。遗忘分为暂时性遗忘和永久性遗忘。①暂时性遗忘：指无法从长期记忆中清晰地提取出当时的内容，但可以在适当的条件下检索出来。②持久性遗忘：指长期记忆的内容在没有重新训练的情况下无法辨认或再现。遗忘进程呈现先快后慢，受个体学习方式、心理状态等因素的影响。

4. 思维　思维（thinking）是人脑借助于语言对事物的概括和间接的反应过程，是人们对事物本质特征及其内部规律的理性认知过程。思维活动是在感知觉的基础上产生的，是人类认知活动的最高形式。思维过程具有连续性，当这种连续性丧失时即出现思维障碍。

（1）思维的分类：根据思维的对象不同，可分为3类，即动作思维、形象思维及抽象思维。①动作思维：是伴随实际动作进行的，主要依赖于身体运动和感知来理解和解决问题，是0～3岁婴幼儿的主要思维方式。②形象思维：主要用直观形象和表象解决问题的思维过程，为幼儿期及成年在进行艺术创作等工作时的主要思维方式。③抽象思维：是依赖抽象概念和理论知识来解决问题的思维过程，又称逻辑思维，是人类思维的核心利用概念进行判断和逻辑推理的思维活动，依赖于语言和符号系统来理解和解决问题。如护士通过系统性收集、综合、分析资料做出护理诊断的过程。

此外，根据思维的指向性可分为集中性思维和发散性思维；根据思维的创造性可分为习惯性思维和创造性思维等。

（2）思维活动的过程：人类从感性认识上升到理性认识是通过一系列思维过程实现的。任何思维活动都是分析与综合、比较与分类、抽象与概括等过程协同作用的结果，其中分析与综合是思维的基本过程。

（3）思维的形式：涵盖概念、决策和推理 3 种主要形式。①概念：是人脑表达客观事物本质属性的思维形式，也是最基本的思维形式。基于抽象和概括，人们认识到客观事物的本质属性，并将相似的客观事物结合起来，从而形成这种客观事物的概念。②决策：是人们对客观事物及其相互关系进行比较和评价，进而得出结论的思维活动。它不仅能够揭示思维的逻辑过程，还体现了人们对事物的观点、情感和期望。因此，判断可以基于现实，也可以超越现实；可以遵循社会规范，也可以挑战社会规范。个体的判断能力受到多种因素的影响，如年龄、情绪、智力、教育水平、社会经济地位和文化背景等。③推理：指人们由已知的判断经过分析与综合推出新判断的过程。包括演绎和归纳两种形式。归纳是从特殊事例到一般原理的推演，演绎则相反。

总之，个体的思维是在实际生活中，在感知觉获得的感性材料基础上，在大脑中进行复杂的分析和综合、比较和分类、抽象与概括等一系列智力操作，形成概念，并应用概念进行判断和推理，从而认识事物本质特性和规律性联系的心理过程。

5. 语言　语言（language）是人类的交流工具，是思维的物质外壳。通过借助语言，思想的抽象和概括得以反映个人的认知水平。语言可分为接受性语言和表达性语言。将理解口头语言的能力定义为接受性语言；将交流思想、观点和情感的能力定义为接受性语言。语言能力在确定个人的认知水平方面非常重要，是护士选择与患者沟通方法的标准。

6. 定向力　定向力（orientation）指一个人识别时间、地点、任务和判断自身状态的能力，包括时间导向、地点导向、空间导向和人物导向。

7. 智力　智力（intelligence）是人学习和理解客观事物、运用知识和经验解决问题的能力。智力是与感知、记忆、思维、注意力和语言密切相关的各种认知能力的组合。

（二）常见的认知障碍

认知障碍（cognitive impairment）指认知过程异常，包括感知觉障碍、记忆障碍、思维障碍、注意障碍、语言障碍、定向障碍、智力障碍等。

1. 感知觉障碍

（1）感知觉过敏：是一种人体对外界刺激的反应异常敏感的状态。感知觉过敏的成因复杂多样，可能与个体的神经系统、心理状态、环境因素等有关一个感知觉过敏的人可能会因为微弱的噪声而感到极度烦躁，甚至头痛；微弱的光线也可能让他们感到刺眼不适；轻微的触摸也可能使他们感到疼痛难忍；对内部感觉过敏者则因不能耐受正常心脏搏动或胃肠道蠕动等产生机体不适感。感知觉过敏多见于神经症患者。

（2）感知觉减退：感知阈值升高，表现为对不同刺激的敏感度降低。例如，外部感知觉减退，表现为对外界的感知模糊；内部感知觉减退，表现为对自身信息的感知减弱，甚至感觉自身不存在，严重时还会出现人格分裂症状。感觉减退通常发生在抑郁或催眠状态下。在过度紧张或激情的状态下也很常见，如在交通事故中，人们会因为紧张而不知道自己受伤。

（3）感知觉综合障碍：指能够正确感知客观存在的具体事物的本质或整体属性，但对个别属性如大小、形状、颜色、距离、空间、位置等的感知有误。

（4）错觉：指对特定客观事物整体属性的错误认知。错觉多见于感染、中毒和其他导致意识障碍（如谵妄）的因素，也见于功能性精神病（如精神分裂症）。

（5）幻觉：是没有客观对象影响感觉器官的知觉体验，是一种虚幻的知觉，也是知觉障碍的一种重要和常见的精神症状。幻觉通常根据感觉器官进行分类，如听觉幻觉、视觉幻觉、嗅觉幻觉、味觉幻觉、触觉幻觉等。幻觉多见于器质性精神病，如颞叶病变、谵妄状态，也常见于精神分裂症，精神分裂症患者幻觉和错觉常同时存在。心境障碍患者也可出现幻觉。

2. 记忆障碍　指任何原因引起的记忆能力异常，可表现为记忆量和质的异常。前者包括记忆增强、记忆减退、遗忘等；后者称为记忆错误，包括错构、虚构、潜意识记忆等。

（1）记忆增强：是一种病态的记忆增强，表现为患者能够回忆起陈年旧事和不重要的事件，最常见躁狂症患者，尤其是轻度躁狂症患者。

（2）记忆减退：指记忆过程中的一般记忆、记忆保持、回忆和再认的功能障碍。在临床上，它多见于神经衰弱、脑动脉硬化和其他器质性脑功能障碍，也见于正常老年人。

（3）遗忘：是一种失忆，一种仅限于一段时间内特定事件或经历的遗忘。临床可分为4类。①顺行性遗忘：指无法回忆起发病后的即时经历，最常见于各种原因（如脑震荡和脑外伤）导致的意识障碍患者。②逆行性遗忘：指对紧接着疾病发生以前一段时间的经历不能回忆，多见于脑外伤者。③进行性遗忘：一种随着病情发展而出现记忆丧失的疾病，主要见于老年痴呆患者。④心因性遗忘：遗忘有选择性地局限于痛苦经历或造成心理困扰的事情。具有很强的选择性遗忘的特点，主要见于癔症和应激性精神障碍。

（4）记忆错误：指个体在回忆、识别或重构过去经历的事件、信息或知识时出现的偏差或失误。这种错误可能源于多种因素，如信息的误导、记忆的衰退、情绪的干扰等。常见的表现有：①错构，指个体在回忆或重构过去的事件、信息或知识时，出现了一种结构性的错误。通常表现为对细节的篡改、事件的重新组合或创造出根本不存在的记忆内容，多见于脑部器质性疾病。②虚构，指对某段亲身经历发生遗忘而用完全虚构的故事来填补和代替，随之坚信，多见于痴呆患者和慢性酒精中毒性精神病患者。③潜意识记忆，又称歪曲记忆，指将他人的经历或自己的所见所闻回忆为自己的经历，或将自己的真实经历回忆为他人的所见所闻。

3. 思维障碍　是各类精神疾病常见的症状，其临床表现多种多样，可分为思维形式障碍和思维内容障碍。

（1）思维形式障碍：包括思维联想障碍和思维逻辑障碍。常见的表现如下。①思维奔逸：兴奋性联想障碍，特点是思维异常敏捷，联想丰富，话题交流迅速而翔实，但患者的逻辑联系非常肤浅，经常不假思索地脱口而出，如患者说"我最近在一个新的项目中工作！你知道吗，它将会改变整个世界！我正在和一群天才一起合作，他们每个人都比我聪明得多。我相信只要我们继续努力，我们一定能够成功。我已经开始想象这个项目成功后的场景了，我们会成为亿万富翁，享受奢华的生活。而且，我还会用我的财富来帮助那些需要帮助的人，比如建立学校、医院和慈善机构"。多见于躁狂症。②思维迟缓：与思维奔逸相反，是一种抑制性联想障碍，表现为思维联想速度缓慢，活动量明显减少，联想困难，反应迟钝。常见于抑郁症。③思维松弛：也称思维散漫，表现为联想松弛、内容散漫、缺乏主题、使人难以理解，严重时可发展为破裂性思维。④破裂性思维：指患者在意识清醒时，思维和联想过程中断，缺乏足够的内在连贯性和逻辑性，无法让他人理解其意思。主要见于精神分裂症。⑤思维贫乏：指联想减少，概念和词汇贫乏，表现为患者沉默寡言，谈话单调，有"脑子里空空如也，无话可说"的感觉。多见于精神分裂症。⑥病理性赘述：表现为思维活动停滞不前，联想枝节过多，极易偏离主题，做不必要的重复性描述。多见于脑器质性、癫痫性及老年性精神障碍。

（2）思维内容障碍：常见的表现如下。①妄想（delusion），是一种在清晰意识状态下产生的扭曲信念，缺乏事实依据，是病态推理和判断的结果。妄想具有个体特征，其内容与个人的利益、需求和安全密切相关，且患者往往对此坚信不疑。常见类型有被害妄想、关系妄想、疑病妄想、夸大妄想、罪恶妄想等。②强迫观念（obsessive idea），也称强迫思维，指某一概念在脑内不自主地反复出现，明知没有必要，但无法摆脱，主要见于强迫症。

4. **注意障碍**　指注意的强度、范围及稳定性等发生改变。根据其特点可分为多种类型，其中以注意减弱和注意狭窄最为常见。

（1）注意减弱：注意的兴奋性下降，注意的范围缩小、稳定性也明显下降。当个体处于注意减弱的状态时，其注意力往往难以集中，容易分散。即使面对重要的任务或信息，他们也可能因为外界的干扰或内心的杂念而无法全神贯注多见于神经衰弱、精神分裂症及伴有意识障碍的患者。

（2）注意增强：表现为个体对某些特定刺激或任务产生过度的、不适当的关注。注意增强表现为两种主要形式。一种是对外在事物的过度关注。患者会对某些人或事物产生持久的、不合理的怀疑和敌意即使这些疑虑并没有实际的依据，常见于偏执型精神分裂症或神经症患者。另一种注意增强的病理状态是患者对自己的某些生理活动或病态思维产生过度的关注。患者表现为反复检查自己的身体，或者过度关注与健康相关的信息和症状。

（3）注意涣散：有意注意明显减弱，易于唤起注意，但注意力不易集中，稳定性降低，主要是神经衰弱和精神分裂症患者。

（4）情境转移：不自主注意的兴奋性增强，但注意不持久，注意的对象不断变换和转移。如处于兴奋状态的躁狂症患者，注意力容易受到周围环境中新现象吸引而转移。

（5）注意迟钝：注意力集中困难和迟钝，但注意力稳定性受损较轻，多见于抑郁症患者。

（6）注意狭窄：注意范围明显缩小，有意注意减弱。表现为个体集中于某一事物时，无法再关注迷糊状态和痴呆症患者所见的其他相关事物。

（7）注意固定：注意稳定性特别增强，总是将注意固定于某些事物或活动上，见于精神病患者，也可见于健康人。

5. **语言障碍**　临床上语言障碍主要由局限性脑组织或周围神经病变所致，表现为失语和构音困难。

（1）失语（aphasia）：因语言中枢受损引起。根据语言中枢受损部位不同可将其分为以下类型。①运动性失语：部分或完全丧失语言能力，但能听懂他人说话和写字。②感觉性失语：发音清晰、语言流畅、但内容不正常，不能理解他人和自己的语言。③混合性失语：运动性失语与感觉性失语并存。④命名性失语：理解物品的性质和用途，但叫不出名字。⑤失写：已获得的书写和交流能力受损或丧失。⑥失读：失去对文字和图片等视觉符号的感知，无法识别文字和图片。

（2）构音困难（dysarthria）：指由神经病变引起的言语障碍，导致与言语有关的肌肉收缩力减弱、运动不协调甚至瘫痪，表现为发音困难、发音不清、语调和语速异常等。

6. 定向障碍　指一个人对环境或自身状况丧失能力或感知错误，最常见于症状性精神病和脑器质性精神病，同时伴有意识障碍，包括时间定向障碍、定位定向障碍、性格定向障碍和自我紊乱。值得注意的是，定向障碍并不一定伴随意识障碍。

7. 智力障碍　指各种原因所致的智力低下，分为精神发育迟滞与继发性痴呆两大类型。

（1）精神发育迟滞（mental retardation）：主要表现为个体在智力、情感、语言和社会适应能力等方面的发展显著落后于同龄人群。这种迟滞可能源于多种因素，包括遗传、环境、生物因素或这些因素的综合作用。患者难以掌握基本的生活技能，如自我照顾、与他人沟通以及进行简单的数学计算等。此外，他们也可能在情感表达和社交互动方面表现出不成熟或困难的迹象。

（2）继发性痴呆（dementia）：指大脑发育成熟后，因各种因素引起大脑器质性损害，使已获得的智力全面减退，主要表现为分析、综合、决策和推理能力下降，记忆力和计算能力下降，现有知识丧失，工作和学习能力下降或丧失，甚至生活不能自理，并可能伴有行为障碍。损害通常是渐进性的，往往不容易或不能完全逆转。通过适当的治疗，是有可能阻止病情进一步发展的。

（三）认知功能的评估

1. 感知觉评估　评估采用访谈、观察和医学测试相结合的方法。如"你觉得自己最近的视力如何""你注意到自己的听力最近有什么变化吗"等问题，了解患者是否存在知觉异常，同时结合对视力、听力等知觉方面的观察和医学检查，相互印证，综合分析判断被评估者的知觉情况。

2. 注意能力评估

（1）无意注意：通过观察被评估者的反应随着周围环境的变化而改变进行评估，如护士更换液体、有人进出病房、光线强度的变化等。

（2）有意注意：通过让被评估者完成某项任务来评估。如让被评估者填写问卷，同时注意被评估者在完成任务时的专注程度。此外，还可以通过询问被评估者是否能够集中精力学习或做某事来验证。

3. 记忆能力评估

（1）回忆法：评估记忆常采用的方式包括测试短期记忆和长期记忆。测试短期记忆时，可要求被测者重复刚刚听到的短语或包含5～7个数字的序列。而测试长期记忆时，则可让被测者回忆当天吃过的食物、自己的家庭住址及家人的姓名等信息。

（2）再认法：当回忆法不可行或不适用时，可以尝试采用再认法。例如，在进行健康教育后，可以将所学内容整合成试卷，以判断题和选择题的形式对受评者进行评估。

（3）评定量表测评：回忆法和再认法，一旦对记忆成分的类型和特征进行了调查，就可以使用专门用于调查记忆能力的记忆测试工具包，以更全面、更系统的方式评估被评估者的记忆能力。目前，常用的记忆测量工具有韦氏记忆量表（Wechsler memory scale，WMS）和临床记忆量表（clinical memory scale，CMS）。

4. **思维能力评估** 思维能力主要从思维形式和思维内容两方面进行评估。通过与被评估者进行交流，根据其对问题的回答来进行判断。此外，也可以根据被评估者的年龄特征和认知特点等提出问题，如让其解释一种自然现象的形成过程。推理能力的评估多借助瑞文标准推理测验（Raven standard progressive matrices，SPM）。

5. **语言能力评估** 可以通过观察和访谈等方式对语言能力进行初步评估。如果发现异常，则需要进一步明确语言障碍的类型及其可能的原因。可以通过观察被评估者是否能正确理解和回答问题来确定是否存在感觉性失语症；通过一些日常用物，让其说出名称，判断其有无命名性失语；通过让被评估者诵读一段文字，判断其有无失读；通过让其抄写一段文字来判断有无失写等。

6. **定向力评估** 应用访谈法、观察法进行评估，如问询"今天是几月几日""您现在身处什么地方""遥控器在什么位置"，询问其自己或熟识者的名字等。

7. **智力评估** 智力评估可采用访谈法、观察法和智力测验等方法。通过有针对性的简单问题和任务，了解被评估者的知识水平、理解能力、分析判断能力、计算能力和记忆力等，以初步判断智力是否受损及程度。常用的智力评估工具包括简易精神状态检查量表（mini-mental state examination，MMSE）、长谷川痴呆量表（Hastgawa dementia scale，HDS）和蒙特利尔认知评估量表（Montreal cognitive assessment，MoCA）等。MMSE包含时间和地点定向、即刻记忆、注意力和计算、延迟记忆、语言及视觉-空间能力5个方面的30个项目，是一种用于初步筛查认知功能和评估的公认量表，但其敏感性较低，主要用于筛查痴呆症。对于轻度认知功能障碍，国内多采用MoCA进行评估。

（四）相关护理诊断/问题

1. **急性意识障碍/有急性意识障碍的危险/慢性意识障碍** 与相关疾病所致的大脑综合功能障碍有关。

2. **记忆功能障碍** 与脑血管疾病、慢性酒精中毒等所致的脑器质性病变有关。

3. **思维过程紊乱** 与不同原因所致的神经精神障碍有关。

4. **语言沟通障碍** 与思维障碍、意识障碍有关，与语言中枢受损或构音器官功能障碍有关。

5. **知识缺乏** 与认知功能障碍有关。

6. **有沟通增强的趋势** 与导致沟通障碍的疾病逐渐好转有关。

二、情绪与情感

（一）基础知识

1. **情绪与情感的定义**　情绪（emotion）与情感（feeling）是个体对事物是否满足自身需求的内心体验和反应。当个体的需求和愿望得到满足时，会引发积极和肯定的情绪和情感，如高兴、满意和爱慕；相反，当需求未得到满足时，会引发消极和否定的情绪和情感，如生气、不满和憎恨。

情绪是人类和动物共同的心理现象，具有情境性、短暂性和激动性；而情感是人类特有的高级心理现象，具有稳定性、深度和持久性，是构成人格的重要组成部分。情绪是情感的外在表现，受情感特点的影响；而情感是情绪的内在本质，在各种不断变化的情绪中得以体现。

2. **情绪与情感的分类**　情绪与情感的分类不容易界定，通常可分为基本情绪、情绪状态和高级情感体验。

（1）基本情绪：是最原始的情绪，可分为4种类型。①快乐：是一种积极的情绪反应，通常发生在个体感受到良好或达到预期目标时。这种情绪体验来源于个人对目标的期望或追求得到满足。快乐的程度受多种因素的影响，包括所追求目标的价值大小、追求目标过程中经历的紧张程度及目标实现的意外程度等。②愤怒：是一种情绪体验，当个体在追求目标或价值时遭遇阻碍，导致内心紧张感增加。愤怒的表现可以从轻微的不满、生气到愤怒和暴怒等不同程度。愤怒的强度与所受干扰、干扰频率及挫折程度等因素相关。愤怒会对人的身心造成显著伤害。③悲哀：是一种情绪体验，通常发生在失去珍贵的事物、理想破灭或愿望未能实现时。这种情绪的强烈程度往往取决于失去的事物对个体的重要性及其价值。悲哀情绪伴随着紧张的释放，有时表现为哭泣。尽管悲哀通常被视为一种消极情绪，但它并不总是如此。在某些情况下，悲哀可以转化为个体前进的动力，促使人们从失落中振作起来，寻求新的目标和机会。④恐惧：面对威胁、危险或不确定性时产生一种强烈的情绪体验。恐惧的产生不仅仅是因为危险情境的客观存在，与个体应对能力密切相关。如果相信自己有足够的资源和手段来应对危险，那么即使面对困境，我们也可能保持冷静和自信。

（2）情绪状态：指在一定生活事件的影响下，一段时间内各种情绪体验的一般特征表现。以情绪状态的强度和持续时间进行分类，典型情绪状态分为3种。①心境（mood）：是一种微弱而持久、带有渲染性的情绪状态。它并非针对某一特定事物的体验，而是一种心理背景，为个体的活动着色，持续时间从几天至数周甚至数月。心境既可能积极地影响个体，也可能带来消极影响。良好的心境有助于激发积极性，提高工作和学习效率；相反，不良的心境会导致沉闷、抑郁，降低工作和学习效率，危害身心健康。对每个人而言，保持积极健康、乐观向上的心境至关重要。②激情（intense emotion）：是一种迅速涌现、强烈却短暂的情绪体验。在激情状态下，个体常常经历狭隘意识现象，即他们的认知活动范围有限，推理和分析能力暂时减弱，自我控制能力下降。激情往往通过激烈的言语或行为得以表达，这可以被视为一种心理能量的释放。从长期的角度来看，适度的激情爆发有助于维持身心健康的平衡，因为它能够帮助个体释放压力、调整情绪状态。③应激（stress）：是个体对意外环境刺激的适应性反应。应激既有积极作用，也有消极作用。

（3）高级情感体验：情感是与人们的社会需求相关的主观体验。人类的主要高级社会情感如下。①道德感（moral feeling）：即个体对自己或他人思想、动机和言行是否符合社会一定的道德行为准则时产生的内心体验。道德感具有社会历史性，不同时代、不同民族及不同阶级有着不同的道德规范。②理智感（rational feeling）：在认识和评价事物过程中所产生的情感，如探索真理时的求知欲、认识未知事物的好奇心等。③美感（aesthetic feeling）：按照一定的审美标准评价事物时所产生的情感，既反映了事物的客观品质，也受个人思想观点和价值观的影响。美感还具有一定的社会历史性，不同历史时期、不同文化背景的人对美德的认识也不尽相同。

3. 情绪与情感的作用

（1）适应作用：情绪与情感在个体的生存、成长及环境适应中发挥着至关重要的作用。以初生婴儿为例，由于大脑尚未发育成熟，他们无法独立生存，但通过哭闹等情绪表达，成功传递需求信息。因此，他们由成人照顾和抚养。在危险时刻，人的情绪反应会使身体迅速进入高度紧张状态，调动自律神经系统和内分泌功能释放能量，帮助个体做出恰当的防御反应，以求得良好适应。

（2）动机作用：情绪与情感激励或抑制人类行为的能力为人类的许多活动提供了动力。情绪和情感是动机的源泉，其动机可以通过生理行为反映出来，也体现在认知活动中。如患者对医护人员充满信任时，更愿意遵照医嘱；一部分人会为了追求事业而忽视自己的健康等都充分体现了情绪与情感在不同方面的动机作用。

（3）组织作用：作为大脑监控系统，情绪对其他心理活动具有组织作用。积极情绪起协调和组织作用，而消极情绪则起分散、抑制或阻碍作用。研究表明，情绪可以影响认知活动的效果，而效果取决于情绪的性质和强度。愉快情绪的强度与操作效果呈倒"U"形，即适度的愉快情绪和兴趣为认知操作提供了最佳的情绪背景。然而，负面情绪的强度与操作效果呈线性相关，情绪强度越高，操作效果越差。

（4）沟通作用：情绪与语言一样服务于人类交流。情绪通过面部动作、发声、姿势变化等非语言交流方式来传递信息。其中，面部表情是最重要的情绪信息传递者。

4. 情绪与情感对健康的影响　作为个人心理的重要组成部分，情绪和情感与个体的生理机制和外部行为密切相关，对身心健康有着深远的影响。积极的情绪，如愉快和乐观，能够增强大脑和神经系统的活动力，激发个体的潜能，提升工作和学习效率，增强身体的抵抗力。这样的心理状态有助于个体更好地适应环境，减少疾病的发生，甚至在面对疾病时，也有助于康复。

然而，不良的情绪和情感则可能引发一系列的心理和生理问题。它们可以直接作用于我们的心理活动，导致心理疾病的发生，同时，还能通过神经、内分泌和免疫系统等途径，影响我们的生理功能。长期的紧张、焦虑等负面情绪，甚至可能引发高血压、消化性溃疡、冠心病等器质性疾病。

（二）常见异常情绪

1. 焦虑　详见第二章第二节。

2. 抑郁　详见第二章第二节。

3. 恐惧　是个体面临不利或危险处境时的情感反应，常伴有避开不利或危险处境的行为，表现为紧张、害怕，常伴有心悸、出汗、四肢发抖，甚至出现大小便失禁等自主神经功能紊乱症状。

4. **情绪高涨**　是一种病态的喜悦情感，在连续一段时间内这种情绪会持续一周或更长时间，处于过度满足和愉悦的状态。其表现为肆意兴奋、声调高亢、表情丰富、表现欲强，常伴有奔跑联想和运动增多，多见于躁狂症。

5. **易激惹**　是一种易怒的症状，微小的刺激就会引起剧烈的情绪反应。持续时间通常很短，通常与疲劳、躁狂、人格障碍、神经衰弱或偏执性精神病有关。

6. **情绪不稳**　情绪反应多变，喜怒无常；与外部环境有关的轻度情绪不稳定可能是性格的表现，而与外部环境无关的情绪不稳定则是精神病的表现，通常与器质性精神障碍有关。

（三）情绪与情感的评估

行为观察、临床访谈和评分量表等多种方法可用于全面评估被评估者的情绪和情感。

1. **观察法**　评估是通过观察被评估者的面部表情、肢体语言和语言表达来进行的。如果被评估者生气并准备实施攻击，可能会表现出以下迹象：面红耳赤、胸部起伏、身体颤抖；激动、不满、愤怒；烦躁、语速过快等。

2. **访谈法**　针对观察到的信息，寻找适当的访谈机会，获取有关情绪和情感的主观信息。重点关注他们的内心感受、病情持续时间及其对生活和生理的影响。可通过询问被评估者"您此时和平时的情绪如何""什么事情会让您感到特别高兴或兴奋""这样的情绪持续多久了"必要时可询问其他有关人员进一步核实资料。

3. **评定量表法**　常用的量表有 Avillo 情绪情感形容词检表、Zung焦虑自评量表（self-rating anxiety，SAS）、Zung抑郁自评量表（self-rating depress scale，SDS）、医院焦虑抑郁量表（hospital anxiety and depression scale，HADS）。此外，对于情绪抑郁者，必须格外关注他们是否存在自杀倾向或自伤、自杀的行为。常见的自杀倾向往往表现为一系列行为的突然转变，例如他们可能会将自己珍视的财物捐献出去，或者开始回避社交场合，更倾向于独自独处。

4. **医学检测**　情绪过程常伴随着相关系列的生理变化，呼吸系统、心血管系统和神经内分泌系统都会发生重大变化。可以通过观察和测量受试者的生命体征、肤色和体温、睡眠和食欲的变化来获得这些客观信息。此外，还应密切关注抑郁症患者是否有自杀企图和自伤行为。

（四）相关护理诊断/问题

1. **情绪失控/冲动控制无效**　与疾病所致精神困扰有关。
2. **焦虑**　与担心疾病预后不良、环境改变等有关。
3. **恐惧**　与即将进行复杂手术有关，与精神神经障碍有关。
4. **持续性悲伤**　与疾病预后不良有关。
5. **睡眠型态紊乱**　与疾病所致情绪异常、环境改变等有关。
6. **疲乏**　与兴趣缺乏、精力不足有关。
7. **有自残/自杀的危险**　与抑郁情绪有关。

8. 有对他人/自己实行暴力的危险 与精神障碍所致的自控能力下降有关。

三、应激与应对

（一）基础知识

1. **应激** 应激（stress）指当个体面临或感知到环境变化对机体构成威胁或挑战时，做出适应性和应对性反应的过程。

应激概念自 1915 年首次被提出以来，经过了百余年的深入研究和探讨。在这个过程中，学者们从不同的角度和层面出发，对应急现象进行了全面的剖析，形成了大量的应激理论。如"刺激模型"侧重于应急刺激的直接作用，"认知评价模型"则强调个体对应激源和自身应对能力的评估，而"过程模型"则全面关注应激作用的全过程。大量实证研究提示，应激有关因素之间不是单向的从因到果或从刺激到反应的过程，而是多因素相互作用的系统。这一现象可用"应激系统模型"进行解释（图4-1）。个体可以对应激刺激做出不同的认知评价，从而趋向于采用不同的应对方式和利用不同的社会支持，导致不同的应激反应。反过来，应激反应也影响社会支持、应对方式、认知评价乃至生活事件。

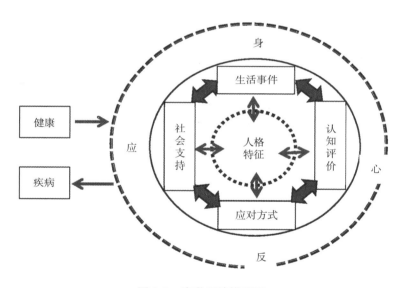

图4-1 应激系统模型图

2. **应激源** 应激源（stressors）即那些能够触发个体应激反应的因素。根据应激源的性质可分为：① 生理性应激源，包括直接作用于机体的刺激，如高温、寒冷、辐射、缺氧、饥饿、外伤、手术等，可能导致机体生理功能失调或组织结构残损。②心理性应激源，指存在于个体头脑中的紧张性信息，主要涉及心理冲突、挫折和自尊感降低等。③社会性应激源，通常与个体的社会生活环境相关，可能导致个体生活方式的改变并需要个体做出适应或调整，如应激性生活事件（突发的疫情、爆发的战争等）和日常生活困扰（如需要经常加班等）。④文化性应激源，指语言、风俗和习惯改变等，如出国旅行、留学等。

知识拓展

社会再适应评定量表

1967年，霍尔姆斯和拉厄（Holmes and Rahe）编写了社会再适应评定量表（social readjustment rating scale，SRRS）。该量表由43种不同的生活经历构成。不同事件产生不同水平的应激。例如，亲人亡故为63分，个人患病或受伤为53分，密友亡故为37分等。霍尔姆斯和拉厄把150分定为生活的转折点。如果1年生活事件变化值超过150分，下一年患病的概率增加，超过的分值越高，患病率越高。当分值在150 ~ 199分时，下一年患病率约为37%，超过300分，下一年患病率可达79%。

3. **应对方式**　应对（coping）是一个人对生活事件和由此产生的不稳定因素的认知和行为反应。不同的应对方式会促进或限制压力反应的发展，从而影响个人的身心健康。根据应对取向的不同，可将应对方式分为：① 情感式应对，指向压力反应而非压力源，倾向于通过暴饮暴食、药物治疗、酗酒和远离压力源等行为来避免或忽视压力源，从而解决压力引起的情绪问题。②问题式应对，指向压力源，倾向于通过系统地采取行动和寻求解决问题的办法来应对导致压力的情况本身。人们在面对应激时，往往会同时使用上述两种应对方式。一般认为，在应激可以由行动直接处理时，问题式应对更积极有效；反之，情感式应对更为有益，可以暂时缓解紧张情绪，有助于提高解决问题的能力。过度、持续地使用情感式应对可导致高度的焦虑、抑郁，甚至出现自毁行为。

（二）应激反应

应激反应（stress reaction）指个体因应激源所致的各种生理、情绪、认知、行为等方面的变化。

1. **生理反应**　主要表现为肾上腺髓质兴奋，分泌大量儿茶酚胺，从而导致呼吸和心率加快，心肌收缩力和心排血量增加，血压和血糖升高，血液重新分配（流向大脑和骨骼肌的血流量增加，流经收缩的皮肤和内脏血管的血流量减少）。为机体适应和应对应激提供充足的能力准备。若反应有效，机体适应成功，恢复内环境稳定。若应激源持续存在，机体会因长期的资源耗竭，导致机体损伤而患病，甚至死亡。

2. **情绪反应**　人们在应激下的情绪反应受多种因素影响，而且差异很大。适度的压力会使身体保持适度的紧张和焦虑，从而有助于任务的完成。如果压力水平过高，则会表现为过度焦虑甚至恐惧，以及抑郁、愤怒、敌意、过度依赖和无助。这些负面情绪反应会与其他心理行为活动相互作用，导致幸福感下降、警觉性降低、决策和社会适应能力减弱等。

3. **认知反应**　应激会引发注意力和认知过程，以适应和应对外部环境的变化，具体表现为注意力、集中力、记忆力、判断力、敏捷性和解决问题的能力增强。但若应激较为激烈或持续时间较长，则可导致认知能力下降，表现为注意范围狭窄、注意涣散、记忆力下降、思维迟钝、感知混乱等，甚至出现偏执、灾难化、反复沉思等，同时还可能影响人的社会认知，导致自我评价下降等。

4. **行为反应**　行为是人们心理活动的外在表现，压力下人们的行为会随着心理活动的变化而改变。常见的行为反应包括：① 逃避与回避，面对明显的威胁时，个体可能会选择逃离现场或避免与压力源直接接触。这是一种本能的自我保护机制，旨在减少进一步的伤害或危险。② 退化与依赖，如哭闹、退化到儿童的反应方式。③ 敌对与攻击，在某些情况下，个体可能会选择以攻击性的方式应对压力。这种反应通常在感知到自身安全受到严重威胁时出现，目的是通过反击来消除威胁，如毁物、争吵、伤人或自杀。④ 重复性行为，个体可能会反复执行某些行为，以试图控制或缓解应激感。这些行为可能是无意识的，如反复洗手、检查门窗是否锁好等。⑤ 物质滥用，如吸烟、酗酒或吸毒。

应激反应是机体为应付内外环境中的各种挑战所作出的适应性改变，有助于个体形成健康的体格和积极的人格，提升其对内外环境变化的适应能力。然而，当应激源过强或长期存在，超出个体应对能力时，会对健康带来不利影响，引起生理和心理功能紊乱，罹患身心疾病。

（三）应激的评估

应激的评估主要采用访谈法、评定量表法、观察法与医学检测法进行。

1. **访谈法**　是对应激进行评估的主要方法之一。访谈法评估的重点包括应激源、应对方式、社会支持、个性和应激反应5个方面。

（1）应激源：可以通过询问被评估者在过去1年中是否发生过重大的生活事件或日常生活中断，以及这些事件或中断对被评估者的影响，例如，"目前有哪些事件让您感到压力""您最近的生活有什么变化"等。

（2）应对方式：受访者被问及他们过去是如何应对压力事件的，应对压力事件的效果如何，他们对当前压力事件的反应如何，以及他们是如何应对压力事件的，例如，"您通常会做些什么来缓解紧张或压力？效果如何""这次生病住院对您有什么影响""您是如何应对的"等。

（3）社会支持：被评估者被问及主观和客观社会支持情况。例如，"当您需要帮助时，您会主动向家人、朋友、亲戚或同事寻求帮助吗""当您遇到困难时，您是否感觉到家人或朋友的支持""当您遇到困难时，您的家人、亲戚、朋友或同事中谁可以帮助您""您对从家人、亲戚、朋友或同事那里得到的支持满意吗"等。

（4）个性：可通过问询下列问题进行评估。如"您觉得自己是什么性格""您平时喜欢一个人独处，还是愿意跟朋友们一起""您比较喜欢按部就班、有规律的生活，还是更喜欢富有变化、有挑战的生活"等。

（5）应激反应：受测者被问及是否经历过压力引起的生理反应，如食欲缺乏、头痛、疲劳、睡眠障碍等；情绪反应，如焦虑、抑郁、愤怒等；压力引起的认知变化，如记忆力减退、思维混乱、解决问题的能力下降等；压力引起的行为反应，如行为恶化或敌意、药物滥用、自杀或暴力倾向等。

2. **评定量表法**　针对应激过程中的不同要素均可选用相应的评定量表进行测评。① 应激源量表：常用的有社会再适应评定量表（social readjustment rating scale，SRRS）、生活事件量表（life event scale，LES）、住院患者压力评定量表（inpatient stress rating scale，ISRS）等。② 应对方式量表：常用的有Jaloviee应对方式量表（Jaloviee coping style scale，JCSS）、简易应对方式问卷（simplified coping style questionnaire，SCSQ）、特质应对方式问卷（trait coping style questionnaire，TCSQ）等。③ 社会支持量表：临床常用的有肖水源等（1993年）编制的社会支持评定量表（social support rating scale，SSRC）、领悟社会支持量表（perceived social support scale，PSSS）等。④ 人格测验：也称个性测验，包括人格调查和投射技术。人格调查常用问卷有埃森克人格问卷（Eysenck personality questionnaire，EPQ）、明尼苏达多项人格测验（Minnesota multiphasic personality inventory，MMPI）、卡特尔16因素人格测验（Cattell 16 personality tests，16PF）。常用投射技术有罗夏墨迹测验（Rorschach inkblot method，RIM）、主题统觉测验（thematic apperception test，TAT）等。

3. 观察法与医学检测　主要是观察和检测有无因应激所致的生理功能变化、认知与行为异常等，如血压升高、心率加快、儿茶酚胺水平增高、注意力不集中、记忆力下降等。

（四）相关护理诊断/问题

1. 应对无效　与应对方式不良、支持系统不足等有关。

2. 无能为力感　与应对方式不良、支持系统不足等有关。

3. 创伤后综合征/有创伤后综合征的危险　与创伤、应对方式不良、支持系统不足等有关。

4. 无效性否认　与应对方式不良、认知障碍等有关。

5. 焦虑　与患病、环境改变、应对无效等有关。

6. 恐惧　与疾病预后不良、应对无效等有关。

7. 适应不良性悲伤/有适应不良性悲伤的危险　与疾病预后不良、应对方式不佳、支持系统不足等有关。

四、健康行为

（一）基础知识

1. 行为（behavior）　是个体在内外环境因素影响下产生的外部可见的活动、动作等，反映了内部的生理变化和心理活动。

2. 行为与健康的关系　行为与健康有着非常密切的关系。个体的行为不仅反映了其健康状况，同时也对其健康产生着巨大的影响。心脑血管疾病、糖尿病、高血压、高脂血症被证实与个体高脂、高糖饮食行为导致肥胖，性格急躁有关；肿瘤则与个体长期处于郁闷状态有关。改善不良的行为方式可以有效地降低这些疾病的发生风险，有利于疾病的治疗和康复。

（二）健康行为的基本特征和常见健康行为

健康行为（health behavior）是个体或群体表现出来的、客观上有利于自身或他人健康的一组行为，对维持和促进健康起着至关重要的作用。

1. 健康行为的基本特征　① 有利性：对自身、他人、家庭乃至整个社会有益。② 规律性：有规律，如起居有常、饮食有节。③ 适宜性：为社会所理解和接受，合理控制行为强度，有益健康，无明显冲突。④ 一致性：行为本身的外在表现与内在心理情感一致，没有矛盾或矛盾的表现。⑤ 和谐性：一个人的行为具有自然特征，如果个体与他人或环境发生冲突，个体能够随时调整自己的行为，以适应整体形势。

2. 常见的健康行为　① 基本健康行为：一系列有益于健康的基本日常行为，如均衡饮食、保持适当的体力活动，充足的睡眠和积极的休息态度。② 放弃不健康的嗜好：指戒除有害健康的个人爱好，如戒烟、戒酒、避免滥用药物等。③ 安全保护行为：指预防意外事故的发生，并能以正确的方式处理意外事故，如事故发生后的自救和他救行为。④ 避免环境危害行为：指避免不利于健康的环境的行为，如不搬进新装修的房屋、不在噪声长期超标的环境中居住等。⑤ 不吸烟行为：指不吸烟、不喝酒、不酗酒等。⑥ 合理利用卫生服务：指有效、合理地利用现有卫生保健服务维护自身健康的行为，如定期体检、预防接种、及时就诊、配合治疗、积极康复等。

（三）健康损害行为

健康损害行为（health-risky behavior）指偏离个人、群体乃至社会预期方向的，对健康有不良影响的行为，也称行为病因。健康损害行为可分为 4 类。

1. 不良生活方式与习惯　指不健康的、有害于人体健康的生活和行为模式，是现代社会中普遍存在的问题，主要指不良饮食、睡眠和运动习惯。不良饮食习惯是不良生活方式与习惯的重要一环，过度节食可能导致营养不良和代谢紊乱，而暴饮暴食则可能引发胃肠道疾病和肥胖症。高脂、高糖、低纤维素的饮食习惯，可能导致心血管疾病、糖尿病等慢性病的发生。此外，偏食，以及进食过快、过热、过硬、过酸等，都可能对消化系统产生不良影响，进而影响到整体的健康。不良睡眠习惯包括熬夜、睡眠不足等，长期不良睡眠习惯可能导致人体免疫系统下降、记忆力减退、情绪波动等问题；不良运动习惯以长期缺乏运动最为常见。长期缺乏运动，可能导致身体机能下降、肌肉萎缩、心肺功能减弱，进而影响生活质量。这些不良生活方式与习惯会直接或间接地危害人体健康，导致各种严重的慢性病，如肥胖症、动脉粥样硬化、冠心病等。

 知识拓展　　●　● ●

熬夜的弊端

熬夜是年轻人尤其是大学生日常生活的常态，但熬夜对于生理功能损害颇多。首先，熬夜可导致脑组织损伤标志物上升，长期缺乏睡眠可造成脑组织损害，是阿尔茨海默病的危险因素。其次，熬夜可影响饮食习惯，糖和脂肪的摄入明显高于习惯早睡早起的人群。再次，睡眠不足会导致血压升高、炎性物质增多、糖耐量降低，以上均为冠状动脉硬化的危险因素。经常熬夜的人与规律睡眠的人相比，其冠状动脉硬化风险可增加 90%。最后，熬夜可增加全因死亡风险。

2. 日常健康危害行为　主要包括吸烟、酗酒、吸毒、不良性行为等。吸烟可导致肺癌、心血管疾病等。酗酒又称问题饮酒或酒精滥用。长期过量饮酒可导致酒精依赖，引起肝脂肪变性，甚至导致酒精性肝硬化，导致各种精神障碍。吸毒、不良性行为不仅给个体带来身心健康的影响，还会给家庭和社会带来难以估量的危害。

3. **不良病感行为**　指个体感知到自身患有疾病直至疾病康复全过程所表现出来的一系列不利于健康的行为，如怀疑生病、害怕生病、不及时就医、不遵医嘱或不采取治疗措施。

4. **致病行为模式**　指可能导致特定疾病发生的行为，也称危害健康的人格类型。研究较多的类型是 A 型和 C 型。A 型人好胜心强，以成就为导向，有强烈的进取精神，性格急躁，往往有时间感和紧迫感，做事迅速，完成任务效率高，往往小心谨慎，对他人充满敌意，其冠心病发病率和复发率比非 A 型行为模式者高 2 ~ 4 倍。C 型行为模式者遇事退缩，容易压抑、克制，常常对人、事务进行防御，心情不够开朗，其罹患癌症的可能性远高于其他行为模式者。

（四）健康行为的评估

个体对健康行为的选择和维持与其所掌握的健康知识和健康信念密切相关。需要注意的是，个体有健康知识和信念并不一定等于一定会采取相应的行为。如吸烟的人多知道吸烟有害健康，但依然吸烟。因此，在健康行为评估过程中，除了要对相应的行为进行评估，还应注意其对相关行为的认识和态度的评估。对健康行为的评估主要采用访谈法、观察法及评定量表测评法等方法。

1. **访谈法**　通过询问了解被评估者是否有不良生活行为和习惯、日常健康风险行为、不良致病行为和致病行为及其可能的原因。

（1）生活方式与习惯：可通过询问"您的饮食习惯如何""您的睡眠和运动情况如何"评估个人是否存在不良生活习惯和陋习。

（2）日常危害健康行为：通过询问"您是否吸烟、喝酒""您是否使用麻醉品？有无其他嗜好"等问题来了解个体是否存在日常危害健康行为。

（3）不良病感行为：通过询问"您是否经常怀疑自己患了疾病""您不舒服时是否及时就医""您是否遵守医嘱、治疗方案等"等问题来了解个体是否存在不良病感行为。

（4）致病行为模式：通过询问"您做事是否有耐心""您喜欢做富有竞争性的事情""您是否经常觉得时间紧张""您是否觉得压力较大"等问题来了解个体是否存在致病行为模式。

2. **观察法**　观察内容包括个人健康行为或有害健康行为的频率、强度和持续时间，如吸烟有多长时间，每天大约吸几支；饮酒的时间有多长，是否每天饮酒，每周饮酒量大约是多少；日常运动类型、频次等。

3. **评定量表法**　常用的评定量表测评法包括健康促进生活方式问卷（health-promoting life profile，HPLP）、健康习惯量表（health habits scale，HHS）和 A 型行为评定量表（type A behavior pattern，TAPP）等。

（五）相关护理诊断 / 问题

1. **久坐的生活方式**　与不良生活习惯有关。

2. **健康自我管理无效**　与健康知识缺乏、个人应对无效有关。

3. **健康维护行为无效**　与健康知识缺乏、不能耐受药物不良反应、对医护人员不信任有关。

4. **肥胖 / 超重**　与缺乏足够的运动、进食高能量食物、健康知识缺乏等有关。

五、自我概念

（一）基础知识

1. 定义　自我概念（self-concept）是个体与心理和社会环境相互作用过程中形成的动态的、具有评价性的"自画像"，是人们通过对自身内外部特征的感知和体验，以及他人的反映而形成的对自我的认知和评价。自我概念在人格结构中起着核心作用，是个体心理健康的重要标志。自我概念失调会对个人保持和恢复健康的能力产生重大影响。因此，自我概念是心理评估最重要的内容之一。

2. 分类　目前国内外较为认可的自我概念分类主要为 Rosenberg 分类法，可分为以下3类。

（1）真实自我：这是一个人对自己身体和社会适应的内外部特征的真实感知和评价，包括身体形象、社会认同和自我认同。真实自我是自我概念的核心。

（2）期望自我：它是一个人对"我想成为什么样的人"的想法，也被称为理想自我。理想自我包括一个人所期望的外貌和生理特征，以及所期望的个性特征、心理特征、人际关系和社交特征，是一个人取得成就和实现个人目标的内在动力。期望的自我包含真实和虚幻两个部分；真实部分越大，就越接近真实的自我，个人的自我概念就越好；反之，则会导致自我概念紊乱或自卑。

（3）表现自我：个人真实自我的呈现和展示，是自我概念中变化最大的部分。由于不同的人和社会群体对他人的自我形象有不同的认识标准，因此自我表现的方式和程度也因人而异。因此，对表现自我的评估是复杂的，取决于个人的自我表现与其真实自我的关联程度。

3. 组成　自我概念包括个人的体象、社会认同、自我认同和自尊等。

（1）体象（body image）：主要指的是个体对自己身体外形及功能的认识与评价，也称为身体意象。如觉得自己美丽或丑陋、高大或矮小等。体象与个体的衣着也密切相关。对住院患者来说，心电监护仪、引流管等也可以成为体象的组成部分。体象是自我概念中最不稳定的部分，较容易受到疾病、手术或外伤等的影响。

（2）社会认同（social identity）：个体对自己所属的社会群体及其价值观念的认同和归属感。它是个体在社会化过程中逐渐形成的，与个体的文化背景、社会地位、群体经历等因素密切相关。社会认同不仅影响个体对自身的认知和评价，还影响个体在社会中的行为选择和角色定位。

（3）自我认同（personal identity）：个体对自身核心特质的深刻认知与判断，它涵盖了对自己智力、能力、性情及道德水平等多方面的评估。清晰且积极的自我认同有助于个体在社会中保持自信和坚定，更好地应对生活中的挑战和机遇。

（4）自尊（self-esteem）：作为一种主观判断和评价，它是一个人旨在尊重自己、捍卫个人尊严和人格、不允许他人歧视和冒犯的心理意识和情感体验。自尊源于个人对自我概念组成部分的正确认识和判断，如身体形象、社会身份和自我认同。对自己的任何消极或负面的认识和判断都会影响个人的自尊。消极的自我评价表明一个人已经存在或可能存在自卑心理。此外，自尊与期望自我密切相关，当一个人有意识或无意识地将自己的自尊与期望自我进行比较时，就会形成期望自我。如果自尊和期望自我一致时，自尊得以提高；反之，减低。

4. **形成与发展** 自我概念并非与生俱来，是在个体的成长和生活过程中不断形成和发展的，是与他人相互作用的"社会化产物"。

美国学者库利（Cooley）"镜中我"理论认为，个体的自我概念是在与他人交往中产生的，对自己的认识和评价是他人对于自己看法的反映，即"他人对我是明镜，其中反映我自身"。美国学者米德（Mead）与个体的自我概念紧密相关的，并非他人对个体的直接评价，而是个体自身所感知到的他人评价。人们会基于这种感知，构想自己在他人心目中的形象，并推测他人对这一形象的评价。这一过程塑造了人们对自己的认知和自我评价。简而言之，个体的自我概念更多地受到自我感知的他人评价的影响，而非他人实际的评价。美国学者费斯汀格（Festinger）在《社会比较理论》中指出，一个人对自己的价值判断，即自我概念的形成，是通过将自己的条件、能力和成就与他人进行比较而形成的。

事实上，一个人的自我意识从婴儿时期就已经存在了，那时他开始对自己产生积极的情感，生理需求得到满足，并体验到爱和亲情。然后，随着年龄的增长和与周围人交往的增多，逐渐将对自己的观察和认识及他人对自己的反应和态度内化为自己的判断，从而形成自我概念。

5. **影响因素** 个体的自我概念易受各种因素的影响而发生改变。

（1）早期生活经历：个人会收到有关其身体发育、心理和社会地位的评价反馈，这些反馈会影响他们的自我概念。如果收到的反馈是积极的、令人愉快的，形成的自我概念往往是有利的；如果不是，则是消极的、不正确的。

（2）生理变化：如青春期第二性征的出现、妊娠、衰老过程中皮肤弹性的丧失或脱发，都会影响一个人的自我认知。

（3）健康的变化，如生理失调、慢性病，尤其是身体形象的暂时或永久性变化，会影响一个人的自我概念。

（4）其他：包括文化、环境、人际关系、社会经济状况、职业、个人角色等，均可对自我概念产生潜移默化的影响。

（二）自我概念紊乱

1. **高危人群** 出现以下情景者应重点评估是否存在自我概念紊乱。

（1）感知觉或沟通功能缺陷者：人群由于感知觉或沟通能力的障碍，可能难以与他人有效交流，从而影响他们对自我和他人的认知和评价

（2）身体或容貌变化者：如因疾病或外伤导致的身体某一部分丧失或容貌、体形改变的患者，他们可能会因为身体形象的变化而对自己的认同产生困惑和不安。如截肢手术、女性乳房或子宫切除术、喉切除术、银屑病、关节炎导致的关节畸形等。

（3）神经肌肉障碍者：这类疾病可能影响到个体的身体运动和协调能力，进而影响他们的自我认知和自我评价。

（4）特殊治疗或不良反应：如安置导尿管、粪袋，因药物不良反应出现的脱发或第二性征改变等。

（5）生理功能障碍：如绝经、流产、不育症等。

（6）性传播疾病：如梅毒、艾滋病、尖锐湿疣等。

（7）心理障碍或精神疾病：如神经性厌食症、酗酒、抑郁症、精神分裂等。

（8）过度肥胖或消瘦。

（9）其他：如失业、退休、衰老等。

2. **临床表现** 自我概念紊乱主要表现为情绪、行为和生理方面的异常。

（1）情绪方面：患者可能会出现焦虑、抑郁和恐惧等情绪，主要表现为注意力无法集中、易怒、姿势或面部表情紧张、动作神经质、注视墙壁或天花板等固定位置、四肢颤抖、语速过快、无法平静下来；患者抑郁的主要表现可能是情绪低落、自卑、感到无聊和哭泣。

（2）行为方面：不愿看别人，不愿照镜子，不愿与人交流，不愿看外表发生变化的身体部位，不愿与人讨论或听到有关残疾的事情等，常说"我没用""我觉得我没有希望了"等。有些人会表现出过度依赖、懒惰、逃避现实甚至自杀。

（3）生理方面：可有心悸、食欲缺乏、睡眠障碍、运动迟缓及功能减退等。

（三）自我概念评估

一般通过访谈法、观察法、透射法、评定量表法等方法，对个人的身体形象、社会认同、自我认同和自尊进行深入评估，以了解个人对自我概念的感受和判断、影响自我概念的相关因素及对自我概念的现有或潜在威胁。

1. **访谈法** 通过询问"您对自己的身体和外表满意吗""您对哪些部位最满意？您对哪些部位最不满意""您最想改变自己的哪些外貌？您周围的朋友又是如何看待的"等，以了解一个人对自己身体形象的看法。对于那些已经改变了自己身体形象的人，可以提出更多的问题："这些改变对您有什么影响？您认为这些变化会影响他人对您的看法吗"等，以了解自我认知对身体形象的影响。

（1）社会认同：通过询问"您的职业是什么""您对自己的职业、工作环境满意吗""您的家庭及工作情况如何""您最引以为豪的个人成就有哪些"这些都是评估一个人社会身份的问题。

（2）自我认同和自尊：提问"您觉得自己是什么样的人""您觉得我好吗"等问题来评估一个人的自我认同和自尊。

（3）自我概念的现有威胁和潜在威胁：询问"目前让您感到焦虑、恐惧或绝望的事情是什么""现在有哪些事情让您感到悲伤或不开心"等。

2. **观察法** 它用于收集与一个人的外表、非语言行为及与他人互动过程有关的客观信息。具体观察内容如下。

（1）外表：衣着是否整洁得体，身体任何部位是否有异常。

（2）非语言行为：与他人交流时是否有眼神接触和面部表情；是否不愿意与他人见面或交流，不愿意照镜子，不愿意看改变了的身体部位，不愿意与他人讨论残疾问题，也不愿意听别人谈论残疾问题。

（3）语言行为："有没有这样的事情""我怎么什么都做不好""为什么我这么没用"等。

（4）情绪状态：有无焦虑、抑郁或其他不良情绪的迹象。

3. **透射法** 又称人物画测量法，主要用于不太理解问题的被评估者，通过让被评估者画自画像并向其解释来回答问题，以了解被评估者对身体形象变化的认识和体验，主要用于儿童等。

4. **评定量表法**　衡量个人自我概念的量表有很多，每种量表都有其特定的范围，使用时应谨慎小心。常用量表有 Rosenberg 自尊量表（self-esteen scale，SES）、自我概念量表（self concept scale，SCS）、儿童自我意识量表（children's self concept scale，CSS）等。

（四）相关护理诊断/问题

1. **体象障碍**　与身体外形及功能变化有关。
2. **自我认同紊乱**　与人格障碍有关。
3. **长期低自尊/有长期低自尊的危险**　与自我认同降低、事业失败、家庭矛盾等有关。
4. **情境性低自尊/有情境性低自尊的危险**　与疾病或外伤导致机体功能下降等有关。

六、精神信仰

（一）基础知识

1. **精神信仰定义**　是人的一种高级的意识状态和终极的价值观念，贯穿于生命的始终，是与人生相联系的根本价值准则，反映的是一种指引人们做出人生选择的稳定的精神力量。精神信仰不仅为人们提供了构建意义世界的认知框架，还使人们能够调整自我，实现自我和谐以及与外部环境的和谐。精神信仰的形成是一个非常复杂的过程，几乎所有影响价值观的因素都会对个人精神信仰的形成产生作用。个人处于不同的时期，面对不同的环境，经历不同的事件。个人处于不同的时期，面对不同的环境，经历不同的事件。精神信仰都可能发生改变。

2. **精神信仰与健康的关系**　精神涉及生命的意义和目的，决定了一个人对待健康与疾病、生存与死亡的态度。

精神信仰对健康产生积极的影响，这主要得益于它可以塑造和完善个体的心理品质。精神信仰不仅改变了人们看待问题和归因的方式，还提供了调节负性情绪的策略，从而深刻影响了人们的健康行为和心理状态。它所带来的内心平和、爱、自尊和期望等积极情感，可以调节个体的内分泌和免疫系统，提升身体的抗病能力，并加快康复过程。此外，精神信仰还能促进个体在社会中的群体认同，成为社会支持的重要来源。通过提供内在的精神力量，精神信仰能够帮助人们更好地应对挫折和压力，增强人们应对危机的能力，从而在一定程度上缓冲压力事件对身心健康的负面影响。

需要指出的是，某些精神信仰可能会对健康造成负面影响。例如，未能及时就医、拒绝"适当的"医疗护理等，这也是医学专业人员遇到的最为突出的伦理难题。

（二）精神困扰

精神困扰（spiritual distress）是一种内心体验，当一个人感到他或她的信仰体系或在其中的地位受到威胁时，就会产生这种体验。任何对个人生活或思维方式的威胁都会激发对生活意义和目的的呐喊和反思，进而导致对精神信仰所提供答案的焦虑和痛苦。

1. **精神困扰产生的情境**　一个人生活中任何影响其健康的重大变化或危机都可能导致其精神信仰崩溃并造成精神痛苦。常见的情况包括：①意外事故或死亡。②环境突变。③坏消息，如恶性肿瘤诊断或预后不良。④身体结构和功能丧失。⑤面临死亡。⑥晚期患者在生命支持、疼痛控制等方面的困境。

2. 精神困扰的表现　表现可能是轻微的，也可能比较明显，其表现形式包括语言行为和非语言行为。

（1）语言行为：人们用这样的话来表达他们对灵性的疑问："我真的不明白为什么这一切会发生在我身上""这次经历让我大开眼界""这一切有什么意义"等，表达了一个人的绝望感和无价值感。"我还是死了吧"等表达了个人对死亡的渴望。

（2）非语言行为：表现为哭泣、叹息或退缩行为；注意力下降、焦虑等，或者请求护士或他人给予精神协助等。

（三）精神信仰的评估

个体精神信仰可采用访谈、观察和评定量表测定等方法进行评估。

1. 访谈法　有效的信仰评估策略应从一般的介绍性问题开始，进而提出有关个人独特灵性需求的更深入、更精确的问题。在评估过程中，应保持客观、尊重、开放和积极的态度。若个体不愿讨论，切不可强求。通过询问"您认为生活的意义和目的是什么""对您来说，什么是最重要的""是什么支持着您不断努力向前""在面对困难时，给您力量和希望的源泉是什么""您认为自己是有信仰的人吗""您这些信仰与您的健康或健康决策有何关系"等问题进行评估。

此外，在问询关于医疗照顾过程中，受检者有无因精神信仰而需要特别注意的事项，如对饮食、环境的特殊要求等。

2. 观察法　访谈过程中，可通过观察获取与个体精神信仰相关的线索。

3. 评定量表法　精神是主观的、多维的、每个人独有的，而且因人而异。由于大多数用于评估精神信仰的工具都来自特定的宗教背景，这些工具几乎没有跨文化的基础，这给精神信仰评估造成了困难。目前大多数评估工具都是自我评估问卷。较为常用的包括精神信仰经验指数（spiritual experience index，SEI）、精神健康调查（spiritual health inventory，SHI）、日常精神体验量表（daily spiritual experience scale，DSES）、精神超越指数（spiritual transcendence index，STI）、米勒精神信仰量表（Miller measure of spirituality，MMS）等，不同的工具或概念框架决定了评估的准确程度。

（四）相关护理诊断/问题

1. 有精神困扰的危险　与遇到突然的危机状态有关。
2. 精神困扰　与精神信仰的瓦解有关。
3. 抉择冲突　与遇到两难选择的情景有关。
4. 自我忽视　与经历重大应激事件、精神信仰瓦解等有关。

第三节　社会评估

一、角色

角色是社会认可的一种综合行为方式。它将个人置于社会的特定位置，并提供了一种识别个人的方式。角色是个人与社会之间的互动点。

（一）基础知识

1. **角色** 角色（role）作为戏剧舞台上的专业术语，指的是演员所饰演的某一具体人物。在社会心理学领域，角色表示个体在特定社会关系中的身份，以及与之相匹配的权利和义务的规范与行为模式，即个体在特定的社会关系中的身份及由此而规定的行为规范和行为模式的总和。具体来说，就是个体在特定的社会环境中有相应的社会身份和社会地位，并按照一定的社会期望运用一定权利来履行相应社会职责的行为。例如，医生、护士承担着治疗、照顾患者的责任，需要符合医生、护士的职业规范。当个体在社会中根据所处的社会地位履行相应的权利及义务时，也就扮演着相应的角色。每种角色在同与之相关的角色伙伴发生互动关系过程中就会确定。例如，教师与学生，医务工作者与患者。

2. **角色的分类**

（1）根据角色存在的形式，可分为：①理想角色，指社会或团队为特定社会角色设定的理想规范和公认行为，也称期望角色。②理解角色，指个体对其社会角色行为模式的理解。③实践角色，指个人根据其对角色的理解来履行角色规范的实际行为。

（2）角色按其获得方式，分为：①先天角色，基于先天因素，如性别角色、父母角色等。②成就角色，是通过后天努力获得的角色，如护士角色、教师角色等。

（3）根据角色受角色规范约束的程度对角色进行分类：①规定性角色，即具有严格或明确规定的角色规范的角色。规定性角色也称正式角色，如教师、学生、护士、公务员等。②开放性角色，即没有严格角色规范的角色，也称非正式角色。开放角色中的人可以根据自己对角色的认识自由地做出角色行为。常见的开放式角色有父亲、母亲和朋友等。

3. **角色的形成** 角色的发展必须经历两个阶段：角色认知和角色表演。个体通过有意识的观察，或通过家庭、学校或社会的熏陶，逐渐学会识别角色的行为模式，即个体学会识别自己和他人的身份、地位及不同社会角色之间的差异和相互关系，从而完成角色认知。角色表演是角色认知的基础，首先是建立对角色的印象，然后深入角色，了解与角色相关的权利和责任。角色实现是一个角色成熟的过程，在这个过程中，个人需要采取行动来实现自己认可的角色。

（二）角色适应不良

个体在生活中常常需要扮演多重角色，这些角色行为会随着环境和时间的变化做出相应的调整。然而，当个体的角色表现与社会的期望或要求存在偏差时，便可能出现角色适应不良的现象。角色适应不良是一种由外部社会压力引发的情绪反应，不仅表现在心理层面，有时甚至会引发生理上的变化。在心理层面，角色适应不良可能导致个体出现紧张、焦虑、伤感、抑郁甚至绝望等情绪。而在生理层面，角色适应不良可能引发头痛、头晕、睡眠障碍及心率加快等症状。

角色适应不良常见类型如下。

1. **角色冲突** 角色冲突（role conflict）指的是角色期望与角色认知之间的差距过大，导致个人难以适应由此产生的心理和行为冲突。角色冲突的常见原因有：①个人必须同时承担两个或两个以上在时间或精力上有冲突的角色。例如，父母意外身患重病，需要照顾子女，而子女需要工作，无法同时照顾父母和工作，那么无论最终如何决定，他们都会因为其中一个角色与角色期望不符而感到懊悔或内疚。②对同一角色有不同的角色期望标准。例如，个体到一个陌生的环境生活，当一个人发现在其文化中被接受的角色行为在新的社会环境中得不到支持，并且很难迅速转而接受和实现新的角色期望时，就会产生角色冲突。

2. **角色模糊**　角色模糊（role ambiguity）指一个人对角色期望不明确，对自己在承担角色时的行为方式不确定，从而产生的一种不适应反应。角色模糊的常见原因有：①角色期望过于复杂。②角色转换过快。③主要角色与附加角色沟通不畅。例如，如果护士不能及时有效地与新入院的患者沟通，患者就不知道在住院期间该做什么，也不知道如何配合治疗，这就会因角色模糊而产生焦虑。

3. **角色匹配不当**　角色匹配不当（role incongruity）指一个人的自我概念、自我价值或自我效能感与其角色期望之间的不匹配。当医生扮演护士的角色或护士扮演医生的角色时，就会出现角色匹配不当。

4. **角色负荷过重和角色负荷不足**　角色负荷过重（role overload）指个人的角色行为与过高的角色期望不符。角色负荷不足表明个人对角色的期望过低，不能充分发挥自己的能力。角色负荷过重或不足是相对的，与个人的知识、技能和认知是否符合角色需要有关。

（三）患者角色

1. **患者角色的特征**　当个体患病后，其原来的社会角色会部分或全部被患者角色所替代，以患者的行为来表现自己。患者角色的特征有以下几点。

（1）解除或减少日常生活中的其他角色，减少或解除他们各自的义务和责任。解除的程度取决于疾病的性质和严重程度、患者的责任感及其支持系统提供的帮助。

（2）患者对自己的病情不负责任，有权寻求帮助。当一个人患病时，除了身体上的诸多变化外，还会出现社会心理、精神和情绪上的问题，而健康的恢复是不可能以患者自己的意志为转移的，也就是说，患者不需要完全依靠自己的意志和毅力从疾病中恢复过来，人们认可患者对自己的疾病不负责任，因此需要得到照顾，并因此对疾病产生的问题免于承担责任。

（3）患者有义务寻求治疗和恢复健康，也有权利获得医疗保健、知情同意、寻求健康信息和要求保密。大多数人都期望早日康复，并准备竭尽所能实现这一目标，但由于患者的角色具有特权，可以成为二次收益的来源，因此有些人寻求、安于甚至形成了角色依赖。

（4）患者有义务配合治疗和护理。在恢复健康的过程中，患者必须与相关医疗专业人员合作。例如，患者需要酌情休息、禁食、进食、服药或接受注射、手术等。传染病患者需要接受隔离治疗，以防止疾病传播、扩散等。

2. **患者角色适应不良**　患者角色可能是暂时的，也可能是持久甚至永久的。个体在承担患者角色的过程中，可出现以下角色适应不良。

（1）患者角色冲突：指一种最常见的患者角色适应障碍，人们在适应患者角色的过程中，会出现心理冲突和行为与规范角色不一致的情况。当患者的求医行为与其承担的其他角色行为不能协调一致，只能做到某一方面而不能顾全另一方面时，可能会产生角色冲突。该类人群多承担较多社会及家庭责任，并且事业心、责任心比较强。事实上几乎每个成年患者都是一个角色集合，一旦成为患者角色，就可能丧失其余的某些角色。

（2）患者角色缺如：指一个人在患病时无法扮演患者的角色，而不是承认自己患病或厌倦了患者角色，即不接受和否认患者角色，以至于不能很好地配合治疗和护理。例如，党和人民的好干部焦裕禄同志明知自己患病在身，但因不想影响工作而不去就医，不履行自己的患者角色。

（3）患者角色强化：指个体在疾病康复后，仍然过度地保持和强调自己的患者身份，无法顺利从患者角色回归到正常的社会角色中，即患者角色的行为超过了与其疾病严重程度相应的行为强度。个体过度关注自己的身体状况，对轻微的不适或异常反应过敏，并倾向于寻求医疗帮助，即使这些症状并不严重。他们可能过度依赖医生和药物，将医生视为解决问题的唯一途径，而忽视了自身的自我调节和康复能力，害怕承担正常生活和工作中的责任和义务，担心自己无法胜任，或者害怕再次受到伤害或疾病复发。临床上"小病大治""小病大养"是典型的患者角色强化。

（4）患者角色消退：指某些原因使得一个已适应患者角色的个体必须立即转为常态角色，在承担相应的义务与责任时，使已具有的患者角色行为退化甚至消失。这表现在虽然转介行为存在，患者角色也已承担，但由于缺乏对病情的认识，或由于另一种角色行为的强化，或由于经济、家庭、工作或特殊情况，患者原来的角色行为可能已经减弱。例如，患病母亲因孩子突然患病住院而承担起照顾孩子的责任，此时其母亲角色上升为第一位，原有的患者角色则消退。

（5）患者角色行为异常：指由于对疾病的无知而产生的抑郁、恐惧和自杀念头的行为，或由于与疾病相关的痛苦而产生的悲伤和沮丧。此外，有人求医并不是为了诊疗疾病，而是另有所图，或诊疗过程中病态固执、举止异常、不遵医嘱等均属患者角色行为异常。

3. 患者角色适应的影响因素

（1）年龄：是适应患者角色的一个重要因素。年轻人会弱化患者角色，而老年人则更容易强化患者的角色。

（2）性别：女性患者比男性患者更容易出现患者角色冲突、患者角色下降等问题。

（3）经济状况：经济状况不佳的患者往往扮演的患者角色较少，或者不扮演患者角色。

（4）家庭、社会支持系统：家庭、社会支持系统强的患者能更快适应患者角色。

（5）其他：这包括环境、人际关系和科室氛围。良好融洽的护患关系有助于患者适应患者角色。

（四）角色与角色适应的评估

1. **访谈法**　访谈的目的是了解人们在家庭、工作和社会生活中扮演的角色，他们对自己角色的看法和满意程度，以及是否存在任何角色适应问题。

（1）角色的数量和责任：询问对方目前在家庭、工作和社会生活中承担了哪些角色和责任。例如，"您的工作和职位是什么""您目前在家庭、组织或社区中承担哪些角色和责任"等。

（2）角色感知：询问个体对自己承担的角色数量与责任的评价，以了解其角色感知。

（3）角色满意度：询问他们对自己的角色是否满意，与自己的角色期望是否相符等，以了解他们是否有任何适应问题。

（4）角色紧张：询问当事人是否有与角色压力相关的心理和生理表现。例如，该人是否感到压力过大、无法胜任自己的角色，是否有任何因角色压力而产生的生理和心理反应，如疲劳、头痛、心悸、焦虑、抑郁等。

（5）在访谈过程中，应注意个人对角色变化的叙述，并确定其类型。例如，角色超负荷的若干暗示"我觉得累了""因为工作，我没有好好照顾生病的孩子"。通常指角色冲突。

2. 观察法 主要观察内容为有无角色适应不良的心理和生理反应。

（1）一般状况：观察有无角色紧张的表现，如疲乏、头痛、失眠、焦虑、愤怒、沮丧等。

（2）角色行为：重点是受检者角色的行为表现，包括是否能安心诊疗、按时服药、按时按要求进行相关检查的。此外，应注意受检者需要同时承担的其他可能的角色行为。对于儿童，还应重点评估父母的角色表现。胜任父母角色者对自己所承担的父母角色感到满意和愉快，不胜任者常表现出焦虑、沮丧或精疲力尽，对孩子的表现感到失望、不满意甚至愤怒等。

（五）相关护理诊断/问题

1. 角色行为无效 与缺乏有关角色的知识或对角色的自我感知有所改变有关。
2. 父母角色冲突 与慢性疾病所致父母与子女分离有关。
3. 照顾者角色紧张 与缺乏有关角色知识对角色的自我感知有所改变有关。
4. 有照顾者角色紧张的危险 与缺乏有关角色知识或对角色的自我感知有所改变有关。

二、家庭

家庭（family）是个体最重要的关系网络和生活环境，家庭中的问题都直接或间接地在一定程度上影响着家庭成员的健康。

（一）基础知识

1. 家庭 是社会生活的基本单位，以一定的婚姻、亲属或收养关系为基础，是一个在心理上得到认可的特殊群体。从狭义上讲，家庭是一夫一妻制的单一家庭，其成员包括共同生活的父母、子女和其他亲属。从广义上讲，家庭指人类进化史不同阶段的各种家庭形式。家庭的形成、发展和演变是随着社会的发展而逐渐演变的，从低级形式到高级形式，经历了4种家庭类型：血缘家庭、普纳普那路亚家庭、二元家庭和专偶家庭。

2. 家庭的特征 ①家庭不是一个人，而是由两个或两个以上成员组成的群体。②婚姻是家庭产生的基础，是维系夫妻关系、确保家庭相对稳定的根基。③家庭成员应共同生活，并以经济和情感联系相对密切为条件。

3. 家庭结构 家庭结构（family structure） 指家庭的内部组成及反映家庭成员之间互动和关系的运作机制。家庭结构包括家庭人口结构、权利结构、角色结构、沟通过程和价值观。

（1）家庭人口结构（family form）：指家庭成员的构成及其互动和相互影响的状态，以及伴随这种状态而形成的相对稳定的关系模式。一般来说，家庭按其规模和人口特征可分为7类：核心家庭、主干家庭、单亲家庭、重组家庭、无子女家庭、同居家庭和老年家庭（表4-1）。

在我国通常采用以下分类方法：①核心家庭，由一对夫妇作为核心和未成年子女组成的家庭。②主干家庭，由一对夫妇、夫妇的父母或直系亲属和未成年子女组成的家庭，以男性为主。③大家庭，由核心家庭或赡养家庭和其他旁系亲属组成的家庭。④不完整家庭，指夫妻关系不完整的家庭，如单亲家庭、单亲家庭和父母无子女的家庭（表4-1）。

表4-1　家庭人口结构类型及人口特征

类型	人口特征
核心家庭	夫妻和其婚生或领养的子女
主干家庭	核心家庭成员加上夫妻任何一方的直系亲属，如祖父母、外祖父母、叔、姑等
单亲家庭	夫或妻单独一方和其婚生或领养的子女
重组家庭	再婚夫妻和前夫和/或前妻的子女，以及婚生或领养的子女
无子女家庭	仅夫妻两人
同居家庭	无婚姻关系而长期同居在一起的夫妻和其婚生或领养的子女
老年家庭	仅老年夫妇

（2）家庭权利结构（family power structure）：指家庭中夫妻、父母和子女在影响力、控制权和支配权方面的相互关系。一般而言，家庭权力结构可分为以下类型。①传统权威型：根据传统习俗而来的权威结构，比如父系家庭中以父亲为权威人物。②经济权威型：由家庭成员的经济能力和权力决定的权威。③分享权威型：家庭成员之间通过协商，在能力和兴趣方面分享权利。④情感权威型：由情感关系中扮演决策角色的一方做出决策。家庭权力结构是护士进行家庭评估后制定家庭干预措施的重要参考依据，必须明确家庭中的主要决策者，与其协商，才能有效提供建议并实施护理干预。

（3）家庭角色结构（family role structure）：指根据每个家庭成员的地位对其行为的要求，以及对家庭规定的权利、责任和义务。这种结构既受家庭人口特征的影响，也受家庭价值观的影响。如在父亲是海员需长期离家工作的家庭中，母亲除了担任本身角色外，还必须承担父亲的角色。尽管每个家庭的实际情况不同，但大多数家庭都需要有能够维持家庭正常功能的角色，如供应者角色、持家者角色、照顾孩子者角色等公开角色。此外，还可能存在家庭以外成员不易了解的角色，称为非公开性角色，如家庭统治者角色、麻烦制造者角色、安抚者角色、惩罚者角色、受虐者角色等。其中有些角色不利于维持家庭的正常功能，并有损家庭成员的身心健康。

良好的家庭角色结构应具备以下特征：①每个家庭成员都能认同和适应自己的角色范围。②家庭成员对某一角色的期望一致，并符合社会规范。③角色期待能满足家庭成员的心理需求，符合自我发展的规律。④家庭角色有一定的弹性，能适应角色的变化。

（4）家庭沟通过程（family communication process）：是家庭成员之间相互作用和关系的最佳体现，良好的家庭内部沟通是家庭和睦、功能正常的关键

良好的家庭内部沟通特征包括：①家庭成员之间进行广泛的情感交流。②相互尊重对方感受和信念。③坦诚讨论个人和社会问题。④几乎没有不宜讨论的领域。⑤根据个体成长和需求分配权利。

家庭内部沟通障碍特征包括：①家庭成员自卑。②自我中心，无法理解他人需求。③采

用间接或掩饰的方式交流。④信息传递不直接，含糊、矛盾、攻击性或防御性。

（5）家庭价值观（family values）：家庭成员判断是非的标准、对某些事物价值的信念和态度，以及家庭成员对家庭生活行为准则和目标的共同态度和核心理念。在家庭中，价值观可能包括但不限于尊重、诚信、勤奋、爱心、团结和责任感等。这些价值观不仅塑造着家庭成员的言行举止，更在无形中传递着家族的历史传统和文化底蕴。

4. **家庭生活周期**　家庭生活周期（family life cycle）指一个家庭单位从建立、发展到解体的整个过程。根据杜瓦尔（Duvau）的模型，家庭生命周期可分为8个阶段：新婚、有婴幼儿、有学龄前儿童、有学龄儿童、有青少年、有孩子离家创业、空巢期和老年期。每个阶段都有家庭成员必须完成的特定任务，否则家庭成员之间就会出现健康问题（表4-2）。

表4-2　Duvall家庭生活周期表

阶段	定义	主要任务
新婚	男女结合	沟通与适应，性生活协调及计划生育
有婴幼儿	最大孩子0～30个月	适应父母角色，应对经济及照顾婴幼儿的压力
有学龄前儿童	最大孩子30个月至6岁	孩子上幼儿园，培育其社会化技能
有学龄儿童	最大孩子6～13岁	儿童身心发展，上学及教育问题
有青少年	最大孩子13～20岁	与青少年沟通，进行责任与义务教育、性教育等
有孩子离家创业	最大孩子离家至最小的孩子离家	适应孩子离家
空巢期	父母独处至退休	适应仅夫妻的生活，巩固婚姻关系
老年期	退休至死亡	正确对待和适应退休、衰老、丧偶、孤独、疾病和死亡等

5. **家庭功能**　家庭对人们的生存和社会的发展起着至关重要的作用。家庭功能与个人的身心健康密切相关，是家庭评估中最重要的部分。家庭功能主要如下。

（1）生物功能：家庭的功能是繁衍后代，满足家庭成员衣食住行的基本需求，保证家庭成员的健康是家庭最原始、最基本的功能。

（2）经济功能：家庭展现了其维持生计所必需的经济实力。家庭成员通过积极参与社会劳动，获取报酬以支持家庭的经济运转。家庭的经济功能不仅关乎家庭自身的稳定与发展，更对社会经济和生产产生深远影响，是推动社会进步和发展的重要力量。

（3）文化功能：家庭通过亲朋好友的互动、文化交流与娱乐活动，不断传递和弘扬社会道德规范、法律法规及独特风俗习惯的功能。家庭通过其文化功能培养家庭成员的社会责任感、社会交往意识与技能。

（4）教育功能：家庭教育对其成员的影响是任何教育组织都不可取代的。家庭教育是塑造孩子性格的关键。父母是孩子的第一任老师，他们的言行举止、待人接物的方式，都会深深地烙印在孩子的心里。父母通过日常的教育和引导，让孩子明白什么是正确的、什么是错误的，从而形成自己的价值观。这些价值观，将决定孩子未来的道德判断和人生选择。家庭教育在社会教育中占有特殊的地位和作用，但家庭教育不能取代学校和其他各类的职业教育，只有把家庭教育和其他各类教育结合起来，才能更好地发挥家庭教育和其他教育的作用。

（5）心理功能：指家庭在维持家庭内部稳定，建立爱与归属感，维护家庭成员的安全与健康等方面提供良好的心理支持与照顾。

6. **家庭危机**　家庭危机（family crisis）指家庭压力超过家庭资源，导致家庭功能失衡的情况。

（1）家庭压力：主要来自以下几方面。①家庭经济收入减少，如失业、破产等。②家庭成员关系改变和终结，如离婚、分居、丧父、丧母、丧偶等。③家庭成员角色改变，如初为人父（母）、生病、退休等；家庭成员的行为违背家庭期望或有损家庭荣誉，如酗酒、吸毒、赌博、犯罪等。④家庭成员患病、残疾、失能等，如酗酒、吸毒、赌博、犯罪等。

（2）家庭资源：指为确保家庭基本功能、应对生活压力和危机所需的物质、精神和信息等各方面的支持。这些资源可分为两大类：家庭内部资源和家庭外部资源。

家庭内部资源主要涵盖以下4个方面：首先是经济上的相互扶持，如共同承担医疗费用；其次是情感和精神上的支持，这包括关爱、鼓励、安慰等；再次是信息上的互通有无，如提供医疗健康知识或相关服务信息；最后是结构上的调整，如改善家庭设施、装修环境，使之更加适合家庭成员的生活需求。

家庭外部资源，则主要包括社会资源、文化资源和医疗资源。社会资源是亲朋好友和社会团体等提供的帮助；文化资源涉及各种艺术欣赏活动，如戏曲、音乐剧，以及参观文物古迹等。这些活动不仅可以陶冶情操、愉悦心情，还能提升家人的生活品质；医疗资源，指医疗保健机构等提供的专业服务。

（二）家庭评估

家庭评估的常用方法为访谈法、观察法和评定量表法。

1. **访谈法**　访谈过程中重点问询内容包括家庭类型、生活周期与家庭架构。

（1）家庭类型：通过询问家庭的人口组成，确定其家庭类型。如"您的家庭有多少人""人口组成是怎样的"等。

（2）家庭生活周期：通过询问确定家庭所处的生活周期。如"您结婚多久了""您有孩子吗？多大了"等。

（3）家庭结构：①权力结构，重点询问家庭的决策过程。如"家里大小事情谁做主""家里有麻烦时，通常由谁提出意见和解决的办法"等。②角色结构，重点询问家庭中各个成员所承担的角色，包括正式角色和非正式角色，注意是否有人扮演有损家庭关系的角色如受虐者或施虐者等，以及家庭各成员的角色行为是否符合家庭的角色期望，是否有成员存在角色适应不良。

2. **观察法**　主要是观察家庭沟通过程、父母的角色行为及有无家庭虐待。

（1）家庭沟通过程：在与家人沟通时，可以通过观察每个家庭成员的反应和情绪来了解家庭内部关系。以下情况表明家庭关系不佳：①家庭成员交流时经常使用敌意或伤害性语言。②家庭成员过于严肃，有严格的家庭规则。③一个家庭成员回答所有问题，而其他家庭成员只是简单地表示同意。④家庭成员之间很少交换意见。⑤家庭内部忽视某个家庭成员。当评估针对某个家庭成员时，重点应放在他或她如何与家庭其他成员互动。例如，他或她是否以积极的方式表达自己的想法，他或她是否与其他家庭成员有充分的眼神交流，以及他或她是否允许其他人表达自己的意见。

（2）父母的角色行为：父母是否胜任自己的角色，能否很好地养育子女，可以从以下几方面观察。①父母的情绪状态：胜任的父母对自己的父母角色感到满意和快乐，而不称职的父母往往表现出焦虑、沮丧或疲惫，对子女的行为感到失望、不满，甚至愤怒。②亲子沟通：养育子女能力强的父母对子女的反应敏感，经常与子女沟通。缺乏养育技巧的父母不注意孩子的需要和反应，不允许孩子提问或提出异议。③子女的行为：养育子女能力强的父母，其子女健康、快乐，行为亲切。缺乏养育技巧的父母，其子女可能会表现出抑郁、冷漠、孤独、古怪、被父母排斥或过分顺从父母，以及缺乏依恋行为。

（3）有无家庭虐待：观察家庭成员是否有身体受虐待迹象，如瘀伤、软组织损伤和骨折。虐待表明家庭成员之间的家庭关系不健康。

3. 评定量表法　可采用评定量表法对被评估者的家庭功能状况及其从家庭中可获得的支持情况进行评测。常用的评定量表有Procidano与Heller的家庭支持量表和Smilkstein的家庭功能量表。

（三）相关护理诊断/问题

1. 语言沟通障碍　与家庭成员间亲近感减弱或家庭成员间没有沟通交流有关。
2. 家庭运作过程改变　与家庭情况改变或家庭危机有关，与酒精成瘾或缺乏解决问题的技巧有关。
3. 持续性悲伤　与不能满足家庭成员的情感需要有关。
4. 有孤独的危险　与情感上有失落感、社交孤立及身体隔离有关。
5. 有依附关系受损的危险　与父母患病或存在躯体障碍有关。
6. 父母角色冲突　与父母因病不能照顾子女、子女因病与父母分离等有关。
7. 照顾者角色紧张　与照顾任务复杂、照顾者缺乏知识或经验有关。
8. 无能性家庭应对　与家庭情况改变或家庭危机有关。

三、文化

文化（culture）反映了特定的历史、地域、经济、政治和社会各方面。人类社会生活的各个方面，如社会化、社会交往、社会群体、社会制度和社会变革，都可以与文化现象联系起来。文化现象联系着社会生活和社会运行的各个方面，为社会发展提供有利的依据和保证。护士学习有关文化的基础知识，了解患者的文化背景，有利于护士进行患者的社会评估。

（一）基础知识

文化的定义有广义和狭义之分。①广义的文化：是人类社会创造出来的所有物质和精神财富的综合，既包括世界观、人生观、价值观等具有意识形态性质的部分，也包括自然科学和技术、语言、文字等非意识形态部分。②狭义的文化：仅指意识形态所创造的精神财富，主要包括宗教、信仰、风俗习惯、文学艺术及社会制度等。文化是人类特有的现象，是人们社会实践的产物，是历史的积淀物，是一种历史现象。

1. 文化的特征

（1）获得性：文化不是与生俱来的，是在后天的生活环境及社会化过程中逐渐养成的。如人的知识、技能、习惯、情操等都是后天学习所得，是社会化的产物。

（2）民族性：文化植根于民族中，与民族的发展相伴生。民族文化是民族的表现形式之一，是民族在长期历史发展过程中自然创造和发展起来的，具有自己特色的文化。

（3）继承性和积累性：文化是一个连续不断的动态继承性和积累性过程。人类特征是繁衍生息，向前发展，文化随之也连绵不断，世代相传。

（4）共享性：文化统领着社会群体所有成员的共同体验，塑造并影响个体的价值观、社会观和行为。尽管文化无法完全左右群体中每个个体的行为，但它对个体行为的影响难以避免，并且可以被明显观察到。个别个体的特殊习惯和行为模式，如果不受社会认可，将无法融入构成这个社会文化的要素之中。

（5）整合性：文化体现在社会生活的各个方面，如交流形式、教育、经济、政治、艺术、饮食等。它们相互关联，密不可分，作为一个整体起作用。

（6）双重性：文化既含有理想成分，又含有现实成分。文化的理想成分是为社会大多数成员认可，在某一特定情况下个体应恪守的行为规范。现实中总是存在着一些不被公众接受的不规范行为。

2. **与健康密切相关的文化要素**　文化包含知识、信仰、艺术、道德、法律、习俗、社会关系、社会组织、价值观等多种基本要素，其中价值观、信念、习俗、信仰等与健康密切相关。

（1）价值观（values）：涵盖了人们对于事物好坏、对错、可取与否的根本看法和评价标准。这些观点、看法和准则并非与生俱来，而是在长期的社会化过程中，通过个人的学习、体验及与他人的互动逐渐形成的。价值观的形成是一个复杂而多元的过程，它受到社会环境、文化背景、个人经历等多种因素的影响。不同的价值观之间可能存在冲突和矛盾，但正是这种多样性使人们能够更全面地认识世界，更深入地理解自我。

（2）信念（beliefs）与信仰（faith）：信念是一个人所持有的稳固的观点，是一个人在自身经验中积累的认识原则，是与人格和价值观相联系的固定的人生理想。

信仰是人们对某一特定事物、思想或教义的极度尊重和坚信，并将其视为精神支柱和行为准则。信仰的形成是一个长期的过程，是人们在接受外部信息的基础上，沿着认知、情感、意志、信念和行为的途径不断发展并最终融合的过程。

个体对健康和疾病所持的信念可直接影响其健康行为和就医行为，当人们从主观上判断自己和他人有无疾病时，于疾病状态下需要采取何种的行为在很大程度上受到文化的影响。

（3）习俗（convention）：又称风俗，指一个群体或民族在生产、居住、饮食、沟通、婚姻、家庭、医药、丧葬、庆典、节日等物质文化生活上的共同喜好和禁忌。习俗在一定程度上体现各民族的生活方式、历史传统和心理感情，是民族特点的一个重要方面。与健康相关的习俗主要如下。

1）饮食：饮食的文化烙印最为明显，是诸多民族习俗中最难改变的。饮食文化表现在：①主食类别，从事农业生产的民族，如汉族，多以粮食为主食；以游牧业为主的民族如蒙古族，多以牛、羊肉和奶制品为主食。北方居民主食多以面食为主，南方居民多以米饭为主。②烹调方式与进餐时间，我国北方居民对于食物多采取烧烤、爆炒的方式，南方居民多采用蒸、炖方式。在进食的时间和餐次上，拉丁美洲人习惯在早餐与午餐之间加茶点，而美国人则习惯在中餐和晚餐之间加茶点。③对于饮食和健康之间关系的认识，饮食与健康有着密切的联系，这是人们的共识，前沿科学也在不断地证实这一说法。不同文化对相同食物可有不同见解。如中国人认为姜具有温中散寒、解表发汗的药理作用，常用于治疗感冒。而印度人则使用姜来治疗消化问题、炎症和疼痛等。④其他，经济、心理、社会及个人习惯与爱好等对饮食也有影响。

2）沟通：交流是人与人之间动态的、持续的互动过程，既包括语言形式，又包括非语言形式。通过交流，人们可以相互了解、传递信息、交流情感、寻求帮助、增长知识等。沟通具有高度的文化特征，存在着明显的文化差异。①语言沟通，很多国家、地区都有其特有的语种、方言、语言禁忌等，不同阶层的人员，语言也有所差别。②非语言沟通，非语言沟通不同国家、地区也存在文化差异。在中国人们多以点头表示同意，摇头表示不同意。在阿尔巴尼亚、斯里兰卡、保加利亚、印度等国家，人们以摇头表示同意，点头表示不同意。印度人表示赞同时，总是先把头往左或右轻轻地斜一下，然后立刻恢复原状，令人以为是"不要"或"不愿意"，其实是表示"知道了"或"好的"。

3）传统医药：是与健康行为关系最为密切的习俗。在我国几乎所有的民族都有其独特的传统医药，在家庭、民间广泛应用。如冰糖雪梨化痰止咳，白萝卜煮水治疗脚汗、脚臭，橘皮化积食等。熟悉这些习俗并深入评估，有助于护士在不违反医疗原则的前提下选择患者熟悉而又乐于接受的饮食、用药护理措施。

（二）文化休克

文化休克（culture shock）指生活在某一种文化环境中的人初次进入另一种不熟悉的文化环境，因失去自己熟悉的社会交流符号与手段而产生的思想混乱与精神紧张综合征。简而言之，就是人们生活在陌生文化环境中所产生的迷惑与失落的经历。

1. 原因

（1）沟通障碍：在不同的文化背景下，同样的内容可能会有不同的含义，脱离了文化背景来理解、沟通的内容可能会产生误解。在中国传统婚礼习俗上，红色代表着吉祥，很少用黑色和白色，认为黑色和白色不吉利，多用于丧葬。西方婚礼习俗多采用洁白的婚纱，代表圣洁的爱情。

（2）日常生活习惯的改变：当一个人的文化环境发生变化时，他或她的日常活动、习惯等也会随之改变，适应新环境的文化环境需要时间和努力，在适应的过程中，人们往往会体验到一种幻灭感，从而导致文化休克。

（3）异域文化所致的孤独与无助：在异国文化中，一个人失去原有文化环境中的社会角色，同时在新环境中感到被疏离，且与亲人或朋友分离，在一定程度上产生孤独感和无助感，从而导致情绪不稳定、焦虑，甚至恐惧等情绪，产生文化休克。

（4）适应新习俗的困惑：不同文化背景的人有不同的风俗习惯。当文化环境发生变化时，人们必须适应新环境的风俗习惯，这使生活在异国他乡的人们感到困惑和难以适应。

（5）不同价值观的冲突：个体所处文化环境突然改变时，原有长期形成的文化价值观与异域文化中的一些价值观产生矛盾和冲突，导致其行为的无所适从。

以上造成个体文化休克的诸多因素使个体对变化必须做出调整，适应新文化。当同时出现的须调整因素越多时，个体感受越强烈，文化休克强度越明显。

2. 分期　文化休克根据个体的感受变化经历分为4期。

（1）兴奋期：也称"蜜月期"，指人们初到一个新的环境，被新环境中的人文景观和意识形态所吸引，对一切事物都感到新奇，渴望了解新环境中的风俗习惯和语言行为等，并希望能够顺利开展活动，进行工作。此期的主要表现是兴奋，情绪亢奋和高涨。此阶段一般持续几周到数月时间。

（2）意识期：也称沮丧期，指个体在初次接触一个全新文化时，由于文化差异的冲击和不适，产生的焦虑、困惑，甚至恐惧的心理状态。该时期个体兴奋期好奇、兴奋的感觉逐渐被意识期的失望、失落、烦恼和焦虑代替。意识期的典型表现包括语言障碍、社交困扰、价值观冲突等。①语言障碍：是最直接的表现，因为不同的语言代表着不同的思维方式和文化逻辑。②社交困扰：则源于行为规范和礼仪习惯的不同，个体可能因不了解新文化的社交规则而陷入尴尬或误解。③价值观冲突：更加深层次，涉及个体对世界的根本看法和人生价值的认识。此期是文化休克中表现最重，也是最难过的一期，一般持续数周、数月，甚至数年。

（3）转变期：指在经历了一段时间的迷惑和沮丧后，个体开始学习、适应新环境的文化环境，逐渐了解新环境中的"硬文化"和"软文化"，熟悉当地的语言及当地的风俗习惯，并有当地人做朋友。此时，个体能用比较客观、平和的眼光看待周围的环境，原来心理上的混乱、沮丧、孤独感和失落感渐渐减少，开始慢慢适应异文化的环境。

（4）适应期：随着文化冲突问题的解决，新文化环境已被个体完全接受，建立了符合新文化要求的行为习惯、价值观念、审美意识等，在新的文化环境中有了安全感。然而，一旦需要再次离开新文化环境，回到旧文化环境，又会重新经历新的文化冲击。如在国外读书数年的学生，重返祖国时也会产生文化休克。

3. 影响文化休克的因素　文化休克的程度除与新文化与原有文化之间的差异有关外，还与个体健康状况、年龄、既往应对生活改变的经历及应对类型有关。

（1）个体健康状况：在应对文化冲突时，身心健康的个体应对能力优于健康较差的个体。

（2）年龄：儿童处于学习阶段且生活习惯尚未成型，对生活方式改变适应较快，应对文化休克的困难较少，异常表现也比较轻。反之，年龄较大的个体，原有的文化模式较根深蒂固，不愿轻易放弃熟悉的文化模式而学习、适应新的文化模式。如年老的父母由于子女均在国外定居，国内无人照顾不得不去国外与子女团聚，但很难适应国外文化。

（3）既往应对生活改变的经历：在应对文化休克时，既往生活变化较多者较生活缺乏变化者更从容，文化休克症状也会更轻。

（4）应对类型：对外界变化做出一般性反应和易适应的个体，与对外界变化容易作出特殊反应的个体比较，应对文化休克的能力要强，异常表现也较轻。

文化休克并非疾病，而是一个涉及学习与适应的复杂个人体验过程。在此过程中，个体可能会感受到不适甚至痛苦，尤其对于那些因住院而遭遇文化冲击的患者而言，这种感觉可能尤为强烈。现由于移民潮、打工潮、全球化等原因，文化休克问题更为突出。

（三）文化评估

文化评估可以通过访谈法或观察法来完成，并对其价值观、健康信仰和信念、文化程度、宗教信仰、习俗等文化要素进行评估。

1. **访谈法** 会谈是文化评估中较为重要的获得个体资料的方式。

（1）价值观：存在于无意识中，无法直接观察到，难以表达，人们很少意识到他们的行为是由无意识的价值观直接引导的。因此，价值观很难评估，也没有现成的评估工具。可通过询问"通常情况下，什么对你最重要""遇到困难时你是如何看待的""一般从何处寻求力量和帮助"等问题获取有关个体价值观的信息。

（2）健康信仰和信念：Kleinman 等提出的健康信念评估模型使用最为广泛，由以下 10 个问题组成：①健康对您意味着什么？不健康意味着什么？②您通常在什么情况下感到不适并去看医生？③您认为是什么导致了您的健康问题？④您是何时、如何发现自己有健康问题的？⑤健康问题对您的身心有何影响？⑥困难程度如何？发作时间是长还是短？⑦您认为应该接受何种治疗？⑧您希望通过治疗达到什么目的？⑨您的疾病会给您带来哪些主要问题？⑩对于这种病，您最害怕什么？

（3）对于宗教信仰的评估，可参见本章第二节。

（4）习俗：通过问询了解患者的饮食习惯和禁忌，沟通交流方式及针对所患疾病常采用的民间疗法等。

此外，护士应具备跨文化护理的意识，注意结合患者的具体情况评估其有无文化休克的可能，以及问询患者及家属对医院环境有无特殊要求等。

2. **观察法** 可以通过观察患者的日常饮食，来评估其饮食习惯；可以通过观察患者与他人交流时的面部表情、眼神、手势和坐姿，来评估其非语言交流文化；可以通过观察患者在住院期间的表现，来评估其是否存在文化休克；还可以通过观察患者的外表、衣着和宗教活动或信仰的改变，来评估其相关文化和宗教信仰的信息。宗教活动或信仰的改变通常是心理困扰的表现。

（四）相关护理诊断/问题

1. **精神困扰** 由于对治疗的道德和伦理方面的含义有疑问或由于强烈的病痛，其信仰的价值系统面临挑战有关。

2. **有精神健康增强的潜力** 与有自我意识、自觉性及内在的动力、超越感有关，也与希望自己的精神状态更加健康向上有关。

3. **社会交往障碍** 与社会交往环境改变有关。

4. **语言沟通障碍** 与医院环境中医务人员使用医学术语过多有关。

5. **焦虑/恐惧** 与环境改变及知识缺乏有关。

6. **迁居应激综合征** 与医院文化环境和背景文化差异有关。

四、环境

环境（environment）是人类赖以生存、发展的物质基础，它与人们的健康息息相关。早在 1860 年，护理界的先驱南丁格尔就认识到环境与健康之间的联系，并认为护理的作用就是创造一个有利于人类机体运作的最佳环境。因此，护士需要明确环境中现存的或潜在的有害因素，在制定针对性护理措施时，需要充分考虑环境与健康的相互作用。

（一）基础知识

环境指人类生存或生活的空间。广义的环境指人类生存、发展的社会与物质条件的总和。狭义的环境指环绕个体的区域，如病房、居室等。根据性质的不同，环境可分为自然环境和社会环境。

1. **自然环境**　是存在于生物体外环境中的所有物理因素的总和，因此也被称为物理环境。自然环境可分为两类：第一类指自然形成的原生环境，如空气、水、土壤等；第二类是次生环境，是由于工农业生产和人类的集中活动及其他影响自然的附加影响，造成人类生存条件的改变，如农田、种植园、人工湖、牧场、公园、城市等。

各种物理环境因素在适当范围内会对人体健康起到积极的促进作用。若超过一定范围，则可威胁到人类的健康和安全，引起各种疾病。如超高、密集建筑群体的出现，在一定程度增加人类心理疾病的发病率。

2. **社会环境**　包含了人类生存和活动范围内的社会物质和精神条件的综合体，构成了一个庞大的系统，囊括了社会政治制度、法律、社会经济、社会文化系统、教育、人口、民族、生活方式、社会关系及社会支持等多个方面。其中，社会政治制度、社会经济、社会文化、教育、生活方式、社会关系、医疗服务体系与健康直接相关，是社会环境评估的关键。

（1）社会政治制度：保障共同体的安全和利益，维持一定的公共秩序和分配，对各种政治关系做出规定，包括立法和社会支持系统、社会资源分配、就业和劳动制度及工作强度。

（2）社会经济：确保人们衣食住行基本需求及获得医疗服务的物质基础。社会经济通过与健康有关的其他社会因素（如工作条件、生活条件、营养条件和医疗保健设施）的相互作用，对人们的健康产生影响。

（3）社会文化：涵盖了社会各个层次群体。长期以来形成的思想、观念、行为、风俗和习惯，以及源自群体普遍意识的任何活动。与健康密切相关的是对健康价值的认识、对疾病的认识、对疾病治疗的选择、对医疗保健的反应，以及对饮食、安全和公共行为的接受程度。

（4）生活方式：指人们在饮食、娱乐和社会交往方面的社会行为，是经济、文化和政治等多种因素相互作用形成的一系列习惯，尤其是受家庭影响的习惯、生活制度。不同地区、不同族群和不同社会阶层的生活方式会有所不同。此外，个人喜好和习惯也是生活方式的影响因素。

（5）社会关系：社会关系是社会环境中重要组成部分。一个人的社会网络涵盖与其有直接或间接关系的所有人。一个人的社会网络越好，人际关系就越融洽，就越容易获得所需的信息、情感和物质支持。

（6）医疗卫生服务体系：指社会卫生医疗设施和制度的完善状况。它承载着维护人民群众生命安全和身体健康的重要功能，包括公共卫生体系、医疗服务体系、基层医疗卫生服务体系、中医药服务体系，以及全方位全周期健康服务体系等。这些体系都是以专业公共卫生机构、医院、基层医疗卫生机构等为主体。医疗卫生服务系统的主要工作是向个体和社会提供促进健康、预防疾病的医疗和康复服务，保护和改善居民的健康水平。

（二）环境对健康的影响

1. **物理环境对健康的影响**　生活在物理环境中的人类通过摄取有益于身体健康的物质来维持生命活动，与此同时，环境中也存在、产生和传播着对人体健康有害的物质。物理环境中的危险因素如下。

（1）生物因素：被含有病原体的粪便、废物和污水污染的土壤会成为相应疾病的载体，如结核病的病原体——结核分枝杆菌在土壤中的存活能力非常强，它可通过空气飞沫传播，感染人的肺部，引发长期咳嗽、发热和体重下降等症状。

（2）物理因素：如噪声、振动、电离辐射、光影污染等均会危害人体的健康。如白亮污染，阳光照射在强烈反射的物体上，如玻璃幕墙、瓷砖墙面等，引起人们视觉上的不适。这种污染会导致人们出现头晕、目眩、心烦意乱等症状，严重的还可能诱发各种疾病。

（3）化学因素：水污染、空气污染、生产过程中排放的有毒物质、灰尘、杀虫剂、汽车尾气等。在污染较严重的环境中，人体的各个系统都可能受到环境毒素的影响，从而引起一系列症状和体征，包括恶心、呕吐、头晕、呼吸困难、发热、黄疸和腹泻。

（4）气候与地理因素：湿度、温度、气流和气压的变化都会对人的健康造成影响。某些地方性疾病已经被证实与当地的水质、气候和土壤成分有关，如贵州省等地气候湿寒导致风湿性关节炎高发。

2. **社会环境对健康的影响**　社会环境对人的健康有密切关系，积极的社会环境将促进人的健康；消极的社会环境可以直接或者通过中介因素对人造成伤害。如战争给人带来直接的伤害是伤残甚至死亡。常见的中介因素对健康的影响如下。

（1）社会政治制度：对一个国家的卫生保障措施和政府对公民健康重要性的态度起着决定性作用，也决定了政府是否采取积极措施促进公众健康。在卫生保障制度相对健全和完善的国家或地区，人民的健康水平通常较高。

（2）社会经济因素：在社会环境中对健康的影响至关重要。经济困难者不仅需要应对基本生活需求，还可能因缺乏经济支持而无法及时获得治疗。无法负担医疗费用的住院患者容易陷入不良的适应角色。此外，不同经济水平的人群有着不同的健康状况和疾病发病情况。在发达国家和地区，癌症和心脑血管疾病是主要的死因，而在大多数发展中国家，传染病和呼吸系统疾病的死因则更常见。

（3）社会文化系统：良好的教育有助于人们认识疾病、获得健康保健信息，自觉改变不良生活方式和习惯，有效利用卫生服务资源。

（4）生活方式：作为我们日常生活中一系列行为习惯的总和，对个体的健康状态起着至关重要的作用。首先，不良的饮食习惯，如过度摄入高热量、高脂肪、高糖分的食物，长期偏食或暴饮暴食，都会给身体带来沉重的负担，导致肥胖、高血压、糖尿病等慢性疾病的发生。同时，吸烟、酗酒、吸毒或药物依赖等恶习，更是直接损害着我们的身体器官，增加患癌症、肝病、心血管疾病等风险。

缺乏体育锻炼和体力活动也是现代生活中一个普遍存在的问题。长时间的久坐、缺乏运动，不仅会导致肌肉萎缩、骨质疏松等身体问题，还会影响心肺功能，增加患心血管疾病的风险。同时，生活、工作的紧张节奏，以及娱乐活动安排不当，也会给个体带来心理压力，影响睡眠质量，甚至导致焦虑、抑郁等心理问题。

家庭结构的异常同样不容忽视。一个和睦、稳定的家庭环境对于个体的身心健康至关重要（见本章第二节）。

（5）社会关系与社会支持：社会关系网络的健全程度、家庭社会支持的程度，与人们的身心调节及适应能力、自我概念、生活质量及对治疗、护理的依从性等密切相关。

（6）医疗卫生服务体系：如果医疗服务体系中存在一些不利于促进健康的因素，如医疗资源配置不当、基层医疗网络不健全、城乡医疗卫生人才资源配置不均衡、重预防轻保健、医疗体系不健全、医疗质量不高、误诊漏诊、医院之间交叉就诊、服务质量差等，都会直接威胁到居民的健康。

（7）其他：社会环境容易受到周围空间大小的影响，如城市快速发展、高楼林立、人满为患、休闲设施缺乏等，都会导致人与人之间关系的疏远。此外，现代工业化的快速发展加快了人们的生活节奏，使人们长期处于紧张状态，容易导致情绪低落、厌倦、吸毒等社会心理问题，还会引发肿瘤和心血管疾病。

（三）环境评估

环境评估通常采用访谈、实地考察法等方法。

1. **访谈法**　访谈的目的是了解是否存在影响人们健康的自然和社会环境因素。

（1）自然环境：包括家庭和工作环境。评估时将关注他们的家庭和工作场所是否干净明亮，空气是否流通新鲜，家庭和工作环境是否对他们的健康有危害，以及是否采取了保护措施来应对这些危害。

（2）社会环境：它评估社会是否稳定和谐，健康和保护制度是否可靠合理，生活方式是否健康。有无稳定的社会关系、社会支持能否满足需要等。

2. **实地考察法**　首先，需要实地调查工业排放情况，特别是废气、废水和废渣的处理情况。观察是否有未经处理的工业废气直接排放到空气中，以及是否有废水未经处理直接排入水源地，导致水质受到污染。同时，还需检查是否有废渣的不当处理或随意堆放，可能对土壤造成污染。其次，需要深入农业生产区，观察农民是否存在盲目施用农药、化肥和违禁化学添加剂的行为。了解这些行为是否导致农产品中农药残留物超标。最后，对于个体所处的工作、家庭和医院环境，也需要进行实地考察。在工作环境中，关注是否存在有害物质超标、噪声污染等问题；在家庭环境中，了解是否存在室内空气污染、装修材料释放的有害气体等问题；在医院环境中，检查是否存在感染控制不到位、医疗器械消毒不彻底等问题。

（1）家庭环境：家庭环境的评估主要包括居住环境和家庭中，评估是否存在危险，如住宅内是否存在装修污染。

（2）工作环境：对工作环境的评估主要包括危险因素的存在、安全工作规则的遵守和保护措施的使用。

（3）病室环境：病房是否明亮，温湿度是否适宜，是否干净、整洁、无尘、无异味、无臭味，噪声是否在可接受范围内，地面是否干燥、平整、防滑，是否有空调或其他温控设备，育婴室是否有恒温装置，总电源位置是否正确，供氧设备是否有防火、防油、防震标志，药品存放是否安全可靠等。

（四）相关护理诊断/问题

1. 社区保健缺乏　与社区缺乏保健设施、管理不到位有关。

2. 焦虑　与面临重大应激事件而社会支持资源不足等有关。

3. 有感染的危险　与贫困导致营养不足、居住环境卫生状况差等有关。

4. 有中毒的危险　与环境有害气体污染有关。

5. 有受污染的危险　与环境空气质量、居住环境卫生状况差等有关。

6. 有受伤的危险　与感官及视觉障碍有关，与环境缺乏安全设施等有关。

7. 有成人跌倒的危险　与环境缺乏安全设施等有关。

本章小结

思考题

　　1. 结合自身成长经历中一件重要的事情，利用家庭功能分析该事件。

　　2. 简述文化休克的分期及各期主要表现。

　　3. 居住于某造纸厂附近的居民其肿瘤患者人数出现激增，请结合环境评估的方法进行评估。

更多练习

（李晓洁　姜兆权）

第五章　实验室检查

教学课件

学习目标

1. 素质目标

（1）培养学生良好的职业素养和严谨求实的工作作风，以及分析和解决问题的能力，促进患者的健康。

（2）关爱、同情并尊重患者，保护患者的隐私。

2. 知识目标

（1）掌握：常用实验室检验标本的采集方法与处理。

（2）熟悉：常用实验室检查的内容与临床意义。

（3）了解：临床常用实验室检查的适应证、检查前准备、参考值。

3. 能力目标

（1）能根据实验室检查结果，结合具体患者的特点分析、判断病情并解释其临床意义。

（2）能根据不同实验室检查项目的具体要求正确采集和保存标本。

案例

【案例导入】

　　患者，男性，42岁。因心前区闷痛4小时，以"胸痛待查"入院。自诉胸痛剧烈，难以忍受，伴濒死感、肩背部酸痛、乏力、心悸，胃部不适，恶心未吐，恐惧感。既往有高血压、糖尿病病史。给予血、尿、便常规检查，心肌酶学检查，肝、肾功能检查和动脉血气分析检查。

【请思考】

　　1. 护士在采集标本前应如何向患者讲解留取标本的要求和注意事项？

　　2. 护士在同时采集多个检查项目的血标本，一次性进行静脉穿刺采血时，如何安排好真空采血管采集血液标本的顺序，以保证标本的正确采集？

　　3. 在采集动脉血标本时应注意哪些问题？针对患者的恐惧心理你如何做好解释？

【案例分析】

第一节　概　述

实验室检查指运用各种实验方法和技术对人体的各种标本（如血液、体液、排泄物和分泌物等）进行的检查，以获取反映机体功能状态、疾病的病因或病原学、病理学等资料，在协助疾病诊断、推测疾病预后及制订治疗方案和护理措施等方面具有重要的作用。

实验室检查主要有以下几方面内容。

1. **临床血液学检查**　血液成分质和量的变化，造血组织原发性疾病，非造血组织疾病导致血液学变化等检查；出血性疾病及血栓性疾病的检查等。

2. **临床生物化学检查**　应用生物化学及检验化学技术对对组成机体的生理成分、代谢功能、重要脏器的生化功能、毒物分析及药物浓度监测等进行的检查，主要包括糖、脂类、蛋白质、电解质、微量元素、血气和酸碱平衡、临床酶学、激素与内分泌功能等检查。

3. **临床免疫学检查**　主要是对机体免疫功能、感染性免疫、自身性免疫及肿瘤标志物等检查。

4. **临床病原学检查**　检查引起感染性疾病常见病原体、细菌耐药性分析等。

5. **体液和排泄物检查**　对各种体液，如尿液、脑脊液、浆膜腔积液、精液检查；对排泄物如粪便、痰液等的常规检查。

6. **其他检查**　主要是染色体分析、基因诊断等。

一、影响实验室检查结果的因素

（一）标本采集前的因素

1. **饮食**　饮食对检查结果的影响主要取决于食物成分和进食时间。如非素食者和素食者血氨、血尿酸和尿素的测定水平不同，血糖和甘油三酯在餐后测定较餐前明显增高，进食动物血和肝脏等食物后测定粪便隐血试验时可出现假阳性。

2. **情绪**　情绪的变化对血液的检查也有一定的影响，如在焦虑、恐惧或紧张时进行肾上腺素或血气分析检测可直接影响检查结果。因此，护士在做各项标本检查前告知受检者检查的目的，做好解释与指导，使受检者能保持稳定的情绪，配合标本的采集。

3. **运动**　运动使骨骼肌代谢和细胞膜通透性增加，使血液中乳酸、丙酮酸和天门冬氨酸氨基转移酶、乳酸脱氢酶和肌酸激酶等增加。此外，葡萄糖耐量、血浆蛋白质、纤溶活性也与运动有关。因此，采集血液标本前24小时，受检者不宜剧烈运动，当天避免情绪激动，采血前宜静息至少5分钟。

4. **体位**　成人立位时血容量一般比卧位少600～700ml，从卧位到直立位时血容量减少10%左右，直立时血液相对浓缩，所以，血浆蛋白质、酶、蛋白类的激素都相对升高的。护士应告知受检者在进行血清清蛋白、酶、甘油三酯、胆固醇、钙和铁等检查项目的标本采集前不要长久站立。

5. **药物**　在应用激素、解热镇痛药、抗肿瘤药和抗生素等多种药物时进行检测均可影响检查结果。

6. **检查申请单填写质量**　检查申请单，要求完整和正确填写。

（二）标本采集中的因素

1. **标本采集错误**　标本采集前未仔细核对受检者姓名等相关信息，误采了他人的标本，从而导致检验结果与受检者不符的情况，可引起严重后果。因此，采集标本前做好核对与沟通是至关重要的，必须认真核对确认受检者的身份，如姓名、年龄、性别等资料，并要在检验标本容器上粘贴受检者信息的条形码或标记好手写标识。

2. **止血带使用不当**　静脉采集血液标本时止血带压束过紧、结扎时间过长也可引起血液成分的改变，对检查结果有一定影响。因此，在采血时止血带不宜过紧，结扎时间应小于1分钟，穿刺针进入血管后立即松解止血带，不要反复拍打采血部位，以免影响检验结果。

3. **标本溶血**　在采血的过程中如穿刺处消毒所用酒精未干即采血、静脉穿刺血流不顺利挤压血管、混匀含添加剂试管时用力过猛、使用注射器采血时针头连接不紧或采血时有空气进入或产生泡沫等均可造成不同程度的血液标本发生溶血。

4. **标本污染**　采集血标本时要严格无菌操作，尽量避免在输液时进行的血液标本采集，必须检查时，应在输液对侧肢体采集血液标本。尿液、粪便标本采集过程中要避免经血、分泌物、前列腺液、消毒剂等的污染。

（三）标本采集后的因素

标本采集后要按规定时间内送检，以保证检查结果的可靠性。在标本送检过程中应注意唯一标识原则、生物安全原则和及时送检原则。

1. **唯一标识原则**　目前广泛采用条形码系统，能很好保证标本的唯一性，没有条形码的可在标本容器上手写标注受检者相关信息，保证标本唯一性。

2. **生物安全原则**　标本使用容器必须是专用的可反复消毒的，特殊标本（如剧毒、烈性传染等）应使用特殊标识字样的密封容器送检。

3. **及时送检原则**　标本离体后会迅速发生许多变化，导致各种成分含量有所改变，要求及时运送标本至实验室，同时，在送检和保存过程中应根据不同检查项目的特点与要求避免阳光直接照射、剧烈震荡、环境温度过低或过高的影响。

二、标本采集与处理

实验室检查所用标本包括人体各种体液、分泌物和排泄物等，结合护理专业特点，本节重点介绍血液、尿液、粪便常规检查的标本采集与处理。

（一）血液标本采集与处理

血液标本临床实验室检查中最常用的标本类型。正确的采集与处理血液标本是实验室检查前的质量保证。

1. 血液标本类型　根据血液标本检查目的的不同，血液标本可分为全血、血浆和血清3种类型。

（1）全血：由血细胞和血浆组成，保留了血液的全部成分，主要用于血液学检查，如血细胞、白细胞分类计数和血细胞形态学检查。

（2）血浆：全血抗凝后经离心除去血细胞的成分，主要用于化学成分检查，如凝血因子和游离血红蛋白的检查，临床上常用于血栓和止血检查。

（3）血清：血液自离体后逐渐凝固，凝固后析出的液体部分为血清，血清中除了纤维蛋白原和相关凝血因子被血凝过程中消耗和变化外，其他成分与血浆相同，主要用于多数的血液化学检查和免疫学检查。

2. 血液标本的采集部位　血液标本可采自静脉、毛细血管或动脉。

（1）静脉：临床上应用最多的采集血液标本方式是静脉采血，采血部位常用的是肘部静脉，其次是腕部和踝部；婴幼儿可选择颈外静脉或股静脉采血。静脉采血可分为普通采血法（注射器采血）和真空（负压管）采血法。

（2）毛细血管：又称皮肤采血，主要用于需要微量血液的检查项目，所获得的末梢血液不单纯是毛细血管血，而是微动脉、微静脉及毛细血管混合血。一般临床上首选指端部位采血。应注意选择无炎症或水肿部位进行采血。采血时穿刺深度要适当，切忌用力挤压，以免影响结果。

（3）动脉：主要用于血气分析。常用穿刺部位桡动脉，也可选用肱动脉或股动脉。采集标本后立即封闭针头斜面与空气隔离，再混匀标本。采集后必须立刻送检。标本采集完毕拔出针头后要立即用无菌干棉签用力按压穿刺部位5分钟，防止血肿形成。

3. 血液标本采集时间　不同血液测定项目对血液标本采集时间有不同要求。

（1）空腹采血：一般指禁食8小时后采血，大部分用于血液的生化检查。

（2）定时采血：即在特定时间段内进行采血。常用于口服葡萄糖耐量试验、血药浓度检测和激素测定等。

（3）随时或急诊采血：采血时间不受限制或无法限制，主要用于体内代谢较稳定或受体内代谢干扰较少的检查项目。采血时申请单上需要注明采血时间，以便解释检查结果的临床意义。

4. 真空采血法的临床应用　目前临床广泛应用真空（又称负压）定量采血方法，真空采血法具有计量准确、传送方便、封闭无污染、标识醒目、一次进针多管采血等优点。真空采血系统由负压采血管和采血针构成（图5-1），采血管盖的不同颜色代表着采血的不同用途。采血管内已根据不同检查目的添加了适当的添加剂，如抗凝剂、促凝剂或防腐剂等。常用负压采血管的种类及用途见表5-1。

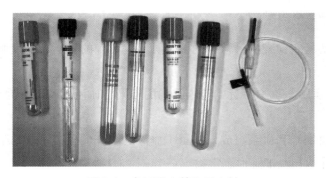

图5-1　负压采血管和采血针

表5-1　常用负压采血管的种类及用途

采血管盖颜色	添加剂	用途
紫色	EDTA-K_2	全血常规检查
黄色	无促凝剂	生成血清、生化、免疫学检查
红色	促凝剂	快速生成血清、生化、免疫学检查
浅蓝色	枸橼酸钠：血液＝1：9	凝血检查、血小板功能检查
绿色	肝素锂（或肝素钠）	生成血浆、生化检查
黑色	枸橼酸钠：血液＝1：4	红细胞沉降率检查
深紫色	肝素锂、血凝活化剂、乙二胺四乙酸	微量元素检查

　　应用负压采血管应注意：采血后应立即颠倒试管使试剂与血液标本混匀，浅蓝色盖试管应颠倒3～4次，其余试管颠倒5～8次。如果一次检查项目较多、需要标本量较大时，采用一针穿刺多管采血的方式。多管采血的顺序依次为血培养瓶-柠檬酸钠抗凝采血管-血清采血管（无促凝剂和促凝剂）-肝素抗凝采血管-EDTA抗凝采血管-葡萄糖酵解抑制剂采血管，多管采血血液分配顺序见图5-2。

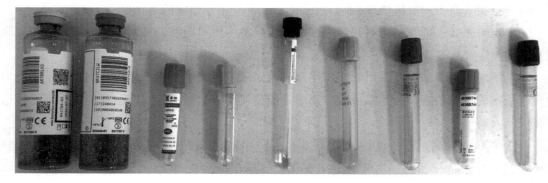

图5-2　多管采血的血液分配顺序

（二）尿液标本采集与处理

　　1. 尿液标本的采集　　正确采集尿液标本是保证检查结果准确可靠的前提。尿液标本采集前，必须对受检者进行尿液标本留取进行指导或协助留取。根据检查目的的不同，尿液标本可分为晨尿、随机尿、计时尿和特殊尿标本等。临床常用尿液标本类型与应用范围见表5-2。

表 5-2　临床常用尿液标本类型与应用范围

标本类型	应用范围
晨尿（清晨起床后第一次尿液标本）	常规筛检、细胞学检查、早孕检查
随机尿（任意时间的尿液标本）	常规筛检等
计时尿（12h 尿、24h 尿）	有形成分计数检查、化学物质定量检查
餐后尿（午餐后 2 小时的尿液标本）	常规病理性尿蛋白、尿糖和尿胆原
中段尿（清洁外阴后留取中间段的尿液）	常规筛检、细胞学检查、微生物培养

2. 尿液标本的保存　尿液标本采集后应在 1 小时内送检，以免因细菌繁殖或有形成分破坏而影响检查结果。特殊情况不能及时检查时，可将尿液标本进行冷藏保存 6～8 小时。

3. 尿液标本采集的注意事项

（1）标本留取于清洁、干燥容器内及时送检。

（2）不能配合的婴幼儿应先消毒会阴部后，将塑料采集袋黏附于尿道外口收集尿液，避免粪便混入。

（3）女性尿常规检查时留取中段尿，避免阴道分泌物或经血混入。

（4）男性受检者应避免精液、前列腺液混入尿液。

（三）粪便标本采集与处理

粪便检查主要是对消化系统出血、炎症、消化功能、恶性肿瘤、寄生虫感染等的鉴别和筛查。粪便标本采集与处理应注意以下几方面问题。

1. 粪便常规检查　留取新鲜粪便，异常粪便采集于脓血、黏液部分，无异常粪便采集粪便表面、深处及粪端等多处留取，防止污染（标本不得混有尿液、消毒剂及污水等）。标本应在 1 小时内送检。

2. 粪便常规标本容器　盛放粪便标本的容器要使用一次性无吸水性、清洁、干燥、无渗漏、有盖容器。

3. 细菌培养　取便后标本立即置于细菌培养的无菌容器中。

4. 隐血试验　检查前 3 天受检者应禁食肉类及动物血，禁服铁剂、维生素 C 和铋剂。

5. 蛲虫卵检查　需用透明薄膜拭子于清晨排便前自肛门周围皱襞处拭取后送检。

6. 肠道寄生虫检查　因肠道寄生虫有周期性排卵现象，需连续 3 天留取便标本送检，以提高检出阳性率。寄生虫和虫卵检查标本不宜超过 24 小时送检。

第二节　血　液　检　查

血液检查的关键是正确采集血液标本。检查前要保证检查申请、患者准备、标本采集和送检等环节操作正确无误。本节将介绍血液常规检查、骨髓检查、出血性及血栓性疾病实验室检查。

一、血液常规检查

血液常规检查主要是对红细胞、白细胞及血小板等外周血液细胞成分的数量和质量进行检查，主要指标包括红细胞计数、血红蛋白、血细胞比容、红细胞平均指数、网织红细胞计数、红细胞沉降率、白细胞计数及分类计数、血小板计数等。

（一）红细胞检查

1. 红细胞计数及血红蛋白测定 是诊断红细胞系统疾病的基本方法，可用于诊断贫血和红细胞有关的疾病。

【参考区间】中国成人静脉血液红细胞计数（RBC）和血红蛋白（Hb）的参考区间见表5-3。

表5-3 红细胞计数和血红蛋白的参考区间

人群	RBC（×10^{12}/L）	Hb（g/L）
成年男性	4.3～5.8	130～175
成年女性	3.8～5.1	110～150
新生儿	6.0～7.0	170～120

【临床意义】

（1）红细胞和血红蛋白增多：指单位容积循环血液中红细胞计数、血红蛋白量及血细胞比容高于参考区间上限，可分为相对性增多和绝对性增多。

1）相对性增多：严重呕吐、腹泻、大量出汗、大面积烧伤、尿崩症、糖尿病酮症酸中毒等。

2）绝对性增多：临床上又称红细胞增多症，按病因分为：①原发性红细胞增多，是一种原因未明的以红细胞增多为主的骨髓增殖性肿瘤，总血容量增加，白细胞和血小板也不同程度增多。②继发性红细胞增多，是血中红细胞生成素增多所致，见于胎儿、新生儿、高原地区居民、阻塞性肺气肿、肺源性心脏病等使红细胞生成素代偿性增加，导致红细胞和血红蛋白增多。

（2）红细胞和血红蛋白减少：指单位容积循环血液中红细胞计数、血红蛋白量及血细胞比容低于参考区间下限，通常称为贫血。按贫血的严重程度可将其分为：①轻度贫血，血红蛋白小于参考区间下限至90g/L。②中度贫血，血红蛋白90～60g/L。③重度贫血，血红蛋白60～30g/L。④极度贫血，血红蛋白＜30g/L。

2. 血细胞比容（hematocrit，HCT） 又称血细胞压积，指一定体积的全血红细胞所占的容积比值。主要用于诊断贫血及判断贫血的严重程度。

【参考区间】男性0.40～0.50；女性0.35～0.45。

【临床意义】

（1）HCT增高：见于各种原因所致的血液浓缩和红细胞增多症，可作为了解血液浓缩程度，用于临床是否需要补液及输液量计算的依据。

（2）HCT减低：见于各种类型贫血。

3. 红细胞平均指数 即平均红细胞容积（MCV）、平均红细胞血红蛋白含量（MCH）、平均红细胞血红蛋白浓度（MCHC），根据红细胞平均指数将贫血进行细胞形态学分类，见表5-4。

表5-4 根据红细胞平均指数对贫血进行细胞形态学分类

形态学分类	MCV/（fl）	MCHC（pg）	MCHC（g/L）	病因
小细胞低色素性贫血	＜82	＜27	＜316	缺铁性贫血
大细胞性贫血	＞100	＞34	316～354	巨幼细胞性贫血
正常细胞性贫血	82～100	27～34	316～354	再生障碍性贫血、急性失血性贫血

4. 网织红细胞（reticulocyte，Ret）计数 指测定单位容积外周血液Ret数量，Ret是晚幼红细胞到成熟红细胞之间的过渡细胞。

【参考区间】百分数：成人0.5%～1.5%；新生儿3%～6%。绝对值：（24～84）×10^9/L。

【临床意义】

（1）反映骨髓的造血功能：如再生障碍性贫血时网织红细胞减少。

（2）作为贫血疗效观察指标：应用抗贫血药物治疗有效时，网织红细胞升高，表示骨髓造血功能良好；若用抗贫血药物后网织红细胞不见升高，则表示骨髓造血功能障碍或治疗无效。

5. 红细胞沉降率（ESR） 指红细胞在一定条件下，离体抗凝全血中的红细胞自然沉降的速率，简称血沉。

【参考区间】成年男性0～15mm/h；成年女性0～20mm/h。

【临床意义】

（1）生理性变化：女性经期血沉增快，妊娠3个月以上血沉逐渐增快，直到分娩后3周逐渐恢复正常。60岁以上的老年人因纤维蛋白原含量逐渐增高使血沉增快。

（2）病理性变化：①组织损伤或坏死，如严重组织损伤或大手术后、急性心肌梗死后3～4天血沉加快。②恶性肿瘤血沉常明显增快。③炎症疾病，如急性细菌性炎症、结核病活动期、风湿热活动期、HIV感染等血沉增快。④贫血时，血沉增快。

（二）白细胞检查

1. 白细胞计数

【参考区间】 成人（3.5～5.8）×10^9/L；新生儿（15～20）×10^9/L；6个月至2岁（11～12）×10^9/L。

【临床意义】白细胞计数高于10×10^9/L称为白细胞增多，低于3.5×10^9/L称为白细胞减少。而白细胞数量增高与减低主要受中性粒细胞数量的影响。

2. 白细胞分类计数 人体外周血的白细胞包括中性粒细胞、嗜酸性粒细胞、嗜碱性粒细胞、淋巴细胞和单核细胞5种。它们通过不同方式、不同机制消灭病原体，清除过敏原，参与免疫反应等，以维护机体的健康。5种白细胞正常百分数和绝对值见表5-5。

表5-5　5种白细胞正常百分数和绝对值

项目	百分数（%）	绝对值（×10⁹/L）
中性粒细胞（N）	40～75	1.8～6.3
嗜酸性粒细胞（E）	0.4～8.0	0.02～0.52
嗜碱性粒细胞（B）	0～1	0～0.06
淋巴细胞（L）	20～50	1.1～3.2
单核细胞（M）	20～50	0.1～0.6

（1）中性粒细胞

1）中性粒细胞数量的变化：①生理性增多如下。a.新生儿白细胞较高，以中性粒细胞为主，至出生后6～9天与淋巴细胞大致相等，以后淋巴细胞逐渐增多，当4～5岁时两者又大致相等，以后以中性粒细胞为主，逐渐接近于成人水平。b.静息状态较低，活动、进食后较高；剧烈运动、剧痛、激动时可显著增多。c.妊娠与分娩时中性粒细胞可增多。②病理性增多如下。a.急性感染时中性粒细胞增多，尤以急性化脓性感染为甚。b.严重外伤、大手术后、大面积烧伤、急性心肌梗死、严重血管内溶血等。c.急性大出血，如消化道大出血、脾破裂、异位妊娠输卵管破裂等（白细胞显著增高是早期诊断内脏出血的重要指标）。d.急性中毒，急性安眠药、农药中毒、糖尿病酮症酸中毒、尿毒症等。e.恶性肿瘤，非造血系统恶性肿瘤，特别是肝癌、胃癌和肺癌等。③中性粒细胞减少如下。a.伤寒杆菌、流感、麻疹、风疹等感染时可减少。b.血液病中再生障碍性贫血、粒细胞减少症、粒细胞缺乏症等。c.慢性理化因素损伤，如X线辐射，应用某些化学药物，如退热镇痛药、氯霉素、磺胺类药、抗肿瘤药、抗甲状腺药及免疫抑制剂等。d.脾功能亢进。e.某些自身免疫性疾病等。

2）中性粒细胞核象的变化：①核左移，指外周血中杆状核细胞增多或出现晚幼粒细胞、中幼粒细胞、早幼粒细胞等。最常见于急性化脓性细菌感染。②核右移，正常人外周血中性粒细胞以3叶核为主，若5叶核以上超过3%者称为核右移。主要见于巨幼细胞贫血或应用抗肿瘤代谢类药物后。

3）中性粒细胞毒性的变化：在严重传染病、各种化脓性感染、败血症、恶性肿瘤、中毒、大面积烧伤等病理情况下，中性粒细胞可发生大小不等、中毒颗粒、空泡变性、杜勒小体、核变性等改变。

（2）嗜酸性粒细胞

1）嗜酸性粒细胞增多：见于过敏性疾病，如支气管哮喘、食物过敏等；肠道寄生虫感染；血液病，如慢性髓细胞白血病、淋巴瘤、嗜酸性粒细胞白血病等。

2）嗜酸性粒细胞减少：临床意义不大，多见于伤寒初期、大手术后、严重烧伤等应激状态，或长期使用肾上腺皮质激素后。

（3）嗜碱性粒细胞

1）嗜碱性粒细胞增多：见于过敏性疾病、慢性髓细胞白血病、骨髓纤维化、脾切除术后等。

2）嗜碱性粒细胞减少：临床意义不大。

（4）淋巴细胞

1）淋巴细胞数量的变化：①淋巴细胞增多如下。a.某些感染，主要为病毒性感染，如传染性单核细胞增多症、风疹、麻疹、病毒性肝炎、流行性腮腺炎、流行性出血热、百日咳、结核等。b.肾移植后的排斥反应。c.急性淋巴细胞白血病及淋巴瘤。d.再生障碍性贫血时，淋巴细胞相对增多。②淋巴细胞减少如下。接触放射线、应用肾上腺皮质激素或促肾上腺皮质激素、免疫缺陷性疾病等淋巴细胞可减少。急性化脓性细菌感染时，因中性粒细胞增多明显，导致淋巴细胞相对减少。

2）淋巴细胞的形态学变化：在传染性单个核细胞增多症、病毒性肝炎、流行性出血热等疾病时淋巴细胞增生，并出现形态学改变，称为异型淋巴细胞。

（5）单核细胞

1）生理性增多：出生后2周的婴儿单核细胞可达15%或更多，正常儿童也比成人稍多。

2）病理性增多：见于某些感染，如疟疾、亚急性感染性心内膜炎、黑热病、活动性肺结核；某些造血系统疾病，如急性单核细胞白血病、粒细胞缺乏症的恢复期、恶性组织细胞病、淋巴瘤、骨髓增生异常综合征等；急性传染病的恢复期；急性感染的恢复期。

3）单核细胞减少：临床意义不大。

（三）血小板计数检查

血小板计数（platelet count，PC，PLT）指测定单位容积的外周血中血小板的数量。参考区间（125～350）$\times 10^9$/L。

1. 血小板减少　PC低于100×10^9/L见于：①血小板生成障碍，如再生障碍性贫血、白血病、放射线损伤、骨髓纤维化等。②血小板破坏或消耗亢进，如弥散性血管内凝血（DIC）、原发性免疫性血小板减少症（ITP）等。③血小板分布异常，如肝硬化、输入大量库存血或大量血浆引起血液稀释。

2. 血小板增多　PC高于400×10^9/L常见于：①原发性增多，如慢性髓细胞白血病、真性红细胞增多症、原发性血小板增多症等骨髓增殖性疾病。②反应性增多，如急性感染、急性大出血、急性溶血、大手术后等应激状态。

二、骨髓检查

骨髓是人体出生后主要的造血器官，通过骨髓细胞形态学、组织化学、病理学、免疫学、细胞遗传学、分子生物学等多种检查，对来源于血液和造血组织的原发性血液病及非血液病所致的继发性血液学改变进行诊断、治疗监测等具有重要意义。

（一）骨髓检查的标本采集

标本采集前应详细向患者及家属解释，告知检查的目的，骨髓穿刺前局部麻醉、穿刺时和穿刺后可能发生的局部不适、穿刺所需时间（一般约需20分钟），取得患者的配合。骨髓标本采集由医生操作，穿刺前要严格消毒穿刺部位，采集所需骨髓液并在床边制备骨髓片。穿刺后局部伤口无菌性止血至少24小时，防止感染，卧床休息30～60分钟。有任何异常出血或感染征象时应及时报告。

（二）骨髓检查的主要内容

1. 骨髓细胞形态学检查　制作骨髓涂片，经染色后，依据造血细胞系统各发育阶段的形态特征，在显微镜下进行分类计数，同时观察细胞形态学是否有异常，这也是骨髓其他检查的基础。

2. 细胞化学染色　是将骨髓涂片进行染色，以细胞形态学为基础，根据化学反应原理，在显微镜下观察细胞化学成分及其分布特点，有助于了解各种血细胞的化学组成及病理改变，可用作血细胞类型的鉴别，对某些血液病的诊断和鉴别诊断有一定价值。

3. 细胞免疫表型分析　是应用使用单克隆抗体及免疫学技术对细胞膜表面和/或细胞质存在的特异性抗原进行检查，分析细胞所属系列、分化程度和功能状态。骨髓细胞在分化、发育、成熟过程中，免疫标志如出现异常表达，可反映骨髓细胞的功能异常，甚至肿瘤性改变。

4. 细胞遗传学分析　在血液肿瘤性疾病的研究中，应用细胞遗传学分析可确定某些染色体异常与血液肿瘤疾病的发生、发展、诊断、治疗及预后有密切关系，而且染色体断裂点也成为寻找癌基因或抑癌基因的标志。

5. 分子生物学检查　是通过DNA测序技术、核酸分子杂交技术、基因芯片技术、聚合酶链反应技术、蛋白质分析技术及转基因技术、基因表达谱分析技术等对血液肿瘤性疾病的分子诊断、临床治疗、预后有重要意义。

（三）正常骨髓象特点

1. 骨髓有核细胞增生程度　增生活跃。

2. 粒红细胞比例（myeloid·erythroid，M·E）（2～4）∶1，平均3∶1。

3. 各系细胞比例

（1）粒系增生活跃：占有核细胞40%～60%，细胞形态无明显异常。

（2）红系增生活跃：占有核细胞20%左右，细胞形态无明显异常。

（3）巨核系细胞：巨核细胞7～35个/骨髓血膜片（1.5cm×30cm），以产生血小板的巨核细胞为主，易见血小板。细胞形态无明显异常。

（4）淋巴系细胞：占有核细胞20%，小儿可达40%。细胞形态无明显异常。

（5）单核系细胞：＜4%，大多为成熟阶段细胞。细胞形态无明显异常。

（6）浆细胞：＜2%，大多为成熟阶段细胞。细胞形态无明显异常。

（7）其他细胞：可见少量内皮细胞、网状细胞等，是骨髓特有的细胞成分。

4. 其他　无异常细胞和寄生虫。

 知识拓展 ● ● ●

骨髓检查的适应证与禁忌证

（1）适应证：①外周血细胞数量及形态异常，如一系、二系或三系细胞的增多或减少；外周血中出现原始、幼稚细胞等。②不明原因的发热，肝、脾、淋巴结肿大。③骨痛、骨质破坏、肾功能异常、黄疸、紫癜、血沉明显增快等。④化疗后的疗效观察。⑤其他，染色体核型分析、造血祖细胞培养、微生物及寄生虫学检查（如伤寒、疟疾）等。

（2）禁忌证：由于凝血因子缺陷引起的出血性疾病，如血友病；晚期妊娠的孕妇行骨髓穿刺术应慎重。

（四）骨骼检查在常见血液病血液学的特征

本部分重点介绍血液系统常见疾病贫血、白血病外周血和骨髓细胞形态学检查的特点。

1. 贫血　指外周血液中红细胞计数、血红蛋白浓度和血细胞比容低于参考区间下限，常用血红蛋白浓度来评价贫血的严重程度。外周血细胞形态有助于贫血的形态学分类，骨髓细胞检查有助于贫血的病因诊断和鉴别诊断。

（1）缺铁性贫血（iron deficiency anemia，IDA）：铁是合成血红蛋白必需的元素，当机体铁的摄入不足、需求增加或代谢障碍、丢失过多，可出现铁的缺乏，而引起缺铁性贫血。

1）血常规：血红蛋白浓度的降低较之红细胞数量的减少更为明显。临床上依据血红蛋白量，将贫血分为不同程度，轻者表现为正细胞正色素性贫血，重者呈典型的小细胞低色素性贫血，MCV、MCH、MCHC均下降。

2）骨髓象：骨髓增生明显活跃，粒红比值减低。红系增生，常大于30%，各阶段幼稚红细胞均见增多，以中幼红和晚幼红细胞为主；成熟红细胞体积小，中央淡染区扩大。粒系细胞相对减少，但各阶段细胞比例及形态、染色大致正常。可见嗜多色性红细胞、低色素小红细胞，严重时可见环形红细胞等。

（2）巨幼细胞贫血（megaloblastic anemia，MA）：指叶酸和/或维生素B_{12}缺乏导致脱氧核糖核酸合成障碍所引起的一类贫血。

1）血常规：属大细胞正色素性贫血，MCV增大、MCH升高、MCHC可正常。血涂片红细胞大小明显不均，形态不规则，可见椭圆形大红细胞，着色较深，嗜多色性红细胞增多。

2）骨髓象：骨髓增生活跃明显，粒红比值减低。红系细胞增生，以早、中幼红细胞为主，出现各阶段巨幼红细胞；成熟红细胞体大，中央淡染区消失。

（3）再生障碍性贫血（aplastic anemia，AA）：是由于化学、生物、物理等因素引起的一种以骨髓造血功能衰竭为特征的贫血，临床分为急性型与慢性型。

1）血常规：以全血细胞减少、正细胞性贫血和网织红细胞绝对值减少为特征。

2）骨髓象：①急性型者，多部位骨髓穿刺涂片显示红、粒、巨核三系细胞增生低下或极度低下，有核细胞明显减少，特别是巨核细胞减少，非造血细胞增多。②慢性型者，骨髓中有残存的造血灶，可见骨髓增生现象，但巨核细胞仍减少。

2. 白血病（leukemia）　是造血系统的一种恶性肿瘤，按病程和细胞分化程度可分为急性白血病和慢性白血病。

（1）急性白血病：急性白血病在临床上用分为FAB型（法、美、英白血病协作组，简称FAB）和WHO分型。FAB是根据对患者骨髓涂片细胞形态学和组织化学染色的观察和计数，将急性白血病分为急性髓系白血病（acute myeloidleu kemia，AML）和急性淋巴细胞白血病（acute lymphocyicleu kemia，ALL）两大类。ALL又分为3个亚型：L_1型，原始和幼淋巴细胞以小细胞为主（直径≤12μm）；L_2型，原始和幼淋巴细胞以大细胞为主（直径＞12μm）；L_3型，原始和幼淋巴细胞以大细胞为主，大小较一致，细胞内有明显空泡，胞质嗜碱性，染色深。AML分为8个亚型：急性髓细胞白血病微分化型（M0）；急性粒细胞白血病未分化型（M1）；急性粒细胞白血病部分分化型（M2）；急性早幼粒细胞白血病（M3）；急性粒-单核细胞白血病（M4）；急性单核细胞白血病（M5）；急性红白血病（M6）；急性巨核细胞白血病（M7）。

WHO分型是在FAB型的基础上又提出了MICM分型，这个分型整合了白血病细胞形态学（morphology）、免疫学（immunology）、细胞遗传学（cytogenetics）及分子生物学（molecular biology）检查，可为患者治疗方案的选择及预后判断提供帮助。

（2）慢性白血病：又分为慢性髓细胞白血病（chronic myelogenous leukemia，CML）和慢性淋巴细胞白血病（chronic lymphocytic leukemia，CLL）。

1）慢性髓细胞白血病：①血常规。早期白细胞计数增高为主，常高于20×10^9/L，进展期约50%患者超过100×10^9/L。可见各阶段幼稚粒细胞，嗜碱性粒细胞和嗜酸性粒细胞常增高；血小板早期正常或增多，晚期减少。②骨髓象。骨髓增生明显或极度活跃，以粒细胞为主，粒红比值明显增高，其中中性中幼粒细胞、晚幼粒细胞明显增多，原粒细胞＜10%。嗜碱性粒细胞、嗜酸性粒细胞增多。红系细胞相对减少。

2）慢性淋巴细胞白血病：①血常规。淋巴细胞持续性增多，白细胞计数中淋巴细胞占50%以上，晚期可达90%以上，以小淋巴细胞为主。晚期红细胞、血红蛋白减少。②骨髓象：骨髓有核细胞增生明显活跃。淋巴细胞系高度增生，以成熟小淋巴细胞为主；粒系、红系、巨核细胞均减少。

三、出血性及血栓性疾病实验室检查

机体正常情况下，止血基于血管壁、血小板、凝血因子、抗凝血因子、纤维蛋白溶解系统的完整和各系统之间的生理性调节和平衡。病理情况下，血液可从血管内溢出发生出血，或者血液在血管内凝固形成血栓。血栓与止血的实验室检查对出血性和血栓性疾病的诊断和治疗监测有着重要意义。

（一）出血时间测定

将皮肤刺破后，使血液自然流出到自然停止所需的时间称为出血时间（bleeding time，BT）。

【参考区间】（6.9±2.1）分钟。

【临床意义】

1. BT延长　①血小板数量减少，如原发性免疫性和继发性血小板减少性紫癜。②血小板功能异常，如血小板无力症和巨血小板综合征。③凝血因子缺乏或功能异常，如血管性血友病、血友病、DIC等。④血管壁异常，如遗传性出血性毛细血管扩张症。⑤药物影响，如服用阿司匹林、双嘧达莫、肝素等。

2. BT缩短　临床意义不大。

（二）血浆凝血酶原时间测定

血浆凝血酶原时间（plasma prothrombin time，PT）指将钙离子和组织因子等标准化凝血酶溶液加入受检者的血浆中，观测血浆凝固所需要的时间。PT是常用的外源性凝血途径和共同凝血途径的筛选指标。

【参考区间】

1. 凝血酶原时间　PT参考区间为11～14秒，超过正常对照3秒为异常。

2. 凝血酶原时间比值（prothrombin time ratio，PTR）　指受检者血浆凝血酶原时间

（秒）与正常参照血浆凝血酶原时间（秒）之比，参考区间为0.82～1.15。

3. 国际标准化比值（international normalized ratio，INR） 是患者凝血酶原时间与正常对照凝血酶原时间之比的ISI（国际灵敏度指数）次方。ISI值越接近1.0，表示组织凝血活酶的灵敏度越高。

【临床意义】

1. PT延长 先天性凝血因子Ⅰ、Ⅱ、Ⅴ、Ⅶ、Ⅹ缺乏；获得性凝血因子，如原发性纤溶亢进症、维生素K缺乏、严重肝病、DIC等；使用抗凝药物等。

2. PT缩短 高凝状态和血栓性疾病；先天性凝血因子Ⅴ增多症；长期口服避孕药。

3. PTR及INR 是监测口服抗凝药的首选监测指标，我国INR测定一般维持在2.0～2.5为宜。

（三）活化部分凝血活酶时间测定

在受检血浆中加入部分凝血活酶、钙离子及接触因子的激活剂，观察凝固的时间，即活化部分凝血活酶时间（APTT），常作为内源性凝血活性的综合性筛查指标。

【参考区间】 30～45秒，超过正常对照10秒以上有临床意义。

【临床意义】

1. APTT延长 见于：①先天性凝血因子异常，如血友病A和B。②后天性凝血因子缺乏，如严重肝病、维生素K缺乏、DIC、纤溶亢进等。③循环抗凝物增加，如系统性红斑狼疮（SLE）。④普通肝素抗凝治疗的监测。

2. APTT缩短 见于DIC高凝期及其他血栓性疾病等。

（四）纤维蛋白原测定

纤维蛋白原（fibrinogen，Fg）是由肝脏合成的，是血浆浓度最高的凝血因子。测定时是在受检者血浆中加入一定量的凝血酶，凝血酶可使纤维蛋白原变为纤维蛋白，通过比浊原理计算纤维蛋白原的含量。

【参考区间】 2～4g/L。

【临床意义】

1. Fg增高 ①感染：毒血症、肺炎。②无菌性炎症：肾病综合征、风湿病、风湿性关节炎等。③糖尿病、急性心肌梗死等。④恶性肿瘤。⑤外伤、大面积烧伤、休克、外科手术后。⑥妊娠高血压综合征、妊娠晚期等。

2. Fg降低 ①原发性纤维蛋白原减少或结构异常：低（无）纤维蛋白原血症、异常纤维蛋白原血症。②继发性纤维蛋白减少：DIC晚期、纤溶亢进、重症肝炎、肝硬化等。

（五）纤维蛋白（原）降解产物、D-二聚体测定

纤维蛋白（原）降解产物（fibrinogen and Ibrin Degradaton products，FDP）在原发性和继发性纤溶时都会升高。D-二聚体（D-Dimer）是继发性纤溶的标志。

【参考区间】 FDP＜5mg/L；D-二聚体＜0.3mg/L。

【临床意义】

1. FDP增高　是体内纤溶亢进的标志，但不能鉴别原发性与继发性纤溶。

2. D-二聚体　是继发性纤溶的标志物，DIC时，血浆FDP和D-二聚体均显著增高，两者联合测定更有利于提高DIC实验室诊断的敏感性和特异性。

（六）凝血酶时间测定

在受检血浆中加入标准凝血酶溶液，测定凝固时间，即凝血酶时间（TT）。

【参考区间】16～18秒，超过正常对照3秒以上有临床意义。

【临床意义】TT延长见于：①低（无）纤维蛋白原血症、异常纤维蛋白原血症。②纤溶亢进，FDP增多，如DIC时。③肝素样抗凝物质增多，如严重肝病、胰腺疾病及过敏性休克等。④血循环中抗凝血酶活性明显增强。⑤普通肝素抗凝治疗及溶栓治疗的监测。

（七）弥散性血管内凝血实验室检查

弥散性血管内凝血（Disseminated Intravascular Coagulation，DIC）指由各种致病因素导致全身血管微血栓和脏器功能衰竭的全身性血栓－出血综合征。DIC可导致机体微血管内形成广泛性微血栓，此后血小板和凝血因子大量消耗使血液呈低凝状态，继而继发纤溶亢进，引起全身性出血，最终导致机体多器官功能衰竭。

DIC实验室检查指标包括PLT计数、PT测定、APTT测定、FIB测定、FDP和D-二聚体测定等。

1. PLT计数　血小板＜$100×10^9$/L，少数患者在高凝期时可不减低，应注意动态观察血小板的变化，DIC时PLT呈进行性减低状态。

2. PT测定　PT延长超过对照正常值3秒以上或呈进行性延长有病理意义。

3. APTT测定　APTT延长超过对照正常值10秒以上，呈进行性延长。

4. FIB测定　FIB＜1.5gL或呈进行性降低有病理意义。

5. FDP和D-二聚体测定　FDP＞20mg/L，肝病时需＞60mg/L；D-二聚体＞0.5mg/L，FDP和D-二聚体在DIC时呈进行性增高。

第三节　排泄物与其他体液检查

一、尿液检查

尿液在肾脏生成，经输尿管、膀胱、尿道排出体外。尿液常规检查可以初步反映泌尿系统病变，也可间接反映全身代谢及循环等系统的功能。

（一）一般性状检查

1. 尿量

【参考区间】成人24小时尿量为1000～2000ml。

【临床意义】

（1）尿量增多：成人24小时尿量多于2500ml为多尿。由于饮水过多、使用利尿药或静脉输液过多均可引起尿量不同程度增加。

（2）尿量减少或无尿：成人24小时尿量少于400ml或每小时尿量持续少于17ml为少尿；24小时尿量少于100ml为无尿。

2. 尿液外观

【参考区间】淡黄色、清晰透明。

【临床意义】

（1）无色：见于尿量增多，如因饮水、输液过多或病理情况下的尿崩症、糖尿病等。

（2）淡红色或红色：尿液不淡红色或红色尿液为血尿，每1000毫升尿液中出血量超过1ml时，称为肉眼血尿，因尿中红细胞数量不同可呈淡红色、血红色和洗肉水样；尿液外观无明显变化，但离心沉淀后红细胞数超过3个/HPF，称为镜下血尿。泌尿系统炎症、结核、肿瘤、结石及出血性疾病等可出现血尿。

（3）茶色或酱油色：当血管内溶血时，血浆中大量游离血红蛋白超过肾小管的重吸收能力而从尿液中排出而出现茶色或酱油色尿，见于血型不合的输血反应、阵发性睡眠性血红蛋白尿、蚕豆病等。

（4）深黄色：尿液及泡沫均呈黄色，为胆红素尿。服用核黄素、呋喃唑酮、大黄等药物尿液可呈黄色，但尿液泡沫不黄。

（5）乳白色：①脓尿和菌尿的尿液呈乳白色，为尿液中含有白细胞；尿液中白细胞数超过5个/HPF，称为镜下脓尿。见于肾盂肾炎、膀胱炎、尿道炎或前列腺炎等。②脂肪尿，见于肾病、挤压伤、骨折、肾病综合征、肾小管变性等。③乳糜尿，见于丝虫病、肿瘤、腹部创伤等所致淋巴回流受阻。

（6）混浊：尿液混浊程度与其含有混悬物质的种类和数量有关，引起尿液混浊的主要原因有尿液中含有大量细胞、细菌、结晶、乳糜液等。

3. 尿液气味

【参考区间】尿液气味来自尿液中挥发酸，受食物和饮料等影响，尿液久置后因尿素分解可产生氨臭味。

【临床意义】糖尿病酮症酸中毒者，尿液呈烂苹果味，慢性膀胱炎或慢性尿潴留排出的尿液有氨臭味；苯丙酮尿症尿液有鼠臭味；有机磷杀虫剂中毒尿液有蒜臭味。

4. 尿比密 又称尿比重，受肾小管重吸收和浓缩功能的影响，与尿中可溶性物质的数目和质量成正比，与尿量成反比。

【参考区间】成人在普通膳食条件下尿比密为1.015 ～ 1.025，晨尿最高，一般＞1.020。婴幼儿偏低。

【临床意义】

（1）增多：见于急性肾小球肾炎、脱水、出汗过多、心力衰竭等所致的肾血流灌注不足时；尿中含有较多蛋白质或葡萄糖等。

（2）减少：见于大量饮水、尿崩症、肾衰竭等影响尿液浓缩功能的疾病。

（二）尿液化学检查

尿液化学检查包括尿酸碱度、尿蛋白、尿糖、尿酮体、尿胆素、尿胆原、尿亚硝酸盐、尿蛋白等。临床上常用干化学试纸条浸上尿液，可快速定性或半定量报告尿液中化学成分的含量。

1. 尿酸碱度

【参考区间】在普通膳食条件下新鲜尿液多呈弱酸性，pH 6.0 ～ 6.5，可波动在4.6 ～ 8.0。

【临床意义】

（1）病理性酸性尿：见于酸中毒、糖尿病、低钾血症、痛风等。

（2）病理性碱性尿：见于碱中毒、醛固酮增多症、高钾血症、泌尿系感染、应用碱性药物等。

2. 尿蛋白

【参考区间】定性为阴性，定量＜80mg/24h。

【临床意义】24小时尿蛋白质排出量超过150mg称为蛋白尿。

（1）生理性蛋白尿：剧烈运动、发热、精神紧张、交感神经兴奋等可出现暂时性、轻度的蛋白尿，又称功能性蛋白尿。

（2）体位性蛋白尿或直立性蛋白尿：指由于直立体位腰部前突时引起的蛋白尿。其特点为卧床时尿蛋白定性为阴性，起床活动后可出现蛋白尿。

（3）病理性蛋白尿

1）肾前性蛋白尿：多为溢出性蛋白尿，当血中出现大量低分子量蛋白质，超过肾阈时即可在尿中出现，如本周蛋白及血红蛋白等，分别称为本周蛋白尿和血红蛋白尿。

2）肾性蛋白尿：主要是肾脏出现异常而出现的蛋白尿，如肾小球性蛋白尿、肾小管性蛋白尿及肾脏病变同时累及肾小球和肾小管而导致的蛋白尿。

3）肾后性蛋白尿：主要为泌尿道炎症、出血或有阴道分泌物、精液混入尿液，肾脏本身无损害。

3. 尿糖

【参考区间】阴性。

【临床意义】正常人尿中可有微量葡萄糖。当血中葡萄糖浓度超过肾糖阈（8.88mmol/L）时，尿葡萄糖定性为阳性，称为葡萄糖尿。

（1）血糖增高性糖尿：见于糖尿病、库欣综合征、甲状腺功能亢进、肢端肥大症、嗜铬细胞瘤等而引起尿糖出现。

（2）血糖正常性糖尿：又称肾性糖尿。见于：①家族性肾性糖尿，为先天性近曲小管对糖的吸收功能缺损所致。②后天获得性肾性糖尿，见于慢性肾炎、药物中毒及肾病综合征等。

（3）暂时性糖尿：当进食大量碳水化合物或静脉输注大量葡萄糖、颅脑外伤、脑血管意外、大面积烧伤、急性心肌梗死等可出现暂时性尿糖。

4. 尿酮体　酮体是体内脂肪代谢的中间产物，当糖代谢异常、脂肪分解增多、酮体产生过多超过机体组织利用速度时，可出现酮血症，酮体血浓度超过肾阈值时，可产生酮尿。

【参考区间】阴性。

【临床意义】尿酮体阳性见于：①糖尿病出现酮血症或酮症酸中毒。②服用双胍类降糖药。③非糖尿病性酮尿，如高热、严重呕吐（包括妊娠剧吐）、长期饥饿、全身麻醉后、肝硬化、嗜铬细胞瘤等。

5. 尿胆

【参考区间】阴性。

【临床意义】尿胆素增高见于胆石症、胰头癌、胆管肿瘤及门静脉周围炎、病毒性肝炎、酒精性肝炎、药物或中毒性肝炎。

6. 尿胆原

【参考区间】弱阳性。

【临床意义】

（1）尿胆原增多：见于病毒性肝炎、药物或中毒性肝损伤、溶血性贫血或巨幼细胞贫血等红细胞破坏过多时、肠梗阻、顽固性便秘等均可使肠道对尿胆原回吸收增加，尿中尿胆原排出增多。

（2）尿胆原减少：为胆石症、胆管肿瘤、胰头癌等；新生儿及长期服用广谱抗生素时肠道细菌缺乏，也可使尿胆原生成减少。

7. 尿亚硝酸盐

【参考区间】阴性。

【临床意义】主要用于尿路感染的筛查。

8. 尿血红蛋白

【参考区间】阴性。

【临床意义】血尿和血红蛋白尿时呈阳性。

（三）尿液有形成分检查

尿液有形成分包括尿液中的细胞、管型、结晶、微生物等，可通过显微镜或尿液有形成分分析仪来检查不离心或离心后尿液沉渣中的这些有形成分的数量和形态。

【参考区间】

（1）红细胞：玻片法 $0 \sim 3$ 个/HP；定量检查 $0 \sim 5$ 个/μl。

（2）白细胞：玻片法 $0 \sim 5$ 个/HP；定量检查 $0 \sim 10$ 个/μl。

（3）肾小管上皮细胞：无。

（4）移行上皮细胞：少量。

（5）鳞状上皮细胞：少量。

（6）透明管型：$0 \sim 1$ 个/LP。

（7）病理管型：无。

（8）结晶：可见磷酸盐、草酸钙、尿酸等生理性结晶。

【临床意义】

（1）细胞

1）红细胞：见于泌尿系统炎症、肿瘤、结核、结石、创伤及肾移植排异、出血性疾病、前列腺炎、盆腔炎等。

2）白细胞：见于肾盂肾炎、膀胱炎、尿道炎；女性阴道炎、宫颈炎及附件炎时可因分泌物进入尿中，引起白细胞增多。

3）上皮细胞：见于鳞状上皮细胞、移形上皮细胞和肾小管上皮细胞。

（2）管型：是尿液中的蛋白质、细胞等在肾小管、集合管内凝固而形成的圆柱体。

1）透明管型：剧烈运动、发热、麻醉、心功能不全时，尿中可出现透明管型。急性、慢性肾小球肾炎，肾病，肾盂肾炎，肾淤血等时尿中可见增多。

2）细胞管型：①红细胞管型，见于急性肾小球肾炎、慢性肾炎急性发作、急性肾小管坏死、肾出血、肾移植术后产生排斥反应、狼疮性肾炎等疾病，提示肾单位内有出血。②白细胞管型，见于急性肾盂肾炎、间质性肾炎等，提示肾实质有活动性感染。③肾上皮细胞管型，见于急性肾小管坏死及重金属、化学物质、药物中毒等，提示肾小管病变。

3）颗粒管型：见于急性、慢性肾小球肾炎、肾病、肾动脉硬化等。药物中毒损伤肾小管及肾移植术发生急性排斥反应时也可见。

（3）结晶：新鲜尿中出现结晶并伴有红细胞增多时，可怀疑结石。胆红素结晶见于阻塞性黄疸和肝细胞性黄疸。酪氨酸和亮氨酸结晶见于急性重型肝炎、白血病、急性磷中毒等。胱氨酸晶体见于遗传性胱氨酸尿症。胆固醇结晶见于肾淀粉样变性、尿路感染及乳糜尿患者。磺胺类及其他药物结晶见于大量服用磺胺类药物、解热镇痛药及使用对比剂等。

二、粪便检查

（一）一般性状检查

【参考区间】 成人每天一般排便1次，量为100～300g，为成形软便，呈黄褐色，有少量黏液；婴幼儿粪便可为黄色或金黄色糊状。

【临床意义】

1. 量　正常人大多每天排便1次，排便量随进食量、食物种类及消化器官功能状态而异。

2. 颜色与性状　正常成人排出的粪便为黄褐色软便，婴儿粪便可为黄色或金黄色。

（1）黏液便：小肠炎症时黏液增多，均匀地混于粪便之中；大肠炎症时黏液不易与粪便混合；直肠炎症时黏液附着于粪便表面。

（2）脓性及脓血便：痢疾、溃疡性结肠炎、结肠或直肠癌等病变时，常排脓性及脓血便；细菌性痢疾以黏液及脓为主，脓中带血，多呈鲜血状。

（3）黑便及柏油样便：上消化道出血量达50～75ml时可出现黑便，粪便隐血试验强阳性；若出血量较大，持续2～3天则可为黑色、发亮的柏油样便。服用铁剂、铋剂、活性炭等也可排出黑便，但无光泽，隐血试验阴性。

（4）白陶土样便：粪便呈黄白色陶土样，见于梗阻性黄疸。钡餐胃肠道造影术后粪便也可呈白色或黄白色。

（5）鲜血便：见于直肠息肉、直肠癌、肛裂及痔等。

（6）水样便：假膜性肠炎时常排出大量稀水样便，并含有膜状物；艾滋病患者伴发肠道隐孢子虫感染时，可排出稀水样便；霍乱弧菌感染时可排出米泔样便；小儿肠炎由于肠蠕动加快，粪便呈绿色稀糊状。

3. 气味　正常粪便有臭味。粪便恶臭见于慢性肠炎、胰腺疾病、消化道大出血、结直肠癌溃烂等，鱼腥味见于阿米巴性肠炎，酸臭味见于脂肪分解或糖类异常发酵。

4. 寄生虫　粪便寄生虫检查有助于寄生虫感染的确诊。蛔虫、蛲虫、绦虫等较大虫体及节片混在粪便中肉眼即可辨认，钩虫体则须将粪便冲洗过滤后查验才能发现。

（二）显微镜检查

通过粪便直接显微镜检查，可以发现细胞、寄生虫卵、真菌和原虫等病理成分，以及用于了解消化吸收功能的食物残渣。

【参考区间】

1. 细胞　无红细胞、吞噬细胞，偶见白细胞。

2. 食物残渣　偶见淀粉颗粒、脂肪小滴，可见少量肌肉纤维、结缔组织、弹力纤维、植物细胞和植物纤维。

3. 结晶　可见少量无临床意义的结晶，如磷酸盐、草酸钙和碳酸钙结晶。

4. 细菌　粪便中的细菌较多，球菌和杆菌的比例大致为1∶10，多为正常菌群。

5. 寄生虫　无寄生虫及虫卵。

【临床意义】

1. 细胞

（1）红细胞：肠道下段病变，如细菌性痢疾、肠炎、结直肠癌、直肠息肉等可见到红细胞。阿米巴痢疾时有大量堆积、变性的红细胞且红细胞数多于白细胞；细菌性痢疾时红细胞少于白细胞。

（2）白细胞：以中性粒细胞为主，肠炎患者可出现白细胞增多；细菌性痢疾可见大量白细胞；寄生虫感染患者可见嗜酸性粒细胞。

（3）吞噬细胞：增多见于急性细菌性痢疾、溃疡性结肠炎和出血性肠炎等。

（4）肠黏膜上皮细胞：大量增多见于肠道炎症。

（5）肿瘤细胞：结肠癌、直肠癌患者。

2. 结晶　粪便中有意义的结晶主要是夏科-雷登结晶，与阿米巴痢疾、钩虫病及过敏性肠炎有关，同时可见嗜酸性粒细胞。

3. 细菌　菌群失调见于长期使用广谱抗生素、免疫抑制剂和各种慢性消耗性疾病。真菌检出见于长期使用广谱抗生素、免疫抑制剂、激素和化学治疗后的患者，以白色假丝酵母菌最常见。

4. 寄生虫卵　常见于蛔虫卵、钩虫卵、蛲虫卵、华支睾吸虫卵等寄生虫感染。

（三）粪便隐血试验

粪便隐血试验（fecal Occulk Blood test，OBT）指消化道出血少、肉眼不能证实的出血。

【参考区间】阴性。

【临床意义】阳性结果对消化道出血有临床重要诊断意义。消化性溃疡时，阳性率为40%～70%，呈间歇阳性；胃癌、结肠癌、直肠癌等时，阳性率可达95%，呈持续性阳性，故粪便隐血试验常作为消化道恶性肿瘤诊断的一个筛查指标。其他如钩虫病、肠结核、流行性出血热等此试验也可呈阳性。

三、痰液检查

痰液是肺泡、支气管和气管所产生的分泌物。健康人痰液很少，当呼吸道黏膜受到理化因素、感染等刺激时，痰液中可出现细菌、肿瘤细胞及血细胞等，导致黏膜充血、水肿，浆液渗出，黏液分泌增多。

（一）标本采集与处理

1. 采集方法与评价　根据检查目的和患者情况选择适宜的采集方法。痰液标本采集的方法与评价见表5-6。

表5-6　痰液标本采集的方法与评价

方法	评价
自然咳痰法	最常用方法。采集标本前嘱患者刷牙、清水漱口数次后，用力咳出气管深部或肺部的痰液，采集于干燥、洁净容器内，要避免混杂唾液或鼻咽分泌物
雾化蒸汽吸入法	操作简单、经济、方便、无痛苦、无毒副作用，患者易于接受，适用于自然咳痰法采集标本不理想时
一次性吸痰法	适用于昏迷患者、婴幼儿
气管镜抽取法	适用于厌氧菌培养雾化蒸汽吸入法

2. 采用合适的痰液标本

（1）一般性状检查：痰液以清晨第一口痰标本最适宜；检查24小时痰液量或观察分层情况时，容器内可加少量苯酚防腐。

（2）细胞学检查：以上午9～10时采集深咳的痰液最好。

（3）病原生物学检查：采集12～24小时的痰液，用于漂浮或浓集抗酸杆菌检查；无菌采集标本（先用无菌水漱口，以避免口腔内正常菌群的污染）适用于细菌培养。

3. 标本容器　采用专用容器采集痰液。

4. 及时送检　标本采集后要及时送检，若不能及时送检，可暂时冷藏保存，但不能超过24小时。

（二）一般性状检查

1. 痰液量　无痰液或仅有少量白色、灰白色泡沫样或黏液样痰液，无异物，新鲜痰液无特殊气味。呼吸系统疾病时患者痰液量增多，可为50～100ml/24h。痰液量增多常见于支气管扩张、肺脓肿、肺水肿、肺空洞性改变和慢性支气管炎，有时甚至超过100ml/24h。

2. 颜色　痰液颜色改变的常见原因及临床意义见表5-7。

表5-7　痰液颜色改变的常见原因及临床意义

颜色	常见原因	临床意义
黄色、黄绿色	脓细胞增多	肺炎、慢性支气管炎、支气管扩张、肺脓肿、肺结核
红色、棕红色	出血	肺癌、肺结核、支气管扩张
铁锈色	血红蛋白变性	急性肺水肿、大叶性肺炎、肺梗死
粉红色泡沫样	肺淤血、肺水肿	左心衰竭
烂桃样灰黄色	肺组织坏死	肺吸虫病
棕褐色	红细胞破坏	阿米巴肺脓肿、肺吸虫病
灰色、灰黑色	吸入粉尘、烟雾	矿工、锅炉工、长期吸烟者
无色（大量）	支气管黏液溢出	肺泡细胞癌

3. 性状　不同疾病产生的痰液可有不同的性状，甚至出现异物，这种性状改变有助于临床诊断。痰液性状改变及临床意义见表5-8。

表5-8　痰液性状改变及临床意义

性状	改变	临床意义
黏液性痰	黏稠、无色透明或灰色、白色、牵拉成丝	急性支气管炎、支气管哮喘、早期肺炎、白假丝酵母菌感染
浆液性痰	稀薄、泡沫	肺水肿、肺淤血、棘球蚴病
脓性痰	脓性、混浊、黄绿色或绿色、有臭味	支气管扩张、肺脓肿、脓胸向肺内破溃、活动性肺结核等
血性痰	痰液中带鲜红血丝、血性泡沫样痰、黑色血痰	肺结核、支气管扩张、肺水肿、肺癌、肺梗死、出血性疾病等
浆液脓性痰	痰液静置后分4层，上层为泡沫和黏液，中层为浆液，下层为脓细胞，底层为坏死组织	肺脓肿、肺组织坏死、支气管扩张

4. 气味　血腥气味见于各种原因所致的呼吸道出血，如肺癌、肺结核等；粪臭味见于膈下脓肿与肺相通时、肠梗阻、腹膜炎等；特殊臭味见于肺脓肿、晚期肺癌、化脓性支气管炎或支气管扩张等；大蒜味见于砷中毒、有机磷杀虫剂中毒等。

（三）痰液显微镜检查

【参考区间】少量中性粒细胞和上皮细胞。

【临床意义】痰液显微镜检查是诊断病原微生物感染和肿瘤的直接方法。病理性痰液可见较多的红细胞、白细胞及其他有形成分，其临床意义见表5-9。

表5-9　痰液中常见有形成分及临床意义

有形成分	临床意义
红细胞	支气管扩张、肺癌、肺结核
白细胞	中性粒细胞增多见于化脓性感染，嗜酸性粒细胞增多见于支气管哮喘、过敏性支气管炎、肺吸虫病，淋巴细胞增多见于肺结核
上皮细胞	可见鳞状上皮、柱状上皮细胞，肺上皮细胞，无临床意义。增多见于呼吸系统炎症
肺泡巨噬细胞	肺炎、肺淤血、肺梗死、肺出血
癌细胞	肺癌
寄生虫和虫卵	寄生虫病
结核分枝杆菌	肺结核

四、脑脊液检查

脑脊液（cerebrospinal fluid，CSF）为无色透明液体，来源于脑室和蛛网膜下腔。血-脑脊液屏障是血液和脑脊液之间存在的屏障，对于血浆中各种物质的通透性具有选择性，脑脊液的检查为诊断神经系统感染、脑出血、颅内占位性病变等具有重要价值。

（一）标本采集与处理

脑脊液标本由临床医师进行腰椎穿刺采集。穿刺前向患者及家属做好解释，告知标本采集的目的、方法和可能产生的不适，取得患者配合。穿刺后先作压力测定，任何病变使脑组织体积或脑脊液量增加时，脑脊液的压力均可升高。压力测定后，将脑脊液分别收集于3个无菌小瓶中，每瓶1～2ml，分别进行化学或免疫学检查、微生物学检查和细胞计数。

标本采集后要立即送检，一般不能超过1小时。

（二）一般性状检查

【参考区间】无色透明液体，放置24小时不形成薄膜，无凝块和沉淀。

【临床意义】

（1）颜色：①乳白色见于各种化脓性脑膜炎。②黄色见于脑陈旧性出血、脊髓肿瘤压迫或蛛网膜下腔粘连梗阻等。③红色提示脑脊液中混有一定量血液。④微绿色见于铜绿假单胞菌、肺炎链球菌、甲型链球菌感染所致脑膜炎。⑤褐色或黑色见于脑膜黑色素瘤等。

（2）透明度：病毒性脑膜炎、流行性乙型脑炎、神经梅毒等疾病时，脑脊液中细胞数轻度增加，可呈清晰或微混。结核性脑膜炎时，可呈毛玻璃样混浊。化脓性脑膜炎时，常呈现明显混浊。

（3）凝固物：结核性脑膜炎时，脑脊液放置12～24小时后，可见液面形成纤细的网状薄膜。急性化脓性脑膜炎时，脑脊液静置1～2小时后即可出现凝块或沉淀。蛛网膜下腔阻塞时，脑脊液因蛋白质含量显著增高，常呈黄色胶冻状。

（三）化学检查

【参考区间】脑脊液化学检查的指标及参考区间见表5-10。

表5-10　脑脊液化学检查的指标及参考区间

指标	参考区间
蛋白质	①定性：阴性或弱阳性的。②定量：腰椎穿刺0.2～0.45g/L
葡萄糖	腰椎穿刺2.5～4.5mmol/L
氯化物	120～130mmol/L
乳酸脱氢酶	8～32U/L
转氨酶	AST 5～20U/L，ALT 5～15U/L

【临床意义】

1. 蛋白质　蛋白质含量增高提示血-脑脊液屏障受到破坏。化脓性脑膜炎时，脑脊液蛋白质显著增高；脑或蛛网膜下腔出血时，脑脊液蛋白质轻度增加；脊髓肿瘤、椎间盘突出及神经根病变引起脑脊液循环梗阻时，脑脊液蛋白质显著增高。

2. 葡萄糖　化脓性脑膜炎时，脑脊液中葡萄糖显著降低；结核性脑膜炎、隐球菌性脑膜炎的脑脊液中葡萄糖含量也可轻度降低。

3. 氯化物　细菌性脑膜炎时氯化物降低，结核性脑膜炎时氯化物明显降低；呕吐、脱水、腹泻等大量丢失氯化物时，氯化物也可减少。

4. 乳酸脱氢酶　细菌性脑膜炎时，乳酸脱氢酶增高明显；脑梗死、脑出血、蛛网膜下腔出血的急性期，脑肿瘤的进展期，乳酸脱氢酶明显增高。

5. 转氨酶　①中枢神经系统器质性病变：特别是脑出血或蛛网膜下隙出血等，以AST增高为主，且AST活性增高与脑组织损伤坏死的程度有关。②中枢神经系统感染：如细菌性脑膜炎、脑炎、脊髓灰质炎等，中枢神经系统转移癌、缺氧性脑病和脑萎缩等。

五、浆膜腔积液检查

正常生理状态下，人体的浆膜腔（胸腔、腹腔、心包腔、关节腔）含有少量液体，起润滑作用，当浆膜腔内液体过多聚积时称为浆膜腔积液。根据积液的性质将浆膜腔积液分为漏出液和渗出液两大类。通过积液检查，可区分积液性质，有助于对疾病的诊断和治疗。

 知识拓展

漏出液与渗出液的产生机制及常见原因

漏出液主要是由于血浆胶体渗透压降低、淋巴回流受阻、血管流体静压增高、水钠潴留等所致。引起漏出液的常见原因有晚期肝硬化、肾病综合征、重度营养不良、充血性心力衰竭等。

渗出液是因微生物毒素、组织缺氧及炎症介质作用使血管内皮受损，血管通透性增加，血液中大分子物质渗出血管壁所致。细菌感染、恶性肿瘤、血液、胆汁、胰液、胃液等刺激、外伤等可产生渗出液，细菌感染是产生渗出液的主要原因。

（一）标本采集与处理

浆膜腔积液由医生通过浆膜腔穿刺获得，留取4管，每管1～2ml，第1管做细菌学检查，第2管做化学和免疫学检查，第3管做细胞学检查，第4管不加抗凝剂以观察有无凝集现象。标本需及时送检，一般不超过1小时。

（二）一般性状检查

1. **颜色**　漏出液常为淡黄色，渗出液常为深黄色。化脓性感染时多呈黄色脓样，恶性肿瘤、结核性胸（腹）膜炎、出血性疾病、内脏损伤等时可呈红色血性，铜绿假单胞菌感染可呈绿色，淋巴管阻塞时常为乳白色。

2. **透明度**　漏出液常为清晰透明液体；渗出液因含大量细胞、细菌等呈不同程度的混浊，乳糜液因含大量脂肪也呈混浊外观。

3. **凝固性**　漏出液因含纤维蛋白原少，不易凝固。渗出液因含较多纤维蛋白原、细菌及组织裂解产物，多自行凝固或出现凝块。

4. **比密**　漏出液比密常在1.018以下，渗出液常高于1.018。

（三）化学检查

1. **黏蛋白定性试验**　漏出液常为阴性，渗出液常为阳性。

2. **蛋白质定量**　漏出液蛋白质含量常＜25g/L，渗出液蛋白质含量常＞30g/L。

3. **葡萄糖定量**　漏出液葡萄糖含量与血糖近似，渗出液中因含细菌或细胞酶的分解作用，葡萄糖含量减少，尤其是化脓性细菌感染时更低，结核性次之。

4. **酶学检查**　浆膜腔积液中含有许多酶及其他成分，对鉴别积液的性质有重要临床意义。

（1）乳酸脱氢酶（LDH）：漏出液LDH活性与正常血清相似，渗出液LDH活性明显升高。

（2）腺苷脱氨酶（ADA）：结核性积液时ADA明显增高，有助于结核的诊断及疗效观察。

（3）淀粉酶（AMY）：胰腺炎、胰腺癌或胰腺创伤所致的腹水中淀粉酶活性增高。食管穿孔、肺癌等合并胸腔积液时积液中淀粉酶活性明显增高。

（四）病原体检查

肯定或疑为渗出液时应作细菌学检查，将积液离心沉淀、涂片、染色后查找病原菌。必要时作细菌培养，一旦培养阳性应作药物敏感试验供临床用药参考。

第四节　临床生物化学检查

临床生物化学检查通过化学与生物化学的理论和实验室检查技术对人体组织和体液的各种化学成分及含量进行定性和定量分析测定，为疾病的临床诊断、病情监测、疗效和预后判断、疾病预防等方面提供相关信息。

临床生物化学检查标本采集应用非抗凝血真空负压采血管。生化标本采集后应在1小时内送检，以免影响检查结果。常规生化标本中不可以混入抗凝剂，严禁将其他抗凝管（血常规管、血凝管等）中的标本倒入生化管内使用。

一、血清脂质与脂蛋白检查

血清脂质简称血脂，包括总胆固醇（TC）、甘油三酯（TG）、磷脂（PL）和游离脂肪酸（FFA）。95%以上的血浆脂质以脂蛋白（Lp）的形式存在和转运。脂蛋白为血浆脂质与蛋白质（即载脂蛋白）结合的复合物，除FFA与清蛋白结合外，血浆脂类都与特殊的球蛋白相结合。载脂蛋白有类似表面活性剂的作用，使不溶于水的脂质变为溶解状态，因此正常血浆虽含相当量脂类却较清晰透明。

血脂水平与许多疾病发生、发展有关，特别是动脉粥样硬化形成及因动脉粥样硬化引起的心脑血管疾病密切相关。由于血脂与饮食运动等关系密切，其标本采集要素食或低脂饮食3天，采血前24小时内禁酒、避免剧烈运动，用红色或黄色无抗凝剂的真空采血管采集空腹静脉血。

（一）血清脂质测定

1. 血清总胆固醇测定

【参考区间】成人＜5.18mmol/L；边缘升高5.18～6.19mmol/L；升高≥6.22mmol/L。

【临床意义】

（1）胆固醇升高：①生理性升高，主要取决于饮食性质、体力劳动量、环境因素、性别和年龄等。②病理性升高，见于冠心病、高脂血症、甲状腺功能减退、糖尿病、肾病综合征、类脂性肾病、胆总管阻塞等。

（2）胆固醇降低：常见于肝硬化、急性重型肝炎、甲状腺功能亢进、严重营养不良和严重贫血等。

（3）冠心病治疗监测：对确诊的冠心病的患者，需监测血清胆固醇，并控制在4.66mmol/L以下。

2. 血清甘油三酯测定

【参考区间】成人＜1.7mmol/L；边缘升高1.70～2.25mmol/L；升高≥2.26mmol/L。

【临床意义】

（1）TG升高：①生理性升高，主要是长期高脂肪饮食、运动不足和肥胖等。②病理性升高，常见为冠心病、动脉硬化症、肥胖症、糖尿病晚期、脂肪肝、肾病综合征等。

（2）TG降低：低脂蛋白血症、严重肝脏疾病、甲状腺功能亢进症、肾上腺皮质功能减退症等。

（二）血清脂蛋白测定

1. 高密度脂蛋白胆固醇（HDL-C）测定

高密度脂蛋白是血清中颗粒最小、密度最大的一组脂蛋白，是一种保护因子，在胆固醇由末梢组织转运回肝脏中起重要作用。HDL-C指的是与HDL结合的总胆固醇（包括游离胆固醇和胆固醇酯），一般以HDL-C的含量来估计HDL水平。

【参考区间】合适范围≥1.04mmol/L；升高≥1.55mmol/L；降低＜1.0mmol/L。

【临床意义】

（1）HDL-C升高：①生理性增高，见于饮酒、长期足量运动。②病理性增高，见于原发性胆汁性肝硬化。

（2）HDL-C降低：①生理性减低，见于高糖及素食饮食、肥胖、吸烟和运动不足。②病理性减低，见于动脉粥样硬化、糖尿病、肾病综合征、急性心肌梗死、肝损害等。

（3）判断发生冠心病的危险性：①HDL-C减低的个体，患冠心病的危险性增加。②HDL-C水平增高者，患冠心病的可能性小。

（4）冠心病治疗监测：对冠心病患者要求治疗目标为HDL-C水平＞1.00mmol/L。

2. 低密度脂蛋白胆固醇（LDL-C）测定　LDL-C主要作用是将胆固醇自肝脏转运至周围组织细胞，使动脉内膜下沉积大量脂质，促进动脉粥样硬化的形成。一般以LDL-C含量估计LDL水平。

【参考区间】合适范围＜3.37mmol/L；边缘升高3.37～4.12mmol/L；升高≥4.14mmol/L。

【临床意义】

（1）LDL-C升高：LDL水平增高与冠心病发病呈正相关，可用于判断发生冠心病的危险性。此外，也可见于甲状腺功能减退、肾病综合征、胆汁淤积性黄疸、肥胖症、糖尿病、慢性肾衰竭等。

（2）LDL-C降低：见于甲状腺功能亢进症和肝硬化等。

3. 脂蛋白（a）[Lp（a）]测定　Lp（a）的结构与LDL相似，可以携带大量的总胆固醇（CHO），有促进动脉粥样硬化的作用。LP（a）与纤溶酶原有同源性，可以与纤溶酶原竞争结合纤维蛋白位点，从而抑制纤维蛋白降解，促进血栓形成。因此，LP（a）是动脉粥样硬化和血栓形成的重要独立危险因子。检测LP（a）对早期识别动脉粥样硬化的危险性，特别是在LDL-C浓度升高的情况下具有重要价值。

【参考区间】0～300mg/L。

【临床意义】Lp（a）浓度明显增高是冠心病的一个独立危险因素，其浓度随年龄的增长而增加。此外，Lp（a）浓度增高还可见1型糖尿病、肾脏疾病、炎症、手术或创伤后及血液透析后等。

4. 小而密低密度脂蛋白（sd LDL）测定　sd LDL是LDL中胆固醇所占比例较小而蛋白质比例较大的一部分。因其颗粒的体积小、密度大，有更强的致动脉粥样硬化作用。

【参考区间】10.2～44.8mg/dl。

【临床意义】sd LDL-C水平是冠心病患者检查代谢综合征的有效指标。由于sd LDL与高TG在代谢上密切联系，并且高TG又与低HDL-C相伴，临床上常将高TG、低HDL-C及sd LDL增多同时存在者，称为致动脉粥样硬化脂蛋白表型或脂质三联症。

（三）血清载脂蛋白测定

1. 载脂蛋白A（apoA）测定　apoA是HDL的主要结构蛋白，apoA Ⅰ、apoA Ⅱ、apoA Ⅲ 3种，apoA Ⅰ和apoA Ⅱ主要分布在HDL中，是HDL的主要载脂蛋白。其中ApoA Ⅰ的意义最明确，在组织的浓度也最高，为临床常用的检查指标。

【参考区间】poA Ⅰ：男性（1.42±0.17）g/L；女性（1.45±0.47）g/L。

【临床意义】poA Ⅰ与HDL一样可以预测和评价冠心病的危险性。

2. 载脂蛋白B（apoB）测定　载脂蛋白B（apoB）有apoB48和apoB100两种，apoB48主要存在于乳糜微粒中，apoB100存在于LDL中。apoB100是LDL含量最高的蛋白质，90%以上的apoB100是在LDL中，其余的在VLDL中，实验室通常测定apoB100。

【参考区间】apoB100：男性（1.01±0.21）g/L；女性（1.07±0.23）g/L。

【临床意义】

（1）apoB100升高：与冠心病的发病率呈正相关，也是冠心病的危险因素，可用于评价冠心病的危险性和降脂治疗的效果。糖尿病、甲状腺功能减退、肾病综合征和肾衰竭等也可见apoB100增高。

（2）apoB100降低：见于无β-脂蛋白血症、低β-脂蛋白血症、恶性肿瘤、甲状腺功能亢进症和营养不良等。

二、心血管疾病实验室检查

（一）急性心肌损伤的生物标志物检查

心肌缺血损伤时的生物标志物较多，但反映心肌损伤的理想生物化学指标应具有以下特点：①高度的心脏特异性。②心肌损伤后迅速升高，并持续较长时间。③检查方法简便迅速。④其应用价值已由临床所证实。冠心病是导致心肌缺血损伤最常见的病因。心肌损伤的意义及生物化学指标见表5-11。

表5-11　心肌损伤的意义及生物化学指标

意义	生物化学指标
最早出现	肌红蛋白、CK亚型、糖原磷酸化酶同工酶BB、心脏脂肪酸结合蛋白（FABP）
特异性高	cTnI、cTnT、CK-MB、CK亚型
广泛性诊断价值	cTnI、cTnT、乳酸脱氢酶、肌球蛋白轻链和重链
风险划分	cTnI、cTnT、CK-MB
再灌注标志	肌红蛋白、cTnI、cTnT、CK亚型
2～4天后再次梗死的标志	CK-MB

心肌损伤临床常用的指标如下。

1. 肌酸激酶（creatinekinase，CK）及同工酶测定　CK主要存在于胞质和线粒体中，以骨骼肌、心肌含量最多，其次是平滑肌和脑组织中，由两种不同亚基M和B组成二聚体，包括CK-MM、CK-MB和CK-BB 3种同工酶。正常血清中绝大部分为CK-MM，有极少量的CK-MB，CK-BB含量甚微。

【参考区间】速率法：CK男性50～310U/L，女性40～200U/L；CK-MB活性＜15U/L，CK-MBmass＜5μg/L。

【临床意义】

（1）CK总酶升高

1）急性心肌梗死（acute myocardial infarction，AMI）：发生AMI时，CK总酶活性在3～8

小时升高，24小时达高峰，3～4天后恢复至正常水平。AMI时CK升高一般为参考区间的数倍，为AMI早期诊断的较敏感指标。

2）心肌炎和肌肉疾病：心肌炎，以及各种肌肉疾病，如多发性肌炎、横纹肌溶解症、进行性肌营养不良等CK明显升高。

3）溶栓治疗：AMI溶栓治疗后出现再灌注可导致CK活性升高，使峰值时间提前。因此，CK水平有助于判断溶栓后的再灌注情况，但由于CK检测具有中度灵敏度，所以不能早期判断再灌注。如果溶栓后4小时内CK即达峰值，提示冠状动脉的再通能力达40%～60%。

4）手术：心脏手术或非心脏手术均可导致CK升高，其升高的程度与肌肉损伤的程度、手术范围、手术时间有密切关系。转复心律、心导管术及冠状动脉成形术等均可引起CK升高。

（2）CK-MB升高

1）AMI：AMI时CK-MB升高早于CK总酶，AMI发生2～8小时后CK-MB开始升高，血清CK-MB大幅度升高提示梗死面积大，预后差；若CK-MB保持高水平，表明心肌坏死仍在继续进行。

2）CK-MB/CK＞6%常提示为心肌损伤。CK-MB活性与质量相比，以后者更为准确。

2. **乳酸脱氢酶（lactate dehydrogenase，LDH）及同工酶测定**　　LDH主要存在于心肌、骨骼肌和肾脏，其次存在于肝、脾、胰、肺和肿瘤组织。红细胞内含量极为丰富，为健康人血清含量的280倍。LDH由两种不同的亚基（M、H）构成四聚体，形成5种同工酶，即LDH_1（H_4）、LDH_2（H_3M）、LDH_3（H_2M_2）、LDH_4（H_3M）和LDH_5（M_4）。LDH_1和LDH_2主要存在于心肌中，可占总酶的50%，也存在于红细胞内；LDH_3存在于肺和脾；LDH_4和LDH_5主要存在于肝脏，其次为横纹肌。

【参考区间】LDH总酶：120～250U/L；LDH同工酶比例：LDH_2＞LDH_1＞LDH_3＞LDH_4＞LDH_5。

【临床意义】

（1）血清LDH总酶活性测定：主要用于AMI的辅助诊断。

（2）血清LDH同工酶测定的意义：①通常在AMI后6小时，LDH_1开始升高，总LDH活性升高略为滞后。②当AMI患者的LDH_1/LDH_2倒置且伴有LDH_5升高时，提示患者心力衰竭并伴有肝淤血或肝衰竭。③LDH_1活性大于LDH_2也可出现在心肌炎、巨幼细胞贫血和溶血性贫血患者。④在肝实质病变，如病毒性肝炎、肝硬化或原发性肝癌时，可出现LDH_5＞LDH_4的情况。⑤骨骼肌疾病时，LDH_5＞LDH_4，各型肌萎缩早期LDH_5升高，晚期可出现LDH_1和LDH_2升高。⑥肺部疾病可有LDH_3升高，白血病时常有LDH_3和LDH_4的升高。

3. **心肌肌钙蛋白（cardiac troponin，cTn）检测**　　cTn是肌肉收缩的调节蛋白。由3种不同基因的亚基组成：肌钙蛋白T（cTnT）、肌钙蛋白I（cTnI）和肌钙蛋白C（cTnC）。对心肌收缩起重要的作用。当心肌损伤或坏死时，cTnT和cTnI即可释放入血液中而导致血清cTn浓度增高。因此，血清cTn浓度变化对诊断心肌缺血损伤的严重程度有重要价值。

【参考区间】cTnT＜0.1μg/L为正常，＞0.2μg/L为诊断临界值，＞0.5μg/L可诊断急性心肌梗死；cTnI＜0.2μg/L为正常，＞1.5μg/L为诊断临界值。

【临床意义】

（1）AMI时cTnT和cTnI明显升高。AMI 发病后3～8小时开始升高，且具有较宽的诊断窗：cTnT（5～14天），cTnI（4～10天）。

（2）不稳定型心绞痛患者血清cTnT和cTnI也可升高，提示小范围心肌梗死的可能。

（3）用于溶栓疗效的判断：溶栓治疗后90分钟cTn明显升高，提示再灌注成功。

（4）其他微小心肌损伤，如钝性心肌外伤、心肌挫伤、甲状腺功能减退患者的心肌损伤、药物的心肌毒性、严重脓毒血症和脓毒血症导致左心衰竭时cTn也可升高。

（5）疑为AMI的患者，建议入院时、入院6小时和12小时各测定一次cTn。

4. 肌红蛋白（myoglobin，Mb）测定　是一种氧结合蛋白，含有亚铁血红素，能结合和释放氧分子，有贮氧和输氧的功能。Mb主要在肾脏代谢和清除。正常人血清中含量甚微，当心肌或骨骼肌受损时，可从受损肌细胞中释放入血。

【参考区间】男性28～72μg/L；女性25～58μg/L。

【临床意义】

（1）因Mb的分子量小，可以很快从受损的细胞中释放出来，在AMI发病后1～3小时血中浓度迅速上升，4～12小时达峰值，18～30小时内可完全恢复到正常水平。若胸痛发作后6～12小时不升高，有助于排除AMI的诊断。因此，血清Mb是早期诊断AMI的标志物。

（2）骨骼肌损伤、肾功能不全时，Mb也升高。

（3）Mb是溶栓治疗中判断有无再灌注的较敏感而准确的指标。

5. 缺血修饰白蛋白（ischemia-modified albumin，IMA）　是反映心肌缺血改变的良好指标。当缺血发生后，由于血中自由基等因素破坏了清蛋白的氨基酸序列，而导致清蛋白与过渡金属的结合能力改变。

【参考区间】≤77.6U/ml。

【临床意义】作为一种新的心肌缺血标志物，具有高敏感度、高阴性预测值的特点，成为美国食品药品管理局（FDA）认可的第一个检测心肌缺血的生化标志物。

 知识拓展 ● ● ●

脂肪酸结合蛋白质

脂肪酸结合蛋白质是脂肪酸与清蛋白结合而成，存在于多种组织中，以心肌和骨骼肌中的含量最丰富。心脏脂肪酸结合蛋白质是一种特异性、大量存在于心肌细胞中的可溶性细胞质蛋白，其在心肌的含量比骨骼肌高10倍。在健康人血浆和尿液脂肪酸结合蛋白质浓度极低，当心肌缺氧时，特别是AMI发病后30分钟至3小时，脂肪酸结合蛋白质释放至细胞外，使血浆脂肪酸结合蛋白质开始升高，12～24小时内恢复正常，故脂肪酸结合蛋白质为AMI早期诊断指标之一。其灵敏度为78%，明显高于Mb和CK-MB。因此，脂肪酸结合蛋白对早期诊断AMI较Mb、CK-MB更有价值。骨骼肌损伤、肾衰竭患者血浆脂肪酸结合蛋白也可增高。

（二）心力衰竭的生物标志物检查

B型利尿钠肽（B-Type natriuretic Peptide，BNP）又称脑利尿钠肽，是调节体液、钠平衡和血压的重要激素，具有排钠、利尿、扩血管的作用。心室肌细胞为BNP主要储存和释放部位，当容积负荷增大，心室压力增高时心肌细胞合成B型利尿钠肽前体（proBNP）释放入血，于心肌细胞外生成具有利尿利钠等生理活性的BNP和非活性的N-末端BNP（NT-proBNP）。BNP与NT-proBNP是临床常用的、最稳定的心功能损伤标志物。

【参考区间】

（1）BNP＜50ng/L（＜65岁者）；BNP＜100ng/L（＞65岁者）。

（2）NT-proBNP＜125ng/L（＜65岁者）；NT-proBNP＜250ng/L（＞65岁者）。

【临床意义】

（1）心力衰竭诊断和分级指标：心力衰竭患者无论有无心力衰竭症状，BNP/NT-proBNP水平均明显升高，且升高幅度与心力衰竭严重程度成正比，可作为心力衰竭早期诊断的筛选指标，结合临床表现和BNP/NT-proBNP升高水平还可对心力衰竭严重程度进行分级。

（2）呼吸困难鉴别指标：心源性呼吸困难BNP水平升高，肺源性呼吸困难不升高。

三、肝脏疾病实验室检查

（一）血清酶学检查

肝脏是人体含酶最丰富的脏器。当肝细胞受损或坏死时，细胞内各种酶释放入血；某些由肝细胞合成的血浆酶活性可能下降，而某些酶的生成可能增加。根据血清中肝脏酶的种类及其活性的变化，可了解肝脏病变的性质和程度。由于某些酶并非肝细胞所特有，血清总酶活性检查的特异性低，而对同工酶测定的价值更大。

1. **血清转氨酶及同工酶测定**　用于检测肝细胞损伤的主要指标包括丙氨酸转氨酶（ALT）和天冬氨酸转氨酶（AST）。在多个器官中都能发现ALT，其含量从高到低依次为肝脏、肾脏、心脏及骨骼肌。肝细胞里，ALT主要位于细胞质，仅少量存在于线粒体中。另一方面，AST在心脏的含量最高，其次是肝脏、骨骼肌和肾脏。AST存在两种形式，一种位于细胞质的胞质型（c-AST），另一种位于线粒体的线粒体型（m-AST）。正常情况下，血清中主要是c-AST，m-AST的比例不超过10%。

【参考区间】连续监测法（37℃）。①试剂中不含磷酸吡哆醛时：ALT成年男性9～50U/L，女性7～40U/L；AST成年男性15～40U/L，女性13～35U/L。②试剂中含磷酸吡哆醛时：ALT成年男性9～60U/L，女性7～45U/L；AST成年男性15～45U/L，女性13～40U/L。

【临床意义】ALT和AST能敏感地反映肝细胞受损及其程度。

（1）急性肝炎：各种原因导致急性肝损伤时，血清ALT和AST均升高2倍以上。其中以ALT升高显著，血清ALT升高幅度与肝细胞损伤程度相关。急性重症肝炎时，ALT明显增高，随病情进展，因大量肝细胞坏死，致血中ALT下降，甚至回到正常范围内，与此同时胆红素却进行性升高，呈现"酶胆红素分离"现象，提示预后极差。

ALT的半衰期为（47±10）小时，AST的半衰期为（17±5）小时，急性肝炎恢复期AST先于ALT恢复正常。急性肝炎时，肝细胞轻度损害，线粒体未受破坏，血中ALT升高程度大于AST，AST/ALT比值降低，且血清中AST大部分为c-AST，如肝细胞损害严重，线粒体受到破坏时，血清m-AST才升高，所以m-AST升高是肝细胞坏死的指征。

（2）慢性肝炎和脂肪肝：慢性迁延性肝炎患者ALT、AST轻至中度升高，慢性活动性肝炎时，ALT多数升高至参考范围3～5倍以上，且长期维持在较高水平。脂肪肝时ALT可持续轻度升高并伴有高脂血症。

（3）肝硬化：肝硬化代偿期ALT可轻度增高或正常，失代偿期ALT可持续升高。肝硬化病变累及线粒体时，多数AST升高程度超过ALT。

（4）原发性肝细胞癌：ALT与AST可正常或轻、中度升高。

（5）胆道疾病：各种原因引起胆道梗阻时，血清ALT与AST可中度升高，梗阻缓解后1～2周即可恢复正常。

（6）其他疾病：急性心肌梗死、急性肾盂肾炎、传染性单核细胞增多症、细菌性或阿米巴性肝脓肿、手术等均可导致血清ALT与AST增高。某些化学药物如异烟肼、氯丙嗪、利福平、环磷酰胺和某些抗生素等也可引起血清ALT增高，所以ALT单项增高，需结合临床综合分析。

2. 血清碱性磷酸酶及其同工酶测定

 知识拓展

碱性磷酸酶及其同工酶

碱性磷酸酶（alkaline phosphatase，ALP）是一组催化有机磷酸酯水解的酶，包括6种同工酶：ALP1是细胞膜组分和ALP2的复合物；ALP2来自肝脏；ALP3来自骨骼；ALP4来自妊娠期胎盘；ALP5来自小肠；ALP6是IgG与ALP2的复合物。ALP在碱性环境中能水解磷酸酯产生磷酸。ALP主要分布在肝脏、骨骼、肾、小肠及胎盘中，血清中ALP以游离的形式存在，极少量与脂蛋白、免疫球蛋白形成复合物，由于血清中大部分ALP来源于肝脏与骨骼，少部分来自小肠和妊娠期胎盘组织，极少量来自肾脏，因此常作为肝脏疾病的检查指标之一，胆道疾病时可能由于ALP产生过多而排泄减少，引起血清中ALP升高。

【参考区间】成年男性45～125U/L；女性35～100U/L（20～49岁），50～135U/L（50～79岁）。

【临床意义】

（1）ALP生理性增高：新生儿、儿童、青少年于骨骼生长期ALP比成人高，1～5岁有一个高峰，为成人的2～4倍；10～18岁再有一个高峰，为成人的4～5倍；妊娠3个月时胎盘即可产生ALP，9个月达高峰，分娩后1个月左右即恢复正常；绝经期后妇女血清ALP水平有所上升。

（2）ALP病理性增高：①肝胆系统疾病血中ALP浓度呈明显持续性升高，如胰头癌或胆道结石等引起的胆管阻塞、原发性胆汁性肝硬化、肝内胆汁淤积等，梗阻消除后恢复正常。

肝炎或肝硬化时，ALP可轻度增高。②骨骼系统病变，成骨细胞增生和功能旺盛，产生过多的ALP，血清ALP可有程度不同的升高，如成骨细胞瘤、骨折恢复期、佝偻病和转移性骨肿瘤等。③ALP_1升高可见于肝外胆管梗阻，转移性肝癌、肝脓肿等可伴有ALP_2的升高；肝内胆管梗阻所致胆汁淤积，如原发性肝癌及急性黄疸型肝炎患者则以ALP_2的增高为主，ALP_1相对减少。

3. **血清γ-谷氨酰转移酶（γ-glutamyl transferase，GGT）** 是参与氨基酸代谢γ-谷氨酰基循环的重要的酶，该酶在体内分布较广，血清中的GGT主要来自肝脏，少量来自肾脏和胰腺。GGT属于膜结合性糖蛋白酶类，当肝内合成亢进或胆汁排出受阻时，血清中GGT增高。

【参考区间】成年男性11～50U/L；成年女性7～32U/L。

【临床意义】

（1）胆道阻塞性疾病：由于各种原因引起肝内、外梗阻，GGT排泄受阻反流入血，血中GGT可明显升高。肝癌时，癌细胞合成GGT增多、肿瘤组织或周围炎症刺激、肿瘤压迫引起的局部胆道梗阻以及胆汁排泄受阻致使酶逆流入血，均可使血中GGT明显增高。GGT是反映肝内占位性病变、胆汁淤积及胆道梗阻敏感的酶学指标之一。

（2）急性、慢性酒精性肝炎：乙醇能诱导微粒体生物转化系统，血清GGT可明显升高，检查血清GGT活性是反映酒精性肝损伤和观察戒酒的良好指标。

（3）急性、慢性病毒性肝炎及肝硬化：急性肝炎时，GGT呈中度升高，慢性肝炎、肝硬化非活动期，GGT可正常，若GGT持续升高，提示病情活动或病情恶化。

（4）其他：系统性红斑狼疮、脂肪肝、胰腺炎等GGT可轻度升高。某些药物，如抗癫痫药、苯妥英钠、三环类抗抑郁药、对乙酰氨基酚或其他能诱导肝微粒体生物转化系统的药物均可导致GGT升高，停药后血中GGT水平降至正常。

4. **胆碱酯酶（cholinesterase，ChE）** 包括分布于红细胞和脑灰质中的乙酰胆碱酯酶（AChE，又称真胆碱酯酶）和分布于肝、脑白质和血清中的丁酰胆碱酯酶（SChE，又称假胆碱酯酶）。两种ChE均可催化酰基胆碱水解，有机磷对它们有强烈的抑制作用。

【参考区间】成人血清ChE 5000～12 000U/L。ChE参考区间较大，但个体参考区间相对比较恒定。

【临床意义】血清ChE是反映肝脏合成功能的重要指标。临床主要用于肝实质损害和有机磷杀虫剂中毒诊断，也作为有机磷杀虫剂接触的监测指标。

（1）ChE升高：①肾脏疾病（排泄障碍或合成亢进）。②脂肪肝（营养过低性或酒精性）。③肥胖、甲亢、遗传性高ChE血症等。

（2）ChE降低：①肝实质损害时（ChE合成降低）。②有机磷中毒（酶活性受抑制）。③恶性肿瘤、严重的营养不良、恶性贫血和某些药物作用等。

（二）血清蛋白质检查

肝脏是机体蛋白质代谢的主要器官，肝脏合成的蛋白质约占体内每天合成蛋白质总量的40%以上。肝脏病变时合成蛋白质的功能减低，主要表现为清蛋白减少、球蛋白增高、纤维蛋白原减少等。测定血清蛋白的含量及各种蛋白质的比例有助于了解肝脏合成蛋白质的功能状况，对肝脏疾病的诊断和预后判断有重要意义。

1. **血清总蛋白、清蛋白、球蛋白和清蛋白/球蛋白比值检查**　血清总蛋白（total protein，TP）是血清蛋白（albumin，A）和球蛋白（gobuin，G）的总和。清蛋白由肝实质细胞合成，在血浆中的半衰期约为20天，约占血浆总蛋白的60%，是血浆中重要的运输蛋白。清蛋白具有维持血浆胶体渗透压和缓冲血液酸碱的能力。

【参考区间】TP 65 ～ 85g/L；A 40 ～ 55g/L；G 20 ～ 40g/L；A/G（1.5 ～ 2.5）:1。

【临床意义】

（1）急性肝脏损伤：早期血清蛋白可正常或轻度下降、球蛋白可轻度升高、TP 和 A/G 均可正常。急性、亚急性重症肝炎早期血清 TP 多明显下降，γ-球蛋白增加；晚期发生肝坏死，TP 明显下降。

（2）慢性肝病：如慢性肝炎、肝硬化及肝癌时，常见清蛋白减少和γ-球蛋白增加，A/G 比值下降。随病情加重出现 A/G 比值倒置，提示肝功能严重损害。清蛋白持续下降者多预后不良；治疗后清蛋白上升，表明治疗有效。清蛋白减少到30g/L以下，易发生腹水。

（3）肝外疾病：血清总蛋白或血清蛋白减少可见于蛋白质丢失过多，如肾病综合征、大面积烧伤等；蛋白质分解过盛，如恶性肿瘤、甲状腺功能亢进等；蛋白质摄入不足，如慢性营养障碍等。球蛋白增加可见于系统性红斑狼疮、多发性骨髓瘤、黑热病和血吸虫病等。

2. **血清蛋白电泳**　蛋白质在碱性条件下带不同量的负电荷，在电场中由阴极向阳极泳动。由于蛋白质等电点的差异，电泳后由正极到负极可分为清蛋白、α_1球蛋白、α_2球蛋白、β球蛋白和γ球蛋白5个区带，血清蛋白电泳是初步了解血清蛋白中主要组分的一种技术方法。

【参考区间】醋酸纤维膜法：清蛋白62% ～ 71%；α_1球蛋白3% ～ 4%；α_2球蛋白6% ～ 10%；β球蛋白7% ～ 11%；γ球蛋白9% ～ 18%。

【临床意义】

（1）肝炎：急性肝炎严重时，清蛋白、α 及 β 球蛋白减少，γ球蛋白增高。γ球蛋白增高的程度与肝炎的严重程度成正比。

（2）肝硬化：清蛋白中度或高度减少，α_1球蛋白、α_2球蛋白和β球蛋白也有降低倾向，γ球蛋白明显增加，并可出现β-γ桥，即电泳图谱上从β区到γ区带连成一片难以分开。

（3）肝癌：α_1球蛋白、α_2球蛋白明显增高，有时可见在清蛋白和α_1球蛋白的区带之间出现一条甲胎蛋白区带，具有诊断意义。

（4）肝外疾病：①肾病综合征者因大量蛋白尿而使血清中清蛋白水平明显下降，α_2及β球蛋白升高。②多发性骨髓瘤、巨球蛋白血症、良性单克隆免疫球蛋白增生症者血清蛋白电泳图谱β至γ区带处出现一特殊单克隆区带，称为M蛋白。③系统性红斑狼疮、风湿性关节炎等可有不同程度的清蛋白下降及γ球蛋白升高。

3. **血清前清蛋白（prealbumin，PAB）测定**　PAB是肝细胞合成的小分子蛋白质，电泳位置在清蛋白之前，半衰期仅1.9天，测定其在血清中的浓度可灵敏地反映肝脏合成和分泌蛋白质的功能状况。

【参考区间】成人（透射浊度法）为280 ～ 360mg/L，儿童约为成人水平的一半，青春期急剧增加达成人水平。

【临床意义】PAB血清浓度明显受肝功能改变和营养状况的影响。由于其半衰期短，比清蛋白更能反映早期肝细胞损害。

（1）PAB升高：霍奇金淋巴瘤。

（2）PAB降低：①营养不良、慢性感染、恶性肿瘤晚期。②肝胆系统疾病（肝炎、肝硬化、肝癌及阻塞性黄疸），尤其早期肝炎和急性重症肝炎时有特殊诊断价值（其减低早于其他血清成分）。

（三）胆红素代谢检查

胆红素主要来自衰老红细胞的血红蛋白代谢，少量来自肌蛋白、游离血红素等。血液中的胆红素在进入肝细胞前为非结合胆红素（Unconjugated Bilirubin，UCB），又称间接胆红素。UCB被肝细胞摄取并与葡糖醛酸结合后，形成结合胆红素（conjugated Bilirubin，CB），又称直接胆红素。结合胆红素随胆汁排入肠道，被肠道细菌还原成尿胆原，大部分随粪便排出，少部分进入门静脉，其中大部分又被肝细胞摄取，即进入胆色素的"肠肝循环"，小部分自门静脉入体循环，经肾脏随尿排出。血清总胆红素（serum Total bilirubin，STB）是UCB和CB的总和。胆红素生成过多或肝细胞对胆红素的摄取、结合与排泄障碍，可使血液中胆红素浓度增加，出现高胆红素血症或黄疸。检查STB、CB及UCB浓度，对了解肝功能、鉴别黄疸类型以及病情判断有重要意义。

1. 血清胆红素测定

【参考区间】成人：STB 3.4 ～ 17.1μmol/L，CB 0 ～ 3.4μmol/L；UCB 1.7 ～ 10.2μmol/L；CB/STB 0.2 ～ 0.4。

【临床意义】血清胆红素测定主要用于黄疸的诊断及其类型的鉴别。

（1）判断有无黄疸及其程度：隐性黄疸STB为17.1 ～ 34.2μmol/L；轻度黄疸STB为34.2 ～ 171μmol/L；中度黄疸STB为171 ～ 342μmol/L；重度黄疸STB ＞ 342μmol/L。

（2）推断黄疸的原因：溶血性黄疸多为轻度黄疸，肝细胞性黄疸多为轻、中度黄疸，不完全梗阻的胆汁淤积性黄疸常为中度黄疸，完全阻塞性者多为重度黄疸。

（3）判断黄疸的类型：溶血性黄疸以UCB增高为主，CB/STB ＜ 0.2；胆汁淤积性黄疸以CB增高为主，CB/STB ＞ 0.5；肝细胞性黄疸CB与UCB均增加，CB/STB比值介于0.2 ～ 0.5之间。

2. 尿内胆红素与尿胆原检查　　见本章第三节尿液检查相关内容。

（四）血清总胆汁酸代谢检查

胆汁酸（bile acid，BA）在肝脏中由胆固醇合成，随胆汁分泌入肠道，经肠道细菌分解后由小肠重吸收，经门静脉入肝，被肝细胞摄取，少量进入血液循环；总胆汁酸（Total bile acid，TBA）主要成分有胆酸（CA）和鹅脱氧胆酸（CDCA）。TBA在脂肪的吸收、转运、分泌和调节胆固醇代谢方面起重要作用。血清TBA测定能反映肝细胞合成、摄取及分泌功能，是较其他指标更敏感的肝功能检查指标。又因肠道、胆道和门脉系统疾病时也可引起胆汁酸代谢紊乱，TBA测定也可用于检查肠道、胆道和门脉系统病变。

【参考区间】TBA（酶法）：0 ～ 10μmol/L；CA/CDCA 0.5 ～ 1.0。

【临床意义】

（1）TBA升高：①肝脏疾病，如急性肝炎、慢性活动性肝炎、肝硬化和肝癌等时TBA

显著升高。②胆道阻塞性疾病，如胆石症、胆道肿瘤等肝内、肝外胆管阻塞。③门脉分流、肠道疾病、胆结石等TBA也增高。

（2）CA/CDCA：有助于判断肝损害类型。肝胆疾病肝细胞损害为主者，CA/CDCA常＜1.0；以胆汁淤积为主者，CA/CDCA常＞1.0。

（五）肝脏纤维化检查

1. 单胺氧化酶（monoamine oxidase，MAO）测定　是一组作用于单胺类化合物，在有氧条件下催化其氧化脱氨反应的酶。体内MAO以肝脏、肾脏和脑组织中含量较多，主要存在于线粒体中。MAO能促进结缔组织的成熟，因此测定MAO能反映肝纤维化的程度。

【参考区间】0 ～ 3U/ml（速率法，37℃）。

【临床意义】①肝硬化早期MAO增高不明显，重症肝硬化及肝硬化伴肝癌时，MAO活性明显升高。临床将MAO用于肝硬化的辅助诊断，其升高程度与肝纤维化程度成正比。②急性重型肝炎时MAO升高，中、重度慢性肝炎近半数MAO升高。③甲状腺功能亢进、糖尿病、肢端肥大症、结缔组织病、慢性充血性心力衰竭时，MAO也可升高。

2. 其他　①Ⅳ型胶原检查：Ⅳ型胶原在慢性肝炎、肝硬化、原发性肝细胞肝癌时，血清Ⅳ型胶原的浓度依次增加，是目前临床主要用于观察肝硬化的指标；Ⅲ型前胶原氨基末端肽（P-Ⅲ-P）测定，常被用作肝脏纤维化的检测指标。

（六）血氨测定

严重肝病引起的中枢神经系统综合征，称为肝性脑病。肝性脑病有80% ～ 90%的患者存在血氨浓度升高的现象。

【参考区间】18 ～ 72μmol/L。

【临床意义】

（1）生理性升高：见于剧烈运动、进食高蛋白质。

（2）病理性升高：见于肝性脑病、尿毒症、重症肝病等。

（3）降低：见于低蛋白饮食、贫血。

四、肾脏疾病实验室检查

肾脏是人体重要的生命器官，其主要功能是生成尿液，以维持体内水、电解质、蛋白质和酸碱等代谢平衡，维持机体内环境稳定。肾脏疾病常用的实验室检查有肾功能检测（肾小球滤过功能，肾小管重吸收、排泌和酸化等功能）、尿液检测。

（一）肾小球滤过功能检查

肾小球滤过率（glomerular filtration rate，GFR），即单位时间内（分钟）经肾小球滤过的血浆液体量。为测定GFR，临床上设计了各种物质的肾血浆清除率试验。

1. 血清肌酐（serum creatinine，Scr）测定　肌酐是肌酸代谢的终产物。在控制外源性肌酐、未进行剧烈运动的情况下，血清肌酐浓度主要取决于肾小球滤过率。肾功能受损时，血清肌酐可上升。

【参考区间】成人：男性53 ～ 106μmol/L；女性44 ～ 97μmol/L。

【临床意义】肾脏的储备能力很大，当GFR降低到正常的50％时，Scr仍可正常，降至正常水平1/3时，Scr明显上升，且上升曲线斜率会陡然变大，所以Scr增高提示肾脏病变较重，常作为氮质血症、肾衰竭等病情观察和疗效判断的有效指标。

2. 内生肌酐清除率（endogenous creatinine clearance rate，Ccr）测定　指肾脏在单位时间内把若干毫升血液中的内生肌酐全部清除出去。在严格控制外源性肌酐的情况下，内源性肌酐为血肌酐唯一来源，每日生成量比较稳定。告知患者避免剧烈运动，停用利尿药及充分饮水后，收集24小时或4小时尿液，混匀计量，测定尿肌酐浓度，其间采血测定血肌酐浓度。

【参考区间】成人Ccr为80 ～ 120ml/（min·1.73m²）。40岁后随年龄增长，Ccr逐年下降，70岁时约为青壮年的60％，血肌酐水平无相应增高。

【临床意义】

（1）判断肾小球滤过功能损害的敏感指标：急性肾小球肾炎时，当血清肌酐和尿素两项指标尚在正常范围时，Ccr即可降低。

（2）评估肾小球滤过功能损害程度：慢性肾衰竭患者Ccr 51 ～ 70ml/min 为轻度肾功能损害；Ccr 50 ～ 31ml/min 为中度肾功能损害；Ccr＜30ml/min 为重度肾功能损伤；Ccr＜20ml/min 为肾衰竭；Ccr＜10ml/min 为终末期肾衰竭。

（3）指导临床治疗和用药：当Ccr＜40ml/min时，应限制患者蛋白质的摄入，Ccr＜30ml/min时，使用噻嗪类利尿药常无效，Ccr＜10ml/min时，可作为血液透析治疗的指征，此时患者对呋塞米等利尿药的疗效明显减低。肾衰竭时对经肾小球排泄的药物的排除能力减低，应根据Ccr减低的程度调节用药剂量和用药间隔。

（4）监测肾移植术后排异反应：若移植物存活，Ccr会逐步回升，否则提示失败。Ccr一度上升后又下降，提示发生排斥反应。

 知识拓展

肌酐的来源

人体的肌酐来源有两种，一种是进食鱼、肉等食物后吸收的外源肌酐；另一种是人体肌酸代谢产生的内源性肌酐。肌酐大部分由肾脏排出，且不被肾小管重吸收，完全由尿排出。由于内源性肌酐较恒定，所以在控制饮食和肌肉活动相对稳定的前提下，测定内生肌酐清除率（Ccr）能可靠地反映肾小球的滤过功能，是临床最常用的方法。

3. 血尿素氮（blood urea nitrogen，BUN）测定　尿素是蛋白质代谢的终末产物，主要经肾小球滤过后随尿排出。当肾功能受损时，GFR降低，血中尿素浓度升高。高蛋白饮食，应用解热镇痛药、头孢类或氨基糖苷类抗生素等可影响检查结果。

【参考区间】尿素酶法。成人3.2 ～ 7.1mmol/L；儿童1.8 ～ 6.5mmol/L。

【临床意义】主要是血清尿素升高有临床意义。

（1）肾小球滤过功能损害：血尿素氮只有在 GFR 下降至 50% 以下时才开始增高，因此血尿素氮检测不能反映早期肾小球滤过功能损害的指标。

（2）蛋白质分解或摄入过多：如上消化道出血、甲状腺功能亢进、大面积烧伤、高热、应用大剂量肾上腺糖皮质激素及摄入大量蛋白性食物等。此时，血清肌酐及其他肾实质损害的指标可正常。

（3）肾前性肾衰竭：如严重脱水、大量腹水、心力衰竭、肝脏综合征等导致血容量不足，肾血流量减少引起少尿，尿素排出减少，血中浓度上升，但血清肌酐升高不明显。

4. 血清胱抑素 C 测定　　胱抑素 C 是半胱氨酸蛋白酶抑制剂 C（Cystatin C，cys C）的简称，可自由通过肾小球，原尿中胱抑素 C 全部被肾小管重吸收，在肾小管上皮细胞内分解，并且不回到血液中。因此，测定 cys C 的水平是反映肾小球滤过功能的可靠指标。

【参考区间】成人 0.6 ～ 2.5mg/L。

【临床意义】同血尿素氮、肌酐和内生肌酐清除率。与血肌酐、血尿素氮相比，胱抑素 C 在判断肾小球滤过功能的早期损害方面，以血清胱抑素 C 水平更为灵敏。

5. 微量蛋白尿（Microalbuminuria，MA）测定　　生理状况下，清蛋白几乎不能滤过肾小球，即使少量滤入原尿，也可被肾小管重吸收。当肾小球受损，清蛋白在尿中的漏出量增加，即使早期轻微受损，也会出现微量清蛋白尿。测定尿液中的清蛋白可反映肾小球受损的情况。

【标本采集】定时留尿计算每分钟尿蛋白排泄率（Vrinary albumin excretion rate，VAER），24 小时尿标本计算尿蛋白的总排泄量。剧烈运动后尿中可出现清蛋白，故标本采集应以清晨、安静状态下为宜。

【参考区间】定时留尿：AER ＜ 20μg/min，＜ 30mg/24h。

【临床意义】尿液出现微量清蛋白主要见于糖尿病肾病、高血压肾病、狼疮性肾病等肾小球微血管病变早期。泌尿系统感染、心力衰竭、隐匿性肾炎等也可出现微量清蛋白尿。

6. 尿转铁蛋白测定　　转铁蛋白（transferrin，Tf）主要在肝内合成，为转运 Fe^{3+} 的主要蛋白，是一项反映肾小球滤过膜损伤的灵敏指标。

【参考区间】散射浊度法：＜ 2.0mg/L。

【临床意义】肾小球损伤时尿中 Tf 排出增加，对早期发现糖尿病肾病的变化更为敏感。但由于尿中 Tf 浓度比清蛋白低很多，检测值离散度较大，在 pH ≤ 4 的酸性尿中易降解，所以对糖尿病肾病的早期诊断和监测目前依然首选 MA。

（二）近端肾小管功能检查

1. α_1 微球蛋白（α_1-microglobulin，α_1-MG）测定　　α_1-MG 为肝细胞和淋巴红细胞产生的一种糖蛋白。游离的 α_1-MG 可自由透过肾小球，但原尿中 α_1-MG 约 99% 被近曲小管上皮细胞重吸收并分解，仅微量自尿中排泄。由于 α_1-MG 尿中的浓度远高于其他低分子量蛋白组分，目前已成为检测尿中低分子量蛋白质的首选指标，正逐渐取代长期沿用的尿 β_2-微球蛋白测定。

【参考区间】成人：血清游离 α_1-MG 为 10 ～ 30mg/L；尿液 α_1-MG ＜ 15mg/24h。

【临床意义】尿 α_1-MG 增高提示近端肾小管功能受损；血清 α_1-MG 增高提示肾小球滤过率降低；尿 α_1-MG 和血清 α_1-MG 都增高提示肾小球滤过功能和肾小管重吸收功能均受损。

2. β_2 微球蛋白（β_2-microglobulin，β_2-MG）测定　β_2-MG 是除成熟红细胞和胎盘滋养层细胞外几乎所有有核细胞都能产生的小分子量蛋白。正常人体每日生成 β_2-MG 100 ～ 200mg，其血中浓度相当稳定（约为 2mg/L）。β_2-MG 可自由滤过肾小球，但绝大部分（99.9%）在近端肾小管被重吸收并降解，仅有微量随尿液排出。因此，测定尿 β_2-MG 和血清游离 β_2-MG 含量可用于监测肾小管重吸收和肾小球滤过功能。

【参考区间】成人：尿 β_2-MG ＜ 0.3mg/L，血清 β_2-MG 1 ～ 2mg/L。

【临床意义】

（1）尿 β_2-MG 升高：提示近曲小管受损，可见于肾小管-间质性疾病、药物或毒物所致早期肾小管损伤，以及肾移植后早期急性排斥反应，可用于上述疾病的监测和预后判断。

（2）血 β_2-MG 升高：提示肾小球滤过功能受损，且比 Cr 更灵敏。但肺癌、肝癌、鼻咽癌、白血病等恶性肿瘤时，由于 β_2-MG 合成增加，可见血 β_2-MG 升高；若生成过多，超过肾小管重吸收阈值，可见尿 β_2-MG 升高。

（3）肾移植术后监测：肾移植成功后血和尿的 β_2-MG 会很快下降；但当发生排斥反应时，血 β_2-MG 常升高，应用抗 β_2-MG 免疫抑制剂后尿 β_2-MG 仍升高提示排斥反应未能有效控制。

3. 视黄醇结合蛋白（Retinol-binding protein，RBP）测定　尿中 RBP 测定是诊断早期肾功能损伤和疗效判定的敏感指标。RBP 是主要由肝细胞合成的一种低分子量的亲脂载体蛋白，广泛存在于人体血液、尿液及其他体液中。游离的 RBP 由肾小球滤出，大部分由近端小管上皮细胞重吸收，并被分解成氨基酸供体内合成利用，仅有少量从尿中排泄。当肾脏疾病或感染等导致肾小管重吸收功能障碍时，尿中 RBP 浓度升高，血清 RBP 浓度下降。

【参考区间】血清 RBP 45mg/L，尿 RBP（0.11±0.07）mg/L，男性高于女性，成人高于儿童。

【临床意义】RBP 具有较高的特异性，其灵敏度、特异性与 β_2-MG 相近，但不受 pH、温度的影响，比 β_2-MG 更实用、更可靠。

（1）尿 RBP 升高：可见于早期肾小管损伤、急性肾衰竭。

（2）血清 RRP 升高：常见于肾小球滤过功能减退、肾衰竭。

（三）远端肾小管功能检查

1. 尿浓缩稀释试验　正常尿生成过程中，远端肾小管对原尿有稀释功能，而集合管则具有浓缩功能。检测尿比密可间接了解肾脏的稀释-浓缩功能。

【标本采集】

（1）昼夜尿比密试验：又称莫氏试验。受试日正常饮食，少饮水，晨 8 时排尿弃去，每 2 小时留尿 1 次，白天 6 次，晚上 8 时至次日晨 8 时 1 次共 7 个标本，分别测定尿量和尿比密。排尿间隔时间准确，尿须排尽。

（2）3 小时尿比密试验：又称齐氏试验。受试日正常饮食与活动，晨 8 时排尿弃去后，每 3 小时留尿 1 次至次晨 8 时，分装 8 个容器，分别测定尿量和尿比密。标本采集过程中，注意排尿间隔时间准确，尿须排尽。

【参考区间】成人尿量1000～2000ml/24h，昼夜尿比密：夜尿量＜750ml；昼尿量：夜尿量为（3～4）：1，至少1次尿比密＞1.020，最高与最低比密之差≥0.009。3小时尿比密：昼尿量：夜尿量为（3～4）：1，至少一次尿比密＞1.025，另一次尿比密＜1.003。

【临床意义】

（1）夜尿增多、尿比密异常：见于间质性肾炎、慢性肾小球肾炎、高血压肾病和痛风性肾病早期损害肾小管时。夜尿＞750ml或昼/夜尿量比值降低，尿比密值及变化率正常，为肾浓缩功能减退的早期改变；若同时出现尿比密无1次＞1.018，或昼尿比密差值＜0.009，提示上述疾病所致肾脏浓缩-稀释功能严重受损；尿比密固定在1.010～1.012，则提示肾脏浓缩-稀释功能完全丧失。

（2）尿量超过4L/24h，尿比密均低于1.006，见于尿崩症。

2. 尿渗透压（urine osmolality，Uosm）测定　指尿内全部溶质的微粒总数，单位为mOsm/（kg·H_2O）。尿渗透压和尿比密均反应尿中溶质的含量，但尿蛋白、葡萄糖等对尿比密的影响较尿渗透压大。因此，在判断肾浓缩-稀释功能上，测定尿渗透压较尿比密更有意义。

【标本采集】

（1）禁饮尿渗透压测定：用于尿量基本正常的患者。晚饭后禁饮8小时，清晨1次性送尿液检查，同时空腹采集静脉血测血浆渗透压。

（2）随机尿尿渗透压测定：常用于尿量减少患者，同时空腹采集静脉血测血浆渗量。

【参考区间】Uosm：600～1000mOsm/（kg·H_2O），平均800mOsm/（kg·H_2O），24小时波动范围：50～1200mOsm/（kg·H_2O）。血浆渗透压（Posm）：275～305mOsm/（kg·H_2O），平均300mOsm/（kg·H_2O）。尿渗透压/血浆渗透压（Uosm/Posm）＝（3～4.5）：1。

【临床意义】

（1）判断肾浓缩功能：Uosm及Uosm/Posm正常，表明肾浓缩功能正常。Uosm及Uosm/Posm降低，提示肾浓缩功能受损。若Uosm/Posm等于或接近1，称为等渗尿。提示肾脏浓缩功能接近完全丧失，见于慢性肾小球肾炎、多囊肾及慢性肾盂肾炎晚期。Uosm＜200mOsm/（kg·H_2O），或Uosm/Posm＜1，称为低渗尿。提示肾浓缩功能丧失而稀释功能仍然存在，见于尿崩症。

（2）鉴别肾前性和肾性少尿：肾前性少尿肾小管浓缩功能完好，Uosm较高，常＞500mOsm/（kg·H_2O）；肾性少尿者Uosm较低，常＜350mOsm/（kg·H_2O）。

五、葡萄糖及其代谢物实验室检查

（一）空腹血糖测定

空腹血糖（fasting plasma glucose，FPG）指在隔夜空腹（至少8～10小时未进任何食物，饮水除外）后，早餐前采集的血标本所测定的血糖值。也可在任何时间采血测定血糖，此时称为随机血糖（random plasma glucose，RPG）。

【标本采集】以空腹血浆葡萄糖检测较为方便，结果也最可靠。可采集静脉血或毛细血管血。采血前停用胰岛素和降血糖药物，避免精神紧张和剧烈运动等。标本采集过程中防止标本溶血，采集后尽快送检。

【参考区间】 成人：FPG空腹血浆（血清）3.9 ~ 6.1mmol/L。

【临床意义】

（1）空腹血糖升高：空腹血糖升高而又未达到诊断糖尿病标准时，称为空腹血糖过高；空腹血糖升高超过7.0mmol/L时，称为高血糖症。根据FPG水平将高血糖症分为3度：①轻度升高，血糖7.0 ~ 8.4mmol/L。②中度升高，血糖8.4 ~ 10.1mmol/L。③重度升高，血糖 > 10.1mmol/L。当空腹血糖水平超过9.0mmol/L（肾糖阈）值时，则出现尿糖阳性。

1）生理性升高：摄入高糖饮食、剧烈运动或情绪激动等。

2）病理性升高：①各型糖尿病。②内分泌疾病，如甲状腺功能亢进症、巨人症、肢端肥大症、皮质醇增多症、嗜铬细胞瘤和胰高血糖素瘤等。③应激性高血糖，如颅内压增高、颅脑损伤、中枢神经系统感染、心肌梗死、大面积烧伤、急性脑血管病等。④药物影响，如噻嗪类利尿剂、口服避孕药、肾上腺糖皮质激素等。⑤肝脏或胰腺疾病，如严重的肝病、坏死性胰腺炎、胰腺癌等。⑥高热、呕吐、腹泻、脱水、麻醉和缺氧等。

（2）空腹血糖降低：空腹血糖低于3.9mmol/L时称为空腹血糖降低；空腹血糖低于2.8mmol/L时称为低血糖症。

1）生理性降低：饥饿、长期剧烈运动和妊娠期。

2）病理性降低：①胰岛素用量过大、口服降糖药、胰岛B细胞增生或肿瘤等。②对抗胰岛素的激素分泌不足，如肾上腺皮质激素、生长激素缺乏。③急性重型肝炎、急性肝炎、肝癌、肝淤血等肝糖原储存缺乏性疾病。④急性酒精中毒。⑤先天性糖原代谢酶缺乏。⑥消耗性疾病，如严重营养不良、恶病质等。

（二）口服葡萄糖耐量试验

口服葡萄糖耐量试验（oral glucose tolerance test，OGTT）主要用于诊断糖尿病症状不明显或血糖升高不明显的可疑糖尿病。

【标本采集】 血气分析，通常涉及测定血液中的氧气（O_2）和二氧化碳（CO_2）。进行此分析前，受试者需连续3天摄入富含碳水化合物的食物，确保每日糖分摄入超过200g。在测试当天早晨空腹状态下采集血液样本，随后服用75g葡萄糖溶于300ml水中，并在5分钟内喝完。接着，在30分钟、1小时、2小时和3小时后分别采集一次静脉血和尿样，用于血糖和尿糖的测定。测试期间，受试者需保持坐姿，且禁止吸烟、饮用茶或咖啡。

【参考区间】 健康成人OGTT：FPG 3.9 ~ 6.1mmol/L；服糖后0.5 ~ 1.0小时血糖升高达峰值，一般在7.8 ~ 9.0mmol/L，峰值 < 11.1mmol/L；服糖后2小时血糖 ≤ 7.8mmol/L；服糖后3小时血糖基本恢复至空腹血糖水平。各检测时间点尿糖均为阴性。

【临床意义】

（1）诊断糖尿病：①有糖尿病症状，空腹血糖 > 7.0mmol/L。②OGTT 2小时血糖 > 11.1mmol/L。③有糖尿病症状，随机血糖 > 11.1mmol/L，且伴有尿糖阳性者。有上述情况任意一项，即可诊断为糖尿病。

（2）糖耐量降低：指空腹血糖＜7.0mmol/L，服糖后2小时血糖为7.8～11.1mmol/L，且血糖达到高峰的时间可延至1小时以后，血糖恢复正常的时间延至2～3小时以后，同时伴有尿糖阳性。多见于2型糖尿病、肥胖症、甲状腺功能亢进症、肢端肥大症及皮质醇增多症等。

（3）葡萄糖耐量曲线低平：指服糖后血糖水平增高不明显，2小时血糖仍处于低水平。见于胰岛B细胞瘤、腺垂体功能减退症、肾上腺皮质功能减退症等。

（4）鉴别低血糖：①功能性低血糖，表现为空腹血糖正常，服糖后血糖高峰时间及峰值在正常范围内，但服糖后2～3小时出现低血糖，见于特发性餐后低血糖等。②病理性低血糖，表现为空腹血糖低于正常，服糖后血糖峰值提前并超过正常水平，2小时血糖仍不能降至正常水平，尿糖阳性。见于暴发性病毒性肝炎、中毒性肝炎、肝肿瘤等肝脏疾病。

（三）糖化血红蛋白测定

糖化血红蛋白（Glycosylated hemoglobin，GHb）是红细胞生存期间血红蛋白A与血液中糖相结合的产物。GHb又分为HbAla、HbA1b、HbAlc，其中HbAlc为血红蛋白与葡萄糖结合的产物，通常临床上测定的是HbA1c。

【参考区间】HbAlc 4%～6%；HbAl 5%～8%。

【临床意义】

（1）作为糖尿病诊断和长期监控的指标：血红蛋白糖基化速度主要取决于血糖浓度及血糖与Hb接触的时间，可以反映检查前2～3个月平均血糖水平，是监测糖尿病患者血糖控制情况的指标之一。

（2）鉴别糖尿病性高血糖及应激性高血糖：糖尿病性高血糖GHb水平多增高，应激性高血糖正常。

（四）糖化清蛋白测定

糖化清蛋白（Glycated albumin，GA）是人体的葡萄糖与清蛋白发生非酶促反应的产物，因清蛋白的半衰期为17～19天，因此，GA可反映糖尿病患者检查前2～3周平均血糖水平。

【参考区间】GA 10.8%～17.1%。

【临床意义】GA是糖尿病近期血糖控制水平的一个监测指标，可反映患者过去2～3周的平均血糖水平，尤其适合糖尿病患者住院期间治疗效果的评价。

（五）乳酸测定

乳酸（lactate）是糖代谢的中间产物，主要来源于骨骼肌、脑、皮肤、肾髓质和红细胞。血乳酸浓度与乳酸循环（葡萄糖在外周组织转化为乳酸，而乳酸在肝脏中又转化为葡萄糖）有关。

【参考区间】全血乳酸：静脉血0.56～1.39mmol/L，动脉血0.36～0.75mmol/L；儿童脑脊液1.78～1.88mmol/L。

【临床意义】高乳酸血症主要见于糖尿病乳酸酸中毒，还见于休克的不可逆期、心肺功能失代偿期等。脑脊液乳酸增多可见于脑血管意外、颅内出血、细菌性脑膜炎、癫痫等中枢神经系统疾病。

（六）血清胰岛素测定和胰岛素释放试验

糖尿病时，胰岛B细胞分泌功能障碍或有胰岛素抵抗现象，出现血糖升高而胰岛素降低的分离现象。在进行OGTT时分别于0.5小时、1小时、2小时、3小时检测血清胰岛素浓度的变化称为胰岛素释放试验。胰岛素释放试验可了解胰岛B细胞的功能状态和贮备情况，间接了解血糖控制情况。

【参考区间】

（1）胰岛素测定：空腹胰岛素10～20mU/L。

（2）释放试验：口服葡萄糖后胰岛素高峰在0.5～1.0小时，峰值为空腹胰岛素的5～10倍，2小时胰岛素＜30mU/L，3小时后达到空腹水平。

【临床意义】

（1）鉴别糖尿病类型：①1型糖尿病，空腹胰岛素明显减低，服糖后仍很低。②2型糖尿病，空腹胰岛素水平可正常、稍高或稍低，服糖后胰岛素呈延迟性释放反应。

（2）胰岛B细胞瘤：常出现高胰岛素血症，胰岛素呈高水平曲线，而腹血糖减低。

（七）血清C肽测定

C肽是胰岛素原在蛋白水解酶的作用下分裂而成的与胰岛素等分子的肽类物，检查空腹C肽水平、C肽释放试验可更好地评价胰岛B细胞的分泌和贮备功能。

【参考区间】

（1）空腹C肽：0.3～1.3nmol/L。

（2）C肽释放试验：口服葡萄糖后0.5～1小时出现高峰，其峰值为空腹C肽的5～6倍。

【临床意义】 C肽测定常用于糖尿病的分型诊断，由于其可真实地反映实际胰岛素水平，也用于指导胰岛素用量的调整。

（1）C肽水平增高：空腹血清C肽增高、C肽释放试验呈高水平曲线见于胰岛B细胞瘤；血清C肽增高，C肽/胰岛素比值降低见于肝硬化。

（2）C肽水平减低：①空腹血清C肽降低，见于糖尿病。②C肽释放试验，口服葡萄糖后1小时血清C肽水平降低提示胰岛B细胞贮备功能不足；释放曲线低平提示1型糖尿病；释放延迟或呈低水平见于2型糖尿病。③C肽水平不升高，而胰岛素增高，提示为外源性高胰岛素血症，如胰岛素用量过多等。

六、胰腺疾病实验室检查

胰腺具有内分泌和外分泌双重功能，胰液为外分泌物的总称，含有胰淀粉酶、胰脂肪酶和胰蛋白酶等人体消化酶。正常情况下，胰液分泌的酶几乎全部进入十二指肠，只有很少一部分进入血液。急性胰腺炎发生时，胰液中胰蛋白酶和磷脂酶被激活，可致胰腺组织被消化性破坏。同时，胰液中的酶进入血液循环，导致血液中酶活性升高。目前临床上常检测的指标有血、尿淀粉酶和血液胰脂肪酶，有助于急性胰腺炎的诊断。

（一）血清淀粉酶与尿淀粉酶测定

淀粉酶（amylase，AMS）是最重要的水解碳水化合物的酶，可通过肾小球滤过，自尿液中排出。血液中的淀粉酶主要来自胰腺和唾液腺，尿液中淀粉酶则来自血液。胰腺病变时，其分泌的淀粉酶不能进入十二指肠而进入血液循环，可致血中淀粉酶增高，尿淀粉酶也增高。所以测定血或尿淀粉酶有助于胰腺疾病的诊断。

【参考区间】酶偶联法：血清淀粉酶＜220U/L（37℃）；尿淀粉酶＜1200U/L（37℃）。

【临床意义】

（1）血清淀粉酶增高

1）胰腺炎：急性胰腺炎是AMS升高是常见原因，AMS常在发病后6～12小时活性开始升高，12～72小时达峰值，3～5天后恢复正常。慢性胰腺炎、胰腺囊肿、胰腺管阻塞时淀粉酶活性可轻度增高。

2）胰腺癌：胰腺癌早期淀粉酶活性可增高，主要原因为肿瘤压迫造成胰腺导管阻塞，使其压力增高，AMS逸入血液中；其次是短时间内大量胰腺组织破坏，组织中的AMS进入血液中。

3）非胰腺疾病：腮腺炎、消化性溃疡穿孔、上腹部手术后、机械性肠梗阻、肠系膜血管病变、胆道梗阻及急性胆囊炎等、服用吗啡等镇痛药、酒精中毒及肾功能不全等AMS可轻、中度升高。

（2）血清淀粉酶降低：AMS降低多因胰腺组织严重破坏，或肿瘤压迫时间过久，胰体组织纤维化导致胰腺分泌功能障碍所致。常见于慢性胰腺炎、胰腺癌等。

（3）尿淀粉酶增高：主要见于急性胰腺炎，尿淀粉酶在急性胰腺炎发病后增高维持2周左右，但由于尿淀粉酶浓度测定受肾脏浓缩稀释功能的影响较大，临床应用价值不如血淀粉酶；腮腺炎、肠梗阻和胰腺囊肿等。

（二）血清脂肪酶测定

脂肪酶（lipase，LPS）是一种能水解长链脂肪酸甘油酯的酶，主要由胰腺分泌，少量由胃和小肠产生。LPS经肾小球滤过后，全部被肾小管重吸收，所以尿液中无LPS。

【参考区间】比色法：＜79U/L；滴度法：＜1500U/L。

【临床意义】

（1）LPS活性升高：①胰腺疾病，LPS于急性胰腺炎发病后4～8小时开始升高，24小时达到峰值，可持续10～15天，其升高可与AMS平行。由于LPS组织来源较少，其特异性较AMS为高。AMS与LPS联合检测的灵敏度可达95%。此外，慢性胰腺炎LPS也可升高，但增高的程度较急性胰腺炎低。②非胰腺疾病，消化性溃疡穿孔、肠梗阻、急性胆囊炎等LPS也可升高。

（2）LPS活性降低：胰腺癌或胰腺结石所致胰腺导管阻塞时，LPS活性可降低。LPS活性降低也可见于胰腺囊性纤维化。

七、水、电解质与酸碱平衡紊乱实验室检查

体液（body fluid）是人体内存在的液体，含中有无机物和有机物，其中无机物与部分以离子形式存在的有机物统称为电解质。机体内的水与电解质处于动态平衡，水与电解质平衡紊乱则表现为水过多（水肿）、水过少（脱水）和水分布异常，以及电解质和酸碱平衡失调。临床上通过电解质及血液气体分析等实验室检查，及时了解机体内环境情况的变化，以指导临床诊断、病情监测和治疗。

（一）血清电解质测定

临床上常用静脉血清（浆）测定电解质，也有采用全血标本进行床旁检查（POCT）。需要注意，采用不同类型的标本测定电解质时，其参考区间存在差异，血浆钾浓度低于血清钾、全血钾浓度 0.2～0.5mmol/L。

1. 血钾测定　钾占细胞内总钾量的98%，血浆钾占总钾的0.3%。钾的主要生理功能是维持细胞代谢、细胞内渗透压、酸碱平衡、神经肌肉应激性和心肌的节律性。

【参考区间】3.5～5.5mmol/L。

【临床意义】

（1）血钾增高：血清钾＞5.5mmol/L称为高钾血症。见于：①钾离子摄入过多，输入大量库存血液，补钾过多过快，过度应用含钾药物等。②钾排泄障碍，急性肾衰竭少尿或无尿期、慢性肾衰竭、肾上腺皮质功能减退症、长期大量使用保钾利尿药和长期低钠饮食等。③细胞内钾移出，重度溶血、挤压综合征、组织破坏、大面积烧伤、运动过度，呼吸障碍所致组织缺氧和酸中毒，休克、组织损伤、中毒和化疗等，注射高渗盐水或甘露醇等。

（2）血钾降低：血清钾＜3.5mmol/L为低钾血症。常见原因：①钾离子摄入不足，胃肠功能紊乱、长期无钾饮食、手术后长期禁食等未及时补钾。②丢失过度，严重呕吐或腹泻、肾上腺皮质功能亢进、长期使用强利尿药、肾小管功能障碍、大面积烫伤等。③细胞外钾进入细胞内，代谢性碱中毒、胰岛素治疗、肌无力症、甲状腺功能亢进等。

2. 血钠测定　钠是细胞外液的主要阳离子，约44%分布在细胞外液，9%存在于细胞内液。钠的主要功能是维持体液的正常渗透压、酸碱平衡及肌肉和神经的应激作用。血浆钠离子含量较红细胞高10倍，是血浆中含量最多的阳离子。血钠对维持血液容量、调节酸碱平衡、维持血浆正常晶体渗透压有重要意义。

【参考区间】135～145mmol/L。

【临床意义】

（1）血钠升高：血钠＞150mmol/L为高钠血症。见于：①摄入过多，进食过量钠盐或注射高渗盐水且伴有肾功能障碍，心脏复苏时输入过多碳酸氢钠，透析液比例失调等。②体内水分摄入过少或丢失过多，渗透性利尿或肾小管浓缩功能不全、出汗过多、甲状腺功能亢进等。③肾上腺皮质功能亢进，库欣病、原发性醛固酮增多症等使肾小管对钠的重吸收增加。④脑性高钠血症，脑外伤、脑血管意外、垂体肿瘤等。

（2）血钠降低：血清钠＜130mmol/L为低钠血症。见于：①摄取不足，长期低盐饮食、饥饿、营养不良，低盐疗法及不适当的输液。②胃肠道失钠，幽门梗阻、呕吐、腹泻及胃肠

造瘘等。③肾失钠，肾小管病变、反复使用利尿药、慢性肾衰竭、肾上腺皮质功能减退、糖尿病酮症酸中毒。④皮肤性失钠，大面积烧伤、大量出汗只补充水不补充钠。⑤大量引流浆膜腔积液。

3. 血氯测定　氯是细胞外阴离子，常伴随钠的摄入与排出。人体细胞内氯的含量仅为细胞外的一半。氯的主要功能为调节体内酸碱平衡，渗透压、水、电解质平衡，以及参与胃液中胃酸的生成。

【参考区间】96 ～ 106mmol/L。

【临床意义】

（1）血氯升高：血清氯＞106mmol/L为高氯血症。见于：①摄入过多，摄入或静脉输入过量NaCl液。②排泄减少，急性肾小球肾炎无尿者，肾血流量减少如充血性心力衰竭。③脱水，腹泻、呕吐、出汗等致血氯浓缩性增高。④换气过度，呼吸性碱中毒。⑤肾上腺皮质功能亢进，肾小管对氯化钠重吸收增加。

（2）血氯降低：血清氯＜90mmol/L为低氯血症。①摄入不足，饥饿、营养不良、出汗过多或低盐治疗后。②丢失过多，严重呕吐、腹泻、胃肠道引流，反复应用利尿药，肾上腺皮质功能减退，糖尿病酮症酸中毒。③氯向组织内转移过多，急性肾炎、肾小管疾病、酸中毒等。④水摄入过多，尿崩症。⑤呼吸性酸中毒。

4. 血钙测定　人体总钙约99%以上以磷酸钙的形式存在于骨骼及牙齿中，血液中钙含量不及总钙的1%，主要存在于血浆中。钙离子的主要生理功能为减低神经肌肉的兴奋性、维持心肌传导系统的兴奋性和节律性、参与肌肉收缩及神经传导、激活酯酶及三磷酸腺苷及参与凝血过程。

【参考区间】血清总钙2.25 ～ 2.75mmol/L；离子钙1.03 ～ 1.23mmol/L。

【临床意义】

（1）血钙升高：①摄入过多，静脉用钙过量、大量饮用牛奶等。②钙大量吸收，维生素A或维生素D摄入过多。③溶骨作用增强，原发性甲状旁腺功能亢进、甲状腺功能亢进，转移性骨癌、急性白血病、多发性骨髓瘤和淋巴瘤等。④急性肾衰竭。

（2）血钙降低：总钙低于2.25mmol/L为低钙血症。常见于：①摄入不足或吸收不良，长期低钙饮食、腹泻、胆汁淤积性黄疸、急性坏死性胰腺炎、妊娠后期等。②钙吸收作用减弱，佝偻病、软骨病。③成骨作用增强，甲状旁腺功能减退、恶性肿瘤骨转移。④肾脏疾病，急、慢性肾衰竭、肾病综合征、肾小管性酸中毒。

5. 血磷测定　体内的磷70% ～ 80%存在于骨骼及软组织和细胞内，小部分存在于体液中。正常人血磷和血钙浓度的乘积为一常数（以mg/dl浓度计算，乘积等于40）。磷的生理功能主要为调节酸碱平衡，参与多种酶促反应和糖、脂类及氨基酸代谢，构成生物膜和维持膜的功能，以及参与骨骼组成。

【参考区间】成人0.97 ～ 1.61mmol/L；儿童1.29 ～ 1.94mmol/L。

【临床意义】

（1）血磷升高：血清磷高于1.61mmol/L称为高磷血症。见于：①内分泌疾病，甲状旁腺功能减退症、甲状腺功能减退。②肾排泄受阻，慢性肾衰竭。③维生素D过多。④肢端肥大症多发性骨髓瘤、骨折愈合期、艾迪生（Addison）病、急性重型肝炎、粒细胞性白血病等。

（2）血磷降低：血清磷低于0.97mmol/L称为低磷血症。见于：①摄入不足或吸收不良，佝偻病、脂肪泻、长期服用含铝的制酸剂、饥饿或恶病质、维生素D缺乏。②丢失过多，呕吐和腹泻、血液透析、肾小管性酸中毒、急性痛风。③磷转入细胞内，静脉注射葡萄糖或胰岛素、过度换气综合征、妊娠、急性心肌梗死、甲状腺功能减退。④其他，酒精中毒、糖尿病酮症酸中毒、甲状旁腺功能亢进症、维生素D抵抗性佝偻病等。

6. 血镁测定　镁离子主要存在于细胞内，红细胞中镁离子含量高于血清。血清镁以游离镁（55%）、与碳酸、磷酸或枸橼酸结合的镁盐（15%）及蛋白结合镁（30%）3种形式存在。钙和镁的生理功能相似。临床上，低钙常伴随有低镁血症。

【参考区间】成人0.74 ～ 1.0mmol/L，男性高于女性。

【临床意义】

（1）血镁升高：见于：①肾功能不全少尿期。②甲状旁腺功能减退症。③Addison病。④多发性骨髓瘤。⑤镁制剂用量过多。

（2）血镁降低：见于：①摄入不足，禁食、呕吐、慢性腹泻。②尿排出过多，肾功能不全、服用利尿药。③其他，甲状旁腺功能亢进、原发性醛周酮增多症、糖尿病酮症酸中毒等。

（二）血液气体分析

血液中的氧气（O_2）和二氧化碳（CO_2）水平，即血气，可以通过血气分析仪进行测定。此分析测定血液的酸碱度（pH）、氧气分压（PaO_2）和二氧化碳分压（$PaCO_2$），并计算出其他相关指标。通过这些指标，医生可以评估患者的酸碱平衡及呼吸和氧化功能。

动脉血气分析通常采用动脉血样本。在采样前，患者需要保持静息状态。采样时，使用浓度为1000U/ml的肝素预处理1ml无菌注射器以防凝血，然后排空注射器中的空气。常用的穿刺点包括桡动脉、肱动脉或股动脉。在进行皮肤消毒后，穿刺使动脉血自动注入注射器，然后小心将针头从血管抽出，确保注射器内无气泡并立即封闭，以隔绝空气。接着，通过轻轻搓动注射器，确保肝素与血液充分混合，避免血液凝块，并在10分钟内将样本送检。

对于穿刺部位，需要立即压迫至少3 ～ 5分钟以止血，防止血肿形成。如果患者有凝血功能异常或正在服用抗凝药物，压迫止血的时间应延长至15分钟。

进行血气分析时，如果处理或保存标本不当，可能会导致测试结果出现严重偏差。例如，使用辅助呼吸或人工呼吸的患者在采血前应等待20分钟，确保在控制的呼吸状态下进行。对于正在接受氧气治疗的患者，如果情况允许，应在停止吸氧30分钟后采血。此外，正确填写化验单也非常关键，应包括采血时间、使用呼吸机的情况、呼吸机参数、患者体温、吸入氧流量和吸氧方式、血红蛋白值等信息。

1. pH测定　血液pH代表血液的酸碱度，正常人血液pH相对恒定，其变化取决于血液中［HCO_3^-］/［H_2CO_3］缓冲体系，该体系的比值为20∶1，当［HCO_3^-］或［H_2CO_3］其中任一因素发生改变即可影响血液pH，两者同时增高或降低，若比值不变则血液的pH不变。血液pH是判断碱平衡调节中机体代偿程度最重要的指标。

【参考区间】成人动脉血pH 7.35 ～ 7.45；新生儿动脉血pH 7.32 ～ 7.49。

【临床意义】pH＜7.35为失代偿性酸中毒；pH＞7.45为失代偿性碱中毒。但pH测定只能确定是否有酸中毒或碱中毒，pH正常不能排除有无酸碱失衡，也不能区别是代谢性还是呼吸性酸碱失调，应结合其他酸碱平衡检查指标进行综合判断。

2. 血浆二氧化碳总量（total CO_2，$T\text{-}CO_2$） 指存在于血浆中各种形式的二氧化碳的总和。其中95%是结合形式的HCO_3^-，少量为物理溶解的二氧化碳，还有少量以碳酸、氨基甲酸酯化合物等形式存在。$T\text{-}CO_2$在体内主要受代谢因素影响。

【参考区间】成人23～29mmol/L。

【临床意义】CO_2潴留或代谢性碱中毒，体内HCO_3^-增多时，$T\text{-}CO_2$升高；当通气过度致CO_2或HCO_3^-减少时，$T\text{-}CO_2$降低。

3. 碳酸氢盐（HCO_3^-） 为体内主要的碱储备成分，对酸有较强的缓冲能力，反映代谢性因素，是判断酸碱平衡的主要指标。实际碳酸氢盐（actual bicarbonate，AB）是血中HCO_3^-的真实含量；标准碳酸氢盐（standard btanbonate，SB）指在38℃、血红蛋白饱和，经$PaCO_2$为40mmHg的气体平衡后的标准状态下所测得的血浆HCO_3^-的含量。

【参考区间】AB 22～27mmol/L；SB 21～25mmol/L。

【临床意义】 AB反映酸碱平衡中的代谢性因素，与SB不同之处在于AB在一定程度上受呼吸因素的影响。AB与SB的差数，反映呼吸因素对血浆HCO_3^-影响的程度。临床上常将AB与SB两个指标结合起来分析和判断有否血液酸碱失衡。当AB＝SB，且处于正常范围时，为酸碱平衡；AB＝SB＜22mmol/L，为代谢性酸中毒失代偿；AB＝SB＞27，为代谢性碱中毒失代偿；AB＞SB，为呼吸性酸中毒，提示CO_2潴留，通气不足；AB＜SB，为呼吸性碱中毒，提示CO_2排除过多，通气过度。

4. 缓冲碱（buffer base，BB） 为全血中起缓冲作用阴离子的总和，包括HCO_3^-、血浆蛋白（Pr）和血红蛋白（Hb）等。

【参考区间】45～54mmol/L。

【临床意义】BB降低提示代谢性酸中毒或呼吸性碱中毒；BB升高提示代谢性碱中毒或呼吸性酸中毒。

5. 剩余碱（base excess，BE） 指在38℃，血红蛋白完全饱和，经$PaCO_2$为40mmHg的气体平衡后的标准条件下，将1L血液滴定到pH等于7.4所需的酸或碱的量，血液偏碱性时，用酸滴定，BE为正值；血液偏酸性时，用碱滴定，BE为负值，可反映血液中碱贮备增加或减少的情况。

【参考区间】-3～＋3mmol/L。

【临床意义】BE＞3mmol/L为代谢性碱中毒；BE＜-3mmol/L为代谢性酸中毒。

6. 动脉二氧化碳分压（$PaCO_2$） 指动脉血液中物理溶解的CO_2产生的压力。$PaCO_2$随肺通气量的变化而变化，通气量增加，$PaCO_2$下降；通气量减少，$PaCO_2$升高。

【参考区间】成人35～45mmHg（4.67～6.0kPa）；儿童26～41mmHg（3.5～5.5kPa）。

【临床意义】

（1）判断呼吸性酸、碱失衡及其代偿反应：$PaCO_2$＜35mmHg（4.76kPa）提示通气过度，存在呼吸性碱中毒；$PaCO_2$＞50mmHg（6.65kPa）提示存在呼吸性酸中毒。

（2）判断代谢性酸碱失衡的代偿情况：代谢性酸中毒时 $PaCO_2$ 减低，或代谢性碱中毒时 $PaCO_2$ 增高，均提示已通过呼吸进行代偿。

（3）判断肺泡通气状况：因二氧化碳弥散能力很强，$PaCO_2$ 与肺泡二氧化碳分压（P_ACO_2）接近，可反映 P_ACO_2 的平均值。$PaCO_2$ 增高提示肺泡通气不足，CO_2 潴留；$PaCO_2$ 减低提示肺泡通气过度，CO_2 排出过多。

（4）判断呼吸衰竭及其类型：$P_ACO_2 > 50mmHg$（6.65kPa），表明为 Ⅱ 型呼吸衰竭；肺心病呼吸衰竭患者 $PaCO_2$ 超过 $70 \sim 80mmHg$（$9.31 \sim 10.64kPa$），肺性脑病的发生率明显上升。

7. 动脉血氧分压（PaO_2）　指血液中物理溶解的 O_2 产生的压力。PaO_2 升高，有利于 HbO_2 的生成，PaO_2 降低，有利于 HbO_2 的解离。

【参考区间】成人 $80 \sim 100mmHg$（$12.64 \sim 13.3kPa$）；新生儿 $60 \sim 70mmHg$（$8.0 \sim 8.3kPa$）。

【临床意义】主要是判断机体有无缺氧及其程度。$PaO_2 < 70 \sim 80mmHg$（$9.31 \sim 10.64kPa$），提示轻度缺氧；PaO_2 $60 \sim 70mmHg$（$8.0 \sim 9.33kPa$），提示中度缺氧；$PaO_2 < 60mmHg$（8.0kPa），提示重度缺氧；$PaO_2 < 55mmHg$（7.32kPa），提示呼吸衰竭；$PaO_2 < 30mmHg$（4.0kPa），提示极度缺氧。

8. 动脉氧饱和度（ozsaturation，SaO_2）　指血液中实际含氧量与氧容量的比值。SaO_2 反映的是 Hb 结合氧的能力，该能力与 PaO_2 有关。SaO_2 与 PaO_2 的关系曲线称为氧离曲线，呈 S 型。

【参考区间】$95\% \sim 98\%$。

【临床意义】SaO_2 与 PaO_2 测定的意义相同，均是反映机体有无缺氧的指标。不同的是前者受血液血红蛋白量的影响，如贫血、红细胞增多或血红蛋白变性等，后者则不受影响。

9. 二氧化碳结合力（carbon dioxide combining power，CO_2CP）　是静脉血标本在分离血浆后与 $PaCO_2$ 为 5.32kPa（40mmHg）、PaO_2 为 133kPa（100mmHg）的正常人肺泡气平衡后，测得的血浆中 HCO_3^- 所含 CO_2 和溶解 CO_2 的总量。

【参考区间】动脉血 CO_2CP $22 \sim 31mmol/L$（$50 \sim 70vol\%$）。

【临床意义】CO_2CP 主要指血浆中呈结合状态的 CO_2，反映体内的碱储备量，其临床意义与 SB 相当。CO_2CP 受代谢性和呼吸性两方面因素的影响，在代谢性酸碱平衡失调时，能及时反映体内碱储备量的增减变化。CO_2CP 降低可能是代谢性酸中毒或呼吸性碱中毒，CO_2CP 升高则可能是代谢性碱中毒。

10. 阴离子间隙（anion gap，AG）测定　指血清中主要阳离子 Na^+ 浓度与主要阴离子 Cl^-、HCO_3^- 浓度之和的差值，表示未测定的带负电荷物质的浓度之和，主要是无机酸如磷酸、硫酸，有机酸如乙酰乙酸、乳酸、丙酮和白蛋白等，其中白蛋白占 1/2。由于细胞外液阴阳离子总当量数相等，两者保持电中性，故 AG 可用血浆中常规测定的阳离子与常规测定的阴离子的差值计算得出，即 $AG（mmol/L）= Na^+ - [Cl^- + HCO_3^-]$

【参考区间】$7 \sim 14mmol/L$。

【临床意义】AG 是反应血浆中固定酸含量的指标，可鉴别不同类型的代谢性酸中毒，辅助诊断混合型酸碱平衡失调。但血浆中白蛋白在未测定的阴离子中占很大比例，当其浓度发生明显变化时可引起 AG 的变化。

八、内分泌激素实验室检查

（一）甲状腺激素检查

甲状腺是人体最大的内分泌腺，由甲状腺分泌的激素包括甲状腺素（thyroxine，T_4）和三碘甲状原氨酸（3,5,3-triiodotyronine，T_3），两者为酪氨酸含碘衍生物。血液中T_4占90%，T_3仅占2%，但是T_3生理活性远强于T_4，发挥了正常甲状腺激素功能的2/3。T_3主要由T_4脱碘产生。

甲状腺激素的分泌受腺垂体分泌的TSH调节，TSH受下丘脑分泌的促甲状腺素释放激素（thyrotropin releasing hormone，TRH）调节，甲状腺激素对TRH具有负反馈调节作用。

1. 血清总T_4（TT_4）和总T_3（TT_3）测定　即血清中结合型与游离型T_4与T_3总和。近年来，临床上不再建议使用TT_4和TT_3作为判断甲状腺功能的指标。

【参考区间】成人：TT_4 65～155nmol/L；TT_3 1.6～3.0nmol/L。

【临床意义】

（1）血清TT_4：①升高，见于甲状腺功能亢进症和先天性甲状腺素结合球蛋白增多症。②降低，见于甲状腺功能减退症、低甲状腺素结合球蛋白血症，服用肾上腺糖皮质激素、水杨酸、苯妥英钠等药物时，血清TT_4也可降低。

（2）血清TT_3：①升高，见于甲状腺功能亢进症、T_3型甲状腺功能亢进症和先天性甲状腺素结合球蛋白增多症，诊断灵敏度较TT_4高。②降低，见于低T_3综合征。

2. 血清游离T_4（free thyroxine，FT_4）和游离T_3（free triiodothyronine，FT_3）测定　血清FT_4和FT_3能真实反映甲状腺功能状况，对甲状腺功能紊乱的诊断有重要价值。

【参考区间】成人：FT_4 10.3～25.7pmol/L；FT_3 6.0～11.4pmol/L。

【临床意义】

（1）FT_4升高见于甲状腺功能亢进症，其对诊断甲状腺功能亢进症的灵敏度明显优于TT_4。此外，FT_4升高也可见于甲状腺危象。FT_4降低主要见于甲状腺功能减退症，应用抗甲状腺、肾上腺皮质激素、苯妥英钠、多巴胺等药物，也可见于肾病综合征。

（2）FT_3升高见于甲状腺功能亢进症，为诊断甲状腺功能紊乱灵敏可靠的指标，早期或具有复发前兆时即可明显增高。FT_3降低见于低T_3综合征、慢性淋巴细胞性甲状腺炎晚期、应用肾上腺糖皮质激素等。

3. 反三碘甲状腺原氨酸（reverse Triiodothyronine，rT_3）测定　rT_3是T_4在外周组织脱碘而生成。生理情况下，rT_3含量极少，其活性仅为T_4的10%，但也是反映甲状腺功能的一个指标。

【参考区间】0.2～0.8nmol/L。

【临床意义】

（1）rT_3升高：①甲状腺功能亢进，rT_3增高诊断甲状腺功能亢进的符合率为100%。②非甲状腺疾病，如急性心肌梗死、肝硬化、尿毒症、糖尿病、脑血管病、心力衰竭等rT_3可增高。③药物影响，普萘洛尔、地塞米松、丙硫嘧啶等可致rT_3升高。当甲状腺功能减退应用甲状腺激素替代治疗时rT_3、T_3正常说明用药量合适；若rT_3、T_3升高，而T_4正常或偏高，提示用药量过大。

（2）rT$_3$降低：①甲状腺功能减退，rT$_3$明显降低。②慢性淋巴细胞性甲状腺炎，rT$_3$降低常提示发生甲状腺功能减退。③药物影响，应用抗甲状腺药物治疗时，rT$_3$降低较T$_3$缓慢，当rT$_3$、T$_3$低于参考值时，提示用药过量。

（二）肾上腺激素检查

肾上腺皮质分泌类固醇激素，对维持机体的基本生命活动和生理功能有着广泛的重要作用。肾上腺皮质激素的分泌活动受下丘脑分泌的促肾上腺皮质激素释放激素（corticotropin releasing hormone，CRH）、垂体分泌的促肾上腺皮质激素（adrenocorticotropic hormone，ACTH）调控。肾上腺髓质主要分泌肾上腺素、去甲肾上腺素和少量多巴胺，三者在临床上统称为儿茶酚胺。儿茶酚胺类激素在机体的应激反应中起重要作用。

1. 肾上腺皮质激素检查

（1）血清皮质醇和尿液游离皮质醇测定：皮质醇主要由肾上腺皮质束状带细胞分泌，进入血液后大部分与皮质醇结合蛋白及清蛋白结合，游离状态的皮质醇极少。血循环中5%～10%的游离皮质醇（free cortisol，FC）从尿中排出。由于皮质醇的分泌有昼夜节律性变化，一般检测上午8时和午夜2时的血清皮质醇浓度分别代表峰浓度和谷浓度。血清皮质醇反映肾上腺皮质激素分泌的情况，尿液FC主要反映血液中有活性的游离皮质醇水平。临床上常以血清皮质醇和24小时尿液FC作为筛检肾上腺皮质功能异常的首选指标，也可以作为ACTH、CRH兴奋试验的观察指标。

【标本采集】一般在患者处于正常睡眠规律时进行。于上午8时和午夜2时分别采血（黄色或红色管帽真空采血管采血），同时留取24小时尿液，及时送检。标本采集必须标注采集时间，因为皮质醇存在显著的昼夜变化。

【参考区间】血清FC：早晨8时～10时140～630nmol/L；午夜2时55～165.6nmol/L；峰谷比＞2。尿液游离FC：30～276nmol/24h。

【临床意义】血清皮质醇和24小时尿液FC升高见于Cushing病、双侧肾上腺皮质肿瘤、垂体肿瘤、长期应激状态或长期服用糖皮质激素；降低见于Addison病、腺垂体功能减退等。

（2）尿液17-羟皮质类固醇和17-酮皮质类固醇测定：尿液中类固醇皮质激素的代谢产物主要成分为17-羟皮质类固醇（17-hydroxycorticosteroids，17-OHCS）和17-酮类固醇（17-ketosteroid，17-KS）。17-OHCS主要是皮质醇的代谢产物，尿液中其含量高低可反映肾上腺皮质的功能。17-KS是皮质醇和雄激素的代谢产物。女性和儿童尿液中的17-KS主要来自肾上腺皮质，男性约1/3来自睾丸，2/3来自肾上腺皮质。因此，女性和儿童尿液17-KS含量的高低可反映肾上腺皮质功能，男性尿中17-KS含量则反映肾上腺和睾丸的功能。

【标本采集】采集24小时尿液，留取标本时，要求患者禁食水果、饮茶、有色蔬菜及含有维生素C和咖啡因的食物。

【参考区间】17-OHCS：成人男性13.8～41.4μmol/24h；成年女性11.0～27.6μmol/24h。17-KS：男性34.75～69.4μmol/24h；女性17.5～52.5nmol/24h。

【临床意义】①皮质功能亢进如Cushing病、肾上腺皮质肿瘤、甲状腺功能亢进症、肥胖等，尿液 17-OHCS 和尿液 17-KS 升高。②睾丸间质细胞瘤时，17-KS 增高。③皮质功能减退如艾迪生（Addison）病、腺垂体功能减退、肾上腺切除术后、甲状腺功能减退等时，尿液 17-OHCS 和尿液 17-KS 减低。④睾丸功能减退时，17-KS 减低。

（3）血浆和尿液醛固酮测定：醛固酮（aldosterone，ALD）是肾上腺皮质球状带细胞分泌的一种盐皮质激素，作用于肾脏远曲小管，具有保钠排钾、调节水与电解质平衡的作用。ALD 的浓度有昼夜变化规律，并受体位、饮食及肾素水平的影响。

【标本采集】通常普通饮食 5～7 天测定血和尿液的醛固酮水平。静脉采血，同时留取 24 小时尿液。

【参考区间】血浆：卧位（238.6±104.0）pmol/L，立位（418.9±245.0）pmol/L；尿液：9.4～35.2nmol/24h。

【临床意义】

（1）ALD 升高：常见于肾上腺皮质肿瘤或增生引起的原发性醛固酮增多症，也可见于有效血容量降低、肾血流量减少所致的继发性醛固酮增多症，如心力衰竭、肾病综合征、肝硬化腹水、高血压及长期低钠饮食等。长期服用避孕药等也可使 ALD 增高。

（2）ALD 降低：常见于肾上腺皮质功能减退症、垂体功能减退、高钠饮食、妊娠高血压综合征、原发性单一性醛固酮减少症等，应用普萘洛尔、利血平、甲基多巴、甘草等也可使 ALD 降低。

2. 肾上腺髓质激素检查

（1）肾上腺素（epinephrine，E）和去甲肾上腺素（norepinephrine，NE）测定

【标本采集】血清或血浆（红色、黄色或绿色管帽真空采血管采血）、留取 24 小时尿液。采集血液标本时，要求患者情绪稳定，于安静卧位时采血。留取尿液标本时，要求患者前 2 天开始禁食咖啡、茶等兴奋性饮料及药物等。

【参考区间】血液：E 0.615～3.24nmol/L；NE 109～437mmol/L。24 小时尿液：E 0.05～20μg/24h；NE 14～80μg/24h。

【临床意义】嗜铬细胞瘤时，血液和尿液 E 和 NE 均升高。

（2）尿液香草扁桃酸测定：香草扁桃酸（vanillylmandelic acid，VMA）是儿茶酚胺的代谢产物。体内儿茶酚胺的代谢产物中有 60% 是 VMA，其性质较儿茶酚胺稳定，且 63% 的 VMA 自尿液排出，故测定尿液 VMA 可以了解肾上腺髓质的分泌功能。VMA 的分泌有昼夜节律性变化，测定其浓度应收集 24 小时混合尿液。

【标本采集】留取 24 小时混合尿液，留取尿液标本时，要求患者提前 2 天禁饮咖啡、茶等兴奋性饮料及服用药物等。

【参考区间】5～45mg/24h。

【临床意义】尿 VMA 增高主要见于嗜铬细胞瘤发作期、交感神经母细胞瘤、交感神经细胞瘤及肾上腺髓质增生等。

（三）性激素检查

1. 睾酮测定　睾酮由男性的睾丸或女性的卵巢分泌。血液循环中具有活性的游离睾酮仅为2%。睾酮分泌具有昼夜节律性变化，上午8时为分泌高峰，测定上午8时的睾酮浓度对评价男性睾丸分泌功能具有重要价值。

【参考区间】

（1）男性：青春期（后期）100～200ng/L；成人300～1000ng/L。

（2）女性：青春期（后期）100～200ng/L；成人200～800ng/L。

【临床意义】

（1）睾酮升高：主要见于睾丸间质细胞瘤、男性性早熟、先天性肾上腺皮质增生症、肾上腺皮质功能亢进症、多囊卵巢综合征等，也可见于女性肥胖症、中晚期妊娠及应用雄激素等。

（2）睾酮减低：主要见于Klhnefeler综合征（原发性小睾丸症）、睾丸不发育症、Kalmann综合征（嗅神经–性发育不全综合征）、男性Tumer综合征等，也可见于睾丸炎症、肿瘤、外伤、放射性损伤等。

2. 雌二醇测定　雌二醇是雌激素的主要成分，由睾丸、卵巢和胎盘分泌，或由雌激素转化而来。其生理功能是促进女性生殖器官的发育和副性征的出现，并维持在正常状态。雌二醇对代谢也有明显的影响。

【参考区间】

（1）男性：青春期前7.3～36.7pmol/L；成人50～200pmol/L。

（2）女性：青春期前7.3～28.7pmol/L；卵泡期94～433pmol/L；黄体期499～1580pmol/L；排卵期704～2200pmol/L；停经后40～100pmol/L。

【临床意义】

（1）提高雌二醇水平的情况包括女性的早熟症状、男性的女性化症状，以及与性腺和垂体相关的疾病。此外，肝病和怀孕期间也可能出现雌二醇水平上升。

（2）雌二醇水平下降可能因原发性性腺功能不足而发生，如卵巢未发育完全；或由于下丘脑与垂体问题引起的继发性性腺功能下降。卵巢摘除术、青春期延迟、原发或继发性闭经、绝经期，以及使用口服避孕药都可能导致雌二醇减少。

3. 孕酮的作用　孕酮主要由黄体和卵巢产生，是类固醇激素合成中的关键中间产物。它对于保持正常的月经周期和妊娠至关重要。

【参考区间】

（1）男性：0.2～1.4ng/ml。

（2）女性：卵泡期0.2～1.5ng/ml；排卵期0.8～3.0ng/ml；黄体期1.7～27ng/ml；停经后0.1～0.8ng/ml；妊娠早期16.4～49ng/ml；妊娠中期19.7～52ng/ml；妊娠晚期25.3～93ng/ml。

【临床意义】

（1）孕酮升高：主要见于葡萄胎、妊娠高血压综合征、原发性高血压、卵巢肿瘤、多胎妊娠、先天性肾上腺皮质增生等。

（2）孕酮降低：主要见于黄体功能不全、多囊卵巢综合征、胎儿发育迟缓、死胎、原发性或继发性闭经、无排卵性子宫功能型出血等。

4. 人类绒毛膜促性腺激素（human chorionic gonadotropin，hCG） 测定 妊娠早期绒毛组织形成后，合体滋养层细胞就开始大量合成分泌hCG，妊娠8～10周时达到高峰。孕12周开始，由于胎儿肾上腺抑制滋养细胞，hCG呈特征性下降，至妊娠20周时降至较低水平，并维持到妊娠末。产后血清hCG以半衰期24～36小时的速度下降，2周左右可降至不能测出。

【参考区间】

（1）血hCG：男性或未孕女性＜5U/L，绝经期后妇女＜10U/L。

（2）尿hCG定性试验：未孕成年女性阴性，妊娠期阳性。

（3）不同状态下血hCG水平：见表5-12。

表5-12 不同状态下血hCG水平

状态	血hCG（U/L）	状态	血hCG（U/L）
妊娠3周	＜50	妊娠13周	40 000～140 000
妊娠4周	＜400	妊娠6个月	8000～100 000
妊娠7周	5000～90 000	妊娠9个月	5000～65 000
妊娠10周	40 000～230 000		

【临床意义】用于妊娠早期诊断，于月经期过后2～3天即可测出。妊娠前3个月测定hCG特别重要，此期间hCG升高提示绒毛膜癌、葡萄胎或多胎妊娠；hCG升高还可见于生殖细胞、卵巢、膀胱、胰腺、胃、肺和肝脏等肿瘤患者。hCG含量降低提示流产、宫外孕、妊娠毒血症或死胎。

（四）下丘脑−垂体激素检查

1. 血清促甲状腺激素（thyroid-stimulating hormone，TSH）测定 为腺垂体合成分泌的糖蛋白，由α、β两个亚基组成，β亚基为功能亚基，α亚基与绒毛膜促性腺激素（hCG）、黄体生成素（LH）、卵胞刺激素（FSH）同源。在反映甲状腺功能紊乱方面，血清TSH较甲状腺激素更为敏感。目前国际上推荐以血清TSH作为甲状腺紊乱的首选筛查指标。

【参考区间】成人0.4～5.0mU/L。

【临床意义】因甲状腺病变所致的原发性甲状腺功能亢进，T_4和T_3升高，TSH降低；因下丘脑或垂体病变所致的继发性甲状腺功能亢进T_4和T_3升高，TSH同时升高。原发性甲状腺功能减退，T_4和T_3降低，TSH升高；继发性甲状腺功能减退，T_4和T_3降低，TSH也降低。长期服用含碘药物、居住在缺碘地区或Addison病者，血清TSH升高。

2. 促肾上腺皮质激素（adrenocorticotropic hormone，ACTH）测定 是腺垂体分泌的多肽激素，与皮质醇具有相同的生理昼夜变化。在皮质功能紊乱时，ACTH和皮质醇的昼夜变化分泌节律消失。

【参考区间】早晨（8：00～9：00）2.2～12.0pmol/L；夜间（24：00）＜2.2pmol/L。

【临床意义】ACTH检测可用于皮质醇增多症、肾上腺皮质功能减退的诊断，以及疑有异位

ACTH分泌的鉴别诊断。午夜血浆ACTH增高见于下丘脑垂体性皮质醇增多症；早晨血浆ACTH降低见于下丘脑垂体性皮质醇减退症、原发性皮质醇增多症，两者均存在昼夜节律消失的情况。

3. 生长激素（growth hormone，GH）测定 由腺垂体分泌，其生理功能是刺激长骨和各种软组织生长，促进蛋白质合成、糖原异生、脂肪分解和钙磷吸收。GH分泌受下丘脑生长激素释放激素（growth hormone releasing hormone，GHRH）和生长激素释放抑制激素（growth hormone-release inhibitory hormone，GHIH）的控制。由于GH分泌具有脉冲式节律，白天于餐后3小时分泌，夜间熟睡后1小时多次脉冲式分泌。因而宜在午夜采血测定GH，且单项测定意义有限，应同时进行动态检测。

【参考区间】儿童＜20μg/L；男性＜2μg/L；女性＜10μg/L。

【临床意义】

（1）GH升高：最常见于垂体肿瘤所致的巨人症或肢端肥大症，也可见于异源性GHRH或GH综合征，外科手术、灼伤、低血糖症、糖尿病、肾功能不全等GH也可升高。

（2）GH降低：主要见于垂体性侏儒症、垂体功能减退症、遗传性GH缺乏症、继发性GH缺乏症等。高血糖、皮质醇增多症、应用肾上腺糖皮质激素也可使GH减低。

4. 催乳素（prolactin，PRL）测定 也称泌乳素，由腺垂体呈脉冲式分泌。腺垂体分泌PRL主要受下丘脑催乳素抑制激素的调节，具有昼夜节律变化。PRL的主要生理功能是促进乳腺发育和泌乳，也可促进性腺的发育。

【参考区间】男性＜20μg/L；非妊娠及哺乳期女性＜40μg/L。

【临床意义】孕妇血液中PRL的水平随孕期升高，可＞400μg/L；哺乳期血液中PRL也升高。非妊娠及哺乳期女性，血浆PRL＞300g/L时，可诊断为催乳素瘤；PRL介于100～300μg/L时，应进行催乳素瘤与功能性高催乳素血症的鉴别。

九、微量元素检查

微量元素通常指浓度低于体重0.01%的无机物，可分为必需微量元素、非必需微量元素和有害微量元素，必需微量元素包括铁、铜、锰、锌、铬、钴、钼、镍、钒、硅、锡、硒和氟等，有害微量元素包括镉、铅、汞、铝等。体内的微量元素处于动态平衡中。

微量元素与人体的生长和发育有着密切关系，无论是缺乏或过量，都可导致疾病的发生。检测微量元素在体内的变化，对疾病的诊断和治疗具有重要的意义。

（一）必需微量元素测定

1. 铁测定

（1）血清铁测定：血液中的铁一部分与转铁蛋白结合，另一部分为游离状态，检测血清游离铁含量即为血清铁（serum iron，SI）测定。

【参考区间】男性10.6～36.7μmol/L；女性7.8～32.2μmol/L。

1）生理性升高：常见于6周内的新生儿；减低常见于女性、1岁内婴儿、老年人、铁需要量增加的婴儿、青少年，以及月经期、妊娠期和哺乳期的妇女。

2）病理性升高：常见于：①红细胞生成或成熟障碍，再生障碍性贫血、巨幼细胞贫血。

②铁利用减低，铅中毒、维生素 B_6 缺乏等。③红细胞破坏增加，血管内溶血等。④铁吸收增加，白血病、含铁血黄素沉着症、反复输血。⑤肝脏贮存铁释放和转铁蛋白合成障碍，急性病毒性肝炎、慢性活动性肝炎和肝硬化等。

3）降低：见于缺铁性贫血、感染或炎症、真性红细胞增多症等。

（2）血清总铁结合力测定：正常血液中仅1/3的转铁蛋白与铁结合，血浆中未被铁结合的转铁蛋白在体外可与加入的铁完全结合而呈饱和状态，这种最大的铁结合量称为总铁结合力，可反映血清中游离转铁蛋白的含量。

【参考区间】男性 50.0 ～ 77.0μmol/L；女性 54.0 ～ 77.0μmol/L。

【临床意义】

1）生理性改变：血清总铁结合力升高见于青年女性和妊娠期；降低见于新生儿。

2）病理性改变：血清总铁结合力升高见于：①转铁蛋白合成增加，缺铁性贫血、妊娠后期。②铁蛋白释放增加，急性肝炎、肝细胞坏死。血清总铁结合力降低见于如下。①铁蛋白减少，肝硬化、血色病。②转铁蛋白丢失：肾病、脓毒血症。③转铁蛋白合成不足，遗传性转铁蛋白缺乏症。④其他，肿瘤、非缺铁性贫血、珠蛋白生成障碍性贫血、慢性感染等。

（3）血清转铁蛋白饱和度测定：血清铁与总铁结合力的百分比称为转铁蛋白饱和度。

【参考区间】33% ～ 55%。

【临床意义】

1）升高：见于血色病、摄入过量铁、珠蛋白生成障碍性贫血等。

2）降低：血清转铁蛋白饱和度小于15%，结合病史可诊断为缺铁，其准确性仅次于铁蛋白，较血清总铁结合力和血清铁测定敏感。

（4）血清铁蛋白（serum ferritin，SF）测定：是铁的储存形式，铁蛋白核心具有强大的结合铁和储备铁的能力，以维持体内铁的供应和血红蛋白的相对稳定。血清铁蛋白含量较低，其变化可作为判断机体是否缺铁或铁负荷过多的指标。

【参考区间】男性15 ～ 200μg/L；女性12 ～ 150μg/L。

【临床意义】

1）生理性改变：SF在出生后1个月最高，3个月后开始降低，9个月时最低，10多岁时开始女性低于男性。

2）病理性改变：升高见于如下。①体内贮存铁增加：原发性血色病、依赖输血的贫血患者。②铁蛋白合成增加，炎症、急性粒细胞白血病、肝肿瘤、胰腺癌、甲状腺功能亢进症。③组织铁蛋白释放增加，肝坏死、慢性肝病等。

3）降低见于如下。①体内贮存铁减少，缺铁性贫血、妊娠。②铁蛋白合成减少、维生素 C 缺乏等。

2. 锌测定

【参考区间】血清锌9.0 ～ 20.7μmol/L。

【临床意义】血清锌升高主要见于急性锌中毒；血清锌降低常见于慢性活动性肝炎、酒精性肝硬化、原发性肝癌等肝脏病变，胃肠道吸收障碍、某些慢性消耗性疾病、急性或慢性感染，以及手术、外伤、心肌梗死等急性创伤。

3. 铜测定

【参考区间】男性 11.0 ～ 22.0μmol/L，女性12.6 ～ 24.4μmol/L。

【临床意义】

（1）血清铜升高：见于感染性疾病、多种恶性肿瘤、肝硬化、甲状腺功能亢进、妊娠后期及摄入维生素和口服避孕药。

（2）血清铜降低：见于摄入过量铁或锌引起竞争性吸收不良、肝豆状核变性或Menkes综合征等。

4. 碘测定

【参考区间】＜ 250μg/L。

【临床意义】血清碘升高见于高碘性甲状腺肿；血清碘降低见于地方性甲状腺肿。

（二）有害微量元素测定

有害微量元素的定义是相对的，对人类健康有害的微量元素铅、汞、镉、铝等主要来源于食物和饮水。环境污染和职业接触是有害微量元素体内蓄积增加的主要原因。

【参考区间】血清：铅＜ 200μg/L，镉＜ 0.1μg/L，铝＜ 0.37μmol/L；24小时尿液：汞＜ 20μg/24h。

【临床意义】主要用于职业接触后的检查。

（1）血清铅：其最高允许值为 600μg/L，铅过量可产生多种症状如腹痛、厌食、运动失调等；汞中毒见于汞蒸汽中毒，在脑中蓄积，产生兴奋性增加、行为障碍、记忆力丧失等神经症状。

（2）血清镉：镉经肠道吸收后，在肝、肾组织中蓄积，首先是肾损害，血镉的最高允许值为 10g/L，单次致死量为 300mg。

（3）血清铝：血清铝的浓度大于上限的20倍后，可出现临床症状，如语言失调、癫痫、进行性智力丧失。

第五节　临床常用免疫学检查

临床免疫学主要是应用免疫学理论和技术研究疾病的病因、发病机制、诊断及治疗。临床免疫学检查常用于感染性疾病、自身免疫性疾病、变态反应性疾病、免疫缺陷疾病和肿瘤等疾病的诊断及疗效观察。主要检查项目有免疫球蛋白测定、血清补体测定、感染性疾病免疫学检查、自身免疫性疾病的实验室检查等。临床免疫学检查多用非抗凝血标本。

一、免疫球蛋白测定

免疫球蛋白（immunoglobulin，Ig）是一组具有抗体活性的球蛋白，由浆细胞合成与分泌，广泛分布于血液、体液及部分细胞的表面。Ig可分为IgG、IgA、IgM、IgD和IgE 5类。

（一）IgG、IgA、IgM测定

IgG是血清中最多的免疫球蛋白，大约占总Ig的75%。它主要在脾脏和淋巴结的浆细胞中生成，是防御细菌、病毒和毒素的关键抗体。此外，IgG是唯一可以穿越胎盘的免疫球蛋

白。相对地，IgA 大约占总 Ig 的 10%，主要在肠系膜淋巴组织的浆细胞产生。IgA 有血清型和分泌型两种形态，其中分泌型在抵抗呼吸道、消化道和泌尿生殖道感染中扮演重要角色。IgM 是所有 Ig 中分子量最大的，由 5 个单体组成的五聚体，因此具有较高的抗原结合能力。它在血液中的含量为 5% ～ 10%，在对抗菌血症等方面发挥着至关重要的作用，其抗菌和溶菌活性，以及激活补体和促进吞噬的能力都明显优于 IgG。

【参考区间】IgG 7.0 ～ 16.6g/L；IgA 0.7 ～ 3.5g/L；IgM 0.5 ～ 2.6g/L。

【临床意义】

（1）高免疫球蛋白血症：多细胞株蛋白血症可见于慢性感染、肝病、自身免疫病、恶性肿瘤等。单细胞株蛋白血症主要见于浆细胞恶性病变，包括各类 Ig 多发性骨髓瘤、巨球蛋白血症和浆细胞瘤。

1）IgG 升高：见于各种感染性疾病和自身免疫性疾病，如慢性活动性肝炎、传染性单核细胞增多症、结核病、全身念珠菌感染、系统性红斑狼疮、类风湿关节炎等。

2）IgA 升高：主要为黏膜炎症和皮肤病变，如溃疡性结肠炎、酒精性肝炎、曲菌病、过敏性紫癜、皮肌炎等。

3）IgM 升高：多见于毒血症和感染性疾病的早期，如原发性胆汁性肝硬化和急性肝炎的发病初期、传染性单核细胞增多症、曲菌病、类风湿关节炎等。

（2）低免疫球蛋白血症

1）先天性低 Ig 血症：主要见于体液免疫缺陷和联合免疫缺陷病，一种是 Ig 全缺，另一种是缺一种或两种，其中以 IgA 缺乏多见，患者易反复发生呼吸道感染；缺乏 IgG 者易患化脓性感染；缺乏 IgM 者易患革兰阴性菌败血症。

2）获得性低 Ig 血症：可能与严重胃肠道疾病、肾病综合征、恶性肿瘤骨转移、重症传染病等有关。

（二）IgE 测定

IgE 主要由鼻咽部、扁桃体、支气管、胃肠道等黏膜固有层的浆细胞分泌，血清含量很低，占血清总 Ig 的 0.002%，能与肥大细胞、嗜碱性粒细胞膜结合，在 I 型变态反应性疾病的发病中具有重要作用。

【参考区间】0.1 ～ 0.9mg/L。

【临床意义】

（1）IgE 是介导 I 型变态反应的主要抗体，在过敏性支气管炎、异位性皮炎、过敏性鼻炎、荨麻疹、IgE 型骨髓瘤、寄生虫感染、系统性红斑狼疮、类风湿关节炎等疾病中升高。检测血清总 IgE 水平是针对各种变应原 IgE 的总和，作为过敏反应性疾病的初筛试验，不能说明患者对何种物质过敏，但在鉴别过敏与非过敏方面有一定价值。特异性 IgE 检测是针对某一种过敏原的 IgE 测定，有助于寻找和确定过敏原。

（2）IgE 降低：见于先天性或获得性免疫缺陷综合征、恶性肿瘤、长期使用免疫抑制剂等。

二、血清补体测定

补体系统是由一系列存在于人类和脊椎动物的血清和组织液中的糖蛋白、其调节因子及相关膜蛋白构成的。这一系统的主要作用包括溶解靶细胞、促进吞噬细胞的活动、参与炎症反应等。此外，补体还在免疫调节、清除免疫复合物、维持机体内环境的稳定及参与过敏反应和自身免疫性疾病的过程中发挥关键作用。

（一）总补体溶血活性测定

总补体溶血活性（total complement hemolytie activity，CH）反映的主要是补体9种成分的综合水平，一般以50%的溶血率（CH_{50}）作为判别点。

【参考区间】50 000 ～ 100 000U/L。

【临床意义】

（1）CH_{50}活性升高：常见于急性炎症、急性组织损伤、恶性肿瘤等。

（2）CH_{50}活性降低：常见于各种免疫复合物疾病（如肾小球肾炎）、自身免疫性疾病活动期（如系统性红斑狼疮、类风湿关节炎、强直性脊柱炎）、感染性心内膜炎、慢性肝病、病毒性肝炎、肝硬化、重症营养不良和遗传性补体缺乏等。

（二）血清补体C3测定

补体C3主要由吞噬细胞和肝脏合成。

【参考区间】免疫比浊法：0.8 ～ 1.5g/L。

【临床意义】

（1）C3升高：C3作为一种急性时相反应蛋白，在风湿热急性期、心肌炎、心肌梗死、关节炎等急性炎症或传染性疾病早期升高。

（2）C3降低：①补体合成能力降低，如慢性活动性肝炎、肝硬化、肝坏死等。②补体消耗或丢失过多，如活动性红斑狼疮、急性肾小球肾炎、冷球蛋白血症、严重类风湿关节炎、严重烧伤等。③补体合成原料不足，如儿童营养不良性疾病。④先天性补体缺乏。

（三）血清补体C4测定

补体C4由吞噬细胞和肝脏合成，是补体经典激活途径的一个重要组分。

【参考区间】免疫比浊法：0.20 ～ 0.60/L。

【临床意义】

（1）C_4升高：与C3相似。

（2）C4降低：见于多发性骨髓瘤、IgA肾病、遗传性血管性水肿、遗传性C4缺乏等。

三、感染性疾病免疫学检查

感染是病原体与人体在一定条件下相互作用的病理过程。感染的病原体包括各种细菌、病毒、寄生虫、真菌、支原体、衣原体、螺旋体等。病原体感染后，机体免疫系统活化，产生针对病原体抗原的特异性抗体，感染初期产生的抗体主要为IgM，后期以IgG为主，特异性抗体的产生是病原体感染免疫学诊断的重要依据，但一部分血清学试验所用的抗原为病原体的共同抗原，其阳性结果为非特异性。本部分主要介绍甲型、乙型和丙型肝炎病毒，人类获得性免疫缺陷病毒，梅毒血清学等的免疫学检查。

（一）甲型肝炎病毒标志物检测

甲型肝炎病毒（hepatitis Avirus，HAV）属于微小RNA病毒科嗜肝RNA病毒属，主要通过粪-口途径传播，在肝细胞内进行复制，通过胆汁从粪便排出。HAV感染后，机体在急性期和恢复早期出现抗-HAV IgM抗体，在恢复后期出现抗-HAV IgG抗体，且可维持终身，对HAV的再感染有免疫防御能力。目前主要通过ELISA法检测抗-HAV IgM和抗-HAV IgG两种血清标志物。

【参考区间】阴性。

【临床意义】抗-HAV IgM阳性是甲型肝炎病毒急性感染早期诊断的主要标志物，可作为临床确诊依据；抗-HAV IgG阳性表示曾感染过HAV，主要用于甲肝的流行病学调查。

（二）乙型肝炎病毒标志物检测

乙型肝炎病毒（hepatitis B virus，HBV）属嗜肝DNA病毒科，在HBV感染患者的血液中可见到大球形、小球形和管型3种不同形状与大小的HBV颗粒，大球形颗粒又称Dane颗粒，是完整的感染性病毒颗粒，分为包膜和核心两部分，包膜由双层脂质和蛋白质组成，其中含有乙型肝炎病毒表面抗原（hepatits B surfhce antigen，HBsAg）和少量前S抗原。核心部分含有环状双股DNA和DNA多聚酶，核心表面是乙型肝炎病毒核心抗原（hepatis B coreantigen，HBcAg），用酶或去垢剂作用后可暴露出乙型肝炎病毒e抗原（hepatis B e antigen，HBeAg）。血液中若检出Dane颗粒标志着肝内病毒复制活跃。小球形颗粒成分为HBsAg和少量前S抗原，不含HBV-DNA和DNA多聚酶，无感染性。管型颗粒由小球形颗粒链接而成。

HBV主要通过血液途径传播，也可由性接触或母婴垂直传播，一般机体感染HBV后产生针对上述抗原的不同抗体而形成3种不同的抗原抗体系统，即HBsAg和抗-HBs、HBeAg和抗-HBe、HBcAg和抗-HBc，这些血清学标志物可通过ELISA、化学发光等方法检测。血液中的HBV DNA的存在是HBV感染最直接、最灵敏和最特异的检查指标，常用聚合酶链反应（PCR）、荧光定量PCR等方法进行检测。

【参考区间】均为阴性。

【临床意义】

（1）HBsAg：感染HBV1～2个月后于血清中出现，可维持数周、数月至数年，HBsAg本身不具有传染性，但阳性常作为传染性的标志之一，HBsAg阳性见于：①乙型肝炎潜伏期和急性期。②慢性迁延性肝炎、慢性活动性肝炎、肝硬化、肝癌。③慢性HBsAg携带者。

（2）抗-HBs：为针对HBsAg产生的中和抗体，一般于HBsAg转阴后出现，可持续多年，其滴度与保护作用相平行。抗-HBs阳性见于：①既往曾感染HBV，现已有一定的免疫力。②接种乙肝疫苗后，一般只出现抗-HBs单项阳性。③被动性获得抗-HBs抗体，如接受免疫球蛋白或输血治疗的患者。

（3）HBeAg：由感染的肝细胞分泌入血，在血液中可游离存在，HBeAg阳性见于HBsAg

阳性的患者，是病毒复制、传染性强的指标，HBeAg持续阳性的乙型肝炎易转变为慢性肝炎。

（4）抗-HBe：是HBeAg的对应抗体，但不是中和抗体，出现于急性感染的恢复期，持续时间较长，抗-HBe和HBeAg一般不会同时阳性，抗-HBe阳性见于：①HBeAg转阴的患者，提示病毒复制减少，传染性减低。②部分慢性乙型肝炎、肝硬化、肝癌患者。

（5）HBcAg和抗-HBc：HBcAg主要存在于受感染的肝细胞核内，不游离于血清中，检测较困难，临床一般不作为常规检查指标。抗-HBc是HBcAg的对应抗体，为反映肝细胞受到HBV侵害的指标，主要包括IgM、IgG型，可检测总抗-HBc，也可分别检测抗-HBc IgM、抗-HBc IgG。抗-HBc IgM是感染HBV后血液中最早出现的特异性抗体，急性期滴度高，是诊断急性乙型肝炎和判断病毒复制、传染性强的重要指标，阳性还见于慢性活动性肝炎。抗-HBc IgG高滴度表明患者正在感染，低滴度表示既往感染过HBV，在体内持续时间长，具有流行病学意义。

（6）HBV-DNA定性或定量测定：HBV-DNA阳性是急性乙肝病毒感染的可靠诊断指标，还用于评价乙肝抗病毒药物治疗效果、筛检献血员、监测血液制品的传染性、乙肝疫苗的安全性等。

乙型肝炎5项血清学标志物检查的临床意义见表5-13。

表5-13　HBV血清学标志物的临床意义

感染模式	HBsAg	抗-HBs	HBeAg	抗-HBe	抗-HBe	临床意义
1	+	−	+	−	+	急、慢性乙肝，强传染性
2	+	−	−	−	+	急、慢性乙肝，慢性HBsAg携带者
3	+	−	−	+	+	急性乙肝趋向恢复或慢性乙肝，弱传染性
4	−	+	−	−	+	急性HBV感染康复期或有既往感染史，目前有免疫力
5	−	−	−	+	+	乙肝恢复期，弱传染性
6	−	−	−	−	+	急性HBV感染窗口期或既往曾感染过乙肝，有流行病学意义
7	−	+	−	−	−	疫苗接种后或HBV感染后康复
8	−	+	−	+	+	急性乙肝康复期，开始产生免疫力
9	−	−	−	−	−	非乙肝感染

（三）丙型肝炎病毒标志物检测

丙型肝炎病毒（hepatitis C virus，HCV）属于黄病毒科的丙型肝炎病毒属，含有单链正股RNA，主要通过血液传播，是引起输血后肝炎的病原体之一。丙型肝炎病毒易发生变异，病情较乙型肝炎轻，但更易转为慢性。主要的实验室检查指标有抗-HCV IgM、抗-HCV IgG和HCV-RNA测定。

1. 丙型肝炎病毒抗体测定

【参考区间】阴性。

【临床意义】

（1）抗-HCV：为非保护性抗体，阳性结果是诊断HCV感染的重要依据。

（2）抗-HCV IgM：阳性见于急性HCV感染，为诊断丙型肝炎的早期敏感指标。

（3）抗-HCV IgG：出现晚于抗-HCV IgM，阳性表明体内有HCV感染，但不能作为早期诊断指标，阴性不能完全排除HCV感染。

2. 丙型肝炎病毒RNA定性和定量测定

【标本采集】静脉血液，置于经RNA酶灭活的无菌试管内送检，严重溶血标本可影响检查结果。

【参考区间】阴性。

【临床意义】

（1）HCV-RNA定性：阳性提示HCV复制活跃，传染性强。

（2）HCV-RNA定量：可连续观察HCV-RNA的动态变化，对判断病情、监测药物治疗效果及血液制品的安全性有重要意义。

（四）人获得性免疫缺陷病毒感染检查

人类免疫缺陷病毒（HIV），通常称作艾滋病病毒，属于单链RNA病毒。它主要侵袭人体的辅助性T细胞（Th），导致这些细胞的破裂、溶解和死亡。随着Th细胞数量的减少，细胞免疫功能受损，从而使个体易受各种条件致病性感染和肿瘤的侵害。HIV的传播途径包括性接触、血液接触及母婴传播。

在实验室检查中，HIV感染的检测方法多样，包括抗体检测、病毒培养、核酸检测和抗原检测。其中，检测抗-HIV抗体是最常规的方法，由于其高敏感性和特异性，以及操作的简便性和成熟度，该方法广泛应用。HIV抗体通常在感染几周后开始出现，并可终身检测到，除了感染初期的短暂窗口期。

对于血清学检查，首先进行的是敏感性较高的初筛试验，如果初筛结果呈阳性，再采用特异性更强的方法进行确认。初筛试验通常采用酶联免疫吸附试验（ELISA），而确认试验则多用免疫印迹试验（Western blotting，WB）。

【参考区间】阴性。

【临床意义】主要用于HIV感染的诊断。初筛试验第1次阳性必须用不同试剂作第2次试验，以免出现假阳性。免疫印迹试验阳性可确诊HIV感染。

（五）梅毒血清学检查

梅毒是由梅毒螺旋体引起的性传播性疾病，主要经过性接触传播，手术、哺乳、输血、接触污染物也可被传染。患有梅毒的孕妇，梅毒螺旋体可通过胎盘感染胎儿，早期可致胎儿流产、早产，晚期感染的成活胎儿可患先天梅毒。

感染梅毒螺旋体后，机体可产生多种抗体，主要有IgM、IgG两种特异性抗梅毒螺旋体抗体，IgM抗体持续时间短，IgG抗体可终身存在。非特异性抗体又称反应素，是由螺旋体破坏的组织细胞所释放的类脂样物质以及螺旋体自身的类脂和脂蛋白刺激机体产生的IgM、IgG抗体，可在非梅毒螺旋体感染的多种急、慢性疾病患者的血液中检出。

1. 非特异性类脂质抗原试验　试验使用的抗原由从牛心肌中提取的心磷脂、胆固醇和纯化的卵磷脂组成，即类脂质抗原，以检测患者血清中是否存在反应素。此类试验为诊断梅毒感染的筛选试验。临床上广泛采用的方法是快速血浆反应素试验（rapid plasmareagin test，RPR）。

【参考区间】 阴性。

【临床意义】 RPR是非特异的定性试验，某些麻风、疟疾、病毒性肝炎患者等血清RPR试验可出现假阳性，故阳性结果者需进一步做确诊试验。

2. **梅毒螺旋体抗体试验**　属于确诊试验，用密螺旋体抗原检测血清中螺旋体的特异性抗体，常用的方法有荧光密螺旋体抗体吸附试验（FTA-ABS）、梅毒螺旋体血凝试验（TPHA）等。

【参考区间】 阴性。

【临床意义】 确诊试验阳性，结合临床可明确诊断为梅毒。

（六）TORCH血清学检查

"TORCH" 指的是弓形虫（toxoplasma，T）、其他微生物（others，O）、风疹病毒（Rubelavrus，R）、巨细胞病毒（cytomegalovirus，C）、单纯疱疹病毒（Herpe Simplexvius，H）这5种引起宫内感染的微生物英文单词的第一个字母组成的词。

1. **风疹病毒抗体测定**　风疹病毒属披膜病毒科风疹病毒属。孕妇若在早孕期发生风疹病毒感染约50%可致流产或死胎，若胎儿存活出生，则可能发生先天性风疹综合征，表现为先天性白内障、神经性耳聋、先天性心脏病、智力迟钝及小头畸形等。

【参考区间】 风疹病毒抗体IgM及IgG均阴性。

【临床意义】 风疹病毒IgM抗体阳性提示有近期感染，应做产科咨询以决定是否治疗性流产或继续妊娠。风疹病毒IgG抗体阳性表示已感染风疹病毒，具有免疫力。

2. **巨细胞病毒（cytomegalovirus，CMV）抗体测定**　属于疱疹病毒，CMV围产期感染是导致胎儿畸形的重要原因之一，还可引起早产、胎儿宫内发育迟缓等。

【参考区间】 巨细胞病毒抗体IgM及IgG为阴性。

【临床意义】 巨细胞病毒抗体测定，双份血清抗体水平呈4倍或4倍以上增长时，有诊断意义。特异性抗体CMV IgM阳性为近期感染CMV的指标。

3. **弓形虫抗体检测**　弓形虫病是由于弓形虫寄生于人体所引起的一种人畜共患的寄生原虫病，猫或其他宠物为主要传染源。孕期初次感染，弓形虫可通过胎盘感染胎儿，孕早期感染者可引起流产、死胎、胚胎发育障碍；妊娠中、晚期感染者可引起宫内胎儿生长迟缓和中枢神经系统损害、眼损害及内脏损害。

【参考区间】 弓形虫抗体IgM及IgG均阴性。

【临床意义】 IgM抗体阳性提示现症感染，IgG抗体阳性一般提示既往感染。

4. **单纯疱疹病毒抗体检测**　单纯疱疹病毒（herpes simplex virus，HSV）是一种双链DNA病毒，主要引起疱疹性口炎、疱疹性角膜炎、疱疹性脑膜炎、新生儿疱疹等。孕早期感染HSV可致流产，孕中、晚期感染可引起胎儿和新生儿发病。

【参考区间】 单纯疱疹病毒抗体IgM及IgG均阴性。

【临床意义】 单纯疱疹病毒抗体IgM阳性提示近期感染，单纯疱疹病毒抗体IgG阳性多为既往感染。

四、自身免疫性疾病实验室检查

自身免疫性疾病是由免疫系统错误地攻击身体组织导致的疾病，主要表现为组织器官功能受损。这类疾病可分为器官特异性和非器官特异性两大类。器官特异性疾病仅影响特定器官，如桥本甲状腺炎，而非器官特异性疾病如系统性红斑狼疮则可能影响全身多个组织。器官特异性疾病通常预后较好，相反，非器官特异性疾病预后较差。

在诊断这些疾病时，自身抗体是关键指标，但其在某些情况下可能缺乏特异性和敏感性。因此，在运用自身抗体测试时需谨慎。建议对患者同时进行抗核抗体和器官特异性抗体测试，并对阳性结果进行滴度或定量分析，以监控疾病进展和治疗效果。

（一）类风湿因子检测

类风湿因子（rheumatoid factor，RF）是变性IgG刺激机体产生的一种自身抗体，主要为IgM型，也可见IgG、IgA、IgD和IgE型。RF主要存在于类风湿关节炎患者的血清及关节腔液中。临床上主要测定IgM型类风湿因子，测定方法有乳胶凝集法、酶联免疫吸附法以及免疫比浊法，以免疫比浊法最常用。

【参考区间】免疫比浊法：＜20U/ml。

【临床意义】RF阳性主要见于类风湿关节炎，约90%类风湿关节炎患者RF阳性，其中尤以病变广泛、病情严重、病程长、活动期及有关节外病变者的阳性率高，滴度高，动态观察RF可作为病变活动性及药物治疗的疗效评价。其他结缔组织性疾病，如系统性红斑狼疮的阳性率约60%，硬皮病、多发性肌炎等也可检出RF，但滴度较低。此外，正常人，尤其是老年人阳性率也可达5%～10%。

（二）抗核抗体检测

狭义的抗核抗体（antinuclear antibody，ANA）指抗细胞核成分的抗体，广义的抗核抗体包括抗脱氧核糖核酸抗体和抗可提取性核抗原抗体等。抗核抗体主要存在于血清中，也可存在于滑膜液、胸腔积液和尿液等其他体液中。

1. 抗核抗体 应用间接免疫荧光法作为总的抗核抗体的筛选试验。

【参考区间】＜1:40（因所用试剂不同参考范围可有较大差异）。

【临床意义】现已证实抗核抗体对很多自身免疫性疾病有诊断价值。抗核抗体阳性（高滴度）标志了自身免疫性疾病的可能性，抗核抗体的检测对风湿性疾病的诊断和鉴别具有重要意义。

2. 抗脱氧核糖核酸抗体 抗脱氧核糖核酸抗体（ant-DNA antbody，抗-DNA）分为两大类

（1）抗天然DNA抗体（nDNA），或称为抗双链DNA（dsDNA）抗体。

（2）抗变性DNA抗体，或称抗单链DNA（ssDNA）抗体。

【参考区间】＜1:10（所用试剂不同参考范围有较大差异）。

【临床意义】抗dsDNA抗体对SLE有较高的特异性，70%～90%活动期的SLE患者该抗体阳性。抗ssDNA抗体可见于多种疾病，特异性较差。

3. **抗可提取性核抗原抗体** 可提取性核抗原是核物质中一类蛋白的总称，因这类核蛋白的共同特点是不含组蛋白，均能溶解于生理盐水和磷酸盐缓冲液，故称可提取性核抗原（ENA），ENA抗原主要包括Sm、SS-A、SS-B、Scl-70、Jo-1（John-1）、PM-1等，针对这些抗原产生的抗体统称为抗ENA抗体。

【参考区间】阴性。

【临床意义】

（1）抗Sm抗体：抗Sm抗体阳性对SLE诊断有高度的特异性，属于SLE血清标志性抗体之一，但阳性率较低，若与抗dsDNA抗体同时检测，可提高SLE的诊断率。

（2）抗SS-A抗体和抗SS-B抗体：抗SS-A抗体主要见于干燥综合征，也可见于其他自身免疫性疾病，如SLE。13%的SLE及30%的干燥综合征患者有抗SS-B抗体。

（3）抗Scl-70抗体：见于25%～75%的进行性系统性硬化症（播散性）患者。

（4）抗Jo-1抗体：主要见于多发性肌炎或皮肌炎患者。

（三）抗组织细胞抗体检测

1. **血清抗线粒体抗体（antimitochondral anitbody，AMA）测定** 是一组以线粒体内膜和外膜蛋白为靶抗原，具有非器官特异性和非种属特异性特点的自身抗体。

【参考区间】阴性。

【临床意义】AMA阳性主要见于肝脏疾病，如原发性胆汁性肝硬化。而胆总管阻塞性肝硬化、肝外胆管阻塞和继发性胆汁性肝硬化者AMA阴性。

2. **血清抗中性粒细胞胞浆抗体测定** 抗中性粒细胞胞浆抗体（antineutrophil cytoplasmic antibodies，ANCA）是一组针对中性粒细胞许多胞浆抗原所产生的自身抗体，其靶抗原为中性粒细胞胞浆中的颗粒蛋白酶，如蛋白酶3、髓过氧化物酶、人白细胞弹性蛋白酶、乳铁蛋白、组织蛋白酶G等。ANCA与临床多种小血管炎性疾病的发生密切相关。

【参考区间】阴性。

【临床意义】ANCA阳性见于韦格纳肉芽肿、显微镜下多血管炎、变应性肉芽肿性血管炎，统称ANCA相关性血管炎。

3. **血清抗甲状腺球蛋白抗体测定** 甲状腺球蛋白是由甲状腺滤泡细胞合成的一种糖蛋白，抗甲状腺球蛋白抗体（anti-thyroid globulin antibody，TgAb）是自身抗体之一。

【参考区间】＜115U/ml。

【临床意义】血清TGAb升高多见于甲状腺功能亢进、桥本甲状腺炎等。

4. **血清抗甲状腺过氧化物酶抗体（anti-thyroid peroxidase antibody，TPOAb）测定** TPOAb的靶抗原为甲状腺过氧化酶，是甲状腺自身抗体之一。

【参考区间】＜34U/ml。

【临床意义】血清TPOAb升高多见于甲状腺功能亢进、桥本甲状腺炎及甲状腺肿瘤、单纯性甲状腺肿、亚急性甲状腺炎等。

五、肿瘤标志物检查

肿瘤标志物通常指的是由肿瘤细胞生成或宿主对肿瘤产生反应而形成的物质。这些标志物可能存在于细胞的胞质、细胞核或细胞表面，并且可能在血液、组织或其他体液中检测到。通过分析这些标志物的浓度，可以帮助医生诊断肿瘤的存在、发展阶段及预后。

肿瘤标志物的种类有以下几类：①胚胎抗原，如甲胎蛋白、癌胚抗原。②糖类抗原，如CA50、CA19-9、CA72-4、CA15-3、CA125等。③激素肽、酶及蛋白类抗原，如hCG、PTH、ACTH、PSA、NSE、β_2-MG等。④组织细胞肿瘤标志物，如雌激素受体、孕激素受体、癌基因或抑癌基因 *myc*、*p53*、*H-ras* 等。

（一）血清甲胎蛋白测定

甲胎蛋白（alpha-fetoprotein，AFP）是胎儿发育早期的一种糖蛋白，由卵黄囊及胚胎肝脏产生。AFP存在于胎儿血清中，其浓度以胎龄4～5个月的胎儿血清含量最高，以后随胎龄增长而逐渐下降，出生后AFP的合成很快受到抑制，6个月至1岁时，血中AFP逐渐降至正常成人水平。当肝细胞或生殖腺胚胎组织发生恶性病变时，有关基因重新被激活，使原来已丧失合成AFP能力的细胞又重新具有合成能力，导致血中AFP含量明显增高。

【参考区间】＜25μg/L。

【临床意义】

（1）AFP是诊断原发性肝细胞癌较敏感和特异的肿瘤标志物，AFP＞300μg/L有诊断意义。

（2）AFP是肝癌治疗效果和预后判断的一项敏感指标，AFP在一定程度上反映肿瘤的大小，其动态变化与病情有一定的关系。

（3）其他肿瘤如睾丸癌、卵巢癌、畸胎瘤、胃癌、胰腺癌等AFP也可升高。

（4）病毒性肝炎及肝硬化患者AFP轻度升高。

（5）妊娠3个月后体内AFP开始升高，分娩后3周恢复正常。

（二）血清癌胚抗原测定

癌胚抗原（carcinoembryonic antigen，CEA）是一种多糖蛋白复合物。正常情况下，CEA由胎儿胃肠道上皮组织、胰和肝的细胞合成。妊娠前6个月内CEA含量增高，出生后血中含量极低。细胞发生恶性变时，肿瘤细胞合成CEA异常，血清CEA浓度增高。

【参考区间】＜5μg/L（不同方法参考范围不同）。

【临床意义】CEA是一种广谱肿瘤标志物，虽然不能作为诊断某种恶性肿瘤的特异性指标，但在恶性肿瘤的鉴别诊断、病情监测、疗效评价上仍有重要的临床价值

（1）用于消化系统恶性肿瘤的诊断：CEA是一种重要的非器官特异性肿瘤相关抗原，分泌CEA的肿瘤大多位于空腔脏器，如胃肠道、呼吸道、泌尿道等，所以结肠癌、直肠癌、肺癌、胃癌、乳腺癌、胰腺癌、卵巢癌及子宫癌等CEA增高。

（2）用于指导肿瘤的治疗及随访：CEA含量与肿瘤大小、有无转移存在一定关系，对肿瘤患者血液或其他体液中CEA浓度进行连续观察，能为病情判断、预后及疗效观察提供重要的依据。

（3）其他疾病：如肝硬化、肺气肿、直肠息肉、肠胃炎症等CEA可轻度升高。

（三）血清癌抗原125测定

癌抗原125（carbohydrate antigen 125，CA125）是一种糖蛋白性肿瘤相关抗原，存在于上皮性卵巢癌组织和患者的血清中。

【参考区间】＜35U/ml（不同方法参考范围不同）。

【临床意义】CA125是上皮性卵巢癌和子宫内膜癌的首选标志物，用于卵巢癌的早期诊断、疗效观察、预后判断、复发及转移的监测。其他疾病如乳腺癌、胰腺癌、胃癌、肺癌、结肠癌、直肠癌、子宫内膜异位症、盆腔炎、卵巢囊肿、肝炎、肝硬化等CA125也可升高。

（四）血清糖类抗原15-3测定

糖类抗原15-3（carbohydrate antigen 15-3，CA15-3）是一种糖蛋白，存在于乳腺、肺、卵巢、胰腺等恶性或正常的上皮细胞膜上，对乳腺癌的诊断和术后随访监测有一定的价值。

【参考区间】≤24U/ml（不同方法参考范围不同）。

【临床意义】CA15-3是乳腺癌最重要的标志物，30%～50%乳腺癌患者的CA15-3明显升高，其含量的变化与治疗效果相关。肺癌、胃肠癌、子宫内膜癌、卵巢癌、宫颈癌等患者血清CA15-3也升高，少数良性乳腺疾病、肝硬化患者也可轻度升高，应予以鉴别。

（五）血清糖类抗原19-9测定

糖类抗原19-9（carbohydrate antigen 19-9，CA19-9）是胰腺癌、胃癌、结直肠癌、胆囊癌的相关标志物，正常人CA19-9含量很低，因此检测血清CA19-9可作为胰腺癌和消化道肿瘤的主要辅助诊断，对胰腺癌有较高的特异性和敏感性，连续监测对病情进展、手术效果、预后及复发判断有重要的价值。

【参考区间】≤37U/ml（不同方法参考范围不同）。

【临床意义】主要用于胰腺癌的鉴别诊断和病情监测。胃癌、结直肠癌、胆囊癌、胆管癌、肝癌患者CA19-9也可升高。

（六）糖链抗原72-4测定

糖链抗原72-4（carbohydrate antigen 72-4，CA72-4）是被两种单克隆抗体（CC49和B72.3）所定义的肿瘤相关糖蛋白（TAG-72），第一种单克隆抗体CC49是抗高纯度的TAG-72抗体，第二种单克隆抗体B72.3是抗人转移乳腺癌细胞膜的抗体。CA72-4是胃肠道肿瘤和卵巢癌的标志物。

【参考区间】＜6.7U/ml（CLIA、ELISA）。

【临床意义】

（1）恶性肿瘤：CA72-4是监测胃癌的首选肿瘤标志物，灵敏度优于CA19-9和CFA，若三者联合检测效果更好。卵巢癌、结肠癌、胰腺癌和非小细胞性肺癌时CA72-4含量也明显增加。相对于CEA和CA19-9，CA72-4在良性疾病中有较高的临床特异性。

（2）联合检测：胃癌术后患者CA72-4和CA19-9联合检测的临床灵敏度增加，明显高于

CA72-4和CEA联合检测。在大肠癌，CA72-4和CEA联合检测可明显提高初步诊断的临床灵敏度。在卵巢癌，CA125和CA72-4联合可明显提高临床灵敏度。

（七）血清前列腺特异性抗原测定

前列腺特异性抗原（prostate specific antigen，PSA）是一种由前列腺分泌的单链糖蛋白，存在于前列腺管的上皮细胞中，正常人血清中PSA含量极微。血中的PSA以两种形式存在：约20%为游离的PSA（f-PSA），约80%为与蛋白质结合的复合PSA（c-PSA）。临床测定的主要是总PSA（t-PSA）和f-PSA，计算两者的比值。

【标本采集】血清，黄色或红色管帽真空采血管采血，2～8℃保存，应于24小时内测定，否则-20℃冻存。应于肛诊前取血检查，避免使用溶血或脂血标本。

【参考区间】t-PSA＜4μg/L；f-PSA＜0.8μg/L；f-PSA/t-PSA＞0.25(不同方法参考范围不同)。

【临床意义】PSA可作为前列腺癌筛查的标志物，也可作为监测前列腺癌病情变化和疗效的重要指标。在前列腺肥大、前列腺炎、肾脏和泌尿生殖系统疾病时PSA也可轻度升高。临床上一般用f-PSA/t-PSA比值来鉴别诊断，比值＜0.15为前列腺癌的可能性大；比值＞0.25提示可能为良性病变。

（八）细胞角蛋白19片段测定

细胞角蛋白是一种支持蛋白，与肌动蛋白丝和微管共同构成了细胞支架，是上皮细胞的特征性标志。与细胞角蛋白相反，细胞角蛋白片段可溶于血清并可被检测到。细胞角蛋白19（CYFRA21-1）并非器官特异性或肿瘤特异性蛋白，但经常出现于肺部组织且特别易于出现于肺部恶性肿瘤结合处，主要用于非小细胞肺癌的鉴别诊断和预后评估，以及肺癌患者治疗效果和病程监测。

【参考区间】血清＜20μg/（LCLA、ELISA）。

【临床意义】

（1）恶性肿瘤：CYFRA 21-1阳性可见于所有的实体肿瘤，非小细胞肺癌的阳性率为40%～64%，小细胞肺癌的阳性率为16%～52%，在肺的鳞状细胞癌、大细胞癌和腺癌中也有较高的阳性率。此外，在膀胱癌、前列腺癌、卵巢癌、大肠癌、胰腺癌等也有不到50%的临床灵敏度。

（2）良性疾病：CYFRA 21-1升高也可见于良性疾病，在肺部疾病、胃肠道疾病、妇科疾病、泌尿系统疾病和肾功能不全患者中也可见到CYFRA21-1轻微升高。

（3）与NSE联合检测：NSE是小细胞肺癌的首选标志物，CYFRA21-1是非小细胞肺癌的首选标志物，提倡将CYFRA21-1和NSE联合检测，以提高诊断的灵敏度，两者联合检测还可为肺内占位性病变定性（良性和恶性）提供依据。

（九）神经元特异性烯醇化酶

神经元特异性烯醇化酶（neuron specific enolase，NSE）是在糖酵解途径中催化甘油分解的酶，它由3个亚基（α、β、γ）组成，并形成5种同工酶（αα、ββ、γγ、αγ、βγ）。γ亚基的同工酶存在于神经元和神经内分泌组织，称为神经元特异性烯醇化酶，目前认为它是小细肺癌（SCLC）和神经母细胞瘤的肿瘤标志物。

【参考区间】＜15μg/L（CLIA、ELISA）。

【临床意义】

（1）小细胞肺癌（SCLC）：SCLC患者NSE水平明显高于肺腺癌、肺鳞癌、大细胞肺癌等非小细胞肺癌（NSCLC），可用于鉴别诊断，监测小细胞肺癌放射治疗、化学治疗后的效果。治疗有效时NSE浓度逐渐降低至正常水平，复发时血清NSE升高。由于临床敏感度和特异性较低，NSE不适合于小细胞肺癌的筛查和诊断。

（2）神经母细胞瘤：患者NSE水平异常增高，而Wims瘤升高较少，因此测定NSE的水平可用于上述疾病的诊断和鉴别诊断，也可用来监测神经母细胞瘤的病情变化、评价疗效和预测复发。

（3）神经内分泌细胞肿瘤：如嗜铬细胞瘤、胰岛细胞瘤、甲状腺髓样癌、黑色素瘤等患者血清内NSE也可增高。转移性精原细胞瘤NSE显著升高。

第六节　临床微生物学检查

临床微生物学检查的目的是确定感染的发生和性质，及早明确诊断，选择适当的治疗方案，采取有效的预防措施。本节主要介绍临床微生物学检查的标本采集与处理及其临床应用。

一、标本采集与处理

（一）基本要求

临床微生物学检查中，标本的正确采集、储存和送检是直接关系检查结果的基本要素，必须遵循如下基本要求。

1. 采集标本前，必须考虑选择标本的种类和采集部位。如果采集部位选择不当，无有效的病原体，没有临床价值。

2. 标本采集时间一般应在发病早期，应用抗微生物药物之前。对已用抗微生物药物而不能中止的患者，应在血药浓度最低时或下次用药前采集。

3. 标本的采集和送检过程应无菌操作、防止污染。

4. 标本留取完毕，尽快送检。若标本不能及时送到实验室，应采取适宜的方式储存后送检。

5. 所有标本都应按有潜在病原菌予以处理，在采集、包装和送检过程中必须注意生物安全，防止污染传播和自身感染。对具有高度危险性的标本，如HIV感染患者标本等，要有明显标识。

（二）常见标本的采集与处理

1. **血液**　正常人的血液是无菌的，如疑为菌血症、败血症和脓毒血症的患者，采集血液标本进行微生物学检查，对于病原学诊断非常重要。血液标本的采集与送检过程中须注意：

（1）一般在发热初期或高峰期采集：如已用抗菌药物治疗，则在下次用药前采集。

（2）一般选择肘静脉穿刺，严格遵守无菌操作，防止被皮肤表面细菌污染。

（3）成人每次采血20～30ml，有氧和无氧瓶每瓶各10～15ml；婴儿和儿童1～5ml。分离结核分枝杆菌和真菌培养需要特殊培养瓶，厌氧菌培养要严格避免将空气注入培养瓶内。

（4）采血后应立即送检。

2. 尿液　正常情况下，由肾脏生成的尿液是无菌的，但外尿道寄居有正常菌群，采集尿液时需注意。

（1）女性患者可用肥皂水或碘伏清洗外阴后再收集中段尿10～20ml于灭菌容器内，男性患者清洗阴茎头后留取中段尿标本。

（2）排尿困难者可导尿，但应避免多次导尿所致尿路感染。

（3）对于厌氧菌的培养，采用膀胱穿刺法收集，置于无菌厌氧瓶中送检。

（4）及时送检，尿液是细菌生长的良好培养基，室温下放置过久，可使污染细菌大量繁殖生长，导致错误的结果。

3. 粪便　正常人粪便中含有大量细菌，粪便检查要在混有大量正常肠道菌的情况下选出病原菌，取含脓、血或黏液的粪便或水样粪便置于清洁容器中送检，不能混入污染物如尿液、消毒剂、自来水等。排便困难者或婴幼儿可用直肠拭子采样，标本拭子置于有保存液的试管内送检。

4. 呼吸道标本　鼻咽拭子、鼻咽洗液、痰液、通过气管收集的标本均可作为呼吸道标本。鼻咽拭子、鼻咽洗液可供鼻病毒、呼吸道合胞病毒、肺炎衣原体、溶血性链球菌等的病原学诊断。利用支气管镜将生理盐水灌入支气管和肺泡，再回收可获得支气管肺泡灌洗液，也可用于微生物学检查。痰液标本留取过程中需注意：采集标本前应用清水漱口或用牙刷清洁口腔，然后用力咳出呼吸道深部的痰。若患者咳痰困难，可短时间抬高床脚，并吸入温热低张盐水雾化液，刺激下呼吸道，使痰液易于排出。痰标本中鳞状上皮细胞＜10个/低倍镜视野、白细胞＞25个/低倍镜视野为合格标本。

5. 脑脊液与其他无菌体液　正常人脑脊液是无菌的，当病原体通过血-脑脊液屏障进入中枢神经系统可引起感染，以细菌、真菌和病毒感染常见。采集脑脊液标本时应注意如下。

（1）一般通过腰椎穿刺术获取，特殊情况可采用小脑延髓池或脑室穿刺术。值得注意的是，引起脑膜炎的细菌如脑膜炎奈瑟菌、肺炎链球菌、流感嗜血杆菌等抵抗力弱，不耐冷，容易死亡，故采集的脑脊液应立即保温送检或床边接种。

（2）胸腔积液、腹水、心包积液等标本可用注射器抽取，由于这些部位的微生物数量少而液体量大，应采集较大量标本送检，可提高检出率。

6. 生殖道标本　在医疗实践中，采集不同的生殖道标本对于诊断各种病症至关重要。常规情况下，诊断性传播疾病时会收集尿道口分泌物、外阴病灶分泌物、阴道及宫颈分泌物以及前列腺液。对于生殖道疱疹，通常会通过穿刺抽取疱疹液进行检验。在处理盆腔脓肿的患者时，可以通过直肠子宫凹陷处的穿刺方法获取脓液进行分析。

7. 创伤、组织和脓肿标本　处理创伤和脓肿样本时，首先需要清除创伤部位的污染物，并使用碘酒对皮肤进行消毒，以避免皮肤表面的细菌污染样本，这对于保证检查结果的准确性非常关键。对于开放性脓肿，建议尽量通过吸引方法来收集脓液进行检测。对于封闭性脓肿，则应使用无菌注射器进行穿刺，并且在取样后应立即排空注射器中的空气，将针头插入无菌橡皮塞中以进行检验。此外，如果怀疑是厌氧菌引起的感染，特别需要注意这一处理步骤。

二、临床应用

实验室检查对各种病原体（细菌、病毒、真菌、原虫、螺旋体、支原体、衣原体、立克次体等）导致的感染性疾病的诊断、治疗药物的选择非常重要。机体免疫系统对感染的病原体通过免疫应答产生抗体，借助免疫学技术检查患者血清中的相应抗原及抗体，对感染性疾病有辅助诊断价值，在本章第五节"临床常用免疫学检查"已做介绍，本部分主要介绍感染性疾病的病原学检查。

（一）直接显微镜检查

1. **涂片不染色显微镜检查**　常用悬滴法、压滴法或湿式涂片，在不染色状态下借助暗视野显微镜或相差显微镜观察病原体的形态、运动方式、原虫的包囊和滋养体、虫卵等。

2. **涂片染色显微镜检查**　标本直接涂片或经离心浓缩后涂片、干燥、固定后染色，在光学显微镜下观察细菌的形态、染色性、排列与特殊结构，其结果对病原学诊断具有一定意义，尤其是无菌体液的直接镜检更具有诊断价值。

（二）病原体的分离培养及鉴定

根据可疑菌生长培养特性，选择合适的培养基，使细菌在体外人工培养基中生长、繁殖形成菌落，根据菌落性状（大小、色泽、气味、边缘、光滑度、色素、溶血情况）和细菌的形态、染色性、生化反应和血清学试验鉴定分离菌。也可以借助微量系统或自动化鉴定系统，快速鉴定分离菌。

（三）抗菌药物敏感性试验和细菌耐药性检测

1. **抗菌药物敏感性试验简称药敏试验**　指在体外测定抗菌药物抑制或杀灭细菌的能力，其目的有：①为临床提供选用有效抗菌药物的信息，以控制感染。②综合某地区某种属致病菌一定数量群体的药敏结果，了解该地区致病菌的耐药现状，为临床经验用药提供依据。③对新研发的抗菌药物进行药敏分析，评价其抗菌药效。④分析医院感染流行株的药敏谱，为是不是单株流行提供依据。

2. **药敏试验结果的表示方法**

（1）敏感：指使用常规推荐剂量的抗菌药物进行治疗时，该抗菌药在患者感染部位通常能达到的浓度可以抑制该感染菌的生长。

（2）耐药：指使用常规推荐剂量的抗菌药物进行治疗时，该抗菌药在患者感染部位通常能达到的浓度不能抑制该感染菌的生长。

（3）中介：抗菌药对感染菌的最低抑菌浓度接近该药在血液和组织中的浓度，感染菌的临床应答可能低于敏感菌。

细菌耐药性检测包括细菌耐药表型的检测和耐药基因型的检测，细菌耐药表型的检测可借助于药敏试验的结果，也可通过耐药基因的产物（如β-内酰胺酶）是否存在来实现。耐药基因型的检测则是检测耐药基因（如 *mecA* 基因）是否存在，以及耐药相关基因（如结核分枝杆菌的利福平作用靶点基因）是否存在耐药突变来实现。

本章小结

思考题

1. 红细胞和血红蛋白病理性降低的原因有哪些？

2. 中性粒细胞病理性升高的原因是什么？

3. 口服葡萄糖耐量试验如何采集标本？

更多练习

（李曾艳）

第六章　心电图检查

学习目标

1. 素质目标

（1）具有尊重和保护受检者安全和隐私的职业精神。

（2）能够将心电知识与临床知识结合进行辨证思考。

（3）具备质疑陈规、探究和创造精神。

2. 知识目标

（1）掌握：常规心电图、动态心电图及心电图运动负荷试验的临床应用范围。

（2）熟悉：正常心电图各波段的命名、波形特点及正常值，临床常见异常心电图的图形特征。

（3）了解：心电图产生的原理，能够准确掌握各导联的连接方法。

3. 能力目标

（1）能独立操作心电图机，熟练进行常规心电图描记、动态心电图检查及心电图运动负荷试验。

（2）能对临床常见的异常心电图进行分析，做出相应的诊断。

案例

【案例导入】

　　患者，男性，55岁。以胸闷、心悸、气短为主述就诊。既往有高血压、糖尿病病史近10年。心电图显示窦性心律失常，部分ST段压低，T波倒置，整体心律偏快，约为100次/分。初步诊断：冠心病可能性大，不排除心绞痛。

【请思考】

　　你作为其接诊护理人员，如何迅速评估病情，采取适当的护理措施，并制订个性化的管理计划，以确保患者得到及时、有效的治疗？

【案例分析】

第一节　心电图基本知识

一、心电图产生原理

心肌细胞的电兴奋可以通过心肌细胞的特殊传导系统进行传递，引起心脏的收缩和舒张，产生的微小电流可以通过身体组织传导至体表。心电图（electrocardiogram，ECG）是应用心电图机在体表记录心脏的每一心动周期所产生的电活动变化放大并进行描记从而获得的一条连续的曲线。

1. 极化状态　心肌细胞膜是半透膜，当心肌细胞处于静息状态时，细胞膜外排列带正电荷的阳离子，细胞膜内排列带有相同数量负电荷的阴离子，膜外电位高于膜内，细胞内外无电流活动，称为极化状态（图6-1）。

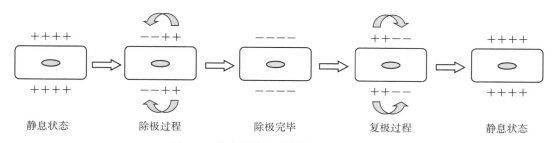

图 6-1　单个心肌细胞的除极和复极过程

2. 除极过程　当心肌细胞膜的某个部位受到一定强度的刺激（域刺激），细胞膜的通透性发生改变，大量阳离子短时间内流动至细胞内，主要是钠离子的迅速内流，使细胞膜内外的正、负离子分布发生改变，由内负外正转为内正外负的状态，这个过程称为心肌细胞的除极过程，此时心肌细胞膜内带正电荷，膜外带负电荷，称为除极状态（图6-1）。受刺激部位细胞膜先出现除极，此处细胞膜外带负电荷，邻近尚未除极的细胞膜外带正电荷，两者形成电位差，称为一对电偶（dipole）。电偶的正电荷为电源，负电荷为电穴，电流方向由电源流入电穴，并沿着一定的方向迅速扩展，直至整个心肌细胞完全除极。

3. 复极过程　心肌细胞除极后，由于细胞的代谢作用，细胞膜内外的离子分布又恢复到极化状态，即由外负内正的状态转变为外正内负的状态，这一过程称为复极（图6-1）。复极的过程与除极的顺序相同，自先发生除极的部位先发生复极。但复极时电流的方向是电穴在前，电源在后，即复极的方向与除极过程相反，所以描记的复极波方向与除极波相反。但在正常人的心电图中，记录到的复极波与除极波方向相同，因为心室的除极由心内膜向心外膜，复极由心外膜向心内膜。

二、心电图导联体系

在人体体表的不同部位放置电极，通过导联线与心电图机的电流计的正负极相连形成电路，这种连接和记录心电图波形的方法称为心电图导联。放置电极的位置和连接方法的不同，就得到了许多不同的导联，描记出不同的波形，可以从不同角度记录出心脏电活动的变化。临床上最普遍应用的是由荷兰生理学家Einthoven创设的国际通用导联体系，称为常规

12导联体系。

1. **肢体导联**　肢体导联包括标准肢体导联Ⅰ、Ⅱ、Ⅲ和加压肢体导联 aVR、aVL、aVF。标准肢体导联反映两个肢体之间的电位差。Ⅰ导联：左上肢电极连接心电图机正极，右上肢电极连接心电图机负极，反映左上肢与右上肢之间的电位变化；Ⅱ导联：左下肢电极连接心电图机正极，右上肢电极连接心电图机负极，反映左下肢与右上肢之间的电位变化；Ⅲ导联：左下肢电极连接心电图机正极，左上肢电极连接心电图机负极，反映左下肢与左上肢之间的电位变化（表6-1）。加压肢体导联代表的是检测部位的电位变化，电极分别放置于右上肢（R）、左上肢（L）、左下肢（F）（表6-1）。将肢体导联的3个电极各串联5000Ω电阻，连接此3根导线组成中心电端，该处电位接近于零，即零电位点，又称"无干电极"。

表6-1　肢体导联正、负电极连接位置

	导联	正电极位置	负电极位置
标准肢体导联	Ⅰ	左上肢	右上肢
	Ⅱ	左下肢	右上肢
	Ⅲ	左下肢	左上肢
加压肢体导联	aVR	右上肢	左上肢＋左下肢
	aVL	左上肢	右上肢＋左下肢
	aVF	左下肢	右上肢＋左上肢

2. **胸导联**　也称心前区导联，代表检测部位的电位变化，包括$V_1 \sim V_6$导联。将胸导联的正极置于胸壁固定的部位（表6-2），负极连接中心电端。胸导联放置的具体部位为：V_1导联位于胸骨右缘第4肋间；V_2导联位于胸骨左缘第4肋间；V_3导联位于V_2、V_4连线中点；V_4导联位于左锁骨中线第5肋间；V_5导联位于左腋前线与V_4处于同一水平上；V_6导联位于左腋中线与V_4处于同一水平上。

临床上诊断后壁心肌梗死、左心室肥大或心脏向左后移位时一般加做$V_7 \sim V_9$导联。V_7导联位于左腋后线与V_4处于同一水平上；V_8导联位于左肩胛骨线与V_4处于同一水平上；V_9导联位于左脊旁线与V_4处于同一水平上。小儿心电图或诊断右心病变（如右心室心肌梗死）或右位心时，可以选用$V_{3R} \sim V_{6R}$导联，电极放置于右胸部与$V_3 \sim V_6$对称处。

表6-2　常规胸导联正、负极连接位置

导联	正电极位置	负电极位置
V_1	胸骨右缘第4肋间	中心电端
V_2	胸骨左缘第4肋间	中心电端
V_3	V_2、V_4连线中点	中心电端
V_4	左锁骨中线第5肋间	中心电端
V_5	左腋前线与V_4同一水平	中心电端
V_6	左腋中线与V_4同一水平	中心电端

3. **导联轴**　每个导联均由一个正极和一个负极组成，在正、负极之间做出一条假想的

直线，由负极指向正极，即为该导联的导联轴。Ⅰ、Ⅱ、Ⅲ 3个导联的导联轴可以用一个等边三角形表示，即Einthoven三角。aVR、aVL、aVF 3个导联的导联轴由中心电端分别指向右上肢、左上肢和左下肢。为了阐明6个肢体导联轴之间的关系，将Ⅰ、Ⅱ、Ⅲ 导联的导联轴平行移动，使其与aVR、aVL、aVF导联的导联轴共同通过坐标轴的轴中心点，构成额面六轴系统。此坐标系统采用±180°的角度标志，左侧为0°，右侧为180°，顺钟向角度为正，逆钟向角度为负，对测定心脏额面心电轴及判断肢体导联的心电图很有帮助。

三、心电向量与心电图

向量又称为矢量，是物理学上专用名词，是由大小和方向共同决定的，通常用箭头指示方向，用箭杆长短表示大小。心肌细胞在除极和复极过程中可产生电偶，电偶的移动有方向变化和量的改变，可以用向量来描述，称为心电向量。

1. 瞬间综合心电向量　心脏在除极和复极的过程中，每一个瞬间均有许多的心肌细胞同时参与其中，产生许许多多方向不同、大小不等的心电向量，这些心电向量可以按照一定的原则综合为一个向量，即形成"瞬间综合心电向量"。具体的原则：当两个心电向量在同一轴线上时，如果方向相同，则方向不变，幅度相加；如果方向相反，则与方向较大的向量一致，幅度相减；当两个心电向量的方向成一定角度时，则以平行四边形法求得其对角线为综合向量（图6-2）。

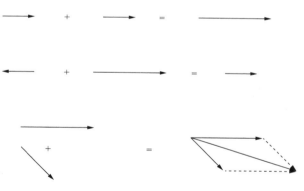

图6-2　瞬间综合心电向量形成原则

体表测得的心电变化的强度与下列因素有关：①强度与心肌细胞数量或心肌厚度成正比。②强度与检测电极与心肌细胞之间的距离成反比。③强度与检测电极的方位和心肌除极及复极的方向所形成的角度相关，角度越大，则心电位在导联上的投影越小，因此电位越弱。

2. 立体心电向量环　在每一个心动周期中，瞬间综合心电向量的方向和大小不断发生周期性变化，若将每一个心动周期中按先后顺序出现的瞬间综合心电向量的顶端连接起来，就形成了立体心电向量环。心脏在除极和复极的过程中，共形成了3个立体心电向量环，分别是P、QRS和T向量环。心电图就是立体心电向量环经过两次投影所形成的曲线。

四、心电图各波段的形成与命名

心脏的传导系统由特殊心肌细胞构成，正常的心电激动起自窦房结，兴奋心房肌的同时，电激动经结间束（分为前、中、后结间束）、房室结、希氏束、左右束支传至浦肯野纤维，最终兴奋心室肌。这种先后有序的电激动，引起心肌一系列的电位变化，便形成了心电图上相应的波段（图6-3）。

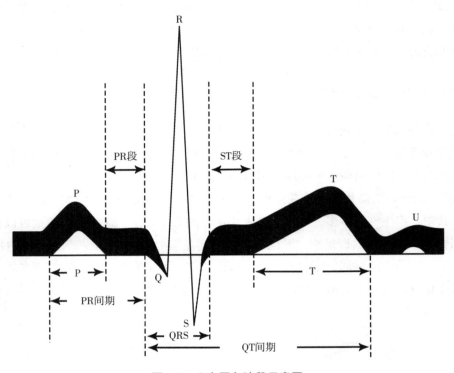

图6-3　心电图各波段示意图

1. P波　是最早出现的振幅较小的波，反映左右心房除极过程电位和时间的变化。

2. PR段　传统称为PR段，实为PQ段，是自P波终点至QRS波群起点之间的线段，代表心房复极过程及房室结、希氏束、左右束支的电活动。

3. P-R间期　是自P波起点至QRS波群起点之间的距离，包括了P波和PR段，代表电激动从窦房结传到心室所用的时间，也就是心房开始除极到心室开始除极所用的时间。

4. QRS波群　为振幅最大的波，代表心室除极过程电位和时间的变化。QRS波群可以呈现多种形态，通常统一的命名原则是：将第一个出现的位于参考水平线以上正向波称为R波；Q波为R波前的负向波；S波为R波后的第一个负向波；S波后再出现的正向波R'波；R'波后再出现的负向波S'波。一般用英文字母的大小写来区分各波波幅的大小（图6-4）。

5. ST段　自QRS波群终点至T波起点间的线段，代表心室早期缓慢复极的电位变化。QRS波群终点与ST段开始的交点为J点。

6. T波　为ST段后一个圆钝而较大的波，反映心室快速复极过程的电位变化和时间。

7. QT间期　自QRS波群起点至T波终点之间的水平距离，代表心室开始除极至心室完全复极所用的时间。

8. U波　在T波后0.02～0.04秒出现的宽而低小的波，反映心室后继电位，产生机制尚不清楚。

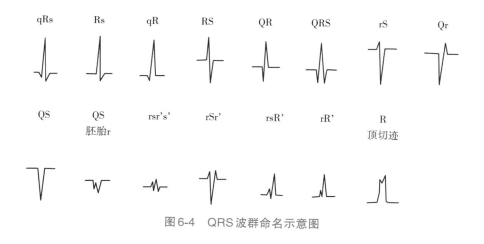

图6-4 QRS波群命名示意图

第二节 正常心电图

一、心电图测量

心电图描记在专门的记录纸上。心电图记录纸由大、小方格组成，每个小方格的边长是1mm，横纵每5个小方格组成一个大方格。横线代表时间，用以计算各波和各间期所占的时间，当走纸速度为标准的25mm/s时，每一小格的宽度表示0.04秒，每一大格的宽度代表0.2秒；纵线代表电压，用来计算各波振幅的高度或深度，当定标电压为标准的1mV时，每一个小格的高度代表0.1mV，一个大格的高度为0.5mV（图6-5）。

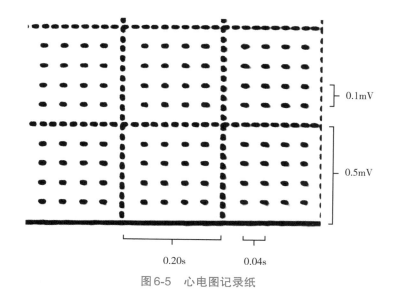

图6-5 心电图记录纸

1. **心率的测量** 当心律规则时，只需要测量一个RR间期（或PP间期）的秒数，然后用60除以此数值即为心率。例如，测得的RR间期为0.8秒，则心率＝60/0.8＝75次/分；当心律不规则时，可测定5个以上连续的RR间期（或PP间期）算出平均值，然后按照以上方法计算。

2. **各波段振幅的测量** 测量正向波的振幅时，应从参考水平线的上缘垂直测量至波形的顶端，测量负向波的振幅时，应从参考水平线的下缘垂直测量至波形的底端。P波振幅的测量通常选择P波振幅最大的导联，参考水平应以P波起始前的水平线为准。测量QRS波群、J点、ST段、T波和U波的振幅，参考水平统一以QRS起始部水平线为准。

3. **各波段时间的测量** 测量各波时间应自该波形起始部的内缘测量至终点的内缘。目前普遍应用的12导联同步心电图，测量P波和QRS波的时间，均应分别从同一导联中最早的P波起点测量至最晚的P波终点以及从最早的QRS波起点测量至最晚的QRS波终点；PR间期应从最早的P波测量至最早的QRS波起点；QT间期应最早的QRS波起点至最晚的T波终点的间距。单导联描记的心电图中，P波及QRS波时间应选择最宽的P波及QRS波进行测量；PR间期应选择P波宽大又有Q波的导联进行测量；QT间期应选择12个导联中最长的QT间期进行测量。

4. **心电轴的测量** 心电轴（cardiac electric axis）一般指平均QRS心电轴，是心室除极过程中产生的全部瞬间心电向量的综合（即平均QRS向量），代表心室在除极过程的总体时间内平均向量的方向与强度。心电轴是空间性的，但心电图学中通常指它投影在额面上的心电轴。正常心电轴的范围为0°～＋90°之间；电轴位于＋90°～＋180°范围为电轴右偏；位于0°～－90°范围为电轴左偏；位于－90°～－180°范围，定义为"不确定电轴"。常用的心电轴测量方法有目测法、作图法和查表法。

（1）目测法：通过观察Ⅰ、Ⅲ导联的QRS波群主波方向可大致推断。若Ⅰ、Ⅲ导联的QRS波群主波方向均为正向波，提示电轴不偏；若Ⅰ导联QRS波群主波为负向波，Ⅲ导联为正向波，提示电轴右偏；若Ⅰ导联QRS波群主波为正向波，Ⅲ导联为负向波，则提示电轴左偏。

（2）作图法：测量Ⅰ导联QRS波群中各波的振幅并求出代数和，同样的方法测量Ⅲ导联QRS波群中各波的振幅并求出代数和，然后在Ⅰ、Ⅲ导联轴上分别在Ⅰ、Ⅲ导联轴上通过这两个数值点画垂直线，取两条垂直线的交叉点，将电偶中心与该交叉点相连即为心电轴，该轴与Ⅰ导联轴正侧的夹角即为心电轴的角度。

（3）查表法：分别测算Ⅰ、Ⅲ导联QRS波群振幅的代数和后，通过查表法直接求得心电轴。心电轴的偏移受心脏在胸腔内的解剖位置、左右心室的质量、心室内传导系统的功能及激动在心室内传导状态等因素的影响。横位心、左心室肥厚、左前分支阻滞等可以使心电轴左偏；垂位心、右心室肥大、右束支及左后分支传导阻滞等可使心电轴右偏。

5. **钟向转位** 自心尖部向心底部方向观察，设想心脏可沿其长轴作顺钟向或逆钟向转动，称为心脏的钟向转位。可通过胸导联中V_3或V_4导联的波形进行判断。顺钟向转位（clockwise rotation）时，右心室向左移，左心房向后移，正常在V_3或V_4导联出现的波形出现在V_5或V_6导联上。逆钟向转位（counterclockwise rotation）时，左心室向前向右移，右心室向后移，正常V_3或V_4导联出现的波形出现在V_1或V_2导联上。顺钟向转位可见于右心室肥大，而逆钟向转位可见于左心室肥大。

二、正常心电图波形特点与正常值

1. P波

（1）位置：任一导联的P波一定出现在QRS波群之前。

（2）形态：多呈钝圆形，可出现轻度切迹。窦性P波方向在Ⅰ、Ⅱ、aVF、$V_4 \sim V_6$导联向上；在aVR导联向下；在其他导联出现倒置、双向或低平均可。

（3）时间：正常一般小于0.12秒。

（4）振幅：在肢体导联一般小于0.25mV，在胸导联一般小于0.2mV。

2. P-R间期　成人心率正常时，为$0.12 \sim 0.20$秒。P-R间期与心率和年龄相关，心动过缓者及老年人，P-R间期可略延长，但一般不超过0.22秒，心动过速者及幼儿，P-R间期相应缩短。

3. QRS波群

（1）形态：①肢体导联，一般在Ⅰ、Ⅱ导联的QRS波群主波向上，aVR导联的波群主波向下。②胸导联，在V_1、V_2导联波形多呈rS型，R/S < 1；V_3、V_4导联波形的R/S ≈ 1；V_5、V_6导联波形可呈qR、qRs、Rs或R型，R/S > 1。$V_1 \sim V_5$导联表现为R波逐渐增高，S波逐渐变小。

（2）时间：正常成人QRS时间一般为$0.06 \sim 0.10$秒，一般不超过0.12秒。

（3）R峰时间：正常成人R峰时间在V_1、V_2导联一般不超过0.04秒，在V_5、V_6导联一般不超过0.05秒。

（4）振幅：①肢体导联，Ⅰ导联的R波小于1.5mV，aVR导联的R波小于0.5mV，aVL导联的R波小于1.2mV，aVF导联的R波小于2.0mV，$R_I + R_{III} \leqslant 2.5mV$。②胸导联，$V_1$导联的R波一般不超过1.0mV，$R_{V1} + S_{V5} \leqslant 1.2mV$，$V_5$、$V_6$导联的R波不超过2.5mV，$R_{V5} + S_{V1} \leqslant 4.0mV$（男性）或3.5mV（女性）。

6个肢体导联的QRS波群振幅绝对值之和一般不应小于0.5mV，6个胸导联的QRS波群振幅绝对值之和不应小于0.8mV，否则称为低电压。

（5）Q波：Ⅲ导联Q波可达到0.04秒，aVR导联可出现宽Q波，其他导联Q波时间一般不超过0.03秒，振幅应小于同导联R波的1/4，正常人V_1、V_2导联不应有Q波，偶可呈QS型。

4. ST段　正常的ST段大多为一等电位线，偶尔可出现轻微向上或向下偏移，但在各导联中，ST段下移不超过0.05mV；ST段上移在V_1、V_2导联不超过0.3mV，在V_3导联不超过0.5mV，在$V_4 \sim V_6$导联不超过0.1mV。

5. T波

（1）形态：正常情况下T波圆钝，双支不对称，前半支较平缓，而后半支较陡。T波的方向大多与QRS主波的方向一致。T波方向在Ⅰ、Ⅱ、$V_4 \sim V_6$导联直立，aVR导联倒置，Ⅲ、aVL、aVF、$V_1 \sim V_3$导联可以直立、倒置或双向。若V_1导联的T波向上，则$V_2 \sim V_6$导联的T波就不应再倒置。

（2）振幅：在以R波为主的导联中，T波不应低于同导联R波的1/10。在胸导联中，除V_1导联的T波不应超过0.4mV外，其余导联可高达$1.2 \sim 1.5mV$，仍尚属正常。

6. QT间期　QT间期与心率关系密切。心率越快，则QT间期越短；心率越慢，则QT间期越长。当心率在$60 \sim 100$次/分时，QT间期在$0.32 \sim 0.44$秒。为纠正心率对QT间期的影响，常采用校正的QT间期（QTc），通过Bazett公式计算，即$QTc = QT/\sqrt{RR}$，也就是RR间期为1秒（心率60次/分）时的QT间期。正常QTc的值不超过0.44秒，超过此时间称为QT间期延长，近期推荐的QT间期延长标准为：男性QTc ≥ 0.45秒，女性QTc ≥ 0.46秒。

7. U波　正常u波的形态与T波相反，前半部较陡，后半部较缓。u波在胸导联较易见到，以V_2、V_3导联较为明显。U波明显增高常见于低钾血症。

三、小儿心电图特点

小儿心电图与成人不同，由于生长发育过程迅速，心电图变化也较大。总的变化趋势为从右心室占优势逐渐转变为左心室占优势，具体特点如下。

1. 新生儿心率较快，可达到120～140次/分，随着年龄增长逐渐变缓，至10岁以后可维持在成人的心率水平，即60～100次/分。因心率快，小儿的PR间期较短，7岁以后趋于稳定（0.10～0.17秒），QTc间期略长。

2. P波时间较成人稍短而电压较高。

3. 小儿因胸壁薄且导电好，其胸导联电压较高。诊断心室肥厚的电压标准明显高于成人，如3～14岁小儿的R_{V_5}在3.5mV、$R_{V_5}+S_{V_1}$在5.0mV时可能仍为正常。

4. 婴幼儿的QRS图形常呈右心室占优势，如V_1（V_{3R}）导联多呈高R波而V_5、V_6导联常出现深S波；Q波较成人深（常见于Ⅱ、Ⅲ、aVF导联），随着年龄的增长R_{V_1}电压逐渐减低，R_{V_5}逐渐增高等。

5. 新生儿的肢体导联及右胸导联T波变异较大，常出现T波低平、倒置。

四、老年人心电图特点

老年人心电图出现异常的概率较青年人明显增加，这些常常与老年人的组织学改变、代谢改变和心脏传导系统速度减慢相关，临床意义不大。老年人心电图有以下特征。

1. 心房内传导阻滞可出现P波振幅减低。

2. 房室传导延缓可出现P-R间期轻度延长。

3. 心脏和胸壁距离的变化，胸壁厚度的改变，以及肺气肿、脊柱后凸等改变，可出现QRS波群时限延长。

4. QT间期延长，与年龄相关，但不超过正常上限值。

5. T波振幅减低，随着年龄的增长，出现供应心脏的血管、神经和心肌本身的生理性功能减退。

第三节　异常心电图

一、心房肥大

心房肥大可表现为心房扩大和心房肥厚。心房扩大时，心肌纤维增粗增长，除极面积增大，心房除极综合向量随之发生改变。心房肥大的心电图特征主要表现为P波的形态、时间及振幅的改变。

（一）右心房肥大

右心房肥大（right atrial enlargement）多见于肺源性心脏病、房间隔缺损、肺动脉高压等。正常情况下右心房先除极，左心房再除极，当右心房肥大时，除极时间虽然延长，但与稍后的左心房除极重叠，因此总的心房除极时间并不延长，心电图主要表现为P波振幅增高。具体特征如下。

1. P波高而尖　振幅≥0.25mV，以Ⅱ、Ⅲ、aVF导联最显著，又称"肺型P波"。

2. 当V₁导联P波直立时，振幅≥0.15mV；如P波呈双向时，其振幅的代数和≥0.20mV。

3. P波时间正常＜0.12秒（图6-6）。

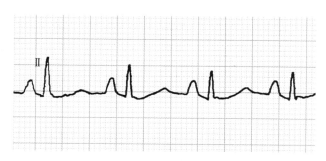

图6-6　右心房肥大心电图

（二）左心房肥大

左心房肥大（left atrial enlargement）多见于风湿性心脏病（尤其是二尖瓣狭窄）、扩张型心肌病、高血压、慢性左心衰竭等。当左心房肥大时，左心房的除极时间延长，导致P波时间增宽，振幅无显著增高，P波可呈双峰型，第一峰代表右心房除极波，第二峰代表左心房除极波。因此，当左心房肥大时，心电图主要表现为P波时间延长，具体特征如下。

1. P波增宽　时间＞0.12秒，常呈双峰型，两峰间距离≥0.04秒。

2. 以Ⅱ、Ⅲ、aVF导联及胸导联明显，又称"二尖瓣型P波"。

3. V₁导联P波常呈先正后负的双向波，负向波明显加宽，负向P波的时间乘以振幅称为P波终末电势，其绝对值≥0.04mm/s。（图6-7）。

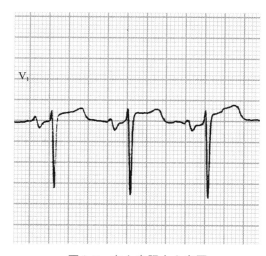

图6-7　左心房肥大心电图

（三）双心房肥大

双心房肥大（biatrial enlargement）多见于严重的先天性心脏病。双心房肥大时，左、右心房除极向量均增大且各自表现出来出来。心电图特点如下。

1. P波高且增宽，呈双峰型，肢体导联振幅≥0.25mV，胸导联振幅≥0.20mV，时间≥0.12秒，峰间距离≥0.04秒。

2. V_1导联P波高大、双向，上下振幅均超过正常范围。

二、心室肥大

心室肥大是器质性心脏病的常见后果，通常因心脏收缩期和/或舒张期的负荷过重所致。当心室肥厚到一定程度时，就会出现相应的心电图改变。

（一）左心室肥大

正常情况下，左心室位于心脏的左后方，其室壁明显较右心室厚，所以心室综合向量表现为左心室占优势的特征。左心室肥厚（left ventricular hypertrophy，LVH）多见于高血压性心脏病、冠心病、主动脉瓣狭窄或关闭不全、二尖瓣关闭不全、肥厚型心肌病、动脉导管未闭等。左心室肥厚时，可使本已占优势的左心室更为突出，心电图特征如下。

1. QRS波群电压增高　常用的左心室肥厚电压标准有：肢体导联中，R_I>1.5mV，R_{aVL}>1.2mV，R_{aVF}>2.0mV或R_I+S_{III}>2.5mV；胸导联中，R_{V_5}或R_{V_6}>2.5mV，或R_{V_5}+S_{V_1}>3.5mV（女）或4.0mV（男）；Cornell标准，R_{aVL}+S_{V_3}>2.0mV（女）或2.8mV（男）。

2. 额面心电轴左偏。

3. QRS波群时间延长至0.10～0.11秒，但一般小于0.12秒。

4. ST-T改变　在以R波为主的导联中（如V_5、V_6、I、aVL导联），ST段可下移超过0.05mV，同时伴有T波低平、双向或倒置。在以S波为主的导联（如V_1导联），则可见T波直立（图6-8）。

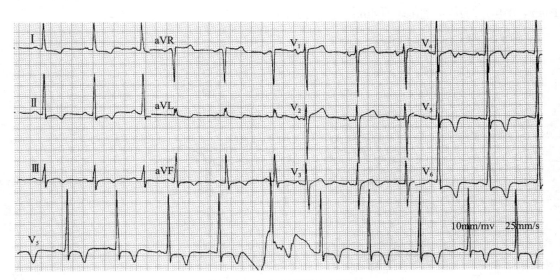

图6-8　左心室肥厚心电图

QRS波群电压增高是诊断左心室肥厚的必备条件，其他条件符合的越多，诊断的可靠性越大。如仅具备QRS电压增高者，心电图应诊断为左心室高电压。

（二）右心室肥大

右心室肥大（right ventricular hypertrophy，RVH）多见于慢性肺源性心脏病、二尖瓣狭窄、原发性肺动脉高压及法洛四联症等。由于右心室心室壁的厚度仅为左心室的1/3，因此轻度的右心室肥大，可表现为正常心电图，只有当右心室肥大达到一定程度时，才会使综合向量转变为右心室占优势，可具有如下表现。

1. QRS 波群形态与振幅改变（右心室高电压）　V_1 导联呈 R 型或 Rs 型，即 R/S ≥ 1；重度右心室肥大时 V_1 导联可呈 qR 型（除外心肌梗死）；$V_5 \sim V_6$ 导联 S 波比正常加深，即 R/S ≤ 1；$R_{V_1} > 1.0$ mV 或 $R_{V_1} + S_{V_5} > 1.05$ mV（重症 > 1.2 mV）；aVR 导联以 R 波为主，R/q 或 R/S ≥ 1，$R_{aVR} > 0.5$ mV。

2. 心电轴右偏 ≥ +90°（重症 > +110°）。

3. QRS 波群时限多正常，但右心室 R 峰时间（VAT_{V_1}）> 0.03 秒。

4. ST-T改变　右胸导联（V_1、V_2）ST 段压低，T 波倒置（图6-9），为继发性ST-T改变。

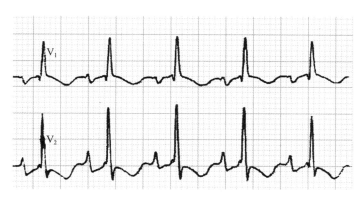

图6-9　右心室肥大心电图

（三）双侧心室肥大

双侧心室肥大（biventricular hypertrophy）多见于各种心脏病晚期。其心电图表现较为复杂，取决于左、右心室肥大的程度，并不是简单地将左、右心室的异常表现相加。心电图可有以下几种表现。

1. 大致正常心电图　由于双侧心室肥大程度较轻，不能在心电图上表现出来，或双侧心室电压同时增高，综合向量均增大而互相抵消。

2. 单心室肥大心电图　只表现为一侧心室肥大，而另一侧心室肥大的图形被掩盖。一般以仅表现出左心室肥大多见。

3. 双侧心室肥大心电图　既存在右心室肥大的心电图特征，又有左心室肥大的某些征象。

三、心肌缺血

心肌缺血（myocardial ischemia）主要发生在冠状动脉粥样硬化的基础上。当某一部分心肌出现缺血时，心室的复极将不能正常进行，进而发生ST-T异常改变。心肌缺血的心电图改变类型与缺血的严重程度、持续时间和缺血发生的部位相关。

1. 缺血型心电图改变　正常情况下，心室肌复极过程可以看作是由心外膜向心内膜方向进行。心肌缺血时，复极过程发生异常，心电图上出现T波改变。

（1）心内膜下心肌缺血：心肌复极的方向仍然正常，心内膜缺血区心肌复极时间延迟，原来与心外膜复极向量相抗衡的心内膜复极向量减小或消失，最后的心内膜下心肌复极时，没有其他与之相抵消的心电向量存在，导致T波向量幅度增加而方向不变，出现与QRS主波方向一致的高尖直立的T波，如下壁心内膜下缺血时，Ⅱ、Ⅲ、aVF可出现直立高大的T波；前壁心内膜下心肌缺血时，$V_2 \sim V_4$可出现直立高大的T波。

（2）心外膜下心肌缺血：当心外膜下心肌缺血时，由于心外膜下心肌的复极迟迟不能进行，导致复极顺序的逆转，即心内膜复极在先而心外膜复极在后，心电图上出现与QRS主波方向相反的T波，如下壁心外膜下缺血时，Ⅱ、Ⅲ、aVF可出现倒置T波；前壁心外膜下心肌缺血时，胸导联可出现倒置的T波。

2. 损伤型心电图改变　心肌缺血除了引起T波改变，还可以出现损伤型ST段的改变，可表现为ST段压低及ST段抬高两种类型。

心肌损伤时，ST向量从正常心肌指向损伤心肌。当心内膜下心肌损伤时，ST向量由心外膜指向心内膜，使位于心外膜面的导联出现ST段压低；心外膜下心肌损伤时，ST向量由心内膜指向心外膜，引起相应导联的ST段抬高。发生损伤型ST段改变时，对侧部位的导联可记录到相反的ST段改变。

另外，临床上发生透壁性心肌缺血时，心电图往往表现为T波深倒置或ST段抬高。引起这种现象的原因可能为：①透壁性心肌缺血时，心外膜的缺血范围大于心内膜。②因检测电极与心外膜缺血区距离更近，所以在心电图上主要表现为心外膜缺血的改变。

四、心肌梗死

心肌梗死（myocardial infarction，MI）绝大多数是由于冠状动脉闭塞所致，相应供血区的心肌发生急性缺血进而坏死，属于冠心病的严重类型。除了临床表现及心肌坏死标志物升高外，心电图的特征性改变及其演变规律是确诊心肌梗死、判断病情和预后的主要依据。

（一）心肌梗死的心电图改变

冠状动脉发生闭塞后，随着时间的推移，心电图上可先后出现心肌缺血、心肌损伤和心肌坏死3种类型的图形。

1. "缺血型"改变　是冠状动脉闭塞后最先出现的变化，一般缺血发生于心内膜下肌层，使面向缺血区的导联出现T波高而直立。若缺血发生在心外膜下肌层，则面向缺血区的导联出现T波倒置，呈"冠状T波"，还可以出现QT间期延长。

2. "损伤型"改变　随着缺血时间进一步延长，缺血程度进一步严重，可出现损伤型心电图改变，主要表现为面向损伤心肌的导联出现ST段抬高，ST段逐渐抬高可以与T波融合，形成一条弓背向上的曲线。损伤改变一般情况下不会持续太久，若心肌供血改善则可以恢复，若持续缺陷则进一步发展为心肌坏死（图6-10）。

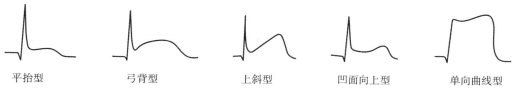

| 平抬型 | 弓背型 | 上斜型 | 凹面向上型 | 单向曲线型 |

图6-10 "损伤型"ST段改变的形态

3. "坏死型"改变 心肌细胞长时间严重缺血可导致变性、坏死。坏死的心肌细胞失去电活动，不再产生心电向量，而正常的心肌细胞照常除极，因此产生一个与梗死部位相反的综合向量。"坏死型"改变主要表现为面向坏死区的导联出现异常Q波（时间≥0.04秒，振幅≥1/4R）或呈QS波。

临床上，当发生心肌梗死时，直接置于坏死区的电极可以记录到异常Q波或呈QS波；靠近坏死区附近可记录到ST段抬高；而外周受损较轻的心肌呈缺血型改变，记录到T波倒置。若心电图可同时记录到心肌缺血、损伤和坏死的图形同时存在，则心肌梗死的诊断可以确立。

（二）心电图演变及分期

心肌梗死发生后，心电图图形的演变可随着心肌缺血、损伤和坏死的病情发展呈现一定的规律，可分为超急性期、急性期、亚急性期（近期）和愈合期（陈旧期）共4期表现（图6-11）。

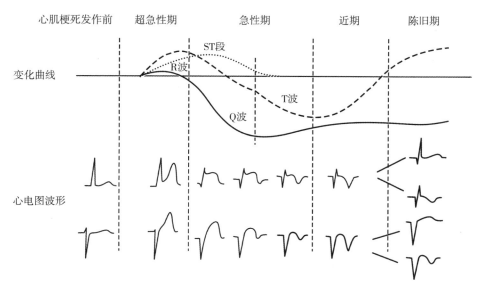

图6-11 急性心肌梗死心电图演变和分期

1. **超急性期** 也称超急性损伤期，急性心肌梗死发病数分钟后至数小时内，首先出现短暂的心内膜下心肌缺血，心电图表现为高尖T波，之后迅速出现ST段呈上斜型，可与高耸直立T波相连。此时尚未出现异常Q波。这些表现因持续时间较短，在临床上不容易被记录到。此时若给予及时有效的治疗，有避免发展为心肌梗死的可能，或使已发生梗死的范围趋于缩小。

2. **急性期** 此期开始于梗死后的数小时或数日内，可持续数周，心电图ST段呈弓背向上抬高，抬高显著者可形成单向曲线，继而逐渐下降；心肌坏死导致面向坏死区导联的R波振幅减低或丢失，出现异常Q波或QS波；T波由直立变为倒置且逐渐加深（图6-12）。缺血型T波倒置、损伤型ST段抬高和坏死型Q波在此期可以同时存在。

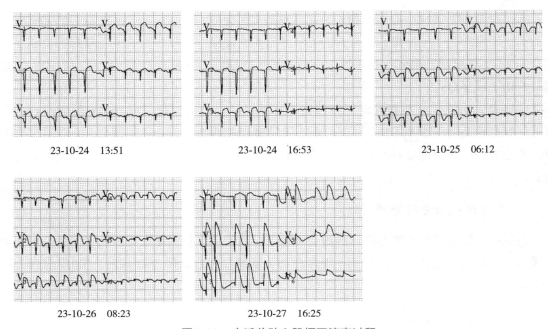

23-10-24　13:51　　　　23-10-24　16:53　　　　23-10-25　06:12

23-10-26　08:23　　　　23-10-27　16:25

图6-12　广泛前壁心肌梗死演变过程

3. **亚急性期** 又称近期，为心肌梗死后数周至数月，此期心电图表现为坏死型Q波由深变浅并持续存在，抬高的ST段恢复至基线，缺血型T波由倒置较深逐渐变浅。

4. **陈旧期** 也称愈合期，常出现在心肌梗死数月之后或更久。心电图表现为ST段和T波逐渐恢复正常或T波持续倒置、低平，趋于恒定。残留坏死型Q波，可持续终身，但随着瘢痕组织的缩小和周围心肌的代偿性肥大，其范围在数年后有可能明显缩小。

需要注意的是，近年来，随着医疗技术的提高，对急性心肌梗死患者早期积极治疗（如溶栓、抗栓或介入治疗等）效果好，整个病程已显著缩短，心电图可不再呈现上述典型的演变过程。

（三）心肌梗死的定位诊断

心肌梗死的部位基本上与冠状动脉分支的分布相关，主要根据坏死性图形（异常Q波或QS波）出现的导联而做出判断（表6-3，图6-13）。

表6-3　心肌梗死的定位诊断

心肌梗死部位	心电图对应导联
前间壁	$V_1 \sim V_3$
前壁	$V_3 \sim V_5$
广泛前壁	$V_1 \sim V_5$
下壁	II、III、aVF
侧壁	I、aVL、V_5、V_6
正后壁	$V_7 \sim V_9$
右心室	$V_{3R} \sim V_{4R}$

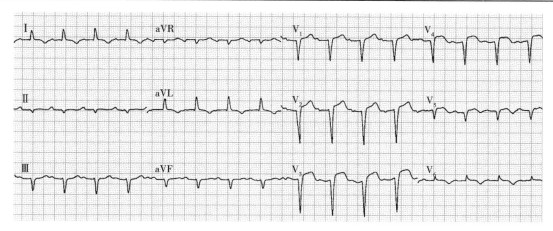

图6-13　广泛前壁心肌梗死

五、心律失常

心脏的正常起搏点在窦房结，并按正常传导系统顺序激动心房和心室。心律失常（arrhythmias）指心脏激动的起源异常和/或传导异常，导致心脏搏动的节律和/或频率异常。心电图是诊断心律失常最简便且较精确的方法。根据心律失常形成的原因可以分为以下类型。

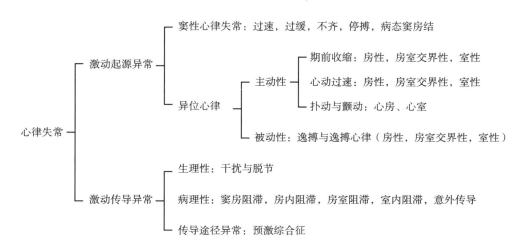

（一）窦性心律失常

心脏的正常起搏点为窦房结，窦性心律（sinus rhythm）指起源于窦房结的心律。正常窦性心律心电图中P波规律出现，且在Ⅰ、Ⅱ、aVF、V₄～V₆导联直立，在aVR导联倒置，心率的正常范围为60～100次/分（图6-14）。

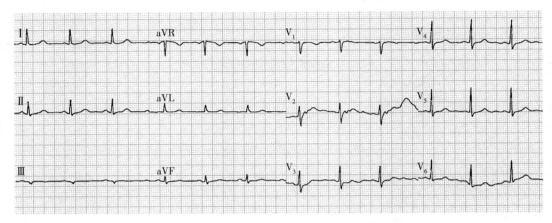

图6-14　正常窦性心律心电图（心率78次/分）

1. **窦性心动过速**（sinus tachycardia）　由窦房结自律性增高所引起。常见于运动、精神紧张、发热、甲亢、贫血、心力衰竭、失血和应用拟肾上腺素类药物等情况。其心电图特征为：窦性P波，成人在安静状态下，频率＞100次/分，即PP间期＜0.6秒，多在100～150次/分。PR间期及QT间期可相应缩短，有时可伴继发性ST段轻度压低和T波振幅偏低（图6-15）。

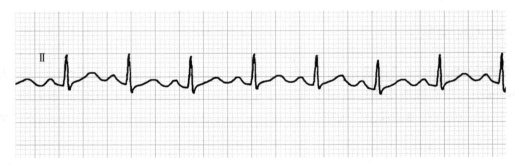

图6-15　窦性心动过速心电图（心率115次/分）

2. **窦性心动过缓**（sinus bradycardia）　由窦房结自律性降低引起。生理情况常见于睡眠、老年人和运动员心率等；病理情况可见于窦房结功能障碍、颅内　压增高、甲状腺功能减退和服用β受体拮抗剂等药物。心电图特征为成人窦性P波的频率＜60次/分，即PP间期＞1.0秒（图6-16）。

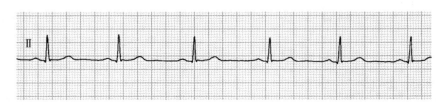

图6-16　窦性心动过缓心电图（心率57次/分）

3. **窦性心律失常（sinus arrhythmia）**　是由于窦房结发出的激动频率不均匀，窦性心律的起源未变，但节律不整。有一类窦性心律失常与呼吸周期相关，称为呼吸性窦性心律失常，表现为吸气状态时心率变快，呼气时变慢，呈周期性变化，屏气时心律失常可消失，多见于青少年，一般无临床意义。生理状态还可见于自主神经功能失调和更年期综合征等；病理状态可见于器质性心脏病。心电图特征为同一导联两个PP间期之差＞0.12 秒。窦性心律失常可以和窦性心动过缓同时存在（图6-17）。

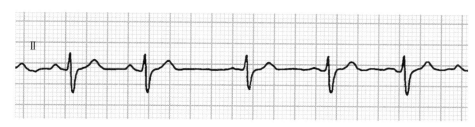

图6-17　窦性心律失常心电图

4. **窦性停搏（sinus arrest）**　又称窦性静止，指在一个或多个心动周期中，窦房结停止发放冲动，可见于强烈的迷走神经反射、窦房结退行性病变、心肌梗死、脑血管意外、高钾血症及药物毒性作用等。心电图特征为在窦性心律的规则的PP间期中，突然出现P波脱落，因此形成长PP间距，且长PP间距与正常的PP间距不成倍数关系（图6-18）。窦性停搏后常出现逸搏或逸搏心律。

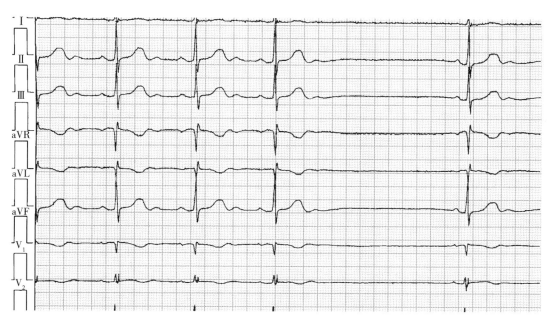

图6-18　窦性停搏心电图

5. **病态窦房结综合征（sick sinus syndrome，SSS）**　由于窦房结或其周围组织病变而产生一系列缓慢性心律失常，并引起头昏、黑矇、晕厥等临床表现，称为病态窦房结综合征，简称病窦综合征。多见于起搏传导系统退行性病变、冠心病、病毒性心肌炎、心肌病等。心电图特征：持续的窦性心动过缓，心率＜50次/分，且应用阿托品等药物不易被纠正；窦性停搏或窦房传导阻滞；在显著的窦性心动过缓的基础上，常出现室上性快速心律失常，如房性心动过速、心房扑动、心房颤动等，又称慢-快综合征；如病变同时累及房室交界区，可出现房室传导障碍，或发生窦性停搏时，长时间不出现交界性逸搏，此即称为双结病变。

（二）异位心律

异位心律包括主动性异位心律和被动性异位心律。主动性异位心律包括期前收缩、心动过速、扑动与颤动，被动性异位心律包括逸搏与逸搏心律。

1. 期前收缩（premature contraction） 又称过早搏动，简称早搏，是由窦房结以外的异位起搏点在窦性激动之前提前发出激动，引起心脏收缩，是临床上最常见的心律失常。期前收缩可来自不同的异位起搏点，最多的是室性期前收缩，其次是房性期前收缩，交界性期前收缩比较少见。

在描述期前收缩心电图特征时，常用到以下术语。

（1）联律间期（coupling interval）：指异位搏动与其前窦性搏动之间的时距。房性期前收缩的联律间期应从异位P波起点测量至其前窦性P波起点，室性期前收缩的联律间期应从异位搏动的QRS起点测量至其前窦性QRS起点。

（2）代偿间歇（compensatory pause）：指一次期前收缩后，出现一个较正常心动周期长的间歇。由于房性异位激动易逆传至窦房结，使窦房结提前释放激动，因此房性期前收缩的联律间期与代偿间歇之和常小于正常 PP间期的2倍，称为不完全性代偿间歇。而交界性和室性期前收缩，与窦房结距离较远，不易侵入窦房结，故常表现为联律间期与代偿间歇之和正好等于正常PP间期的2倍，称为完全性代偿间歇。

（3）单源性期前收缩：指期前收缩来自同一异位起搏点或有固定的折返径路，其形态、联律间期相同。

（4）多源性期前收缩：指在同一导联中出现2种或2种以上不相同的异位搏动，其形态及联律间期各不相同。如联律间期固定，而形态不同，则称为多形性期前收缩。多形性期前收缩的临床意义与多源性期前收缩相似。

（5）频发性期前收缩：依据期前收缩出现的频次可人为地分为偶发性（≤5次/分）和频发性（＞5次/分）期前收缩。常见的二联律与三联律就属于有规律的频发性期前收缩。二联律指期前收缩与窦性心搏交替出现；三联律指每2次窦性心搏后出现1次期前收缩。连续2个期前收缩，称为成对的期前收缩；连续3个及以上期前收缩，即形成心动过速。

（1）房性期前收缩（premature atrial contraction）：多见于无器质性心脏病者，劳累、焦虑、咖啡、吸烟、饮酒均可诱发。在冠心病、肺源性心脏病、心肌病等患者中，房性期前收缩的发生率显著增加，并容易引发其他快速性房性心律失常。心电图特征：提前出现异位P′波，其形态与窦性P波不同；P'R间期＞0.12秒；其代偿间歇多为不完全性；QRS波群一般形态正常，若部分期前收缩P′波之后无QRS波群，则称为房性期前收缩未下传；如P′之后的QRS波群宽大畸形，则称为房性期前收缩伴室内差异性传导（图6-19）。

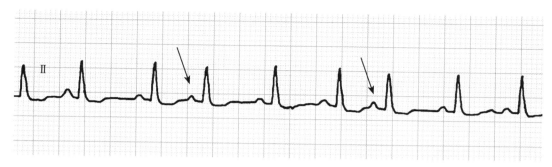

图6-19　房性期前收缩

（2）室性期前收缩（premature ventricular contraction）：单纯室性期前收缩不一定具有危险性，但若出现在冠心病、急性心肌梗死、高血压、心肌炎、心肌病、风湿性心脏病及二尖瓣脱垂等器质性心脏病时，则属于病理性室性期前收缩。此外，麻醉、手术、电解质紊乱和药物中毒等情况下也能诱发室性期前收缩。当出现室性期前收缩频发＞5次/分、成联律、成对室性期前收缩、多源/形室性期前收缩或R on T性室性期前收缩时，具有一定的危险性，易诱发严重的心律失常，应引起高度重视。心电图特征：提前出现的QRS波前无相关P波，且宽大畸形，时限常＞0.12秒，T波方向多与主波方向相反；多数伴有完全性代偿间歇（图6-20）。若夹在两个相邻正常窦性搏动之间的期前收缩，其后无代偿间歇，称为间位性室性期前收缩（又称插入性室性期前收缩）（图6-21）。也可出现室性期前收缩二联律（图6-22）、室性期前收缩三联律（图6-23）、多形性室性期前收缩或多源性室性期前收缩（图6-24）等。如室性期前收缩发生较早，QRS波群落在前一个窦性心搏的T波上，称为室性期前收缩R on T现象。

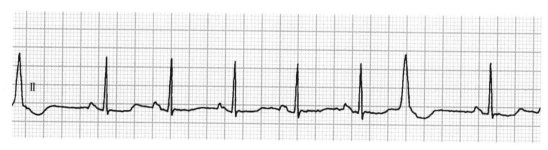

图6-20　室性期前收缩

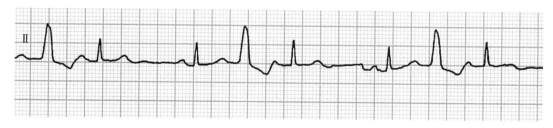

图6-21　间位性室性期前收缩

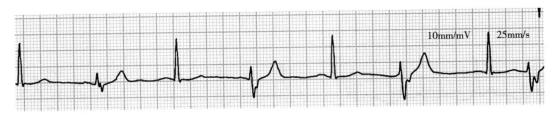

图6-22　室性期前收缩二联律

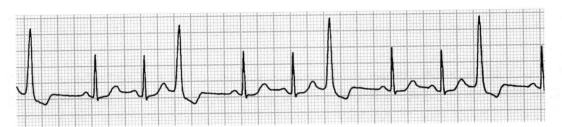

图6-23　室性期前收缩三联律

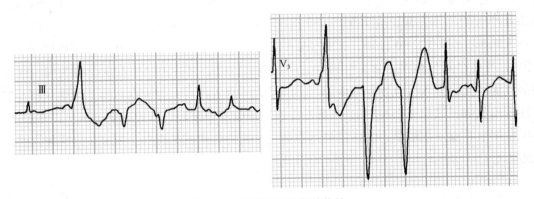

图6-24　多源性室性期前收缩

（3）交界性期前收缩（premature junctional contraction）：偶发的交界性期前收缩多发生于健康人，频发、连发的交界性期前收缩多见于器质性心脏病，如冠心病、心肌炎、心肌病、风湿性心脏病等。心电图特征：期前出现的QRS波群的形态与窦性者基本相同，其前无窦性P波；出现逆行P′波，即P波在Ⅰ、Ⅱ、aVF导联倒置，在aVR导联直立，可发生于QRS波群之前、之后或融合在QRS波群中；大多为完全性代偿间歇（图6-25）。

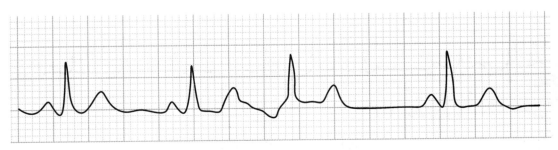

图6-25　交界性期前收缩

2. 异位性心动过速 指异位节律点兴奋性增高或折返激动引起的快速异位心律,由期前收缩连续出现3次或3次以上形成。根据异位节律点发生的部位,分别称为房性、交界性及室性心动过速,其中房性与交界性心动过速在心电图中难以区别,故统称为室上性心动过速。

(1)阵发性室上性心动过速(paroxysmal supraventricular tachycardia,PSVT):发作时可突发、突止,多为无器质性心脏病,也可见于风湿性心脏病、慢性肺源性心脏病、高血压性心脏病、冠心病、甲亢性心脏病、急性感染、缺氧、低钾血症、药物中毒等。心电图特征:频率一般在160~250次/分,节律绝对规则;QRS波群形态一般正常,伴有束支阻滞或室内传导阻滞时,可呈宽大的QRS波群;P波不易辨认;常伴有ST段降低,T波低平、双向或倒置(图6-26)。

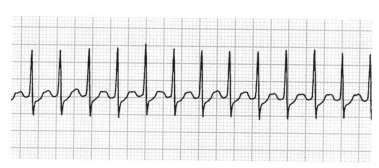

图6-26 室上性心动过速

(2)室性心动过速(ventricular tachycardia,VT):连续发生的3个或3个以上室性期前收缩,简称室速。最常见于患过心肌梗死者,其次可发生于心力衰竭、二尖瓣脱垂、心瓣膜病、心肌病等,也可见于代谢障碍、电解质紊乱、长QT综合征等。心电图特征:频率多在140~200次/分,节律可稍不齐;QRS波群宽大畸形,时限>0.12秒;多无P波,如出现P波,则P波频率慢于QRS波群频率,且PR无固定关系,呈房室分离现象;偶有心室夺获和室性融合波。心室夺获指偶有室上性激动下传至心室,出现一正常的QRS波群,其前有相关P波。室性融合波指窦性激动与室性异位激动同时激发心室,使QRS波群的形态介于窦性与异位室性搏动之间,这都支持室性心动过速的诊断(图6-27)。

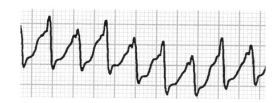

图6-27 室性心动过速

(3)非阵发性心动过速(nonparoxysmal tachycardia):可发生在心房、房室交界区或心室,又称加速的房性、交界性或室性自主心律。发作时多有渐起渐止的特点,为异位起搏点自律性增高所致。多见于器质性心脏病。心电图特征:频率较逸搏心律快,较阵发性心动过速慢,交界性心律频率多为70~130次/分,室性心律频率多为60~100次/分。

(4)扭转型室性心动过速(torsade de pointes,TDP):是一种严重的室性心律失常,可由不同病因引起,如先天性长QT间期综合征、严重的房室传导阻滞、逸搏心律伴有巨大的

T波、低钾或低镁伴有异常的T波及U波、某些药物所致。临床上表现为反复发作的心源性晕厥，称为阿-斯综合征。心电图特征为：发作时可表现为一系列增宽变形的QRS波群，以每3～10个心搏围绕基线不断扭转其主波的正负方向，每次发作持续数秒到数十秒而自行终止，极易复发或转为心室颤动。

3. **扑动与颤动**　主要由于心肌的兴奋性增高，不应期缩短，伴有一定的传导障碍，形成环形激动或多发微折返所致，是一种频率更快的异位快速性心律失常。异位激动可起源于心房或心室，所形成的心律分别称为心房扑动与颤动或心室扑动与颤动。

（1）心房扑动（atrial flutter，AFL）：简称房扑，大多为短阵发性，少数可呈持续性。多见于冠心病、高血压性心脏病、风湿性心脏病、心肌病等。此外，肺栓塞、慢性充血性心力衰竭、二尖瓣狭窄、三尖瓣狭窄与反流、甲亢、酒精中毒、心包炎等也可出现房扑。心房扑动不如心房颤动稳定，可转为心房颤动或窦性心律。心电图特征：正常P波消失，由波形大小一致且间隔规则的连续的锯齿状F波代替，即心房扑动波，在Ⅱ、Ⅲ、aVF和V$_1$导联中明显（图6-28），频率多为250～350次/分；房室传导比例按照（2～4）:1下传，比例可固定或不固定；QRS波群形态和时限基本正常，伴室内差异性传导时QRS波群增宽。

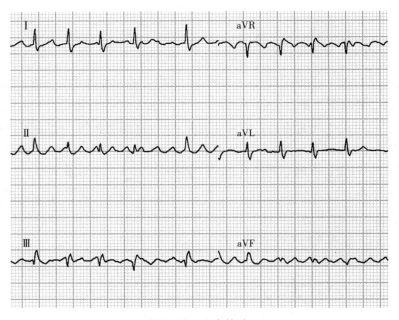

图6-28　心房扑动

（2）心房颤动（atrial fibrillation，AF）：简称房颤，是临床常见的心律失常，多见于器质性心脏病的基础上，如风湿性心脏病、冠心病、高血压性心脏病、甲亢、心肌病、慢性肺源性心脏病等，也可发生于正常人情绪激动、手术后、运动及大量饮酒的情况下。发生于无心脏病中青年的心房颤动，称为孤立性心房颤动。心电图特征：正常P波消失，由波形大小不等、形态各异、间隔不同的f波代替，即心房颤动波，以V$_1$导联最明显，频率为350～600次/分；QRS波群形态和时限基本正常，当伴有室内差异性传导时QRS波群可增宽畸形，应注意与室性期前收缩进行鉴别。心室律绝对不规则，即RR间期绝对不等（图6-29）。

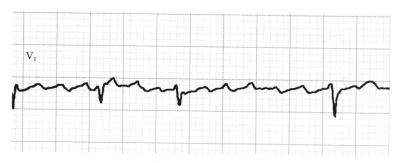

图6-29　心房颤动

（3）心室扑动与心室颤动：是一种最严重的致死性心律失常。心室扑动常不能持久，要么很快恢复，要么转变为心室颤动而导致死亡。常见于缺血性心脏病、严重缺氧、缺血、预激综合征合并心房颤动、电击伤等。心电图特征：心电图的基本图形和等电位线消失，若无正常QRS-T波，代之以连续快速而整齐的大正弦波，频率达200～250次/分，则为心室扑动（图6-30）；若QRS-T波被形态、振幅、时限均不齐的颤动样波形代替，频率为200～500次/分，则为心室颤动（图6-31）。

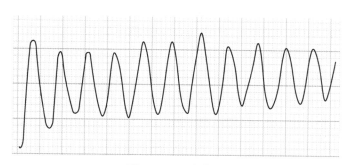

图6-30　心室扑动

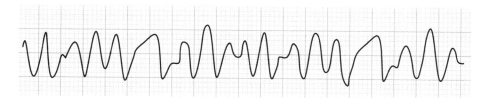

图6-31　心室颤动

4. 逸搏与逸搏心律　当高位节律点受到抑制或发生病变而出现停搏或节律明显减慢时，或者因传导障碍而不能下传时，或其他原因造成长的间歇时，作为一种保护性措施，低位起搏点就会发出一个或一连串的冲动，激动心房或心室。若发生1～2个称为逸搏，若发生连续3个或3个以上则称为逸搏心律（escape rhythm）。按发生的部位分为房性、房室交界性和室性逸搏。临床上以交界性逸搏最为多见，室性逸搏次之，房性逸搏较少见。

（1）房性逸搏与逸搏心律：长间歇后出现P'-QRS-T波群，符合房性期前收缩的特点，频率多为50～60次/分（图6-32）。

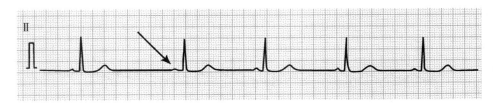

图 6-32　房性逸搏

（2）交界性逸搏与逸搏心律：长间歇后出现P'-QRS-T波群，符合交界性期前收缩的特点。频率一般为40～60次/分，慢而规则（图6-33）。

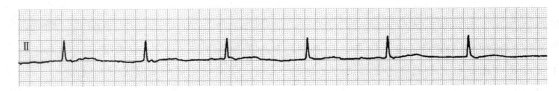

图 6-33　交界性逸搏

（3）室性逸搏与逸搏心律：长间歇后出现QRS-T波群，符合室性期前收缩的特点。频率一般为20～40次/分，慢而规则，也可以不规则（图6-34）。

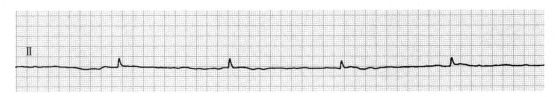

图 6-34　室性逸搏

（三）传导阻滞

心脏传导阻滞是激动在传导过程中发生障碍或时间延长，包括生理性传导阻滞、病理性传导阻滞及传导途径异常。多由器质性心脏病所致，如冠心病、急性心肌梗死、心肌病、心肌炎等。心脏手术、电解质紊乱、药物中毒及传导系统退行性变也可发生。按传导阻滞发生的部位，分为窦房结阻滞、房内阻滞、房室阻滞和室内阻滞。其中临床上以房室传导阻滞最为常见，其次为室内传导阻滞。按阻滞程度可分为一度（传导延缓）、二度（部分激动传导发生中断）和三度（传导完全中断）传导阻滞。

1. **房室传导阻滞**（atrioventricular block，AVB）　是最常见的传导异常，由于房室交界区不应期延长所致，在心电图上主要表现为P波与QRS波群的关系异常，按阻滞的程度可分为一度、二度Ⅰ型、二度Ⅱ型和三度。

（1）一度房室传导阻滞：仅有房室传导时间延长，但每次心房激动均能下传至心室。心电图特点为：P-R间期延长，成人P-R间期＞0.20秒，老年人＞0.22秒，但无QRS波群脱落；或P-R间期在正常范围内，对比过去的心电图，在心率没有明显改变时，P-R间期较前延长超过0.04秒（图6-35）。

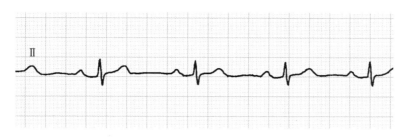

图 6-35 一度房室传导阻滞（PR间期0.22秒）

（2）二度房室传导阻滞：心房激动不能完全下传至心室，致部分P波后QRS波群脱落。按脱落的特点分为两种类型。

1）二度Ⅰ型房室传导阻滞：又称莫氏Ⅰ型（Morbiz Ⅰ），多为功能性改变，预后较好；表现为P波规律出现，P-R间期逐渐延长，直至1个P波后脱落1个QRS波群，漏搏后传导阻滞得到一定改善，P-R间期又逐渐缩短，之后又逐渐延长，如此周而复始地出现，又称文氏现象（Wenckebach phenomenon）（图6-36）。通常以P波个数与下传数的比例来表示房室传导阻滞的程度，如4：3传导，表示4个P波中有3个下传而有1个不能下传。

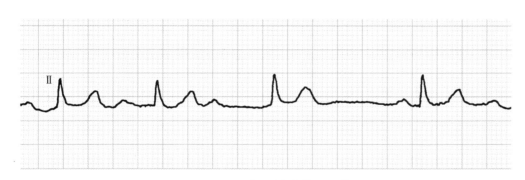

图6-36 二度Ⅰ型房室传导阻滞

2）二度Ⅱ型房室传导阻滞：也称莫氏Ⅱ型（Morbiz Ⅱ），多为器质性损害，易发展为完全性房室传导阻滞，预后较差。表现为P-R间期固定，可正常也可延长，但部分P波后有QRS波群脱漏。房室传导比例可以为5：4、4：3、3：2、2：1等，比例可固定也可不固定。凡当连续出现2次或2次以上的QRS波群脱漏时，称为高度房室传导阻滞，易发展成完全性房室传导阻滞（图6-37）。

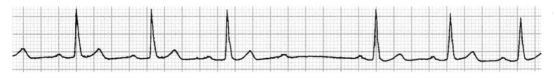

图6-37 二度Ⅱ型房室传导阻滞

（3）三度房室传导阻滞：又称完全性房室传导阻滞。来自房室交界区以上的激动完全不能通过阻滞部位，因此在阻滞部位以下的潜在起搏点会发放激动，引起逸搏心律，以交界性逸搏心律多见。表现为P波与QRS波群之间无固定关系，P-R间期不固定，心房率＞心室率。QRS波群的形态与心室起搏点的位置有关，交界性逸搏心律可表现为QRS波群的形态正常，QRS波群的频率一般在40～60次/分。室性逸搏心律可表现为QRS波群宽大畸形，频率一般为20～40次/分（图6-38）。

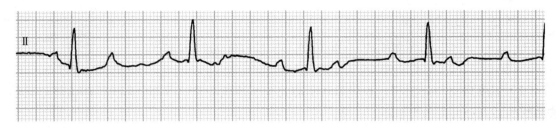

图6-38　三度房室传导阻滞

　　2. 室内传导阻滞（intra-ventricular block）　指室上性的激动在心室内传导过程中发生异常，从而导致QRS波群时限延长及形态发生改变。根据阻滞的部位不同一般分为左、右束支传导阻滞及左前分支、左后分支传导阻滞。根据阻滞的程度可以分为完全性阻滞和不完全性阻滞。

　　（1）右束支传导阻滞（right bundle branch block，RBBB）：可以发生在各种器质性心脏病如风湿性心脏病、高血压性心脏病、冠心病、先天性心脏病及心肌病等，也可见于正常人。完全性右束支传导阻滞心电图特征：成人QRS波群时间≥0.12秒；V_1或V_2导联QRS呈rsR'型或M型，此为最具特征性的改变；I、V_5、V_6导联有明显增宽的S波，aVR导联有宽R波；V_1、V_2导联ST段轻度压低，T波倒置；I、V_5、V_6导联ST段抬高，T波方向与终末S波方向相反，仍为直立（图6-39）。不完全性右束支阻滞时，QRS形态和以上相似，但QRS波群时间＜0.12秒。

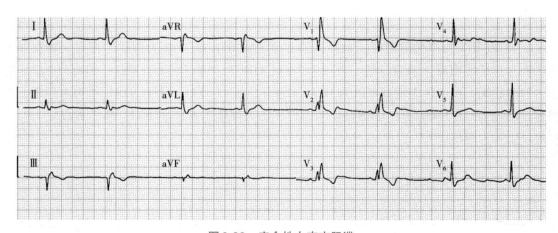

图6-39　完全性右束支阻滞

　　（2）左束支传导阻滞（left bundle branch block，LBBB）：大多为器质性心脏病所致，如冠心病、急性心肌梗死、充血性心力衰竭、高血压性心脏病、风湿性心脏病、梅毒性心脏病、急性感染、药物中毒等。完全性左束支阻滞心电图特征：①成人QRS波群时间≥0.12秒。②V_1、V_2导联呈rS波或呈QS波，S波宽大，I、aVL、V_5、V_6导联R波增宽，顶峰平坦、模糊或有切迹。③Ⅰ、V₅、V₆导联q波一般消失；V₅、V₆导联R峰时间＞0.06秒；ST-T方向通常与QRS波群主波方向相反（图6-40）。如QRS形态与上述相似，但波群时间＜0.12秒，则为不完全性左束支传导阻滞。

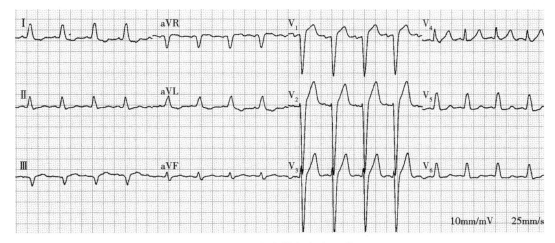

图6-40　完全性左束支阻滞

（3）左前分支传导阻滞（left anterior fascicular block，LAFB）此类型较为常见，常发生于冠心病、心肌病、心肌炎、先天性心脏病、传导系统退行性变、高钾血症等，少数为无心血管疾病的单纯性左前分支阻滞，预后良好。心电图特征：心电轴左偏在 −90°～−45°；Ⅱ、Ⅲ、aVF导联QRS波群呈rS型；Ⅰ、aVL导联呈qR型；aVL导联R峰时间＞0.045秒；QRS时间正常或稍延长，但＜0.12秒（图6-41）。

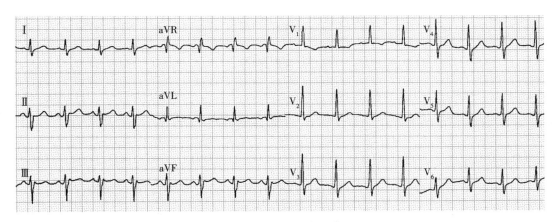

图6-41　左前分支阻滞

（4）左后分支传导阻滞（left posterior fascicular block，LPFB）：单纯的左后分支阻滞常提示弥漫性心肌损伤，病变严重，发生率低。左后分支阻滞最常见于冠心病、高血压性心脏病、心肌病等。急性心肌梗死时出现左后分支阻滞，预后较差。心电图特征：心电轴右偏在 ＋90°～＋180°；aVL导联QRS波群呈rS型；Ⅲ、aVF导联呈qR型；QRS时间正常或轻度延长，但＜0.12秒。

（四）预激综合征

预激综合征（pre-excitation syndrome）房室传导的异常现象指在正常的传导途径之外，沿房室环周围还存在附加的房室传导旁路，使室上性激动抢先抵达心室并提前激动一部分心室肌引起的心律失常。多见于健康人，主要危害是引发房室折返性心动过速，经典型预激综合征如果合并房颤，可引起快速心室率，甚至引发室颤，属于严重的心律失常。预激综合征的类型及其心电图特征如下。

（1）WPW综合征（Wolff-Parkinson-While syndrome）：又称经典型预激综合征，其解剖学基础为房室环存在直接连接心房与心室的一束纤维（Kent束）。窦房结激动或心房激动可经旁路纤维快速下传并预先激动部分心室肌，同时经正常房室结途径下传激动其他部分心室肌。心电图特征：P-R间期缩短 < 0.12秒；QRS波群增宽且时间 ≥ 0.12秒；QRS起始部粗钝，与其余部分形成顿挫，称为预激波（delta波）；PJ间期正常；有继发性ST-T改变（图6-42）。

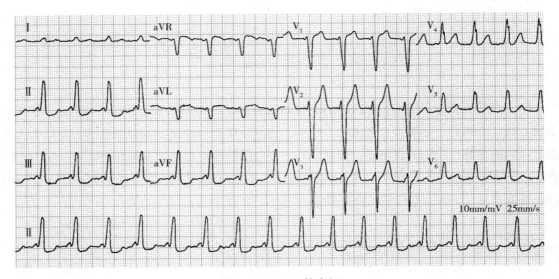

图6-42　WPW综合征

（2）LCL综合征（Lown-Canong-Levine syndrome）：又称短PR综合征。目前认为LCL综合征的主要原因：一是存在绕过房室结传导的旁路纤维James束；二是房室结较小，发育不全，或房室结内存在一条传导异常快的通道，引起房室结加速传导。心电图表现为PR间期 < 0.12秒，但QRS起始部无预激波。

（3）Mahaim型预激综合征：Mahaim纤维具有类房室结样特征，传导缓慢，呈递减性传导，是一种特殊的房室旁路。此类旁路只有前传功能，没有逆传功能。心电图表现为PR间期正常或长于正常值，QRS波群起始部可见预激波。Mahaim型旁路可以引发宽QRS波心动过速并呈左束支阻滞图形。

六、电解质紊乱与药物影响

（一）电解质紊乱

血清电解质浓度的增高与降低都会导致心肌细胞代谢发生障碍，影响心肌细胞的除极与复极，并可反映在心电图上。心电图虽然有助于电解质紊乱的诊断，但由于受其他因素的影响，心电图改变与血清中电解质浓度并不完全一致，故临床工作中还需要密切结合病史和临床表现进行综合判断。

1. 低钾血症（hypokalemia）　血钾浓度＜3.5mmol/L时为低钾血症，临床上低钾血症较高钾血症多见。典型改变为ST段压低，T波低平或倒置及U波增高，可达0.1mV，或超过同一导联上T波振幅，出现TU融合呈双峰状，QT间期一般正常或轻度延长，QT-U间期延长。低钾血症可引起各种心律失常如房性心动过速、室性异位搏动和室性心动过速、室内传导阻滞、房室传导阻滞等。

2. 高钾血症（hyperkalemia）　血钾浓度＞5.5mmol/L时为高钾血症，心电图最初呈现为QT间期缩短、T波高尖，以及基底部变窄的特征。当血清钾水平超过6.5mmol/L时，QRS波群将变宽，同时PR间期和QT间期将延长，R波振幅将减小，S波将加深，并且ST段将压低。当血清钾超过7mmol/L时，QRS波群会进一步增宽，P-R及QT间期也将进一步延长。P波增宽，振幅低，甚至可以完全消失，有时实际上窦房结仍在发出激动，沿3个结间束经房室交界区传入心室，因心房肌受抑制而无P波，称之为"窦室传导"。高钾血症的最后阶段，QRS波变宽，甚至与T波融合成正弦波。高钾血症可引起室性心动过速、心室扑动或颤动，甚至心脏停搏。

3. 低钙血症（hypocalcemia）和高钙血症（hypercalcemia）　低钙血症时表现为ST段延长，QT间期延长，直立T波变窄、低平或倒置，很少发生心律失常。高钙血症时主要表现为ST段缩短，甚至可以消失，QT间期缩短。严重高血钙（如快速经静脉注射钙剂时），可发生窦性静止、窦房传导阻滞、室性期前收缩、阵发性室性心动过速等。

（二）药物影响

1. 洋地黄类药物　洋地黄类药物的治疗剂量与中毒剂量十分接近，因此洋地黄类药物过量或中毒十分常见，且个体差异大。洋地黄类药物的治疗剂量所引起的心电图变化为洋地黄效应心电图，中毒剂量所引起的心电图变化为洋地黄中毒或过量心电图。

（1）洋地黄效应（digitalis effect）：洋地黄效应的心电图特征为以R波为主的导联上先出现T波呈低平、双向或倒置，同时伴有ST段下垂型压低，然后ST段与T波融合呈"鱼钩样"，QT间期缩短。

（2）洋地黄中毒（digitalis toxicity）：可引起多种心律失常。常见的心律失常有频发性及多源性室性期前收缩，严重时可出现室性心动过速，甚至心室颤动。也可表现为交界性心动过速伴房室脱节，房性心动过速伴不同比例的房室传导阻滞。洋地黄中毒还可出现房室传导阻滞，二度或三度房室传导阻滞的出现是洋地黄严重中毒表现。另外，也可发生窦性静止或窦房传导阻滞、心房扑动、心房颤动等。

2. 奎尼丁　属于I_A类抗心律失常药物，最易引起心电图的改变。

（1）奎尼丁治疗剂量时的心电图表现：QT间期延长；T波低平或倒置；U波振幅增加；P波稍宽可有切迹，PR间期稍延长。

（2）奎尼丁中毒时的心电图表现：QT间期明显延长；QRS时限明显延长（用药过程中QRS时限不应超过原来的25%，25%～50%常提示奎尼丁过量，达到50%应立即停药）；奎尼丁中毒可引起各种程度的房室传导阻滞，以及窦性心动过缓、窦性静止或窦房传导阻滞，也可引起各种室性心律失常，严重时可发生扭转型室性心动过速甚至心室颤动，引起晕厥和突然死亡。

3. 其他药物　Ⅰ$_B$、Ⅰ$_C$类抗心律失常药物对心电图的影响较小。Ⅱ类抗心律失常药物β受体阻滞剂可减慢心率，很少出现心电图异常改变。Ⅲ类抗心律失常药物如胺碘酮可使心电图QT间期延长。Ⅳ类抗心律失常药物可减少房性期前收缩，减慢或终止阵发性室上性心动过速，无特殊心电图变化。

第四节　心电图描记、分析与临床应用

一、描记

想要获得质量合格的心电图需要对其进行准确的描记。本节我们重点介绍常规心电图的描记。

（一）操作步骤

1. 描记前准备

（1）环境准备：室内温度适宜，保持温暖，保护患者隐私，必要时使用屏风或床帘遮挡；检查床不宜过窄，保证受检者舒适、放松，以免肢体紧张产生肌电干扰；检查床旁不宜摆放其他电器；心电图机的电源线尽可能远离检查床和导联电线。

（2）用物准备：功能完好的心电图机、电源线、导联线、生理盐水棉球或导电胶、污物盘、大毛巾和心电图纸。

（3）受检者准备：核对受检者的检查号或住院号、姓名、性别等基本信息，嘱受检者休息片刻，平卧位，取下金属饰品及手表，平静呼吸、四肢平放、全身肌肉放松，记录过程中不可移动四肢及躯体。除急症外应避免饱餐或吸烟后检查。

（4）皮肤准备：在患者双侧腕关节内侧上方、双侧内踝上方及心前区V$_1$～V$_6$导联区涂抹生理盐水或导电胶；若皮肤污垢或毛发较多，需要先清洁皮肤或剃毛。

（5）检查者准备：洗手。

2. 心电图描记

（1）设定心电图机：连接电源线，打开电源，设置参数和打印格式，走纸速度25mm/s、定标电压10mm/mV，记录笔调至记录纸的中心线，必要时按下"抗交流电干扰"键（HUM）或"去肌颤滤波"键（EMG）。

（2）安置电极：用导电胶或生理盐水涂抹在电极安置部位的皮肤，消除皮肤阻力，减少伪差。肢体导联：肢体导联线较长，末端接电极板处分别有红、黄、绿、黑标志，红色电极接右上肢，黄色电极接左上肢，绿色电极接左下肢，黑色电极接右下肢；胸导联：胸导联线较短，末端接电极处的颜色标志以红、黄、绿、褐、黑、紫分别代表V$_1$～V$_6$导联。应注意，任一胸导联电极均可记录任意一个胸导联的心电图，这取决于该电极放置的部位。

（3）描记各导联心电图：观察心电图机显示屏的心电图波形，图形清晰、基线平稳，即可手动或自动采集心电图信号。在手动模式下，记录3～5个心室波后可按下停止按钮，在自动模式下，心电图机在采集完毕后可自动停止并打印心电图，描记结束后在心电图纸上注明受检者的姓名、性别、年龄及检查时间。

如怀疑为被检查者为后壁心肌梗死，需加做$V_7 \sim V_9$导联；右位心或怀疑右心心肌梗死者，需加做$V_{3R} \sim V_{5R}$导联；若胸痛并伴有ST-T改变者，需在短期内重复描记心电图，以便证实是否为急性心绞痛发作。

（4）归置用物：关闭心电图机，拔下电源，整理并归置电极板与导联线。

（二）心电图描记质量控制

高质量的心电图应该无伪差、基线稳定、波形清晰。

1. 伪差　是非心脏电活动所引起的心电图改变，主要包括基线不稳、交流电干扰和肌电干扰。心电图伪差可使心电图诊断发生困难，甚至出现错误诊断。

（1）基线不稳：表现为心电图基线上下起伏或突然升降（图6-43），常见原因可能为受检者肢体或身体移动、呼吸不平稳或导联线牵拉过紧等。

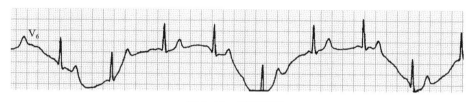

图6-43　基线不稳

（2）交流电干扰：是产生伪差最常见的原因。表现为心电图上出现规律的频率50Hz的纤细波形，使基线变粗，可出现在局部或全部导联上（图6-44）。常见干扰源有周围有交流电用电设备、电极板和皮肤接触不良、导联线或地线接触不良等。检查并去除上述因素，必要时按下"抗交流电干扰"键可使其消失。

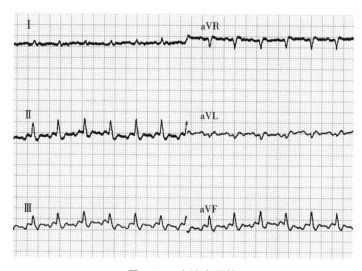

图6-44　交流电干扰

（3）肌电干扰：心电图呈不规则的细小波纹，频率$10 \sim 100Hz$（图6-45）。常见原因为受检者紧张、因寒冷等导致肌颤或病理性抽搐和颤动等。嘱受检者放松肢体，调整室温，必要时按下"去肌颤滤波"键可消除。

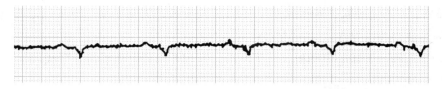

图6-45　肌电干扰

2.　**导联线连接错误**　以肢体导联左、右手接错最常见，结果可致 Ⅰ 导联P波和T波倒置均倒置，QRS波群可呈Qr或rS型，Ⅱ导联与Ⅲ导联图形互换，aVR导联与aVL导联图形互换，类似右位心图形，但胸导联图形正常（图6-46）。

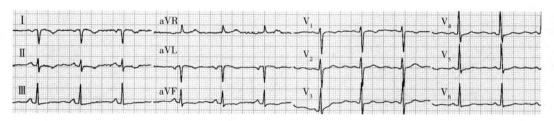

图6-46　左、右上肢导联接反心电图

3.　**其他**　此外，还有一些心电图描记过程中需要注意的问题，如心电图机走纸速度过快、过慢或快慢不均可被误认为心动过缓、心动过速、心律失常或传导阻滞等。心电图机阻抗过度或不足，也可致心电图QRS波群电压降低或增大，这种情况通过定标电压的形态可以识别。

二、分析方法与步骤

1.　**记录合格的心电图**　定标电压和走纸速度符合要求，各导联均已正确描记并准确标记，无伪差。

2.　**确定心脏的主导心律**　寻找并分析P波的形态与出现的规律是否符合窦性P波特点。若不是窦性或无P波，应进一步分析是何种异位心律替代了窦性心律。

3.　**计算心率**　确定心律是否规则，然后测量PP间期和/或RR间期并按公式计算心房率和/或心室率。

4.　**判断心电轴和有无钟向转位**　判断心电轴的偏移情况，判断有无钟向转位及其类型。

5.　**测量间期与时间**　正确测量P-R间期、QRS波群时间和QT间期。

6.　**依次分析各波形的特点**　依次分析P波、QRS波群、ST段、T波的形态、方向、振幅和时间；有无异常Q波及其出现的导联；ST段有无移位及出现的导联、程度及形态；T波与QRS波群的关系；U波的方向与振幅。

7.　**结合临床做出诊断**　在得出结论时，至少从心律、传导、房室肥大和心肌4个方面考虑心电图有无异常，密切结合临床资料，作出具体而明确的心电图诊断。

三、临床应用

1. 诊断与鉴别诊断各种心律失常。

2. 判断有无急性心肌缺血和心肌梗死，若有心肌梗死需明确其性质、部位和分期。

3. 了解有无心房、心室肥厚。

4. 为临床用药的决策提供依据，评价药物对心肌的影响程度及心律失常的治疗效果。

5. 为其他疾病（如心包炎等）和电解质紊乱的诊断提供依据。

6. 心电图和心电监护还广泛用于手术麻醉、各种急危重患者的病情监测、用药观察、航天或登山运动的心电监测等。

7. 与心脏电生理检查同步描记，帮助判断电生理现象和辅助诊断。

值得注意的是，要想准确判断心电图，必须密切结合临床资料，某些较轻的心脏病或疾病早期，心电图并无异常，心电图的某些改变也并无特异性，同样的心电图改变可见于多种心脏疾病。

第五节　其他常用心电图检查

一、动态心电图

动态心电图（ambulatory electrocardiography，AECG）是采用可随身佩戴的小型动态心电图记录仪进行多导联、同步、长时间持续记录体表心电图。由美国学者 N.J.Holter 于 1957 年首创，因此又称 Holter 监测。动态心电图能够对受检者在日常生活中身体和精神状况不断变化的条件下进行连续记录，提供相应的心电活动信息，具有常规心电图不能替代的作用和价值，是临床上广泛使用的无创性心血管病检查和诊断的重要手段。

（一）导联系统

目前多采用双极胸导联，电极一般均固定在躯体胸部，模拟常规心电图的导联，目前常用的导联如下。

1. CM_1 导联　正极置于 V_1 导联位置（胸骨右缘第 4 肋间），负极置于左锁骨下窝中 1/3 处。该导联的优点是可以清晰地记录 P 波，分析心律失常时常用此导联。

2. CM_2 或 CM_3 导联　正极置于 V_2 或 V_3 的位置，负极置于右锁骨下窝中 1/3 处。该导联可反映前间壁、前壁心肌的供血情况，怀疑受检者有变异性心绞痛（冠状动脉痉挛）时，宜联合选用 CM_3 和 M_{aVF} 导联。

3. CM_5 导联　正极置于 V5 导联位置（左腋前线平第 5 肋间处），负极置于右锁骨下窝中 1/3 处。该导联的优点是记录到的 QRS 波群主波向上且振幅最高，图形稳定，缺点是在前侧壁心肌梗死患者中，记录到的 CM_5 导联 QRS 波群主波向下，振幅较小。该导联对检出缺血性 ST 段下移最为敏感，是常规使用的导联。

4. M_{aVF} 导联　正极置于左腋前线肋缘，负极置于左锁骨下窝内 1/3 处。该导联主要用于检测左心室下壁的心肌缺血改变。

无关电极可置于胸部任何部位，一般置于右胸第 5 肋间腋前线或胸骨下段中部。12 导联动态心电图系统的电极放置部位与运动负荷试验的电极放置部位相同（见本节的"常用的运动负荷试验"）。

（二）动态心电图的临床应用

动态心电图可以获取并记录受检者日常生活状态下24小时甚至更长时间的心电图资料，比普通心电图更容易捕捉到异常心电图改变，还可以结合受检者的生活所处状态、有无症状及其他检查结果进行综合分析。其临床应用范围如下。

1. 判断头昏、晕厥、胸痛、心悸、气促等症状的性质。
2. 心律失常的定性诊断和定量诊断。
3. 是发现无症状心肌缺血的重要手段。
4. 可用于评价抗心律失常药物的治疗效果。
5. 通过观察复杂心律失常等指标，有助于判断各种心脏病患者的预后。
6. 选择安装起搏器的适应证，评定起搏器的功能及有无故障，起搏器引起的心律失常。
7. 医学科学研究和调查等，如对宇航员、飞行员、潜水员、运动员等特殊人群心脏功能的研究。

（三）注意事项

1. 要求受检者胸部清洗干净，在佩戴记录器过程中做好监测日志，按时间记录生活状态如散步、爬楼、进食、吸烟、睡觉、胸闷或胸痛等活动状态和有关症状，无论有无症状都应认真记录。一份完整的生活日志对于正确分析动态心电图资料具有重要参考价值。
2. 嘱咐患者爱护记录仪，避免高压电，避免摔碰和淋湿，少用移动电话，避免做双上肢剧烈运动或电脉冲治疗，不要随意按动机器按钮，避免大量出汗导致电极片掉落等。

（四）分析报告主要内容

1. 患者姓名、性别、年龄、编号、记录日期、报告日期。
2. 心脏的基本节律、24小时心搏总数、平均心率、最高与最低心率及发生的时间、停搏次数及最长RR间期等。
3. 各种心律失常的类型、快速性和/或缓慢性心律失常、异常心搏总数、发生频率、持续时间、形态特征及心律失常与症状、日常活动和昼夜的关系。
4. 监测导联ST段改变的形态、程度、开始和终止时间、下移或抬高的最大振幅及发作次数，ST段异常改变与心率变化及症状的关系。
5. 选择和打印有代表性的正常和异常的实时心电图片段，作为动态心电图诊断报告的依据。
6. 对佩戴起搏器受检者，报告中还应包括起搏器功能的评价和分析。
7. 结合临床其他资料，简明扼要作出动态心电图的诊断。

二、心电图运动负荷试验

心电图运动负荷试验（exercise electrocardiographic test，EET）用于诊断隐匿性心脏病及对冠状动脉病变程度和预后的判断，评价非冠心病患者的心功能等。是指通过运动增加心脏负荷，使心肌耗氧量增加，当负荷达到一定量时，冠状动脉狭窄患者的心肌供血不能相应增加，从而诱发静息状态下未能表现出来的心血管系统异常，并通过心电图检查结果显示出来，由此判断是否存在心肌缺血及发现早期冠心病的一种检测方法。

（一）运动试验的适应证、禁忌证与并发症

1. 适应证 ①对不典型胸痛或可疑冠心病患者进行鉴别诊断。②对有症状或冠心病史的患者进行危险性和预后评估。③评价冠心病的药物或介入手术治疗效果。④进行冠心病易患人群流行病学调查筛选试验。需要注意的是，心电图显示有预激图形、左束支传导阻滞、起搏心律的患者不适宜采用该项检查。

2. 禁忌证 ①急性心肌梗死初期（2天内）或心肌梗死合并室壁瘤。②近期心绞痛发作频繁或高危的不稳定型心绞痛。③未控制的有症状的心力衰竭。④未控制的有症状的或血流动力学障碍的心律失常。⑤急性或严重慢性疾病。⑥中、重度瓣膜病或先天性心脏病。⑦急性心肌炎或心包炎。⑧急性肺栓塞或肺梗死。⑨严重主动脉瓣狭窄。⑩急性主动脉夹层。⑪严重高血压。⑫严重残疾不能运动者。

3. 并发症 运动试验危及生命的并发症主要有心肌梗死、恶性心律失常及急性肺水肿。并发症总的发生率为（1.2～2.4）/10 000，其中心室颤动可占半数以上。

（二）运动负荷量的确定

运动负荷量分为极量与亚极量两档，是以心率作为运动终点指标。极量是指受试者心率达到个体生理极限的负荷量。极限运动量一般以统计受试者的最大心率为指标，最大心率的粗略计算法为：220 － 年龄数（次/分）。亚极量是以达到最大心率的85%～90%作为预期心率，临床上多采用亚极量运动负荷试验。应根据患者的年龄和病情设定运动负荷量，如54岁的患者最大心率为：220 － 54 ＝ 166 次/分，亚极量负荷试验的心率应为：166×85% ＝ 141次/分。

（三）常用的心电图运动负荷试验

常用的心电图运动负荷试验包括双倍二阶梯运动试验、踏车运动试验和平板运动试验，后者是目前临床上广泛使用的运动负荷试验。

1. 踏车运动试验 让受检者坐在装有功率计的自行车上做踏车运动，以速度和阻力调节负荷量大小，负荷量分级依次递增，每级运动3分钟。直至受检者的心率达到并稳定于预期心率。运动前、中、后记录心电图，逐次分析做出判断。

2. 平板运动试验 让受检者在活动的平板上走动，根据所选的运动方案，仪器自动分级依次递增平板运动的速度和坡度，逐渐增加负荷量，直至出现试验终止指标，分析运动前、中、后的心电图变化以判断结果。活动平板心脏负荷试验运动方案有多种，应根据受检者的体力及测试目的而定，一般60岁以下受检者选择经典Bruce方案，老年人和冠心病患者采用修订Bruce方案（表6-4）。

表6-4　经典 Bruce 方案和修订 Bruce 方案

经典 Bruce 方案				Bruce 修订方案			
级别	时间（分）	速度（km/h）	坡度（°）	级别	时间（分）	速度（km/h）	坡度（°）
1	3	2.7	10	1	3	2.7	0
2	3	4.0	12	2	3	2.7	5
3	3	5.4	14	3	3	2.7	10
4	3	6.7	16	4	3	4.0	12
5	3	8.0	18	5	3	5.4	14
6	3	8.8	20	6	3	6.7	16
7	3	9.6	22	7	3	8.0	18

（四）运动试验检查步骤

1. 试验前准备

（1）受检者的准备：①试验前2小时内禁食、禁烟、禁酒及禁饮咖啡饮料，可饮水、洗澡，穿适合运动的衣服和鞋子。在运动试验前12小时内不要做特殊运动。②如果运动试验的目的是明确诊断，则试验前24～48小时应考虑停用某些药物（尤其是β受体拮抗剂）。③受检者签署知情同意书，年老体弱者需家属陪同。

（2）检查者的准备：①评估受检者的健康状况，包括询问受检者的健康史、进行体格检查及查阅相关的辅助检查结果，审查适应证和禁忌证。②向受检者做好解释说明，介绍检查目的、检查过程、危险性和可能的并发症，并请受检者或家属签署知情同意书。③皮肤准备，在放置电极之前需备皮，乙醇清洁皮肤，使皮肤阻抗降至最低，降低信噪比。④嘱患者运动中如出现不适，及时与检查者沟通，必要时终止试验。

2. 电极安放　因在运动中无法将电极放置在肢体上，为记录到高质量的12导联心电图，目前国际上普遍采用Mason-Liker改良后的12导联电极放置部位，将常规肢体导联的左、右上肢导联位置移至左、右锁骨下凹处，将常规肢体导联的左、右下肢导联位置移至左、右锁骨中线肋弓下方，胸导联电极位置不变。

3. 基线测量　运动前描记和记录受检者卧位和立位12导联心电图并测量血压，以便与运动中血压和心电图进行比较。

4. 运动试验与监测　按预定方案进行运动试验，运动中要注意观察询问受检者的情况，并密切观察其心电图及血压变化。遇到紧急情况，如受检者出现胸痛、头晕、面色苍白或运动失调等，可按下紧急制动按钮，停止运动。

对心率、心律及ST-T的改变进行密切监测，每3分钟记录心电图和血压1次。在达到预期的亚极量后，使预期的最大心率保持1～2分钟再终止运动。运动终止后，每2分钟记录1次心电图，至少观察6分钟。如果6分钟后ST段缺血性改变仍未恢复到运动前的心电图图形，应继续观察，直至恢复。

（五）终止指征

1. 绝对指征　①患者达到预期的目标心率。②患者要求终止试验。③出现中、重度心绞痛。④出现神经系统症状，如共济失调、眩晕或近似晕厥状态。⑤出现低灌注表现，如发绀或面色苍白。⑥技术上的困难无法监测心电图或收缩压。⑦持续性室性心动过速。⑧在非病理性Q波的导联上出现ST段抬高≥1.0mm（非V_1或aVR）。⑨运动负荷增加时，出现血压和/或心率下降，收缩压较基础血压水平下降超过10mmHg，并伴随其他心肌缺血的征象。

2. 相对指征　①运动负荷增加时，收缩压比原基础血压下降≥10mmHg，不伴有其他心肌缺血的征象。②ST段水平型或下斜型压低≥2mm，上斜型压低≥3mm，或出现显著的电轴偏移。③出现除持续性室性心动过速之外的心律失常，如室上性心动过速、传导阻滞、室性期前收缩三联律、多源性室性期前收缩或心动过缓。④出现气促、劳累、哮喘、下肢痉挛、跛行。⑤胸痛增加。⑥束支传导阻滞或心室内传导阻滞与室性心动过速无法鉴别。⑦收缩压＞250mmHg和/或舒张压＞115mmHg。⑧运动量已达到最大心率的90%。

（六）运动试验结果的判断

记录符合心绞痛的缺血性胸痛的发生非常重要，特别是受检者因胸痛导致的终止试验。最重要的心电图表现是ST段的压低和抬高。运动试验结果分析应包括运动量、临床表现、血流动力学及心电图反应。试验的阳性标准如下。

1. 运动中出现典型的心绞痛。

2. 运动中或运动后ST段出现水平型或下斜型压低≥0.1mV，或原有ST段下降者，运动中或运动后在原有基础上再压低≥0.1mV，并持续2分钟以上。

少数人受检者运动前心电图有病理性Q波，如果试验中出现ST段抬高≥0.1mV，多为室壁运动异常所致。如果受检者运动前心电图正常，运动中出现ST段抬高则提示有透壁性心肌缺血，多为某一冠状动脉主干或近端存在严重狭窄或冠状动脉痉挛所致。

在评价运动试验结果时，运动试验引起的心电图、血流动力学、症状和体征的改变应综合分析，注意不能混淆心电图运动试验阳性与冠心病的诊断，仅心电图运动试验阳性而无胸痛症状者，不能作为诊断冠心病的依据，尤其是女性。另外，运动试验阴性者也不能肯定排除冠心病，应结合临床其他资料进行综合判断。

本章小结

思考题

1. 患者，女性，78岁，心前区疼痛2小时。其最可能的心电图诊断是什么？

2. 请列举一些心电图技术在未来可能的发展方向和潜在应用。

更多练习

（李　舒）

第七章　影像学检查

教学课件

学习目标

1. 素质目标

（1）具有尊重和爱护受检者，保护受检者隐私的职业素养。

（2）具有严谨求实、肯于钻研和乐于探究的治学精神。

2. 知识目标

（1）掌握：说明放射学检查、超声检查及核医学检查前患者的准备及检查后的处理。

（2）熟悉：阐明不同影像学检查技术的基本原理、图像特点及主要临床应用。

（3）了解：描述各系统正常的X线表现及基本病变的X线表现。

3. 能力目标

（1）能结合患者的具体情况指导受检者做好检查前的准备。

（2）能比较不同影像学检查技术的优缺点。

（3）能根据影像学检查结果分析受检者可能存在的健康问题。

案例

【案例导入】

患者，男性，67岁。3天前着凉后出现咳嗽、咳痰，伴发热、喘息、咽痛，无胸痛。体格检查：体温38.5℃，呼吸急促，18次/分，咽部红肿，扁桃体无肿大，左肺下野可闻及湿啰音，叩诊浊音。

【请思考】

1. 为了进一步明确病因，首选的辅助检查是什么？

2. 为该患者进行影像学检查，可选择的检查项目及其临床意义是什么？

【案例分析】

第一节　放射学检查

放射学检查方法包含计算机体层成像、数字减影血管造影、磁共振成像等，其将传统的X线诊断学为基础，借助于图像存档与传输系统（PACS）改变了图像的存储方式，由传统的模拟成像转变为数字化成像，有助于临床工作的顺利开展。

一、概述

（一）X线检查

1. **成像基本原理**　X线是一种电磁波，波长极短，具有穿透性、荧光效应、感光效应和电离效应的特性。前3种特性与成像密切相关，后者是放射治疗和防护的基础。X线图像形成的基本条件：一是基于X线的穿透性、可吸收性、荧光效应和感光效应；二是基于人体各组织部位密度和厚度不同。当X线穿过人体不同组织时，这些组织会有不同程度的吸收X线，使到达荧屏、胶片或特殊接收装置的X线量出现差异，从而形成不同黑白对比的X线影像。

物质的密度越高对X线吸收越多。根据生物体组织依其密度及对X线吸收程度的不同，将人体组织结构的密度分为3类。①低密度的组织结构：有气体存在的呼吸道、胃肠道、鼻窦和乳突气房及脂肪组织等。②中等密度的组织结构：肌肉、软骨、实质器官、神经、体液以及结缔组织等。③高密度的组织结构：骨组织和钙化灶等。

当强度均匀的X线穿透密度及厚度不同的组织结构时，密度高、组织厚的部分对X线的吸收多；而密度低、组织薄的部分对X线的吸收少。于是，到达X线片和荧屏上的X线存在差异，从而形成黑白对比和明暗差别的影像。换言之，组织结构、器官的密度及厚度的差别，是产生影像对比的基础，是X线成像的基本条件。人体组织结构密度上的差别所产生的X线影像对比称之为自然对比。而对于缺乏自然对比的组织或器官，可通过人为引入一定量的在密度上较之高或低的物质，使之产生对比，称为人工对比，也称造影检查。

当组织结构发生病理改变时，其固有密度和厚度也随之改变，达到一定程度即可使X线影像上的黑白灰度对比发生变化，这就是应用X线检查进行疾病诊断的基本原理。

2. **图像特点**　X线图像是一种灰阶图像，显像特点是由从黑到白不同程度的影像所组成，原理是通过光学密度来反映人体组织结构的解剖及病理状态。图像上不同颜色的影是反映组织结构密度的高低，如白影、灰影、黑影分别提示为高密度、中等密度和低密度。需要注意的是：①X线束穿透人体某组织部位不同密度和厚度组织结构后的投影总和，也就是穿透路径中各个结构影像相互叠加在一起，而形成X线图像。②X线束是X线管锥形投射到人体成像，导致其存在一定程度的放大和失真，并产生伴影，使最终形成的影像清晰度降低。

3. **检查方法**

（1）普通检查：包括荧光透视和X线摄影，荧光透视（简称透视）优点为操作简便、费用低廉、可以动态观察器官结构和功能变化等，缺点为透视的影像对比度及清晰度较差，目前主要用于胃肠道造影检查。X线摄影的优点为图像对比度和清晰度均较好，能留存客观记录，但常需互相垂直的两个方位摄影，如正位和侧位。

（2）特殊检查：有软线摄影、X线减影技术、体层容积成像等。自应用CT等现代成像技术以来，目前仅有软线摄影在使用，专门用于乳腺检查。

（3）造影检查：检查所用的对比剂按其密度高低分为高密度和低密度两类。临床上常用的高密度对比剂为钡剂和碘剂。对比剂的引入方法包括直接引入法和间接引入法。①直接引入法：口服，如上消化道钡餐检查；灌注，如钡剂灌肠、逆行尿路造影、子宫输卵管造影等；穿刺，如血管造影、经皮经肝胆管造影等。②间接引入法：经静脉注入行排泄性尿路造影等。各种造影检查都有相应的检查前准备和注意事项，必须认真准备，以达到检查满意并保证受检者的安全。

4. X线检查的安全性　X线检查应用广泛，X线照射人体将产生一定的生物效应。接触的X线量在容许范围内，只有少有影响，但当X线量超过容许辐射量时，就可能产生放射反应，甚至放射损害。因此，X线检查时应遵循辐射防护的3项基本原则：①屏蔽防护，用高密度物质，如含铅的防护服遮挡敏感部位和器官。②距离防护，利用X线量与距离的平方成反比的原理减少散射线的辐射。③时间防护，尽量避免重复检查。

 历史的长廊　●●●

X射线的发现

X射线是由德国物理学家威廉·康拉德·伦琴（Wilhelm Conrad Röntgen，1845—1923）最早发现，因而也称伦琴射线。1895年11月8日，伦琴正在进行阴极射线实验，为了避免环境光的影响，他用黑纸把放电管包严，在完全遮光的暗室内进行试验。在给放电管加上电压放电时，他发现在黑暗中距离放电管约1m处的荧光屏发出微弱的闪光，断开电源，闪光消逝。伦琴对此感到非常好奇，一连多日将自己关在实验室，经过废寝忘食的反复研究，他意识到这可能是某种特殊的射线。这种射线能穿过纸、2～3cm厚的木头和薄铝片，但不能穿过较厚的金属和其他致密物质。1895年12月22日，他为夫人拍了第一张手部X射线照片。随后伦琴宣布了自己的新发现，并将该性质不明的射线称为X射线，并因此于1901年获得诺贝尔物理学奖，成为第一位诺贝尔物理学奖获得者。

（二）计算机体层成像

1. **成像基本原理**　计算机体层成像（computed tomography，CT）是通过X线束对检查部位具有厚度的层面进行多方向扫描，用探测器接收穿透该层面的X线，使其转变为可见光，通过光电转换器转变为电信号，再经模拟/数字转换器转为数字，输入计算机处理。图像处理时，将选定层面分成若干个体积相同的立方体，称为体素。扫描所得数据经计算而获得每个体素的X线衰减系数或称吸收系数，再排列成矩阵，即构成数字矩阵。数字矩阵中的每个数字经数字/模拟转换器转为由黑到白不同灰度的小方块，称之为像素，并按原有矩阵顺序排列，即构成CT图像。CT图像是重建的数字断层图像，像素反映的是相应体素的X线吸收系数。

2. 设备 包括：①扫描部分，由X线管、扫描架和探测器构成，扫描检查部位。②计算机系统，将仪器扫描的信息数据进行收集、存储运算。③图像显示和存储系统，将计算机处理、重建的图像呈现在显示器上，并将图像摄于照片上，数据也可存储于磁盘或云盘中。

3. 图像特点 CT图像是由不同灰度的像素（由黑到白）按矩阵排列所构成的灰阶图像。像素越大，数目越少，构成的图像越粗糙，即空间分辨力低。CT图像的空间分辨力不如X线图像高。

CT图像与X线图像都是以不同的灰度来反映器官和组织对X线的吸收程度，但是CT图像的密度分辨率比X线图像高。CT图像定量测量组织对X线的吸收系数，用CT值来反映组织密度的高低，为了使人体部位显示得更清楚，CT图像应用窗技术调节窗位和窗宽，可获得肺窗、纵隔窗（软组织窗）、头窗、骨窗等。与X线图像相比，CT图像常用的是轴位断层图像，能很好地显示人体软组织的密度差别，分辨相关器官，如脑、脊髓、纵隔、肝、胆、胰及盆腔器官等，并在解剖图像背景上显出病变的影像。

4. 检查技术

（1）普通CT扫描：①平扫指不用对比增强或造影的普通扫描，扫描方位多采用横断层面，检查颅脑及头面部病变有时可加用冠状层面扫描。②对比增强扫描（CE）是经静脉注入水溶性有机碘对比剂后再行扫描的方法，较常应用。血管内注入碘对比剂后，器官与病变内碘的浓度可产生差别，形成密度差，可使病变显影更为清楚。常用方法为团注法，一般在20～30秒内将全部对比剂迅速注入。目的是提高病变组织同正常组织的密度差，以显示平扫上未被显示或显示不清的病变，通过病变有无强化及强化类型，有助于病变的定性。③造影扫描指对某一器官或结构的造影再行扫描的方法。

（2）CT灌注成像：是经静脉团注有机水溶性碘对比剂后，对感兴趣器官如脑，在固定的层面行连续重复扫描，得到多帧图像，通过不同时间影像密度的变化，绘制出每个像素的时间-密度曲线，从而算出对比剂到达病变的峰值时间（PT）、平均通过时间（MTT）、局部脑血容量（rCBV）和局部脑血流量（rCBF）等参数，再经假彩色编码处理可得相应的参数图。分析这些参数与参数图可了解感兴趣区血流灌注状态。CT灌注成像属于一种功能成像。

（3）图像后处理技术：运用不同的后处理技术计算螺旋CT所获得的容积数据，形成各种重建图像。①CT血管造影（computed tomography angiography，CTA），是静脉内注入对比剂后行CT扫描，可立体地显示血管影像。目前CTA主要用于显示动脉，少数用于显示静脉。②再现技术，获得被检部位的三维立体图像，能够旋转，以便于在不同方位上进行观察；重组任意方位（冠状、矢状等）的断层图像及其他类型图像。包括两种类型的再现技术，分别是表面再现、容积再现（VR）和最大强度投影（MIP）。③仿真内镜显示技术，新开发出的仿真内镜功能，通过结合计算机技术与CT或MRI实现。目前，管腔器官都能够通过仿真内镜进行显示，具有痛苦性小、接受度高的特点。仿真结肠镜可发现的息肉直径下限至5mm，特别是带蒂息肉。

（三）数字减影血管造影

1. 成像基本原理 将对比剂水溶性碘注入人体血管，通过对比剂帮助显影的X线检查方法。

传统技术上，骨骼、血管连同软组织交叉重叠投影，导致血管显影不清晰。数字减影血管造影（digital subtractions angiography，DSA）是使用计算机处理数字影像信息，避免其他影像产生的影响，仅清晰显示血管。

2. **成像设备**　包括X线发生器、电视透视、影像增强器、高分辨力摄像管、电子计算机、模/数转换器及图像存储器等。

3. **数字减影方法**　是在视野范围内获得做出特定改变前后的影像，通过数字化减影法进行技术处理，从而突出特定结构。时间减影法较常见。

4. **成像技术**　包括静脉DSA、动脉DSA、动态DSA和三维DSA。临床中动脉DSA比较常用，包括选择性及非选择性，经股动脉穿刺途径较多被采用。

（四）磁共振成像

磁共振成像（magnetic resonance imaging，MRI）是利用原子核在磁场内受到射频脉冲激励而发生磁共振现象所产生的磁共振信号，经计算机处理重建成像的一种影像技术。

1. **成像基本原理**　外来磁场最容易影响单一质子的氢原子核，且人体内氢质子含量最高，分布最广。因此，医用MRI将H选定为靶原子核。机体中每个氢质子都可看作为小磁体。这些小磁体在常规情况下自旋轴呈现乱序排列和分布。如果当人体处于强大磁场中，按磁场磁力线的方向决定了小磁体的自旋轴排列方向，若再给予施加射频脉冲后，相应的引发一系列现象，产生磁共振信号。磁共振信号有T_1、T_2和质子密度（Pd）等参数，共同构成磁共振图像。

2. **设备**　MRI设备包括主磁体、射频系统、梯度系统、计算机和数据处理系统及辅助设备等。医用MRI设备需要设定的磁场强度常规为0.35～3.0T，1.5T最常见。

3. **图像特点**　MRI图像为多参数灰阶图像。MR采用不同的扫描序列和成像参数，可获得T_1WI、T_2WI和PdWI。在经典的自旋回波（SE）序列中，通过调整重复时间（TR）和回波时间（TE），就可得到上述3种图像。一般短TR、短TE可获得T_1WI；长TR、长TE可获得T_2WI，长TR、短TE可获得PdWL。MR可以直接获得人体横断位、冠状位、矢状位及任意斜位的多方位断层图像。

流空效应是由于流动的液体（如血液）采集不到信号而在成像过程中呈现出黑影。

MR对比增强效应，即顺磁性物质作为对比剂可缩短周围质子的弛豫时间。应用此效应可行对比增强检查。

4. **MR检查技术**　MR要选择适合的脉冲序列和成像参数来获取不同的图像。常用的脉冲序列有自旋回波序列、反转恢复序列、梯度回波序列等。不同的MR检查技术所采用的成像参数不同。①平扫检查：多为横断层T_1WI和T_2WI，比较常用。②MR对比增强检查：改变组织的MR特征性参数来提高MRI影像对比度，MR对比剂能够克服普通成像序列带来的限制，改变组织和病变的弛豫时间，从而加深组织与病变间的对比。③MR血管造影技术：显示血管和血流信号特征的技术。④MR水成像技术：利用具有长T_2弛豫时间特点的静态液体，使器官显影的技术，是一种无须对比剂，且无创伤的安全的影像学检查手段。⑤脑功能成像（fMRI）：包括扩散成像（DWI，在对早期脑梗死的检查中有重要临床价值）、灌注成像（PWI）和血氧水平依赖性MR成像（BOLD MRI），能够提供人体脑部的功能信息。⑥MR波谱技术：利用MR中的化学位移现象来测定分子组成及空间分布的一种检测方法，对某些特定疾病，如体内代谢物含量改变导致的疾病，存在诊断价值。

二、检查前准备与处理

（一）常规X线检查

1. 普通检查前准备　检查前向受检者说明操作目的、方法及注意事项。指导受检者采取检查体位，脱掉待检查部位的厚重衣物，充分暴露相关部位，去除影响X线穿透的物品如膏药、敷料及金属饰物等。

2. 特殊检查前准备　广泛应用的技术是乳腺钼靶软X线摄影。受检者准备：需提前脱掉上身衣物，机器的压迫会导致乳腺不适，不会造成其他影响。

（二）X线造影检查

X线造影检查常用医用硫酸钡和碘剂作为对比剂，受检者应按照常规X线检查准备，此外，还要结合检查部位、造影方法及对比剂的差异完善前期准备和处理。

1. 钡剂造影检查　为明确疾病诊断，需要在X线下明确胃肠道解剖形态及功能，选择医用硫酸钡悬液和气体做双重对比造影检查。

（1）食管造影检查：受检者多取立位，先常规颈、胸及上腹部透视，然后口含医用硫酸钡悬液，于透视中小量吞咽，根据需要更换体位，观察并摄片记录食管的形态、结构及功能情况。

常规前期无须禁食水，禁食水的情况包括食管梗阻、贲门失弛缓症及胃底静脉曲张。若怀疑食管有非金属异物时，可加棉絮纤维在钡剂内，当受检者吞服钡剂后棉絮能够悬挂于异物上，来显示异物位置。

（2）上消化道双重对比造影检查：先进行胸、腹部透视来查看是否存在异常密度影，后口服产气粉扩张胃，再口服医用硫酸钡悬液少许，嘱受检者翻身使钡剂均匀涂布在胃黏膜表面，以显示胃黏膜表面的细微结构。透视的同时拍摄必要的黏膜相。其后再嘱受检者服下较多的钡剂填充胃腔，透视并摄片以获得充盈相。

检查注意事项：①前3天禁止使用不透X线的药物，如钙、铁、铋剂等。②检查前1天进食少渣易消化的食物、晚饭后禁食水。③胃潴留患者检查前1天清除胃内容物。④需显示黏膜面的细微结构及微小病变时，肌内注射抗胆碱药物如东莨菪碱等以降低胃肠张力，但青光眼、前列腺增生患者禁用；如需在较短时间内观察小肠，可口服甲氧氯普胺以增加胃肠道张力，促进蠕动。⑤上消化道出血需出血停止和病情稳定后再行检查。⑥禁止对疑有肠梗阻、胃肠穿孔及孕3个月以内的孕妇进行检查。

（3）结肠双重对比造影检查：清洁肠道后进行腹、盆部透视，由肛门注入一定量气体，再灌入医用硫酸钡悬液，透视下改变体位，以使钡剂充盈全部结肠及回盲部，观察结肠的形态、结构与功能状态。

检查注意事项：①检查前连续2天进食无渣饮食，遵医嘱口服缓泻剂如复方聚乙二醇、甘露醇、硫酸镁等将肠内容物排空，忌用清洁剂。②检查前24小时内禁服所有影响肠道功能及X线显影的药物。③钡剂温度与体温基本一致。④排便失禁者可改用气囊导管，以免钡剂溢出。

2. 碘剂造影检查　碘剂主要为有机碘，包括非离子型及离子型，前者因对比剂不会在体内解离、对体液影响小、不良反应少，发生碘过敏反应的风险甚微，在临床上较常使用。常用于血管、关节及泌尿系统造影，也可为不适合钡剂的情况下做消化道和瘘管的造影。

（1）检查前准备

1）评估与告知：造影检查前，询问受检者有无造影检查的禁忌证，如既往有无过敏、甲状腺功能亢进症、糖尿病肾病、肾功能不全等病史；并应向受检者介绍检查的目的、方法、可能经历的痛苦和注意事项等。

2）签署知情同意书：使用碘剂前，受检者或其监护人应签署"碘对比剂使用患者知情同意书"。

3）碘过敏试验：非离子型碘剂一般无须碘过敏试验。

4）预防碘剂不良反应：尽量选用非离子型等渗性对比剂；糖尿病患者在碘剂使用前48小时停用双胍类药物；建议在碘剂使用前后给予充分的补水，利于对比剂的排出。

5）检查室常规配备抢救用物，与急诊室或临床相关科室建立针对碘剂不良反应抢救的应急快速增援机制。

（2）检查后处理

1）留置观察：使用对比剂后，受检者需留置观察至少30分钟，高危患者应留置观察更长时间，症状严重者则应在重症监护室观察治疗。

2）碘剂不良反应的分级与处理：根据碘剂过敏反应的程度将其分为轻、中度和重度3级。①轻度：表现为发热、恶心、皮肤瘙痒、皮疹等。②中度：有高热、寒战、头痛、眩晕、胸闷、心悸、呕吐等。③重度：可出现胸闷、冷汗、面色苍白、意识丧失、血压下降等。轻度对比剂不良反应可给予对症处理，中、重度反应者立即给予对症处理，同时终止使用碘剂，较严重的过敏反应者及时给予抗过敏、扩容和吸氧等抗休克处理。

3）碘剂血管外渗的表现与处理：当碘剂渗出血管外，可能会导致局部皮肤呈现红色、肿胀、发热及疼痛的现象，同时还会产生红色斑块。这种肿胀现象可能会迅速扩展，引发皮肤的水泡、溃疡和坏死。此外，外渗的碘剂还可能影响远离注射部位的肢体感觉，甚至可能引发骨筋膜室综合征。因此，在注射碘剂一旦发现外渗，必须立即停止注射，并在拔针之前尽可能多地回抽外渗的碘剂。局部进行冷敷，并密切观察2～4小时。如果情况恶化，可能需要寻求相关医生的帮助。对于外渗的局部皮肤，可以选择用地塞米松或利多卡因进行局部湿敷，也可以选择透明质酸酶进行局部注射。另外，建议在48小时内将患肢抬高至心脏水平之上。如果需要，还可以通过拍摄患肢的X线片来监控碘剂的外渗范围。需要至少住院24小时。

3. **冠状动脉造影检查**　冠状动脉造影检查较复杂且有一定的痛苦和危险。因此，除造影检查的一般准备外，还应做好以下工作。

（1）检查前准备

1）向家属交代病情、检查目的及可能存在的风险，请家属签署"介入手术知情同意书"。

2）造影前检查血凝结果、血小板计数等。

3）术前1天备皮。

4）禁食、禁水6小时以上。

5）心电监护。

6）训练深吸气、憋气和强有力的咳嗽动作以配合检查。

7）必要时给予镇静药，如地西泮等。

（2）检查中监护：严密观察病情变化，保证液体通路通畅，及时用药，若需抢救，积极配合医生工作。

（3）检查结束后处理

1）穿刺部位加压包扎6小时；穿刺侧肢体限制活动6～12小时。注意观察动脉搏动和远端皮肤颜色、温度及穿刺处有无渗血。一般于造影24小时后即可解除加压包扎并下地行走。

2）插管造影历时较长者，可给予抗生素预防感染。

（三）CT检查

1. CT平扫检查　主要是对受检者的准备工作。

（1）检查前须将详细病情摘要等相关资料提供给CT医生以备参考。

（2）检查前去除受检者检查部位衣物上的金属物品或饰品。

（3）胸、腹部检查前，指导受检者进行平静呼吸及屏气训练。

（4）情况危重的受检者须在医护人员监护下进行检查。

（5）配合度差的受检者可选择水合氯醛灌肠等镇静措施再进行检查。

（6）妊娠妇女、情绪不稳定或急性持续痉挛者不宜做此项检查。

（7）上腹部检查者检查前1周内不可做钡剂造影；检查前禁食、禁饮4～6小时；检查前30分钟口服1.5%～3%泛影葡胺溶液500～800ml，临检查再次口服200ml，使对比剂充盈胃、十二指肠及近端小肠。

（8）盆腔检查者检查前晚口服缓泻剂；检查前嘱受检者饮水，使膀胱充盈尿液以利检查。

2. CT增强扫描检查　受检者需要注射碘剂。因此，除做好平扫检查前受检者的准备之外，还应注意做好碘剂检查的相应准备与处理。

（四）MRI检查

1. 检查前准备

（1）检查前告知受检者：磁共振检查所处环境幽暗、噪声较大、检查时间长；检查期间要求平静放松、平稳呼吸、保持不变位置；认真按照操作者的指令完成检查。

（2）检查禁忌：受检者体内有金属物品，如钢板等；有磁性物植入，如心脏起搏器、金属人工瓣膜、脑动脉瘤夹闭术、胰岛素泵或神经刺激器、宫内节育器等，不能进行检查，以免发生意外。

（3）检查前请受检者自备纯棉睡衣或换上磁共振室检查专用的衣服及鞋子。

（4）头、颈部检查的受检者应在检查前1天洗头，勿擦护发品；眼部检查前勿化妆；腹部增强检查前4小时禁食、禁饮；胰胆管成像（MRCP）检查前禁饮6小时以上；盆腔检查者，膀胱须充中等量尿液。

（5）幽闭恐惧症、高热、早期妊娠或散热功能障碍者不能进行检查；不能配合的患儿须采取镇静措施，如水合氯醛灌肠等；有意识障碍、昏迷、癫痫、精神症状等不能有效配合检查的受检者，除非经相关专业临床医生同意，否则不能进行检查。

（6）增强检查的受检者除上述准备外，还应询问受检者钆对比剂的过敏史；告知对比剂注射部位可出现短暂温热或疼痛，注射过程中也可能出现渗漏血管外现象；严重肾功能不全、肾移植及孕妇不建议使用钆对比剂，危重患者需由临床医生和护士陪同；检查前签署"钆对比剂使用患者知情同意书"。

2. 检查后处理

（1）注药过程中严密观察钆对比剂的不良反应。一般不良反应极少，并且绝大多数症状轻微，多表现为头痛、恶心、发热感、味觉改变，其不良反应的分级及处理同碘剂。

（2）嘱受检者注射对比剂后需留观30分钟后再离开，同时告知受检者，若离院后出现不适，请速到就近医院诊治。

（3）磁共振检查室备好急救药品和物品，并做好相应不良反应的应急处理。

（4）钆对比剂血管外渗的处理可参照"碘剂血管外渗的处理"。

三、呼吸系统放射学检查

（一）检查方法

1. X线检查　胸部具有良好的自然对比，X线摄影是最常用的检查方法，常见的摄影位置包括后前位、侧位及斜位。然而，由于X线检查可能会忽略肺部的一些微小或隐藏的病变，因此其在确定病变的位置和性质方面存在一定的挑战。

2. CT扫描　患者需要采取仰卧姿势并保持静止，以便接受全面的扫描。扫描区域涵盖了肺部顶端至横膈膜的角落。常见的扫描窗口包括肺窗（用于查看肺部组织）和纵隔窗（用于检测肺部内部异常及纵隔），有时也会选择骨窗（用于观察胸壁骨骼的异常）。①平扫检查：是一种基本的检查方式。②增强扫描：如果在平扫检查中发现了任何异常，通过静脉快速注入含有碘的对比剂来完成。增强扫描的主要目的是区分病变是血管性的还是非血管性的，明确纵隔病变与心脏大血管之间的关系，以及了解病变的血液供应状况，从而协助判断病变为良性还是恶性。③能谱CT：为新技术，已经在临床上进行了初步应用。通过对能谱曲线进行分析和利用碘基成像，该技术能够为我们提供关于病变诊断的重要信息。

3. MRI检查　能发现难以显示的肺微细结构及病灶内钙化。

（二）正常表现

1. X线表现　正常胸部X线表现为胸腔内、外各种组织和器官重叠的综合投影（图7-1）。

（1）胸廓：由胸壁软组织、骨性胸廓及胸膜组成。胸壁软组织有胸锁乳突肌及锁骨上皮肤皱褶、胸大肌、乳房及乳头等。骨性胸廓由锁骨、肩胛骨、胸椎、肋骨及胸骨组成。

（2）肺：①肺野，即正常充气的肺在X线上表现为均匀的透明区域，肺部的透明度与其内部气体含量密切相关。为了方便描述病灶的位置，将两侧的肺部划分为3个部分：内、中、外带，分别在第2和第4肋骨的前端下方画出一条水平线，从而将肺部划分成上、中、下3个区域。②肺门，影像主要是由肺动脉、肺叶动脉、肺段动脉、伴行的支气管及肺静脉共同构成。③肺纹理，是由肺门向外辐射出的树枝状阴影，这些阴影主要由肺动脉、肺静脉等组

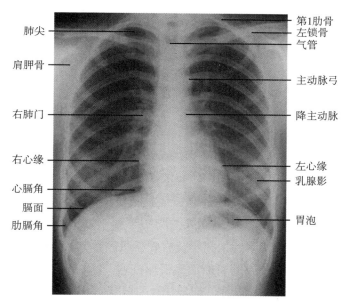

图7-1 正常胸部正位片

成。在正位X线胸片中，肺纹理可以被观察到从肺门向肺野的中部和外部扩展，然后逐渐变细，最后到达肺野的外围。④肺叶和肺段，在X线图像上的表现是极低密度的区域，也就是透明的部分。⑤气管和支气管，气管在第5～6胸椎平面上会分裂成左右两条主支气管，这两条支气管的分叉角度在60°～85°。它们在X线图像中的表现形式为透明的管状阴影，并且左右肺支气管会在肺部逐层分支，直到到达肺泡管和肺泡囊。

（3）纵隔：位于胸骨之后，胸椎之前，介于两肺之间，上为胸廓入口，下为横膈，两侧为纵隔胸膜和肺门。X线胸片上除气管及主支气管可分辨外，其余纵隔结构缺乏对比，只能观察其与肺部邻接的轮廓。

（4）横膈：正位胸片上，膈内侧与心脏形成心膈角，外侧与胸壁间形成尖锐的侧肋膈角。侧位胸片上，膈前端与前胸壁形成前肋膈角，后端与后胸壁形成位置低且深的后肋膈角。

（5）胸膜：胸膜菲薄，分为包裹肺及肺叶间的脏层和与胸壁、纵隔及横膈相贴的壁层，两层胸膜之间为潜在的胸膜腔。在胸膜反折处，且X线与胸膜走行方向平行时，胸膜可以显示为线状致密影。

2. CT表现 常规为胸部横断面成像，若为多层螺旋CT容积扫描，可通过后处理技术获得任意方向的图像。

（1）肺窗：两肺野可见从肺部中央延伸至边缘的肺血管网络，呈现出密集的高密度影像。这些血管逐渐变细，上下走行的血管或者斜行的血管，表现为类似于圆形或椭圆形断面。肺叶和肺段支气管伴随着相应的肺动脉分支血管，它们的直径接近。叶间裂呈现出透明带，作为识别肺叶的重要标志。左侧的斜裂前方对应的是上叶，而后方则是下叶。在水平裂右侧区域，斜裂前方为上叶，后方为下叶；而在水平裂以下的区域，斜裂前方为中叶，后方为下叶。肺段的基本形态是一个指向肺门的锥形体，可以根据肺段支气管和血管的走向来大致确定位置。肺小叶是肺部的基本解剖单元，呈多面体形状，其中小叶的核心主要包括小叶肺动脉和小细支气管，而小叶实质主要由位于外围的肺腺泡结构组成（图7-2）。

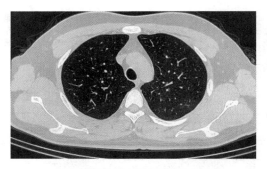

图7-2　正常肺窗CT

（2）纵隔窗：肺组织呈均一黑影，乳腺及脂肪等胸壁软组织为略低密度影，密度高于肺组织，胸大肌、胸小肌、背阔肌、大圆肌及肩胛下肌等胸壁软组织呈中等密度。胸壁骨骼为高密度，胸骨在胸廓前部正中，肋骨断面呈弧形排列，第1肋软骨钙化突向肺野内，胸椎位于后胸廓中央，肩胛骨位于胸廓背侧。纵隔居中呈软组织中等密度影，前纵隔位于胸骨后方，心脏大血管之前，前纵隔内有胸腺组织、淋巴组织、脂肪组织和结缔组织；中纵隔主要包括气管与主支气管、大血管及其分支、心脏等；后纵隔为食管前缘之后，胸椎前及椎旁沟的范围，其内有食管、降主动脉、胸导管、奇静脉、半奇静脉及淋巴结。纵隔淋巴结在CT上表现为圆形或椭圆形的软组织影，正常时其短径≤10mm（图7-3）。

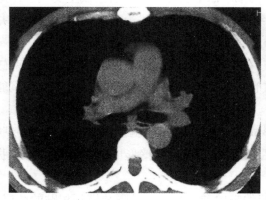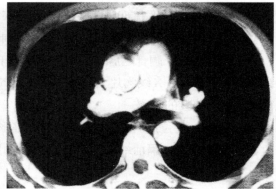

图7-3　正常纵隔CT平扫及增强

3. MRI检查

（1）胸壁：胸壁肌肉在T_1WI和T_2WI上均呈较低信号，显示为黑影或灰黑影。肌肉间可见线状的脂肪影及流空的血管影。胸骨、胸椎、锁骨和肋骨的骨皮质在T_1WI和T_2WI上均显示为低信号，中心部的海绵状松质骨周围为脂肪，显示为较高信号。肋软骨信号高于骨皮质信号，低于骨松质信号。

（2）肺：正常的肺部区域呈现黑色阴影。X线胸片上的肺纹理没有CT扫描明显，呈现为略高信号的横向带状影像，而在靠近肺门的地方，存在一些较大的血管壁和支气管壁构成的分支形态结构。肺血管因为流空效应，呈现为无信号的黑色阴影，肺门附近的支气管也是如此。

（3）纵隔：胸腺的信号分布较为均匀，T_1WI上的信号强度低于脂肪，但在T2WI上，其信号强度则与脂肪相近。气管和主要支气管内部是无信号的黑色阴影，它们的形状是由周围脂肪的高信号所衬托出来的。纵隔内的血管也因流空效应的影响，呈现为黑色阴影，其大小和走行由周围脂肪的高信号所衬托出来。在胸段食管方面多显示良好，食管壁的信号强度与胸壁肌肉相似。淋巴结易显示，无论是T_1WI还是T_2WI，都显示为中等信号的小圆形或椭圆形结构，正常时经线与CT扫描的结果一致。

（三）基本病变表现

1. 支气管阻塞

（1）肺气肿：①局限性肺气肿，X线显示肺部局限性透明度增加、具体范围由阻塞部位决定，肺纹理少、横膈下移、纵隔向健侧移位；CT显示肺部局限性透明度增加，且肺纹理呈稀疏状态。②弥漫性阻塞性肺气肿，X线呈现两肺野透明度增加，肺纹理稀疏，桶状胸和垂位心形；CT呈现肺部纹理普遍稀疏、变直、变细（图7-4）。

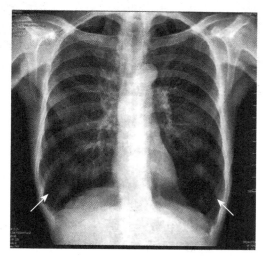

图7-4　弥漫性肺气肿

（2）肺不张：X线表现与阻塞支气管的位置、时间和不张的肺内是否存在已有的病变有关。例如，阻塞支气管对应位置的肺体积会减小，密度增加，纵隔和肺门可能会向患侧移动，而邻近的肺叶可能会出现代偿性的肺气肿。CT表现为不张的肺组织面积变小，呈现出均匀的软组织密度影。MRI上不张的肺叶或肺段在T_1WI和T_2WI上表现为略高信号。

2. 肺实变　在X线检查中，肺内呈现出边缘模糊的，且中心部分密度较高的致密阴影。这种现象被称为"实变"，如果它进一步扩大并靠近肺门区域，呈现含有空气的支气管低密度阴影，称为"支气管气像"或"空气支气管征"。在CT肺窗上，实变被显示为均匀的高密度阴影，纵隔窗上则呈现出软组织密度影。其边缘往往并不明确，而且较大的病变中常常可以看到"空气支气管征"。MRI上，实变通常在T_1WI上表现为边缘模糊的片状略高信号阴影，而在T_2WI上则呈现出更高信号的阴影。实变通常出现在各种炎症浸润、结核病灶周围炎、肺水肿、肺梗死、肺出血及肺泡癌等疾病中。

3. 空洞与空腔

（1）空洞：X线表现为形状不同、大小不一的透亮区，周围可见斑点状病灶或实变（图7-5A），空洞内如存留液体，可看到液平面。CT能更清楚地显示空洞壁、内外缘及空洞周围的改变，洞壁为软组织密度影（图7-5B）。MRI上空洞壁为中等信号强度，洞内气体为无信号黑影。空洞多见于肺结核、肺脓肿或肺癌等。

（2）空腔：为肺内生理性腔隙的病理性扩大。X线表现为薄壁透亮区，壁厚多在1mm以下（图7-5C）。CT肺窗上空腔为薄壁低密度，边缘光整。空腔见于肺大疱、含气肺囊肿及肺气囊等。

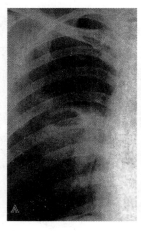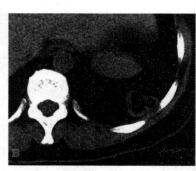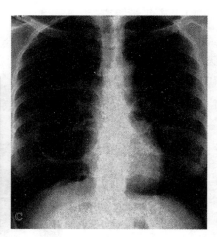

图7-5　空洞与空腹
注：A.厚壁空洞；B.薄壁空洞；C.多肺多发大小不等的空腔。

4. 结节与肿块　病灶直径≤3cm称之为结节，＞3cm称其为肿块。X线呈现规则球形或不规则的高密度影，密度均匀或不均匀，边缘光滑锐利或模糊不清，或伴毛刺。CT表现与X线片相似，但可更清楚显示病变的边缘、轮廓、密度、大小及增强扫描强化特点。肿块或结节的影像学表现与其病理基础密切相关，可见于肺内良性或恶性肿瘤、结核球或转移瘤等。

5. 钙化　是退行性变或坏死组织内钙盐的沉积，多为病变愈合的表现。X线表现为密度高、边缘清楚锐利、大小形状都不同的阴影，可为斑点状、块状或球形，呈局限或弥散分布。CT纵隔窗上软组织的密度明显低于钙化。不同性质的病变钙化形状不同。MRI上钙化多为无信号黑影。见于肺结核、淋巴结结核、错构瘤、骨肉瘤肺内转移及肺泡微结石症等。

6. 网状、细线状及条索影　是间质性病变的反映。X线表现与病理性质、病变范围、发生时间等密切相关，可以为较高密度、边缘锐利的条索状、细线状或网状阴影，也可以为肺纹理模糊、增粗。CT表现为与胸膜相连的粗线状影、网状影、胸膜下线、蜂窝状影等，见于慢性支气管炎、特发性肺纤维化、癌性淋巴管炎、慢性肺结核或结缔组织病等。MRI上正常情况下肺野信号很低，故对网状、细线状病灶显示不满意；较大的条索状病灶有时可在黑色（低信号）的肺野背景上显示，在T_1WI上和T_2W上均呈中等信号影。

7. 胸膜病变　胸膜腔内为负压，正常情况下其内有少量液体起滑润作用。

（1）胸腔积液：游离性胸腔积液X线表现与液体量多少相关，少量积液为肋膈角变钝，多为上缘呈反抛物线形状的均匀致密阴影（图7-6A）；CT上为后胸壁下弧形窄带状或新月形液体密度影，边缘光整（图7-6B）。大量积液则几乎整个胸腔为液体占据，肺被压缩向肺门呈软组织密度影，纵隔向对侧移位。包裹性胸腔积液和叶间积液范围局限。

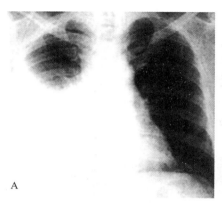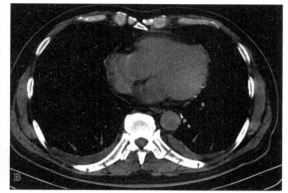

图7-6　胸腔积液

注：A.右侧大量胸腔积液的X线表现；B.纵隔窗CT示双侧少量胸腔积液。

（2）气胸：空气进入胸膜腔，称之为气胸。在X线呈现出肺组织被压缩并与胸壁之间形成一个透明的气体区域，这个区域无纹理。少量气胸时，X线显示呈现出线状或带状没有纹理区域，可以看见被压缩的肺的边缘，在呼气时更为明显。大量气胸时，气胸区域会占据肺野的外围和中央部分，导致肺组织被压缩至肺门，形成一种柔软的组织密度影，同时肋间隙扩大，横膈下降，纵隔则向对侧移动。CT肺窗上显示肺外侧带肺纹理消失，其内侧可见脏层胸膜呈细线状软组织密度影，与胸壁平行。MRI无法显示气胸，只能看到液气胸中的液体信号。多见于肺泡破裂、胸部手术、胸腔穿刺及自发性和外伤性的肺泡破裂等。

（3）液气胸：立位X线胸片可见气-液平面。由于重力的原因，CT上液体位于背侧，气体位于腹侧，能够见到清晰的气液平面及萎陷的肺边缘。常出现于胸部手术、外伤及胸腔穿刺等。

（4）胸膜肿块：X线胸片上显示凸镜状、半球形或型态不规则的致密影，多数情况下密度均匀，边缘清楚，与胸壁相交的位置呈钝角。CT上表现为广泛软组织与胸壁相连呈现密度肿块。MRI表现为在T_1WI上胸膜肿块显示中等信号，T_2WI上显示多种水平的高信号。

（5）胸膜肥厚、粘连、钙化：X线胸片上局限性胸膜肥厚、粘连表现为肋膈角变浅变平、膈肌运动轻度受限；广泛性胸膜肥厚粘连可见患侧胸廓塌陷，膈肌运动明显受限，肺野密度增高，肋间隙变窄，肋膈角变平或闭塞等。胸膜钙化时在肺野边缘可见长条状、斑片状及不规则点状极高密度影。CT上胸膜肥厚表现为沿胸壁的带状软组织密度影，厚薄不均，表面不光滑；胸膜钙化多呈点状、带状、块状的高密度影，其CT值接近于骨。而MRI对其的显示不如普通X线及CT。

（四）常见疾病的表现

1. 肺炎

（1）小叶性肺炎：X线表现为在两肺中下野的内、中带，形成多发散在斑片状影，边缘模糊不清，密度不均，并可融合成较大的片状影。支气管充血水肿致肺纹理增多、模糊。CT上两肺中下部可见局部支气管束增粗，小叶支气管阻塞时，可伴有小叶性肺气肿或肺不张。

（2）大叶性肺炎：X线上充血期可无阳性发现，红色或灰色肝变期表现为密度均匀的致密影，形态与受累肺叶或肺段相一致，可表现为片状、三角形或以叶间裂为界的片状致密影，其内可见透亮支气管影，即"空气支气管征"（图7-7A）。消散期实变区密度逐渐减低，表现为大小不等、分布不规则的斑片状。炎症最终可完全吸收，或只留少量条索影。CT上充血期病变呈磨玻璃样影，边缘模糊，病变区血管仍隐约可见。肝变期可见沿肺叶或肺段分布的致密实变影，内有"空气支气管征"（图7-7B）。消散期可见随病变的吸收，实变影密度减低，呈散在、大小不等的斑片影，最后可完全吸收。

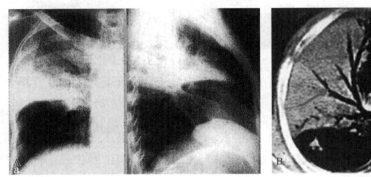
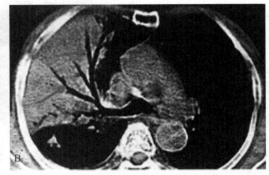

图7-7　右肺上叶大叶性肺炎

注：A.X线片示右肺上叶实变；B.纵隔窗CT示大叶性肺炎实变肺内"空气支气管征"（红色箭头）。

（3）病毒性肺炎：X线片早期可无阳性发现，多表现为肺纹理增多，单侧或双侧肺野局灶性或弥漫性分布的斑片影及磨玻璃密度影。CT早期常表现为多发小斑片影及间质改变，也可为双肺多发磨玻璃影、浸润影，严重者可出现肺实变，而胸腔积液及纵隔淋巴结肿大少见（图7-8）。不同病毒性肺炎的基本病理改变为弥漫性肺泡损伤及肺间质的炎症，因而其影像学表现具有普遍特征，但各自又有其独特的影像学表现。

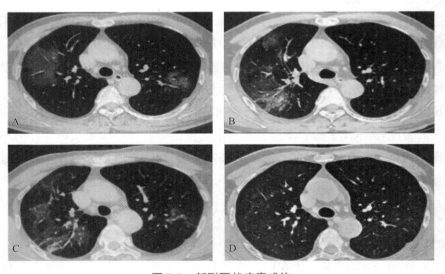

图7-8　新型冠状病毒感染

2. 肺结核

（1）原发性肺结核：原发综合征的X线影像有典型征象"哑铃"状表现：①斑片状或大片状实变，多位于中上肺野，邻近胸膜，常呈云絮样，边缘模糊，为原发病灶。②肺门、纵隔淋巴结肿大，为结核性淋巴结炎。③不规则索条影，位于斑片状实变与肺门之间，较难见到，为结核性淋巴管炎。胸内淋巴结结核影像检查仅见肺门、纵隔淋巴结肿大。CT较X线更易显示肺门及纵隔淋巴结肿大，增强扫描常呈环状强化。

（2）血行播散型肺结核：急性血行播散型肺结核，又称急性粟粒型肺结核，X线表现：双肺弥漫性粟粒样结节；结节分布、大小、密度都均匀。亚急性、慢性血行播散型肺结核X线表现为分布不均匀（多见于上中肺叶）、大小不等、密度不均匀（软组织密度及钙化均可见）的双肺多发结节，有时出现纤维条索、胸膜增厚。CT与X线表现相似，但对病灶细节及重叠部位的病灶显示更为清楚，有助于早期诊断。

（3）继发性肺结核：X线变现多种多样，可以多种征象并存。①局限性斑片影：多见于双肺上叶尖段、后段和下叶背段。②大叶性干酪性肺炎：为呈肺叶分布的大片致密阴影，边缘模糊，密度不均匀，可见不规则的虫蚀样透光区（空洞）。③增殖性病变：呈斑点状阴影，边缘清晰，排列成"花瓣样"或"树芽"状，是肺结核的典型表现。④结核球：呈圆形、椭圆形阴影，大小0.5～4.0cm，常见为2～3cm，边缘清晰，轮廓光滑，偶有分叶，密度不均，其内常见斑状、层状或环状钙化，周围常见散在的纤维索条或小斑点状阴影，称为"卫星灶"。⑤结核性空洞：洞壁较薄，壁内外缘光滑，空洞周围常有不同性质的卫星灶。⑥支气管播散病灶：沿支气管分布的斑片状阴影，呈腺泡排列或互相融合呈小片状阴影。⑦硬结钙化或索条影：提示病灶愈合。CT表现与X线相似，但易于发现结核病灶的细微改变及其解剖结构的空间关系，CT增强扫描结核球常不强化或边缘轻度环状强化。⑧硬结钙化或索条影：提示病灶愈合。

（4）结核性胸膜炎：分为干性胸膜炎和渗出性胸膜炎，后者多见。X线表现：①干性胸膜炎，常无异常表现，或仅表现为肋膈角变钝，膈肌活动受限。②渗出性胸膜炎，表现为游离性或局限性胸腔积液，胸膜增厚、粘连、钙化。CT在叶间、肺底积液或包裹性积液的显示和诊断上更有优势。

3. 肺肿瘤

（1）原发性支气管癌（即肺癌）

1）中央型肺癌：①早期中央型肺癌，X线胸片常无异常表现，胸部CT能够清晰显示支气管壁的不规则增厚、管腔狭窄或腔内结节等改变。②中晚期中央型肺癌，X线表现为分叶状或不规则形的肺门肿块，常同时伴有肺组织阻塞性炎症或阻塞性肺不张；CT能更清晰显示支气管腔内或壁外的肿块、管壁不规则和管腔鼠尾状或杯口状截断，以及纵隔是否受侵犯、纵隔和肺门淋巴结转移等（图7-9A、B）。

2）周围型肺癌：X线表现多为肺内结节或肿块，形态可不规则，边缘可见分叶、细短毛刺及胸膜凹陷征，当肿瘤坏死经支气管引流后，可形成厚壁偏心空洞，肿块内钙化很少见。CT更有利于发现早期肺癌病灶（瘤体直径0.3cm，且无远处转移），以及中晚期肺癌结节或肿块的边缘及内部变化，更清晰显示肺门及纵隔淋巴结肿大。CT增强扫描肿瘤呈轻、中度均匀或不均匀强化，部分病变边缘呈不规则的环状强化（图7-9C～E）。

3）弥漫型肺癌：X线表现为双肺广泛分布的细小结节影，或为大片肺炎样改变。病变进

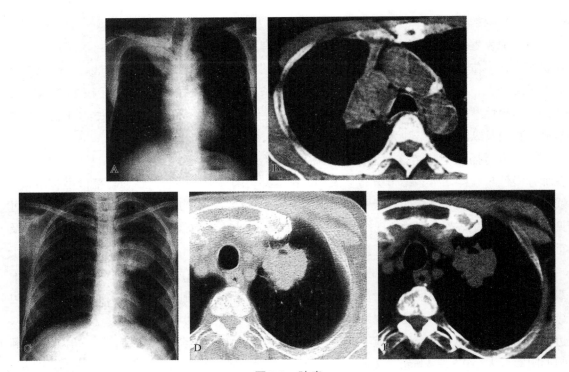

图7-9 肺癌

注：A、B.右肺上叶中心型肺癌；C～E.左肺上叶周围型肺癌。

行性发展，有融合倾向。病变进展为整个肺叶的实变时，有时可见充气的支气管影，即"空气支气管征"，但其走行僵硬。CT表现为两肺弥漫分布的结节影，可伴有肺门、纵隔淋巴结增大；病变融合成大片肺炎实变影，其内可见"空气支气管征"，但其走行僵硬呈"枯树枝样"改变。

（2）肺转移性肿瘤：经血行肺内转移瘤X线表现为多发的棉球样或多发结节，多位于双肺中下野外带。经淋巴道肺内转移瘤X线表现为肺门和/或纵隔淋巴结肿大，及自肺门向外的索条影或网状结节影。CT比X线更敏感，更易显示沿支气管血管束、小叶间隔分布的串珠状细小结节。

四、心血管系统放射学检查

（一）检查方法

1. X线检查

（1）心脏摄影：常规投照为立式后前位，可加左前斜位、右前斜位和/或左侧位（口服钡剂可观察左心房大小）。

（2）DSA检查：将水溶性碘剂经导管快速注入心脏，观察其内部解剖结构、运动及血流状态。单纯以诊断或初步排查病变为目的的X线造影，临床较少使用。

2. CT检查 常选用多层螺旋CT（MSCT），扫描时需经外周静脉快速团注适量对比剂。扫描图像除长、短轴位观察心肌、心腔和瓣膜外，还可经多种后处理技术观察心脏、冠状动脉及其分支。

3. MRI检查 需要在1.5T以上设备进行。可用于心脏的实时动态显示，评价血流、心功能及心肌活性。

（二）正常表现

1. X线表现

（1）X线摄影：①心脏大血管的正常投影。心脏的4个心腔和大血管在X线上的投影彼此重叠，不能显示，心内结构和分界仅能显示各房室和大血管的轮廓。正常情况下心包缺乏对比，不显影。②心脏形态。后前位上正常心脏形态可分为横位心、斜位心、垂位心。③心脏大小。心胸比率为心脏横径与最大胸廓横径之比。测量心胸比率是确定心脏有无增大的最简单的方法。正常成人心胸比率≤0.50（图7-10）。

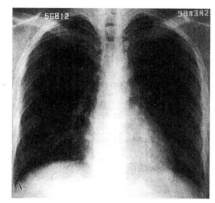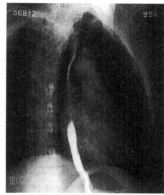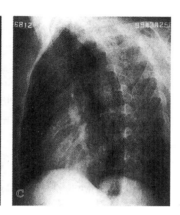

图7-10 正常心脏三位片

注：A.前后位；B.右前斜位；C.左前斜位。

（2）DSA：可清晰显示四腔心、冠状动脉、主动脉、肺血管及外周（下肢）血管，能从多角度投照，避免血管重叠。

2. CT表现

（1）横轴位：CT图像常用体位。它可清楚显示心脏的结构，各房室间的解剖关系及心腔大小。心包呈1～2mm厚的弧线状软组织密度影，其内见低密度脂肪影（图7-11）。

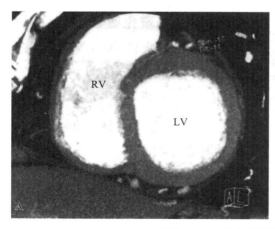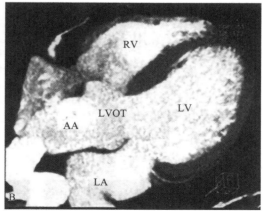

图7-11 正常心脏短轴位及长轴位CT图像

注：A.心脏短轴位；B.心脏长轴位；RV.右心室；LV.左心室；AA.主动脉环；LA.左心房；LVOT.左心室流出道。

（2）长轴位：主要用于观察瓣膜、左心室流出道及心尖部。

（3）短轴位：与心脏长轴垂直，主要用于观察左室壁心肌，结合心脏收缩期和舒张期的图像对比，还可观察心肌收缩运动功能。

3. MRI　各体位心脏和大血管解剖所见与CT所见一致。

（1）心肌：在自旋回波序列中，心肌呈中等信号强。左心室壁较厚，相当于右心室壁的3倍。

（2）心内膜：心内膜比心肌信号略高，呈细线状影。

（3）瓣膜：二尖瓣、三尖瓣和主动脉瓣，一般呈中等信号强度，比心肌信号略高。

（4）心包：SE序列呈线样低信号，周围有高信号脂肪组织衬托。

（5）大血管：不显示管壁，仅显示血管内血液信号。

（三）基本病变表现

1. 心脏位置和形态、大小异常

（1）位置异常：①整体位置异常，包括心脏移位和异位，表现为心脏偏离其正常位置，前者多为胸肺疾病或畸形引起，后者指心脏位置先天异常，常与胸腹部脏器转位及心内畸形并存。②房室连接关系异常，同侧心房与心室相连，称为对应房室连接，反之则称为不对应房室连接。后两者不能通过X线片诊断，只能通过CT、超声、MRI或血管造影诊断。③房室相对位置异常，左、右两侧心房位置相反称之为心房反位；同理，两侧心室位置相反称之为心室反位。

（2）形态和大小异常：①整体形态异常，按照实际发生情况分为主动脉型、二尖瓣型及普大型；心脏增大包括心腔扩大和/或心壁增厚，某些情况还能同时二者并存。心胸比在0.5～0.55，视为轻度增大，0.55～0.6为中度增大，0.6以上为重度增大（图7-12）。②内部结构异常，指心房心室、心脏瓣膜和心肌等部位的结构、大小出现异常，常首选超声检查。

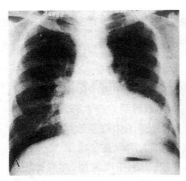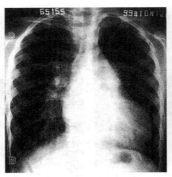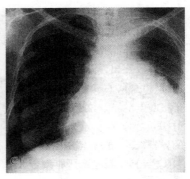

图7-12　心脏增大

注：A.二尖瓣型心；B.主动脉型心；C.普大型心。

2. 心脏运动和血流异常

（1）运动异常：超声波成像技术是首选检查。它能够直观地展示心脏的动态行为及心腔内血液流动的状态。例如，如果出现心壁运动过强、减缓或完全停止，或者存在矛盾性的运动和心壁肿瘤，超声都能清晰地显示出来。

（2）血流异常：①血流速度异常，指所测速度高于或低于正常范围。②血流性质异常，指血流失去正常的层流状态而变为湍流或涡流状态。③血流时相异常，指血流持续时间长于或短于正常，或者出现异常血流时相。④血流途径异常，指血流流经异常通道。

3. 冠状动脉异常　包括先天性冠状动脉发育异常和获得性冠状动脉病变。选择性冠状动脉造影是诊断冠状动脉异常的"金标准"，但其缺点为对冠状动脉管壁的显示不清晰。多层CT有效规避了这个问题，它能够全面地评估冠状动脉的形态及其伴随的任何异常现象（图7-13）。

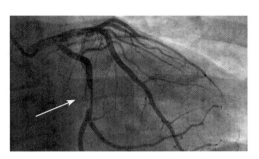

图7-13　冠状动脉造影

4. 心包异常　包括心包积液、心包增厚、心包钙化。①中等量以上心包积液，X线片心影向两侧普遍扩大；CT上表现为心包腔内水样密度影。MRI图像T_1WI为均匀低信号，梯度回波和T_2WI为高信号。②CT及MRI上心包厚度超过4mm为心包增厚。③心包钙化，X线片可见蛋壳样钙化包绕心影，CT上表现为心包高密度，MRI上为线条状无信号或低信号区。

5. 肺门和肺血管异常

（1）肺门异常：双侧肺门增大，见于肺充血和肺淤血。肺门动脉扩张的标准为右下肺动脉直径成人超过1.5cm，儿童超过胸锁关节水平的气管横径。

（2）肺动脉异常：①肺充血，表现为肺动脉分支成比例地增粗且向外周伸展，边缘清晰锐利，肺野透明度正常，常见于左向右分流的先天性心脏病、甲状腺功能亢进及贫血。②肺动脉高压，表现为肺动脉段突出，肺门区动脉大分支扩张而外周分支变细，两者间有一截然分界，即肺门截断现象或残根样表现，常见于肺源性心脏病、先天性心脏病肺血流量增多及肺栓塞等。③肺少血，表现为肺野透明度增加，肺门动脉变细，肺动脉血管纹理稀疏、变细，常见于三尖瓣狭窄及肺动脉狭窄等。

（3）肺静脉高压：①肺淤血，表现为肺野透明度减低，肺门增大、边缘模糊，上肺静脉扩张等。②间质性肺水肿，出现间隔线，以克利B线（Kerley B line）最常见。③肺泡性肺水肿，表现为两肺广泛分布的边缘模糊的斑片影，重者在肺门区形成"蝶翼状"阴影，并在短期内或治疗后变化迅速。

（4）混合性肺循环高压：兼有肺动脉高压和肺静脉高压两种影像征象。

6. 主动脉异常　包括先天性和获得性疾病。CT可明确诊断各种主动脉疾病，是指南确定的首选检查技术。

（四）常见疾病的表现

1. 冠状动脉粥样硬化性心脏病　X线表现可完全正常，CT平扫用于评估冠状动脉钙化；碘对比剂增强扫描，用于评估冠状动脉斑块，尤其是非钙化斑块，以及斑块导致的管腔狭窄程度。在MRI中，急性心肌梗死的表现包括：①节段性的室壁运动减弱甚至消失。②梗死的心肌出现水肿，心肌信号增强，特别是在T₂WI上更为显著。③心肌灌注首关期的成像显示灌注减少或缺失；而延迟期的成像则显示梗死心肌强化，呈现出明显的高信号。冠状动脉造影可以直观呈现出冠状动脉的病变及其严重程度。

2. **肺动脉栓塞**　在X线片中，可观察到肺部纹理稀疏、纤细及透明度增加。并发肺梗死的病例中，肺内可以见到楔形阴影，只具备提示意义。通过肺动脉CTA，可以看到肺动脉腔内的偏心性或类圆形的低密度区域（充盈缺损），有时也可能出现附壁环状的充盈缺损，同时伴随管腔的不同程度狭窄，相应的引流区域肺组织的局限性纹理稀疏、斑片状影像和胸腔积液。心血管造影被认为是诊断肺栓塞的有效手段，但相对较少应用。其表现与肺动脉CTA相似。MRI使用率非常低。

3. **房间隔缺损**　在X线片上，房间隔缺损的典型特征包括心脏扩大，呈现出"二尖瓣"型，其中右心房和右心室明显增大；肺动脉段凸出，肺门动脉也随之扩张，导致肺部血液增加，而主动脉则可能缩小或保持正常。在CT扫描中，横轴位的平扫可以观察到心房层面的房间隔连续性被破坏，右心房扩大，主肺动脉变宽；而在增强扫描中，可看到左心房和右心房之间存在对比剂连接。在MRI中，在垂直于室间隔的长轴位上观察到房间隔的部分信号缺失；通过电影序列，可以看到从左心房向右心房喷射的血流，其在两个心房中的血流显示为高信号，而从缺损处流出的血流则可能是低信号或无信号；在增强扫描后的图像处理中，可显示左心房和右心房之间的异常联系。因此，MRI能够精确地展示肺动脉的增粗、主肺动脉的扩张及右心房和右心室的扩大等间接迹象。

4. **主动脉夹层**　X线片检查没有特异性表现。超声检查适合应用于急诊的初步检查。CT平扫表现主动脉的内部结构发生了显著的变化，如管腔扩张并出现变形，以及钙化内膜向内移动。CT增强扫描可看到主动脉的双腔结构及内膜的撕裂部分。一般来说，真腔狭窄且密度较高，而假腔则较为宽阔且密度稍低于真腔。还可显示内膜的破口、再破口及主要分支血管受到的影响，如冠状动脉、头臂动脉及腹主动脉的分支开口等。主动脉的三维重建图像提供了从多个解剖视角观察主动脉夹层的主要特征和病变范围的机会（图7-14），是一种广泛应用于主动脉夹层的检查方法。MRI也能够提供与CT类似的主动脉夹层形态和功能的

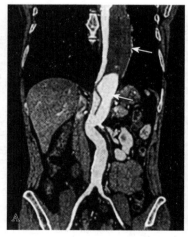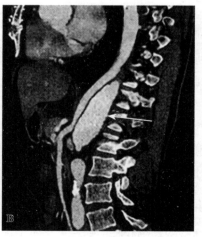

图7-14　主动脉夹层CTA

注：长箭头为夹层动脉瘤，短箭头为附壁血栓。

信息。而DSA的使用率已经大大降低，已经被CT或MRI所取代。通常情况下，DSA会在实施主动脉夹层介入治疗时进行，它的主要表现是对比剂自真腔流入假腔，在充满对比剂的双腔之间可以看到线条状透亮影（内膜片），并且可以明确地显示出主动脉主要分支血管受到的影响。

五、消化系统放射学检查

（一）检查方法

1. X线检查

（1）摄影：即腹部平片，拍摄体位有仰卧前后位（常规位置）和站立位（有利于观察膈下游离气体和肠腔内有无异常气液平形成）。此外，还能对腹内异常钙化、高密度异物等进行显影。

（2）造影检查：主要用于胃肠道检查，常用气钡剂双重造影。怀疑胃肠道穿孔的情况下，禁用硫酸钡，可以使用有机碘水溶液作为对比剂。这种造影技术的主要目的是实时监测胃肠道的功能、形态和结构异常。由于检查区域的差异，可以将造影分成4类：食管造影、上胃肠道造影、小肠造影和结肠双重对比造影。除了结肠双重对比造影采用的是经肛门注入对比剂的方式，其余都采用口服对比剂。

（3）减影血管造影（DSA）：主要用于肝脏占位性病变的鉴别诊断。包括肝动脉造影和门静脉造影，观察病变供血情况。

2. CT检查　　根据扫描部位和检查方法不同，检查前受检者需要做不同的准备，CT扫描采用不同的参数，观察图像时使用不同的窗宽、窗位技术。

（1）平扫：是部分急腹症如急性阑尾炎、胃肠穿孔、常见的肠梗阻所致的全腹膜炎等疾病的首选检查方法，CT扫描对于肝、胆道、脾脏等实质性器官是基本检查方法。

（2）增强：对于急腹症患者，CT增强扫描主要用于腹内脏器损伤、炎症及腹腔脓肿，对肠梗阻血供障碍的鉴别也有一定的作用；对于胃肠道疾病的诊断，CT增强扫描可以了解消化道的管壁自身变化、管腔外的异常情况及周围器官结构的继发性改变。对于肝、胆道、胰腺、脾脏等实质性脏器，通常会在平扫中发现异常，特别是在无法区分或其他检查显示有占位性病变，但在平扫中没有发现病灶的情况下，根据需要进行多次增强扫描，以获取肝脏动脉期、门静脉期和平衡期的CT增强图像。

3. MRI检查　　主要用于实质性消化器官。

（1）平扫：常用序列为自旋回波（SE）和快速自旋回波（FSE），包括T_2WI、T_1WI，一些情况下可联合脂肪抑制技术，来确认病灶内是否含有脂肪组织。

（2）增强：平扫过程中发现的病变难以进行诊断或受检者碘过敏无法开展CT增强扫描时，可经静脉注射对比剂，多行T_1WI增强扫描。而肝脏占位性病变的受检者，可进行多期增强MR扫描。

（二）正常表现

1. X线表现

（1）X线片：①腹壁与盆壁的肌肉组织、脂肪组织及骨性支持结构等。②肝、脾、肾等实质脏器的轮廓、大小、形状和位置，呈中等密度。③胃肠、胆囊、膀胱等空腔器官依其内容物不同而X线表现不同。

（2）造影检查：①食管，吞钡后食管呈外壁完整的管状影，黏膜皱襞表现为数条纵行、相互平行、连续的纤细条状影，通过贲门与胃小弯的黏膜皱襞相连续。右前斜位是观察食管的常用位置，其在影像学上的4个生理性狭窄呈压迹表现，分别为食管入口处、主动脉弓压迹、左主支气管压迹和横膈裂孔部狭窄。②胃，X线解剖通常分为胃底、胃体、胃窦3个区域及胃小弯、胃大弯、角切迹、贲门、幽门等。胃小弯转弯处为角切迹，胃的形状与受检者体型、张力及神经系统的功能状态有关，包括钩型胃、牛角型胃、瀑布型胃、长型胃。③十二指肠，全程呈"C"形，胰头被包绕其中，分为球部、降部、水平部和升部。④小肠，空肠与回肠间无明确分界，空肠位于左中上腹，回肠位于右中下腹及盆腔，空肠向回肠逐渐移行，肠腔逐渐变细，管壁逐渐变薄。末端回肠在右髂窝处与盲肠相连接，称为回盲部。⑤大肠，起于盲肠止于直肠，包括阑尾、盲肠、升结肠、横结肠、降结肠、乙状结肠和直肠。升、横结肠交界处称为结肠肝曲，横、降结肠交界处称为结肠脾曲（图7-15）。

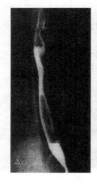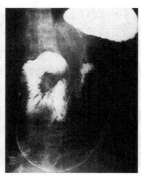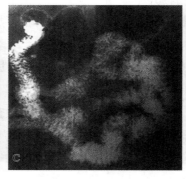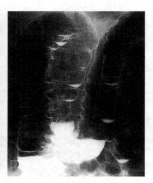

图7-15　正常消化道造影检查

注：A.食管；B.胃及十二指肠；C.空肠；D.结肠。

2. CT表现

（1）空腔器官：①食管，在胸部CT横断面图像上呈圆形软组织影，位于胸椎及胸主动脉前方。②胃，扩张良好的胃，正常胃壁厚度不超过5mm，其中胃窦部壁稍厚，增强CT胃壁多可表现为3层结构，即腔内面强化明显的黏膜层，中间强化不明显的黏膜下层和肌层，外侧稍强化的浆膜层。③十二指肠，十二指肠全段与周围结构的解剖关系能得到充分的显示。④小肠，当小肠肠腔内有较多气、液体充盈时，肠壁可以较好地显示，但肠袢空虚或较多肠曲密集时会影响CT观察肠壁，增强CT对小肠肠腔外的结构，特别是小肠系膜、腹膜、网膜，显示极好，扩展的小肠壁厚度不超过3mm。⑤大肠，结肠腔、肠壁及肠外的结肠系膜均能显示良好；经过三维图像重建后的冠状CT图像可以全面、形象反映大肠在腹腔的位置、分布及结肠系膜、邻近器官的解剖关系。

（2）实质性器官：①肝脏，在不同体位图像及不同层面上，肝脏的形态和大小不同。肝脏边缘轮廓光滑，棱角锐利，外缘紧贴腹壁。平扫肝实质呈现出均匀软组织密度，比脾脏密度高，其中肝静脉或门静脉可表现为圆形或管状低密度影，多期增强CT表现为动脉期强化不明显、门静脉期开始明显、平衡期强化达到高峰。②胆囊：胆囊横断面表现为圆形或椭圆形，直径4～5cm，位于肝门下方、肝右叶前内侧，平扫胆囊腔呈现出均匀水样低密度，胆囊壁光滑锐利，厚度2～3mm，呈均匀软组织密度；增强扫描胆囊腔内无强化，胆囊壁为细线样环状强化。平扫肝内胆管不显示，肝外胆管尤其是胆总管通常显示，呈小圆形或管状低密度影。③胰腺：正常胰腺边缘光滑或小分叶状，密度均匀，略低于脾脏，增强后密度均匀增高。不同性别、年龄、体型的受检者胰腺的大小、形状、位置存在差异。胰管位于胰腺实质内，可不显示或表现为细线样低密度影。④脾：平扫脾形态近似于新月形或内缘凹陷的半圆形，密度均匀，略低于肝脏。增强扫描，静脉期和实质期脾的密度逐渐均匀，动脉期脾呈不均匀明显强化（图7-16）。

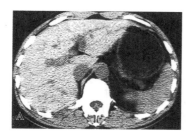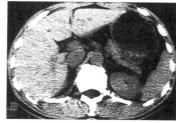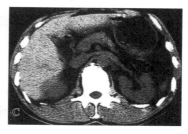

图7-16 正常腹部CT平扫

注：A.肝门层面；B.胰体尾层面；C.胰头层面。

3. MRI表现

（1）肝脏：所显示的形态、边缘轮廓和大小与CT相同。正常肝实质信号均匀，T_1WI中等信号，高于脾的信号；T_2WI为较低信号，明显低于脾的信号；多期增强T_1WI上，肝实质增强表现与CT相同。较大的门静脉、肝静脉及下腔静脉由于流空效应，于SE序列T_1WI和T_2WI都表现为无信号的管状结构。

（2）胆系：胆囊和胆管的形状和大小与CT表现相同。胆囊及胆管内都含有胆汁，SE序列T_1WI为低信号，T_2WI为高信号，边缘光滑锐利。

（3）胰腺：与肝实质信号相似。

（4）脾脏：信号均匀，由于脾内血窦较肝脏更为丰富，SE序列T_1WI信号低于肝脏，T_2WI信号高于肝脏，与肾脏相似。

（三）基本病变表现

1. 腹腔异常

（1）腹腔积气：某种原因导致腹膜腔内积气，如果随体位变化而游动则为游离气腹，在立位摄影时，气体位于膈肌与肝或胃之间，表现为双膈下新月形透亮影，CT上表现为前腹壁下极低密度影。若气体局限于某处且不随体位改变为局限性气腹。

（2）腹腔肿块：X线片可隐约显示较大腹腔肿块的轮廓，表现为软组织密度，CT可明确肿块的有无、肿块的位置及其与周围脏器的关系。

（3）腹水：少量腹水X线片不易显示，CT和MRI上积液分别呈水样密度和信号强度。

（4）腹腔高密度影：X线片可显示阳性结石、钙斑和异物，CT除了能更清晰显示前述病变外，还可显示部分阴性结石及部分肿瘤的钙化。

（5）腹壁异常：包括腹脂线异常（增宽、透明度下降甚至消失）、腹壁软组织肿胀及积气等。

2. 空腔器官异常　包括功能性和器质性两方面，常互为因果。

（1）功能性改变：①蠕动改变，可出现减弱或增强两种表现，炎症病变时蠕动多增强，肿瘤侵犯胃壁导致受损可使局部胃壁蠕动减弱或消失，管壁呈现僵硬状。②张力改变，张力较低时，胃腔扩张并变得宽松，如长型胃。张力较高时，此时胃内的空间会收缩，形成类似于牛角形状的胃。③运动力改变，通过对比钡剂从胃部排出所需的时间，可以对其运动力进行评估。如钡剂在服用后不到2小时内就能抵达回盲部，那么说明其运动能力较强。然而，如果钡剂在4小时内仍未完全排出胃部，则表明胃部的运动能力有所降低，或胃排空延迟。如果钡剂在6小时内才到达盲肠，则表示运动力过缓。如果钡剂在9小时内还未完全排出，属胃排空延迟。④分泌功能改变，胃液分泌增加，空腹状态下胃液增多，立位X线腹部平片表现为胃内液面，服钡剂时见钡剂呈片絮状下降和不均匀分布。

（2）器质性改变

1）黏膜皱襞改变：①黏膜皱襞纠集，表现为从皱襞四周向病变区聚集，表现出放射状外观，大多数情况提示溃疡性瘢痕收缩，少数情况提示存在肿瘤。②黏膜皱襞增宽和迂曲，表现为黏膜皱襞的透明条纹状影的增宽、迂曲、紊乱，大多数情况提示受检部位出现慢性炎症。③黏膜皱襞破坏，表现为黏膜皱襞消失，取而代之的是杂乱无章的钡斑影，提示出现恶性肿瘤浸润。④黏膜皱襞平坦，表现在黏膜皱襞本来应该呈现出的条纹状影变得不明显甚至完全消失，大多数情况出现在恶性肿瘤或良性溃疡龛影的周围。

2）内腔改变：①内腔狭窄，为持续的内腔缩小，常发生在炎症瘢痕挛缩或肿瘤等情况下。按照内腔缩小程度氛围完全性或不完全性，导致肠管内容物或钡剂通过受到阻碍或梗阻，在狭窄近端可伴有内腔扩张。②内腔扩张，为持续性内腔扩大，常发生在远端内腔狭窄或梗阻及肠麻痹所导致的情况。

3）轮廓改变：①龛影，钡剂涂布的管腔轮廓局限性外突影像，为胃壁局限性溃疡及肿瘤坏死性溃疡形成的凹陷为钡剂充填，在切线位时显示为龛影，轴位为圆形或椭圆形的斑点状锁影（图7-17A、B）。②憩室，为壁外的囊袋状膨出影，有正常黏膜通向囊袋之中。③充盈缺损，是钡剂涂布的轮廓局限性向内凹陷的影像，最常见于肿瘤，也可见于炎症性肉芽组织及异物等。良性肿瘤呈边缘整齐的类圆形的阴影，恶性肿瘤多为不规则的充盈缺损（图7-17C、D）。

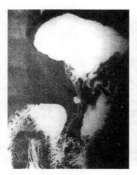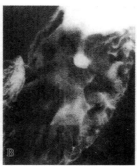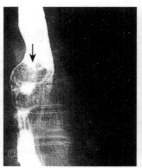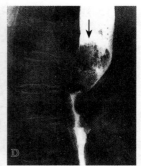

图7-17　空腔脏器轮廓改变

注：A、B.胃小弯龛影；C、D.食管内充盈缺损。

3. 实质性器官异常

（1）肝脏异常：①形态与大小异常，肝脏显著增大，CT/MRI可以看到肝脏边缘变钝，肝叶饱满，前后径和横径均大于正常范围，肝萎缩则相反，如肝硬化表现为全肝体积缩小、变形，肝外缘与腹壁距离增宽，肝裂、胆囊窝增宽，或表现为肝叶大小比例失常。②边缘或轮廓异常，肝缘角变钝，轮廓凹凸不平，边缘呈锯齿状或波浪状。③肝局灶性病变或占位性病变，肝囊肿、肝脓肿、寄生虫感染及肿瘤等因素可引发肝内肿块，导致周围肝组织、血管以及胆道系统产生推压移位，由此构成了占据性病变。血管造影检查提示，肝血管受到压力而发生位置上的移动，并且在肿块内部可出现病理性血管、肿瘤染色的现象。对于没有血液供应的肿块来说，其在显影的肝组织内会出现无对比剂的充盈缺损区。CT平扫肝内的占位性病变，多表现为单一或多个的圆形或近似圆形的低密度肿块，有少数为高密度的状态，例如血肿或钙化。增强CT扫描显示肝囊肿或缺乏血液供应的病变不强化或仅表现为轻度的强化，肝脓肿则会在肿块边缘处显著强化。而MRI在展示占据性病变的大小、形状、数量及边缘方面，显示结果与CT扫描相似。大部分的病灶在T_1WI上呈现低信号，而在T_2WI上呈现高信号。增强扫描的结果也与CT扫描一致。④弥漫性病变，是各种诱因导致肝细胞的变性、坏死，CT呈现出全肝或其中的某个部位密度增高、减低或混杂密度，MRI呈现出局灶性或弥漫性异常信号。重度脂肪浸润在CT上肝实质密度明显减低，在MRI检查中，T_1WI上呈现高信号，T_2WI上呈现稍高信号。⑤血管异常，包括肝动脉、肝静脉和门静脉的异常。

（2）胆系异常：①胆囊大小、形态、数目和位置异常，CT或MRI显示胆囊横断面直径＞5cm即为胆囊增大，胆囊壁厚度大于3mm为囊壁增厚，表现为环形增厚或局限性增厚，伴有胆囊缩小。②胆系钙化灶，多为结石，X线片表现为中心低密度、边缘高密度，CT上表现为胆囊或胆管内单发或多发、密度均匀或不均匀的高密度影，MRI上多均表现为低信号。③胆管狭窄或阻塞，表现为胆管管腔不同程度的变细或突然中断，狭窄或阻塞段上方胆管扩张。炎症引起的狭窄多较长且呈鼠尾状或漏斗状，边缘光滑，而结石或胆管癌引起的胆管狭窄为局限性或向心性狭窄。④胆管扩张，指肝内胆管直径超过5mm、肝外胆管直径超过1cm。扩张的肝内胆管和肝外胆管CT上为条状或圆形低密度影，MR上T_1WI为低信号、T_2WI为高信号。⑤充盈缺损，因被胆管内结石或肿瘤占据所致，结石在CT上表现为高密度影，MRI上为无信号黑影；肿瘤CT上为胆囊或胆管腔内软组织密度影，MR T_1WI上多为稍低信号、T_2WI多为高信号。

（3）胰腺异常：①胰腺大小和形态异常，弥漫性增大时常见于急性胰腺炎，弥漫性体积缩小常见于老年性胰腺萎缩或慢性胰腺炎，胰腺局部增大、轮廓外凸多为胰腺肿瘤所致。②胰腺实质密度和信号异常，可见于各种胰腺疾病，CT平扫多为低密度，有出血为高密度影、钙化为更高密度、坏死则为低密度，增强扫描胰腺炎症性病变多有强化，坏死区和囊内容物无强化，胰腺癌强化程度弱于正常胰腺实质。MRI的特点与CT相似。③胰管扩张、狭窄、钙化及走行异常，胰腺癌多为光滑扩张或串珠状扩张，慢性胰腺炎以不规则扩张为主，胰管内高密度结石或钙化多见于慢性胰腺炎。④胰周间隙及血管异常，急性胰腺炎时CT或MRI表现为胰腺边缘毛糙、周围结构模糊不清或积液等，胰腺癌侵犯周围结构时，CT或MR平扫和增强扫描可显示邻近胰周脂肪层消失，受累血管被推移、包埋、不规则狭窄和闭塞等。

（4）脾脏异常：①脾数目、大小、形态、位置异常，数目增多如副脾和多脾，数目减少如无脾综合征；脾大表现为脾各径线增大超过正常范围；形态异常可表现为脾边缘和轮廓改变，如脾外伤破裂表现为脾边缘撕裂、轮廓不规整。位置异常如异位脾和游走脾。②脾密度和信号异常，与病变的病理学改变密切相关。

（四）常见疾病的表现

1. **肠梗阻** 不同类型的肠梗阻有不同的影像学表现特点。单纯性小肠梗阻发生 3～6 小时内，X线片与CT均显示梗阻近端肠曲胀气，肠内有高低不等的阶梯状气液面。CT扫描对判定肠管缺血程度比X线片更有优势，尤其是增强扫描更有助于了解发病原因及受累肠管缺血。

2. **胃肠道穿孔** X线腹部平片约80%常发现气腹。CT检查能更敏感地发现少量气腹和腹膜后积气，能清晰显示腹水，尤其是少量积液，其表现为水样低密度。

3. **食管癌** X线造影表现可概括为以下几点：①黏膜皱襞破坏，代之以肿瘤表面杂乱不规则的影像。②管腔狭窄，表现为局限性狭窄，管壁僵硬，钡剂通过受阻，其上方食管扩张。③充盈缺损，肿瘤向腔内突出，造成形状不规则的充盈缺损。④不规则的龛影。⑤受累段食管局限性僵硬。以上表现常不同程度的同时存在。食管X线造影可明确肿瘤的位置及病变的范围，对选择临床治疗方案有利。CT表现为食管局部管壁不规则增厚或呈肿块样；还可显示纵隔淋巴结有无增大及肺内有无转移灶。

4. **食管静脉曲张** X线造影检查是食管静脉曲张的首选检查方法。早期食管静脉曲张发生于食管下段，表现为黏膜皱襞稍宽或略为迂曲。进展期可见食管中下段的黏膜皱襞明显增宽、迂曲，呈蚯蚓状或串珠状充盈缺损，管壁边缘呈锯齿状。病变加重，还可出现食管张力降低，管腔扩张，蠕动减弱，钡剂排空延迟。CT和MRI较少应用。

5. **胃、十二指肠溃疡** ①胃溃疡：X线造影检查胃溃疡的直接征象是龛影，多见于小弯，其切线位呈乳头状、锥状或其他形状，边缘光滑整齐，密度均匀。龛影底部平整或稍不平。龛影口部常有一圈黏膜水肿造成的透明带。慢性溃疡周围瘢痕收缩，造成黏膜皱襞均匀性纠集。②十二指肠溃疡：90%发生在十二指肠球部，良性龛影是其直接征象，而诊断球部溃疡的重要征象是永久的球部变形。

6. **肝硬化** 上胃肠道X线造影可显示食管胃底静脉曲张。CT平扫可见全肝萎缩，肝各叶大小比例失常，肝各叶轮廓显示凹凸不平，肝门、肝裂增宽，以及脾大、腹水、食管胃底静脉曲张等门静脉高压征象。在MRI上肝脏大小、形态改变和脾大、门静脉高压征象与CT表现相同，其中T_2WI上的特征为肝内可见弥漫分布大小不等、低信号的再生结节。

7. **胃癌** 进展期胃癌X线造影的常见表现：①胃腔狭窄，胃壁僵硬，主要是浸润型癌引起。②胃腔内充盈缺损，形态不规整，多见于增生型。③龛影，多见于溃疡型癌，龛影形态不规整，多呈半月形，位于胃轮廓之内，其周围可见不规则但边界锐利的环堤（龛影周围宽窄不等的透明带），环堤上可见结节样和指压迹样充盈缺损及其间裂隙状钡剂影，上述表现称为半月综合征。④黏膜皱襞的破坏、消失或中断，皱襞异常粗大、僵直或结节状。⑤癌瘤区蠕动消失。早期胃癌指癌瘤局限于黏膜或黏膜下层。X线双重对比造影检查可发现相应的异常表现，其诊断需要综合X线、胃镜、活检等各项检查才能确诊CT或 MRI表现为局部胃壁增厚或肿块，伴强化或信号异常。CT或MRI检查能显示肿瘤侵犯胃壁各层结构，较准确评估肿瘤T分期，同时还能评估淋巴结转移、肝转移等情况。如果肿瘤处胃周脂肪模糊，多提示肿瘤突破胃壁浆膜层。

8. **结肠癌**　结肠气钡双重对比造影表现如下：①肠腔内充盈缺损，其轮廓不规则，该处肠壁僵硬、结肠袋消失。②局限性管腔狭窄，肠壁僵硬，病变界限清楚。③较大的龛影，形状多不规则，边缘多不整齐，具有一些尖角，龛影周围常有不同程度的充盈缺损和狭窄，肠壁僵硬，结肠袋消失。

六、泌尿系统与肾上腺放射学检查

（一）检查方法

1. X线检查

（1）腹部平片：仅作为泌尿系结石的初查方法。

（2）尿路造影：①排泄性尿路造影，又称静脉肾盂造影（intravenous pyelo-graphy，IVP）。静脉注入的含碘对比剂几乎全部由肾小球滤出并排入肾盏、肾盂，然后至输尿管、膀胱。因此，IVP能大致了解双肾的排泄功能。该检查适用于肾功能无严重损害及无碘过敏者。②逆行尿路造影，用于检查尿路梗阻性病变，能明确梗阻部位，有时还可判断病因。适用于肾功能不良、排泄性尿路造影显影不佳者。

（3）DSA检查：属于有创检查，多用于肾动脉病变的诊断与介入治疗。

2. CT检查　是泌尿系统影像学检查中最主要、最常使用的方法。

（1）CT平扫：为CT常规检查方法，对于尿路结石检出最敏感，单纯性肾囊肿和多囊肾等疾病常可明确诊断。对病变范围、数目和性质判断有一定限度。

（2）CT增强：肾功能受损者慎用。静脉团注对比剂后进行扫描分别获得皮质期、实质期和排泄期图像。多期增强扫描能够进一步确定病变的范围和数目，发现、诊断大多数病变，并有助于对病变进行鉴别诊断。在动脉期行薄层扫描，后行三维重建可获得肾动脉的影像，即肾动脉CTA；在排泄期行薄层扫描，后行三维重建，可获得类IVP的图像，称之为CT尿路造影（CT urography，CTU）。

3. MRI检查

（1）MRI平扫：可采用呼吸门控和呼吸补偿以减少呼吸运动产生的伪影。常规使用梯度回波序列和快速自旋回波序列，多行轴位和冠状位的T_1WI和T_2W，T_1WI成像辅以脂肪抑制技术有利于诊断含有脂肪的病变。

（2）MRI增强：目的和价值与CT增强扫描相似，仅静脉注入对比剂后，行快速梯度回波序列T_1WI，可获得不同期相肾和输尿管及膀胱的增强图像。

（3）磁共振尿路造影（magnetic resonance urography，MRU）：临床主要用于检查尿路梗阻性病变。

（二）正常表现

1. X线表现

（1）腹部平片：前后位上双肾呈豆状略高密度影，呈"八"字状位于脊柱两侧，边缘光整，内缘中部稍内陷，为肾门所在，右肾略低。

（2）尿路造影：排泄性尿路造影与逆行尿路造影的正常影像表现相似。输尿管3个生理性狭窄区包括：与肾盂相连处、与髂总血管交叉处和膀胱入口处。排泄性尿路造影的肾、输尿管和膀胱表现随摄片时间而异。

2. CT表现

（1）肾脏：平扫时，在横断面图像上肾脏呈边缘光整的圆形或椭圆形软组织密度影，肾门内凹，肾窦脂肪呈极低密度影，肾盂呈水样低密度，肾动脉和静脉呈窄带状软组织密度，自肾门向腹主动脉和下腔静脉走行。增强扫描，肾脏的强化表现因扫描时间而异（图7-18）。

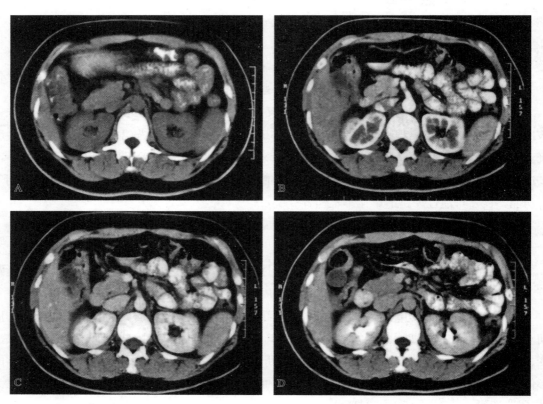

图7-18　正常肾CT平扫和增强表现

注：A.CT平扫，肾实质密度均匀，肾窦脂肪为低密度；B.CT增强扫描皮质期，外周皮质和突入肾锥体间的肾柱明显强化；C.实质期，髓质明显强化，密度略高于皮质；D.肾盂期，肾盂肾盏内尿液中对比剂浓集成高密度，肾实质对比剂减少致密度减低。

（2）输尿管：自肾盂向下追踪，可见腹段输尿管呈点状软组织密度影，位于腰大肌前方。盆腔段输尿管常难以显示。

（3）膀胱：充盈的膀胱腔呈圆形、椭圆形或类方形的均匀水样低密度。膀胱壁呈厚度均匀的薄壁软组织密度影，内、外缘均光整。

（4）肾上腺：正常肾上腺呈软组织密度，类似肾脏密度。肾上腺的形态因人而异，左侧者多为倒"V"或倒"Y"形或三角形；右侧者常为斜线状、倒"V"或倒"Y"形。增强检查可见肾上腺均匀强化。

3. MR检查

（1）肾脏：平扫T_1WI上肾皮质的信号强度略高于髓质，T_2WI上髓质信号强度等于或略高于皮质。肾窦脂肪在T_1WI和T_2WI上分别呈高信号和中高信号，肾盂呈T_1WI低信号和T_2WI高信号，肾血管呈无信号黑影或低信号。增强扫描肾脏影像表现类似CT增强检查。

（2）输尿管：在轴位平扫T_1WI和T_2WI上，腹段输尿管在周围高信号或中高信号脂肪组织对比下，呈点状低信号。

（3）膀胱：横断面图像上膀胱形态与CT类似。膀胱腔内尿液呈均匀T_1WI低信号和T_2WI高信号。膀胱壁厚度均匀。增强T_1WI检查，膀胱腔内尿液含对比剂而呈明显高信号，然而当对比剂浓度过高时，尿液反而可呈低信号。

（4）肾上腺：正常肾上腺位置、形态、边缘和大小与CT相同，其信号强度与肝实质近似，明显低于周围脂肪组织。

（三）基本病变表现

1. 肾脏

（1）数目、大小、形态和位置的异常：肾脏数目、大小或位置的改变主要见于肾的先天性发育异常。肾脏的形态改变多合并肾脏大小的改变，少数为先天变异，多数为病理性改变，常合并肾脏你大小改变。

（2）肾脏肿块：常见于各种类型的肾脏肿瘤、囊肿、脓肿和血肿，其放射学改变取决于肿块的病理特点。肾肿瘤的常见表现为肾实质内不规则形肿块，CT上呈混杂密度（图7-19），MRI为不均匀的T_1WI低信号、T_2WI高信号，增强扫描有明显不均匀强化；肾囊肿则表现为圆形或卵圆形的边缘光整的均匀无强化的水样密度或信号改变。

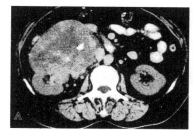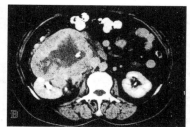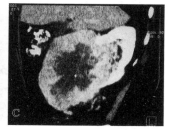

图7-19　肾癌CT

注：A.CT平扫；B.CT增强；C.矢状位重建增强。

（3）肾血管异常：较常见的是肾动脉异常改变，包括肾动脉管腔不规则狭窄甚至闭塞，而肾动脉囊性扩张即肾动脉瘤很少见。

（4）肾盂、肾盏和输尿管异常：较常见的表现为肾盂、肾盏和/或输尿管积水扩张，多为梗阻所致，病因常为结石或肿瘤，小部分为先天性发育异常所致。

（5）异常钙化：X线腹部平片和CT上表现为不同形态的高密度灶，MRI不敏感。肾实质病灶内异常钙化可见于肾结核或肾癌等病变，而肾盏、肾盂或输尿管内钙化则是泌尿系统结石的基本表现，也是诊断的主要依据。

2. 膀胱

（1）膀胱大小、形态异常：膀胱体积或容量显著大于或小于正常者称为大膀胱和小膀胱。大膀胱常由各种原因的尿道梗阻所致，小膀胱主要见于慢性炎症或结核病所造成的膀胱挛缩。膀胱形态不规则，有囊袋状突起，提示膀胱憩室。

（2）膀胱壁增厚：局限性增厚见于膀胱肿瘤或某些类型炎症，也可为膀胱周围肿瘤或炎症累及膀胱所致；弥漫性增厚多为膀胱各种类型炎症或慢性梗阻所致。

（3）膀胱内团块影：与膀胱壁相连的腔内团块影，可为膀胱肿瘤、血块或结石。

3. 肾上腺

（1）肾上腺大小的改变：双侧肾上腺弥漫性增大多为肾上腺皮质增生的表现，侧支厚度或/和面积超过正常值，但其形态、密度或信号强度均同于正常肾上腺。肾上腺萎缩，指肾上腺侧支厚度小于3mm，最大横断面积小于30mm^2，主要见于导致肾上腺皮质功能低下的相关疾病。

（2）肾上腺肿块：大多数肾上腺肿块为肿瘤性病变。囊肿、血肿和肉芽肿性病变少见，某些类型的肾上腺皮质增生也可并有双侧单发甚至多发肾上腺结节。

（四）常见疾病的表现

1. **肾与输尿管结石**　结石的成分不同，X线检查时其密度和形态也各异，约90%的结石可X线片显示，称为阳性结石；其余少数结石，如尿酸盐结石很难在平片上发现，称为阴性结石。

（1）肾结石：X线腹部平片表现为位于肾窦区圆形、卵圆形、桑葚状或鹿角状高密度影，密度可均匀一致，也可浓淡不均或分层。桑葚状、鹿角状和分层均为肾结石典型表现。侧位片上，肾结石与脊柱影重叠，借此与胆囊结石、淋巴结钙化等鉴别。CT检查能够确切发现位于肾盂和肾盏内的高密度结石影（图7-20）。

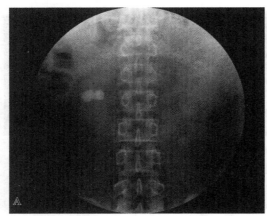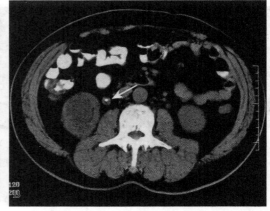

图7-20　肾与输尿管结石

（2）输尿管结石：多为小的肾结石下移所致，易停留在生理性狭窄处。结石在X线片和CT平扫上均表现为输尿管走行区内米粒大小的致密影，CT还可以发现结石上方输尿管和肾盂常有不同程度的扩张积水。当X线片和CT平扫难以确定致密影是否为结石时，可行尿路造影或增强CT检查，以显示输尿管与致密影的关系，有助于确定是否为结石。

2. **肾囊肿与多囊肾**

（1）单纯性肾囊肿：X线尿路造影显示局部肾盏肾盂受压；CT和MRI检查病变表现为肾实质内单发或多发类圆形呈均匀水样密度和信号强度区，边缘光滑锐利，增强检查无强化。

（2）成人型多囊肾：X线尿路造影显示双侧肾盏肾盂普遍受压、拉长、变形和分离，呈"蜘蛛足"状改变；CT和MRI检查均可发现双肾布满大小不等囊肿，其密度和信号特征均类似于单纯性囊肿，部分囊肿内可有出血表现。常同时有多囊肝表现。残存的正常肾实质较少甚至难以识别。

3. 膀胱癌　X线膀胱造影显示乳头状癌常表现为单发或多发自膀胱壁突向腔内的结节状或菜花状充盈缺损，表面不平，呈现凹凸状；少数非乳头状癌时充盈缺损可不明显，仅显示局部膀胱壁僵硬。由于肿瘤的密度和信号强度既不同于膀胱腔内尿液，也不同于膀胱周围脂肪组织，因而CT和MRI易于发现膀胱癌向腔内生长所形成的肿块，也易于显示肿瘤侵犯肌层所造成的膀胱壁增厚。此外，还能发现膀胱癌对周围组织和邻近器官的侵犯，以及盆腔淋巴结转移。

4. 肾细胞癌　X线腹部平片常无异常表现。CT平扫表现为肾实质内肿块，较大者可突向肾外。肿块密度可较均匀或不均匀，内有不规则低密度区，少数可有点状或不规则形钙化。CT增强扫描皮质期，肿块由于血供丰富而有明显且不均一强化，强化程度类似肾皮质；肾实质期和肾盂期肿块强化程度减低，周围肾实质显著强化，因而呈相对低密度。肿瘤向肾外侵犯，致肾周脂肪密度增高、消失和肾筋膜增厚；肾静脉和下腔静脉发生瘤栓时，管径增粗，增强检查其内有低密度充盈缺损；淋巴结转移表现为肾血管和/或腹主动脉周围单个或多个类圆形软组织密度结节。肿块在MR T_1WI上，信号强度常低于正常肾皮质；T_2WI上常呈混杂信号，周边可有低信号带（代表假性包膜）。增强检查，各期表现如同CT增强所见。

七、骨骼与肌肉系统放射学检查

（一）检查方法

1. X线检查

（1）透视：多用于骨折复位。

（2）摄影：是骨骼和关节疾病首选的检查方法。常规摄影体位包括正位、侧位，必要时加斜位、切线位、轴位等，摄影时要包括周围的软组织及邻近的关节，脊柱摄影时要包括相邻的脊椎节段，以用于定位。

2. CT检查　当X线检查无法确定诊断时，常选用CT做进一步检查，根据病变部位及范围选择合适的扫描参数。对于骨骼解剖较复杂的部位如骨盆和脊柱等可首选CT检查。常需要骨窗（观察骨结构）和软组织窗（观察周围软组织）。

（1）CT平扫：一般行横断面扫描。检查时尽量将病变及其对侧对称部位同时扫描，以便做两侧对照观察。

（2）CT增强：对于骨骼病变的软组织肿块和软组织病变常需进行增强扫描帮助确定病变的范围和性质。

3. MRI检查　对早期骨质破坏、细微骨折、软组织及其疾病具有良好的分辨率，对钙化、细小骨化及骨皮质的显示不如X线和CT。

（1）MRI平扫：自旋回波 T_1WI 和快速自旋回波 T_2WI 是基本的扫描序列，且常使用脂肪抑制技术，根据扫描部位和病变选择横断、冠状、矢状或各种方向的斜切面。一般而言，对一个部位至少应有包括 T_1WI 和 T_2WI 在内的两个不同方向的切面检查。

（2）MRI增强：其目的和意义与CT增强扫描相同，常采用脂肪抑制 T_1WI 增强检查。

（二）正常表现

1. 骨骼

（1）长骨

1）小儿长骨：特点为有新软骨，并没有完全骨化（图7-21A、B）。常规存在有3个骨化中心。①骨干：X线片显示骨皮质为均匀致密影，骨髓腔为无结构的半透明区；CT骨窗图像显示骨皮质为高密度线状或带状影，骨小梁为细密网状影，骨髓腔为低密度影；骨皮质和骨松质在T_1WI和T_2WI上均为极低信号，骨髓腔为中等信号影（红髓）或高信号影（黄髓）；X线片、CT和MRI上骨膜均不能显示。②骺：为未完成发育的长骨末端，X线片表现不显示，如有骨化其内出现一个或几个二次骨化中心，则表现为点状骨性致密影；CT上为软组织密度影，骨化中心的结构和密度类似于干骺端；MRI上骺软骨为中等信号，骨化中心信号类似干骺端。③干骺端：X线片表现为骨干两端向骺移行的较粗大部分，周边为薄层骨皮质，内由松质骨构成，呈海绵状结构影，骨干和干骺端间无清楚分界；CT骨窗干骺端骨松质表现为高密度的骨小梁交错构成的细密网状影，密度低于骨皮质、高于骨干髓腔；MRI上干骺端髓腔常为红骨髓和一定量的骨小梁而信号低于骨干的髓腔。④骺板：骺与干骺端不断骨化，两者之间的软骨逐渐变薄而呈板状时，称之为骺板。X线片上呈横行半透明影，称之为骺线。骺软骨不断变薄，最后消失，即骺与骨干结合，完成骨的发育。骺板和骺线在CT和MRI上的表现与骺软骨相似。

2）成年骨：成年骨的外形与小儿骨相似，但骨质发育完全，骨骺与干骺端已融合。包括两个骨端和一个骨干，骨端有一薄层壳状骨板为骨性关节面，表明光滑，其外方覆盖一层关节软骨，X线和CT上均不能显示（图7-21C、D）。在MRI上，由于随年龄的增长红髓中脂肪成分增多，成人骨髓信号较婴幼儿高。

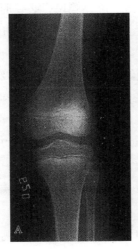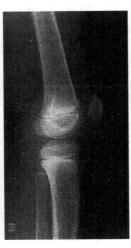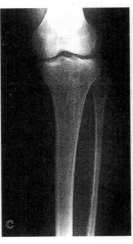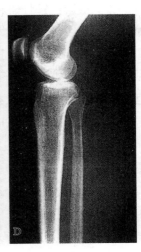

图7-21　正常长骨及关节的正、侧位片

注：A、B.小儿；C、D.成人。

（2）脊柱：脊柱由脊椎和其间的椎间盘所组成。

1）脊椎：在X线正位片上，椎体呈长方形，自上向下逐渐增大，周围为一层致密的骨皮质，内部为骨松质，椎体两侧有横突影，在横突内侧可见椭圆形环状致密影，为椎弓根的投影，称为椎弓根环。棘突投影于椎体的中央偏下方，呈尖向上的类三角形的线状致密影；在侧位片上，椎体也呈长方形，其上下缘与前后缘呈直角，椎弓居其后方，在椎体后方的椎管显示为纵行的半透明区。CT骨窗横断面图像上，椎体显示为由薄层骨皮质包绕的海绵状松质骨结构；由椎体、椎弓根和推弓板共同构成椎管骨环，硬膜囊居椎管中央，呈低密度影，与周围结构有较好的对比。在MRI各序列图像上，脊椎骨皮质呈极信号，骨髓呈高或中等信号，前纵韧带、后纵韧带及黄韧带均为低信号，一般不能与骨皮质区分。

2）椎间盘：由纤维软骨板、髓核及周围的纤维环组成，X线片为软组织密度，呈宽度匀称的横行半透明影，称之为椎间隙。在CT软组织窗椎间隙层面，椎间盘密度低于椎体表现为均匀的软组织密度影。在MRI上，T_1WI椎间盘信号较低且不能区分纤维环和髓核，T_2WI纤维环为低信号，髓核为高信号。

2. 关节　包括关节骨端、关节囊和关节间隙。

（1）关节骨端：X线片和CT骨窗图像上，骨性关节面表现为边缘光滑整齐的线样致密影，CT上表现为高密度影。在MRI的各序列图像上均为薄层清晰锐利的低信号影；关节软骨、髓软骨在X线、CT和MRI上的表现同骨骼部分软骨改变。

（2）关节间隙：两个骨性关节面之间的透亮间隙即为关节间隙，包括关节软骨、潜在的关节腔及少量滑液的投影；CT软组织窗关节间隙为低密度，关节软骨及少量滑液常常不能分辨，儿童因髓软骨未完全骨化关节间隙较成人宽。在MRI上，滑液为薄层或线状T_1WI低信号、T_2WI位高信号。

（3）关节囊、韧带、关节盘：X线软组织分辨率不如CT及MRI；CT上关节囊表现为窄条状的软组织密度影，厚约3mm，韧带表现为线条状或短带状软组织影，关节盘不能显示；MRI各序列上关节囊、韧带及关节盘均为低信号。

3. 软组织　包括肌肉、肌腱、血管、神经、筋膜、韧带和关节囊等，由于组织密度缺乏明显的自然对比，X线片上无法显示其各自的组织结构。在CT软组织窗上，肌肉、肌腱、关节软骨和髓软骨在低密度的脂肪组织的衬托下表现为清晰的中等密度影。在MRI上，韧带、肌腱、纤维软骨和空气均呈低信号，肌肉在T_1WI上呈中低信号、T_2WI上呈低信号，透明软骨在T_1WI呈中等信号、T_2WI上呈等高信号。

（三）基本病变表现

1. 骨骼

（1）骨质疏松：X线表现主要是骨质密度减低，骨小梁变细、减少、稀疏，骨皮质出现分层和变薄现象，脊椎椎体可变扁甚至压缩呈楔状，椎间隙增宽呈梭形。骨质疏松的CT表现和X线基本相似。MRI上可见到与CT相似的骨外形改变，老年性骨质疏松表现为T_1WI和T_2WI信号增高，炎症、外伤等病变周围骨质疏松区因局部充血、水肿而表现为边界模糊的T_1WI低信号和T_2WI高信号。

（2）骨质软化：指单位体积内骨组织有机成分正常，而钙盐含量减少。X线表现主要是骨质密度减低，以腰椎和骨盆为明显，与骨质疏松不同的是骨小梁和骨皮质边缘模糊，系因骨组织内含有大量未经钙化的骨样组织所致。承重骨骼常常发生各种变形。

（3）骨质破坏：骨松质和骨皮质均可发生破坏，X线表现为骨质局限性密度减低，骨小梁稀疏消失而形成骨质缺损，其中全无骨质结构。骨松质的早期破坏可形成斑片状的骨小梁缺损；骨皮质早期破坏呈筛孔状，骨皮质表层的破坏则呈虫蚀状。CT和MRI易于区分骨松质和骨皮质的破坏。在CT上，骨松质的破坏表现为斑片状的缺损区；在MRI上，骨破坏表现为低信号的骨质为不同信号强度的病理组织所取代，骨皮质破坏的形态改变与CT相同，骨松质的破坏常表现为高信号的骨髓为较低信号或混杂信号影所取代。

（4）骨质增生硬化：指一定单位体积内骨量的增大。X线表现为骨质密度增高，骨小梁增粗、增多、密集，骨皮质增厚、致密，伴或不伴有骨骼的增大。发生于长骨可见骨干粗大，骨髓腔变窄或消失。骨质增生硬化的CT表现与其X线片的表现相似。MRI上增生硬化的骨质在T_1WI和T_2WI上均为低信号。

（5）骨膜增生：又称骨膜反应。常提示有病变存在。X线和CT仅见骨膜增生，早期多为与骨皮质平行的线样致密影，同骨皮质间可见$1 \sim 2mm$宽的透亮间隙。继之表现为与骨皮质表面平行排列的线状、层状或花环状表现。骨膜增生的厚度与范围同病变发生的部位、性质和发展阶段有关。如引起骨膜增生的病变进展，已形成的骨膜新生骨可被破坏，破坏区两侧的残留骨膜新生骨与骨皮质间呈三角形，称为骨膜三角或Codman三角，常为恶性肿瘤的征象。MRI显示骨膜增生早于X线和CT，早期的骨膜水肿在T_1WI为中等信号，T_2WI为高信号；而骨膜新生骨在各序列均为低信号。

（6）骨骼变形：骨骼变形多与骨骼大小改变并存，可累及一骨、多骨或全身骨骼。局部病变或全身性疾病均可引起。X线片和CT检查易于显示局部和全身骨骼变形，对于适合矫形治疗的骨骼变形还可于术前进行精确测量。

（7）骨质坏死：骨组织局部代谢的停止。坏死早期X线片无异常表现；其后死骨表现为局限性密度增高。CT与X线所见相似，确定死骨CT价值最大，MRI不敏感。

（8）骨内与软骨内钙化：为骨内钙盐异常沉积，可为生理性的或病理性的。肿瘤软骨内钙化X线表现为颗粒状、小环状或半环状的无结构致密影，CT能显示平片不能见到的钙化影，肿瘤软骨内钙化的形态同X线所见。

（9）重金属沉积：铅、磷、锌等进入体内，大部分沉积于骨内，在生长期主要沉积于生长较快的干骺端。X线表现为多条平行于箭线的致密带，厚薄不一。

2. 关节

（1）关节肿胀：X线表现为关节周围软组织影增厚、密度增高，而难于区别病变的结构，大量关节积液可致关节间隙增宽。在CT上，可见关节囊肿胀、增厚，关节腔内积液表现为关节腔内水样密度影，若合并出血或积脓则密度较高。在MRI上，可见关节囊增厚，呈T_1WI低信号、T_2WI高信号，合并出血时T_1WI和T_2WI均为高信号。

（2）关节脱位：X线片多可清晰显示关节脱位，CT图像更易于显示一些平片难以发现的关节脱位，MRI则可以直观显示关节脱位及其合并损伤，如关节内积血、囊内外韧带和肌腱断裂及关节周围软组织损伤等。

（3）关节退行性变：X线早期表现主要是骨性关节面模糊、中断、消失，中晚期表现为关节间隙狭窄、软骨下骨质囊变和骨性关节面边缘骨赘形成，不发生明显骨质破坏，一般无骨质疏松。CT表现与X线相似。MRI上可见关节软骨的改变。

（4）关节强直：可分为骨性与纤维性两种。骨性强直时，X线与CT表现为关节间隙明显变窄或消失，并有骨小梁连接两侧骨端，MRI见关节软骨完全破坏，关节间隙消失，骨髓信号贯穿于关节骨端之间，多见于急性化脓性关节炎愈合后。纤维性强直时，X线和CT上可见关节间隙变窄，但无骨小梁贯穿，MRI上表现为关节骨端破坏，骨端间有高、低混杂的异常信号，常见于关节结核。

（5）关节破坏：是诊断关节疾病的重要依据。只破坏关节软骨时，X线表现仅见关节间隙变窄，累及关节面骨质时，则表现为骨破坏和缺损，严重时引起关节半脱位和变形。CT不能清晰显示关节软骨，但可较X线更清晰地显示骨质破坏。MRI上关节软骨的破坏早期表现为关节软骨表面毛糙、凹凸不平、表层缺损致局部软骨变薄，严重时可见关节软骨不连续、呈碎片状或者大部分破坏消失。

3. 软组织

（1）软组织肿胀：密度略高于正常软组织，皮下脂肪层内可出现网状影，皮下组织与肌肉界限不清。CT显示软组织肿胀优于X线，分辨血肿、水肿及脓肿MRI优于CT。水肿和脓肿CT低密度，T_1WI低信号、T_2WI高信号；出血和血肿在CT上为高密度影，T_1WI和T_2WI上多为高信号。

（2）软组织肿块：X线片显示软组织肿块的大小、边界及密度明显不如CT，MRI除对钙化和骨质的显示不如CT外，对软组织肿块其他信息均优于CT。大多数肿瘤在CT上中等或稍低密度，T_1WI低信号、T_2WI相对高信号；脂肪成分在CT和MRI上易于识别。

（3）软组织内积气：在X线片与CT上，气体呈不同形状的极低密度影，CT能准确显示软组织内少量的气体。在MRI各序列图像上气体均呈低信号影。

（4）软组织钙化和骨化：X线片表现为不同形状的钙质样高密度影，CT显示软组织钙化和骨化的效果最佳，MRI不如CT。

（四）常见疾病的表现

1. 骨折　在X线片上基本表现为骨折断端间不规则透亮线（骨折线），骨皮质断裂时骨折线清楚整齐，骨松质断裂则为骨小梁中断、扭曲、错位（图7-22A）。严重骨折常致骨变形，嵌入性或压缩性骨折骨小梁紊乱，甚至局部骨密度增浓，可能看不见骨折线。CT一般不用于骨折的常规检查方法，常用于明确解剖结构比较复杂的部位是否有骨折和骨折碎片的数目和位置，如骨盆、肩、膝等关节及脊柱和面骨。MRI常用于发现骨挫伤及骨折周围软组织、邻近脏器损伤情况。

（1）儿童骨折特点：①骺离骨折，儿童长骨骨骺与干骺端没有愈合，外力作用经过新板到达干骺端而引起骨骺分离，X线片不能显示骨折线，仅表现为新板、骺线增宽或骺与干新端对位异常，也可以为新和部分干断端一并撕脱。②青枝骨折，由于儿童骨骼柔韧性较大，外力不易使骨质完全断裂而形成不完全骨折，仅表现为局部骨皮质和骨小梁的扭曲，看不见骨折线或表现为骨皮质发生皱褶、凹陷或隆突（图7-22B、C）。

（2）Colles骨折：又称伸展型桡骨远端骨折，为桡骨远端2～3cm以内的横行或粉碎性骨折，骨折远端向背侧移位，断端向掌侧成角畸形，可伴尺骨茎突骨折。

（3）肱骨髁上骨折：多见于儿童。骨折线横过喙突窝和鹰嘴窝，远侧端多向背侧移位。

（4）股骨颈骨折：多见于老年女性。骨折可发生于股骨头下、股骨颈中部或基底部，断端常有错位或嵌入，头下骨折影响对股骨头及颈的血供，骨折愈合缓慢，甚至发生股骨头缺血性坏死。

（5）脊椎骨折：由于脊椎受到突然的纵轴方向的暴力，使脊柱骤然过度前屈，使受应力的椎体压缩，常见于活动范围较大的脊椎，如第5～6颈椎，第11～12胸椎，第1～2腰椎等部位，单个椎体多见，可发生脊椎轻度后突成角畸形，甚至损伤脊髓及神经根（图7-22D）。CT比X线片更充分显示脊椎骨折、骨折类型、骨折片移位程度、椎管变形和狭窄及椎管内骨碎片或椎管内血肿等。MRI常可以观察脊椎骨折、椎间盘突出和韧带撕裂，同时观察脊髓挫裂伤和脊髓受压等。

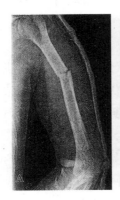 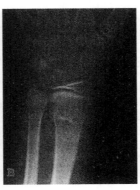 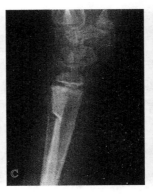 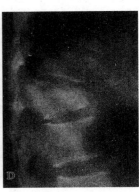

图7-22　骨折

注：A.肱骨骨折；B、C.桡骨青枝骨折；D.胸椎压缩性骨折。

2. 椎间盘突出　X线片不能直接显示突出的椎间盘，临床上多行CT或MRI检查。CT上椎间盘密度高于硬膜囊而低于椎体。根据椎间盘变形的程度由轻到重可分为椎间盘变性、膨出和突出。①椎间盘变性：椎间盘水分丢失，CT应用价值不大，MRI T_1WI 上表现为间盘高信号消失，矢状位图像显示椎间盘变扁。②椎间盘膨出：椎间盘边缘均匀超出相邻椎体终板边缘，椎间盘后缘与相邻椎体终板后缘形态一致。③椎间盘突出：直接征象为椎体后缘局限性弧形突出的软组织影，其内可出现钙化，间接征象是硬膜外脂肪层受压、变形甚至消失，硬膜囊受压和一侧神经根受压（图7-23）。

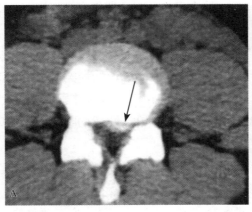 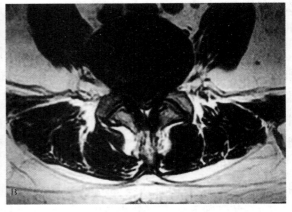

图7-23　腰椎间盘突出CT和MR T_2WI

注：A.CT；B.MRI T_2WI。

3. 化脓性骨髓炎　①急性化脓性骨髓炎：X线片在病两周内常无明显改变。其后，可在干骺端骨松质内发现散在的不规则的骨质破坏区，边缘模糊，其内骨小梁模糊、消失，继之向骨干蔓延，可形成较大的破坏区，骨皮质可受累，甚至由于血供发生障碍而发生坏死，形成沿骨长轴的条形死骨，与周围骨质分界清楚，且密度高于周围骨质。有时可发生病理性骨折。邻近骨膜受到刺激可出现增生、骨化，可为单层、多层或花边状，与骨干平行，密度略低于骨皮质。CT检查能很好地显示化脓性骨髓炎的软组织感染、骨膜下脓肿、骨髓内炎症、骨质破坏和死骨，尤其是X线片不能显示的小破坏区和小的死骨。MRI在显示急性化脓性骨髓炎的髓腔侵犯和软组织感染的范围方面优于CT，呈弥漫性T_1WI低信号、T_2WI高信号。②慢性化脓性骨髓炎：X线片表现为明显的修复，即骨破坏周围有骨质增生硬化现象。骨膜增生增厚，骨干变形增粗，轮廓不整，髓腔变窄、闭塞，同时可见到骨破坏和死骨。CT表现与X线相似，但易于发现小的骨破坏和死骨。

4. **脊椎结核** 最常见的骨关节结核。X线表现：①中央型结核，椎体骨松质破坏，椎体塌陷或变扁。②边缘型结核，相邻椎体的上下缘及邻近软骨板破坏，并较早侵入椎间盘，椎间隙变窄甚至消失，使椎体互相嵌入。③附件型结核，椎体附件骨质破坏。病变在破坏骨质时产生的干酪样物质流入脊椎周围软组织中形成冷性脓肿。腰椎结核形成腰大肌脓肿，表现为腰大肌轮廓不清或呈弧形突出；胸椎结核的脓肿在胸椎两旁，形成椎旁脓肿，表现为局限性梭形软组织肿胀；颈椎结核的脓肿位于咽后壁，呈弧形前突，侧位片易于观察。较长时间的冷性脓肿可有不规则形钙化。CT在显示椎体及附件的骨质破坏、死骨和椎旁脓肿时优于平片。骨质破坏区表现为低密度，冷性脓肿表现为液体密度，CT增强扫描呈边缘环形强化。MRI上骨质破坏区为T_1WI低信号，T_2WI为高信号内混有少许低信号影。冷性脓肿在T_1WI上表现为低信号，T_2WI上表现为高信号夹杂斑点状或索条状低信号。增强扫描表现为脓肿壁强化。MRI对脓肿的部位、大小、形态和椎管内侵犯的显示优于X线和CT。

5. **骨肉瘤** 肿瘤在X线片上主要表现为多种形态的骨破坏和瘤骨形成、不同形式的骨膜新生骨及其再破坏、软组织肿块、骨破坏区和软组织肿块中肿瘤骨形成等。肿瘤骨一般表现为云絮状、针状和斑块状致密影，是确诊骨肉瘤的重要依据。X线表现分型：①成骨型骨肉瘤，以骨质增生、硬化（瘤骨或骨膜增生骨）为主，明显时可呈大片致密影称为象牙质变，骨质破坏少或不明显。软组织肿块中也可有较多肿瘤骨。②溶骨型骨肉瘤，以骨质破坏为主，较少或没有骨质增生。骨破坏呈不规则斑片状或大片低密度区，边界不清。骨膜增生被肿瘤破坏中断，形成骨膜三角。软组织肿块中多无肿瘤骨。③混合型骨肉瘤，骨质增生和骨质破坏的程度基本相同。CT对肿瘤形态、密度的显示与X线片相似，能更清楚地显示肿瘤内部的细节、软组织肿块及肿瘤范围。MRI应用较少，因其显示细小、淡薄的骨化或钙化的能力不及CT。

6. **骨巨细胞瘤** 骨巨细胞瘤X线片的典型表现：病变发生在骨端，直达关节面下，多为偏侧性、膨胀性骨破坏，破坏区与正常骨交界清楚但不锐利、无硬化，骨皮质变薄，甚至周围仅见以薄层骨性包壳。骨质破坏区内可见数量不等、比较纤细的骨嵴，形成大小不一的分隔。CT上表现为位于骨端的囊性膨胀性骨破坏区，骨壳基本完整，多呈断续状。骨壳外缘光整，内缘多呈波浪状，骨破坏区内为软组织密度影。肿瘤在MR T_1WI上表现为低信号，T_2WI上为高信号，部分肿瘤内可呈分房样改变。肿瘤内出血在T_1WI和T_2WI均表现为高信号。

八、中枢神经系统放射学检查

（一）检查方法

1. X线检查

（1）X线片：一般不用于中枢神经系统疾病的检查，通常只是用来评估颅骨和脊椎的骨质改变。

（2）DSA：脑与脊髓血管疾病诊断的"金标准"。

2. CT检查　是临床最基本的检查方法。

（1）CT平扫：为颅脑疾病常规检查方法，椎管病变的初查方法。急性脑出血和先天性脑发育畸形等可明确诊断颅脑疾病。

（2）CT增强：经静脉注入对比剂后。增强后病灶显示更清楚，可显示出平扫未显示的病灶，更有助于明确诊断。

（3）计算机体层血管成像（CTA）：主要用于脑血管疾病检查，主要用于动脉主干及主要分支狭窄闭塞、动脉瘤和动静脉畸形等，已经部分取代了有创性DSA检查。

（4）CT灌注：可以反映脑实质的微循环和血流灌注情况，对于脑肿瘤病理级别的评估、肿瘤治疗后改变与复发的鉴别等也有一定价值。

3. MRI检查

（1）普通检查：中枢神经系统最重要的检查方法，常规平扫应用自旋回波序列的T_1WI和快速自旋回波序列T_2WI。颅脑以横轴位为主，必要时可辅以矢状位、冠状位或斜位，脊髓以矢状位为主，辅以横轴位和冠状位。增强扫描静脉注入对比剂后，行T_1WI扫描。

（2）特殊检查：包括水抑制T_2WI、脂肪抑制技术、磁敏感加权成像等。

（3）MRA：常用TOF法和PC法。多数不应用对比剂，但显示效果通常不及CTA。

（4）功能性MRI检查（fMRI）：利用MR成像技术反映脑的生理过程和物质代谢等功能变化。主要包括：①MR弥散成像，反映水分子的扩散情况，主要用于急性脑缺血性疾病的早期诊断，在弥散成像基础上的弥散张量成像还能显示病变造成的脑白质纤维束受压、移位、破坏和中断。②MR波谱分析，主要为波谱分析，用于脑组织代谢产物的定量分析。③MR灌注成像，反映脑组织微循环的分布和血流灌注，主要用于脑血管性疾病和良性、恶性肿瘤的鉴别。④脑功能成像，用于研究脑皮质活动的功能定位。

（二）正常表现

1. 脑

（1）X线表现：包括颈内动脉系和椎基底动脉系，DSA显示正常脑动脉走行迂曲、自然、由近及远逐渐分支、变细，管壁光滑，分布均匀，各支走行较为恒定。

（2）CT：颅骨为高密度影。脑实质分为大脑额叶、颞叶、顶叶、枕叶及小脑、脑干。皮质密度略高于白质，分界清楚。大脑深部灰质核团与皮质相近，在白质的对比下显示清楚。脑室系统包括双侧脑室、第三脑室和第四脑室，内含脑脊液，为均匀水样低密度。双侧脑室对称，分为体部、三角部和前角、后角、下角。蛛网膜下腔包括脑沟、脑裂和脑池，充以脑脊液，呈均匀水样低密度（图7-24A）。增强扫描，脑实质仅轻度强化，血管结构直接强化，垂体、松果体及硬脑膜明显强化。

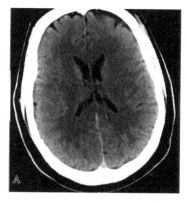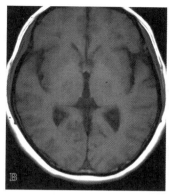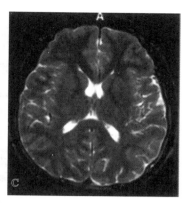

图7-24 正常头颅CT和MRI（基底节层面）

注：A.CT；B.MRI T_1WI；C.MRI T_2WI。

（3）MRI：在T_1WI上，灰质信号稍低于白质，T_2WI上稍高于低质。脑室、脑沟、脑裂、脑池等含脑脊液结构在T_1WI为低信号，T_2WI为高信号，水抑制序列则为低信号。血管内流动的血液由于流空效应而在T_1WI和T_2WI上均呈黑影，但血流缓慢时可呈高信号（图7-24B、C）。MRI增强扫描，脑组织的强化与CT类似。MRA检查表现类似正常脑血管造影。

2. 脊髓

（1）X线检查：常规不使用。

（2）CT：骨窗主要观察椎管的大小和形状，正常骨性椎管前后径下限11.5mm，横径下限16mm，侧隐窝宽度下限为3mm，小于下限值提示骨性椎管狭窄；软组织窗脊髓和硬膜囊均呈中等密度。

（3）MRI：在正中矢状位T_1WI上，脊髓表现为带状中等信号，边缘光整，信号均匀，位于椎管中心，前后有低信号的蛛网膜下腔内脑脊液衬托；在正中矢状位T_2WI上，脊髓呈中等强度信号，蛛网膜下腔脑脊液为高信号。在横断面上，脊髓、脊神经与周围椎管骨质和韧带的关系显示清楚。

（三）基本病变表现

1. 颅脑

（1）CT

1）密度异常：高密度灶常见于钙化、新鲜出血和富血管肿瘤；等密度见于某些肿瘤、血肿吸收期、血管性病变等；低密度灶常见于某些肿瘤、炎症、囊肿、梗死、水肿等；混杂密度灶见于某些肿瘤、血管性病变、脓肿等。

2）病灶的强化程度与类型：强化程度可分为明显强化、中等强化、轻度强化及不强化。均匀性强化常见于脑膜瘤、动脉瘤和肉芽肿等；非均匀性强化常见于胶质瘤、血管畸形、炎症等；环状强化常见于脑脓肿、脑转移瘤、胶质瘤、结核瘤等；脑回状强化常见于脑梗死等。

3）CT灌注异常：脑血流量减低、血容量变化不明显或增加、平均通过时间延长且范围与脑供血区一致，为脑缺血性疾病表现；局灶性脑血流量和血容量均增加，常见于脑肿瘤。

4）脑结构性改变：①脑积水，交通性脑积水时，脑室系统普遍扩大，脑池增宽；梗阻性脑积水时，梗阻近侧脑室扩大，脑沟脑池无增宽。②脑萎缩，可为局限性或弥漫性脑组织缩小，可继发脑室、蛛网膜下腔扩大，表现为脑沟宽度大于5mm，脑池增宽，脑室扩大。③占位效应，由于占位病变本身及周围水肿所致，主要表现为中线结构移位；脑室及脑池移位、变形、闭塞；脑沟狭窄、闭塞。④脑水肿，主要表现为脑白质密度减低；脑回增宽、脑沟变窄；侧脑室周围条形、边缘光滑的低密度影。

5）颅骨改变：包颅骨本身病变及颅内病变累及颅骨等。

（2）MRI

1）信号改变：①肿块，一般含水量高，多为T_1WI低信号、T_2WI高信号，含有脂肪成分则表现为T_1WI高信号、T_2WI稍高信号，含有磁性物质如黑色素瘤T_1WI高信号、T_2WI低信号，钙化和骨化则多为无信号区。②水肿，T_1WI低信号，T_2WI高信号。③囊肿，含液囊肿T_1WI低信号、T_2WI高信号，含黏液蛋白和类脂性囊肿则T_1WI和T_2WI都为高信号。④出血，与血肿时期相关，急性期血肿MRI不易发现，T_1WI和T_2WI呈中等或稍低信号；亚急性血肿早期T_1WI信号在周围向中心逐渐增高、T_2WI低信号，晚期血肿则T_1WI和T_2WI均为高信号，周围可出现含铁血黄素T_2WI低信号环；慢性期时内部为水样信号，周围含铁血黄素形成的低信号环更加明显。⑤梗死，超急性期梗死在扩散成像上为高信号，T_1WI和T_2WI信号多正常；急性期和慢性期多为T_1WI低信号T_2WI高信号，其内信号可不均匀。

2）对于脑结构改变或病变的MRI增强表现、分型与CT类似。

2. 脊髓

（1）CT：脊椎平扫CT对椎管内病变的显示优于X线，但弱于MRI，其内病变多为软组织密度，与周围结构分界不佳。增强扫描较少应用。

（2）MRI：脊髓内基本病变包括出血、肿块、变性、坏死等，其MRI表现与颅脑相同。

（四）常见疾病的表现

1. 脑梗死　①缺血性梗死：平扫CT在发病24小时内常难以显示病灶，CT灌注成像能发现异常。24小时后表现为低密度灶，部位和范围与闭塞血管供血区一致，灰白质同时受累，多呈扇形，可有轻度占位效应。2～3周时可出现"模糊效应"，病灶变为等密度而不可见，增强扫描呈脑回样强化。1～2个月后形成边界清楚的低密度囊腔。②出血性梗死：常出现在缺血性脑梗死1周后，CT平扫表现为在低密度梗死灶内出现不规则斑点状、片状高密度出血灶，占位效应较明显。③腔隙性梗死：为深部髓质小动脉闭塞所致。缺血灶好发于基底节、丘脑、小脑和脑干，圆形，直径10～15mm，发病24小时后CT上表现为上述区域的低密度灶。MRI在脑梗死上比CT发现病灶早、敏感性高。发病后1小时可见局部脑回肿胀，脑沟变浅，随后表现为T_1WI低信号、T_2WI高信号。MR扩散成像和灌注成像能更早检出脑梗死，MR血管造影能显示脑动脉较大分支的狭窄、闭塞。

2. 脑出血　CT上血肿急性期呈边界清楚的类圆形、肾形或不规则形均匀高密度影，周围可见脑组织受压所形成的低密度水肿带，宽窄不一，局部脑室受压变形移位，若破入脑室则可见脑室内高密度影。亚急性期开始于2～7天，可见血肿缩小并密度减，低密度水肿带增宽，低血肿周围变模糊，可因血肿周围炎症反应及新生毛细血管而出现环状强化。慢性期始于2个月以后，血肿吸收后遗留下大小不等的裂隙状囊。MRI上脑内血肿的信号随血肿时间而变化。超急性期 T_1WI 呈等信号，T_2WI 为稍高信号，急性期 T_1WI 呈等信号，T_2WI 为稍低信号，超急性期与急性期都不如 CT 显示清楚；亚急性期表现为 T_1WI 和 T_2WI 均为高信号；囊肿形成期为 T_1WI 低信号，T_2WI 高信号，周边为含铁血黄素所致的低信号环（图7-25）。

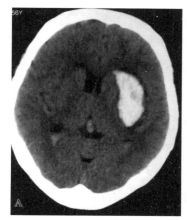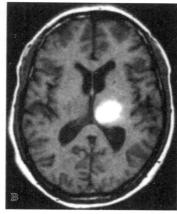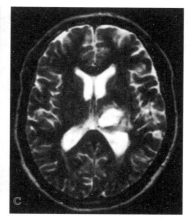

图7-25　急性脑出血CT和MR T_1WI、T_2WI

3. 脑外伤

（1）脑挫裂伤：CT上表现为单发或广泛性低密度脑水肿区内，其内可见斑点状高密度出血灶，伴有占位效应；MRI上脑水肿表现为 T_1WI 等信号或稍低信号、T_2WI 为高信号，出血信号变化与血肿期龄有关。

（2）硬膜外血肿：CT上表现为颅板下梭形或半圆形高密度灶，多位于骨折附近，不跨越颅缝。MRI上病变形态与CT类似，出血信号变化与血肿期龄有关。

（3）硬膜下出血：CT上急性期表现为颅板下新月形或半月形高密度影，常伴有脑挫裂伤或脑内出血，有明显占位效应；亚急性或慢性血肿表现为混杂密度影。MRI上病变形态与CT类似，出血信号变化与血肿期龄有关。

（4）蛛网膜下腔出血：CT上表现为脑沟、脑池内高密度影。大脑纵裂出血多见，表现为中线区纵行窄带状高密度影。蛛网膜下腔出血一般7天左右吸收，CT检查为阴性，而MRI检查还可见到高信号出血灶。

4. 脑膜瘤　CT上肿瘤表现为等密度或略高密度，常见到斑点状钙化。肿瘤多以广基底与硬脑膜相连，边界清楚，瘤周脑组织多无或轻微水肿，但静脉或静脉窦受压时可有中度或重度脑水肿。当出现颅板增厚、密度增浓或骨质吸收破坏密度减低表明已出现颅骨侵犯。增强扫描肿瘤为均一明显强化。MRI上肿瘤为等信号或稍高信号，增强扫描与CT类似，可见邻近脑膜增厚并强化称为"脑膜尾征"，有一定特征，还能明确肿瘤对静脉（窦）的压迫程度及静脉（窦）内有无血栓。

5. 星形细胞瘤　CT上肿瘤呈低密度。Ⅰ级分界清楚，占位效应轻，增强扫描无或仅有轻度强化（毛细胞和室管膜下巨细胞型除外）；Ⅱ～Ⅳ级肿瘤多呈不均匀低密度或高低混杂密度，肿块形态不规则，边界不清，占位效应和瘤周水肿明显，增强扫描多为不均匀强化，恶性程度越高越明显。MRI上肿瘤 T_1WI 为稍低或混杂信号，T_2WI 为均匀或不均匀的高信号，增强扫描与CT表现类似，恶性程度越高强化越明显。

第二节　超声检查

超声（ultrasound）指振动频率20 000赫兹（Hz）以上，超过人耳听觉阈值上限的声波。超声检查是利用超声波的物理特性和人体器官组织声学特性相互作用后产生的信息，并将其接收和信息处理后形成图形、曲线，借此对疾病进行诊断的检查方法。超声检查简单、方便、经济、无创、重复性强、广泛应用于临床，已成为现代医学影像检查的重要组成部分。

一、概述

（一）超声的物理特性

超声波在人体内传播主要具有以下物理特性。

1. **指向性**　超声波区别于一般声波，其频率极高，而波长很短，在介质中呈直线传播，导致其具有良好的指向性。指向性也是超声对人体器官进行精准定位探测的基础条件。

2. **反射、折射和散射**　超声能够在介质中传播与介质的声阻抗存在显著相关的关系。声阻抗（Z）为声波传递介质中某点的声压和该点速度的比值，它用密度（ρ）与声速（c）的乘积进行计算（$Z = \rho \cdot c$）。超声束在具有同一声阻抗比较均匀的介质1中呈直线传播，如传播途中遇到大于其波长且具有不同声阻抗的界面时，部分声束发生折射（refraction）进入介质2，部分声束发生反射（reflection）。反射声束的多少与两介质间声阻抗差的大小有关，声阻抗差越大，反射越多。反射声束的方向与入射声束和界面间的夹角（即入射角）有关，其入射角（θ_i）等于反射角（θ_r）（图7-26）。

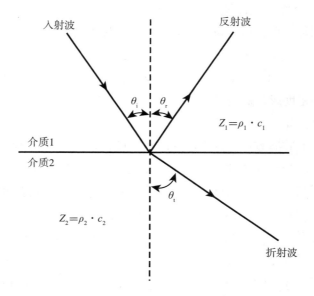

图7-26　超声的入射、反射和折射

在超声束遇到远小于其声波波长且声阻抗不同的界面（如红细胞）时则会发生散射，其能量向各个方向辐射。朝向探头方向的散射波称为背向散射或后散射（backscatter）。

3. **超声波的吸收与衰减**　在物质环境中，随着超声波传输距离的增长，入射声能会逐渐降低，这种现象被称为超声波衰减。这主要归因于声波的扩散、反射和散射，以及介质的热导率、黏度和内部摩擦力对声能的吸收。

4. 多普勒效应（Doppler effect）　这种现象在自然界中普遍可见，特别是在超声波在物质中传播时，当它遇到与声源（即探头）相对移动的动态界面（如心脏）时，反射波的频率会发生变化，这就是我们所说的多普勒效应。为了方便观察，我们可以人为地设定，朝向探头的血流显示为红色，背离探头的血流则显示为蓝色（如果出现湍流，可以加上绿色）。通过这些颜色分类，可以轻松识别出血液流动的方向。这个物理特性已经被广泛应用于检测心脏和大血管等活动的器官。

（二）超声检查的基本原理

1. 超声波的产生　超声波的生成源于物体内部的机械振动，而非其他形式的能量。在现代医疗领域，用于产生和接收超声波的主要部件是压电晶体（换能器），它具备两个可逆的能量转换功能：①将机械能转化为电能，这被称为正压电效应。②将电能转化为机械能，这被称为逆压电效应。超声波的产生主要依靠逆压电效应，而超声波的接收则主要依赖于正压电效应。

2. 超声成像基本原理　超声探测技术依赖于一种名为"换能器"的设备，它能够通过逆压电效应实现电能与声能之间的转化。这种设备将电能转化为声波，然后将其投射到人体内部，穿越多个生物界面，并在每个界面处引发一定程度的反射和散射回波。这些回波包含了超声波在传播过程中经过的各种组织的声学特征，它们被换能器捕获并经过主机的处理，最终传递至显示屏，形成被检测组织的图像展示。

（三）超声的种类

1. A型　以波幅变化反映反射回声的强弱，称为幅度调制型超声，目前已基本淘汰。

2. B型　以辉度不同的明暗光点反映反射回声强弱，称为辉度调制型超声。目前应用最广的一种，是其他超声诊断的基础。

3. M型　以单声束取样获得活动界面超声，再予以时间以慢扫描方式将某一取样线上的活动界面展开获得"距离-时间"的曲线，称为M型超声，主要用于心脏检查。

4. D型　D型超声通过运用多普勒效应，将血液流动的信息转化为频谱或特定声波信号来呈现。这种技术可以进一步细分为频谱型多普勒和彩色多普勒血流成像（color doppler flow imaging，CDFI）两种类型。CDFI是一种将多普勒信号转换为彩色图像的技术，它能够精确地展示出血液流动的方向和速度。具体来说，当血液从探头前方流过时，其方向会被标记为红色，而从探头后方流过的则会标记为蓝色。对于那些复杂的湍流情况，通常会用绿色或多种颜色来表示。值得注意的是，CDFI不仅能够清晰地展示出心脏大血管的形状和结构，还能以直观且形象的方式展示出血液流动的方向、速度、特性、分布区域、是否有逆流及是否存在异常分流等情况。因此，在心血管疾病的诊断过程中，CDFI技术具有极高的临床实用价值。

近期推出的彩色多普勒成像设备不仅具备了传统的二维超声成像技术，而且新增了三维超声成像、彩色多普勒能量图及组织多普勒成像等先进功能。

二、超声检查前准备

（一）腹部超声检查

1. 常规肝、胆囊、胆道及胰腺检查 指导患者检查前空腹，遵医嘱必要时饮用400～500ml水，使充满水的胃作为声窗，方便其后方的胰腺及腹部血管等器官血管等结构得到充分显示。胆囊检查需要评价胆囊收缩或了解胆管有无梗阻时，应备用脂肪餐。

2. 胃的检查 需按要求饮水及口服胃对比剂，显示胃黏膜及胃腔。

（二）泌尿生殖系统超声检查

1. 早孕、妇科、膀胱及前列腺等盆腔脏器检查 检查前2小时按要求饮用400～500ml水，充盈膀胱，显影清楚。

2. 经阴道超声检查 适用于已婚者，一般不于月经期检查。

（三）其他组织器官超声检查

对于心脏、血管、浅表器官/组织、颅脑等部位的超声检查常规无须进行检查前的特殊准备。对于经食管超声心动图的检查，需受检者在检查前8小时及检查后2小时禁饮，并签署知情同意书。

（四）特殊检查

1. 婴幼儿或对检查不合作者 给予镇静措施，如水合氯醛灌肠等，待受检者平稳入睡后再进行检查。

2. 介入性超声、术中超声等检查 做好检查前相关准备，并告知患者及家属可能的并发症，并签署知情同意书。

（五）其他

当超声检查与其他检查如胃镜、胃肠钡剂造影和胆系造影等同日进行时，建议先进行超声检查。

三、超声检查临床应用

超声检查简单、方便、快捷、经济、无创、可重复，目前已广泛应用于临床各个科室，已成为许多病变的首选影像学检查方法。

（一）肝脏的超声检查

1. 正常声像图 肝脏轮廓光滑、整齐，实质呈灰阶中等细小光点回声，分布均匀。左叶厚度和长度分别小于60mm和90mm，右叶最大斜径小于140mm肝内管道结构呈树状分布，肝内门静脉管壁回声较强，壁较厚。肝内胆管与门静脉伴行，管径较细，肝静脉管壁回声弱，壁薄（图7-27）。彩色多普勒检查，肝内门静脉为朝肝的红色血流，而肝静脉为离肝的蓝色血流，肝动脉为花色高速血流。

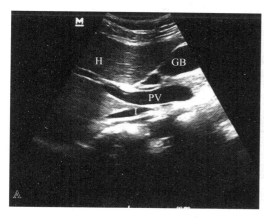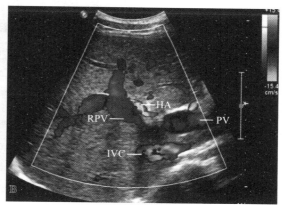

图7-27　肝脏正常声像图

注：A.常规二维超声声像图（GB.胆囊；PV.门静脉；H.肝；I.下腔静脉）；B.彩色多普勒声像图（HA.肝动脉；PV.门静脉；RPV.门静脉右支；IVC.下腔静脉）。

2. 常见肝脏疾病声像图

（1）脂肪肝：指肝细胞中脂质，特别是中性脂肪沉着蓄积，超过生理范围而又无其他形态学异常的病理状态。声像图表现：肝脏增大，整体轮廓相对整齐平滑，但肝边缘可有变钝征象；肝内布满密集的微小光点，回声增强，称之为"光亮肝"，肝脏后场回声衰减，肝内管状结构走行减少或显示不清。

（2）肝硬化：是一种以肝组织弥漫性纤维化、假小叶和再生结节形成为特征的慢性肝病。声像图表现：早期可无明显变化或轻微增大。随病情发生发展，肝脏体积变小，肝包膜不平，呈现锯齿状或凹凸状外观。肝实质回声增强、增粗，分布不均。门静脉可增宽，可见脾大、腹水、胆囊壁增厚等。彩色多普勒超声能够呈现出肝静脉直径不同的彩色血流；门静脉呈现低速血流，部分呈现双向血流，或者是相反方向的离肝血流。

（3）肝囊肿：是肝脏常见的良性病变。小者一般无症状；较大时可有食后腹胀、食欲缺乏、恶心、呕吐及右上腹部疼痛等症状。声像图表现：肝内呈现出单一或多发的无回声区（圆形或椭圆形），壁薄，呈细光带回声，边缘光滑整齐；囊肿两侧壁可出现"回声失落"现象；囊肿后方回声增强。

（4）肝血管瘤：是肝脏最常见的良性肿瘤，可发生于任何年龄，女性多于男性。声像图表现：大部分受检者可见在肝内发现圆形或椭圆形高回声，少部分受检者为低回声或混合性回声，混合性回声者多形体较大；呈花边状，伴有边界清晰，边缘不整齐的特点。

（5）原发性肝癌：是我国常见的恶性肿瘤之一超声检查可检出早期小肝癌（直径在3cm以下者），并可做出确切定位，为手术和其他治疗提供帮助。声像图表现：①直接征象，表现为肝内看到的实质性肿块，多呈圆形或类圆形不规则的肿块形态。瘤体内部以低回声与高回声混合多见，整体回声不均。彩色多普勒可于结节周围及内部检出线状或分枝状的彩色血流信号，尤其以动脉血流信号为主（图7-28）。②间接征象，表现为癌栓、肝内管道受压、腹水、驼峰征等。

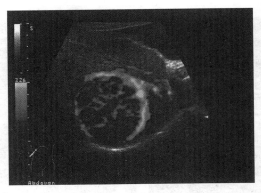

图7-28　原发性肝癌声像图

注：周边及内部可见血流信号。

（二）胆道系统超声检查

1. **正常胆道声像图**　正常胆囊轮廓清晰，囊壁为纤细光滑的高回声带，囊腔为无回声区，后壁和后方回声增强。

2. **常见胆道系统疾病声像图**

（1）急性胆囊炎：是由结石梗阻、细菌感染、胰腺反流等因素导致的一种化脓性炎症。临床主要表现为右上腹绞痛和胆囊区压痛。声像图表现：胆囊扩张，并呈现饱满状态，胆囊壁可能会增厚，同时在其中可以观察到一种被称为"双边影"的弱回声带。如果胆囊出现穿孔，可显示胆囊部分的突出或缺损，以及围绕胆囊的局限性积液情况。

（2）慢性胆囊炎：常与胆结石并存，也可由急性胆囊炎反复发作演变而来。声像图表现：胆囊壁的增厚、毛糙程度超过3mm，并且胆囊内的胆汁透声效果较差，这意味着在没有回声的胆汁暗区中，会有一些增强的光点在飘动。通常情况下，这种现象伴随着胆囊结石的存在。

（3）胆囊结石：是最常见的胆囊疾病，与胆囊炎常同时出现，并且互为因果。声像图表现：①典型胆囊结石，无回声的胆囊内出现一个强烈的光团，这个光团后面会跟着一个声音阴影，而且随着身体的姿势变化，它会按照重力的方向移动（7-29）。②非典型胆囊结石，如充满型胆囊结石、胆囊颈部结石、泥沙样结石等，可有各自不同的声像特点。

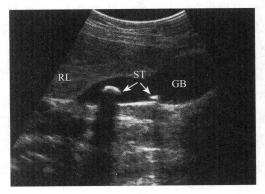

图7-29　典型胆结石声像图

注：RL.肝右叶；ST.结石；GB.胆囊。

（三）胰腺超声检查

1. 正常胰腺声像图 胰腺横切面时，呈蝌蚪形、哑铃形或腊肠形，边界整齐、光滑；胰腺内部回声常强于肝脏回声。

2. 常见胰腺疾病声像图

（1）急性胰腺炎：是常见的急腹症之一，可分为急性水肿型及出血坏死型。其主要临床特点是突然发作上腹部疼痛，疼痛持续而剧烈，常伴有血、尿淀粉酶升高。声像图表现：胰脏的体积可呈现出弥漫性均匀性增大或是局限性在增大，其边缘模糊。水肿型胰腺，其内部的回声会显著降低，仿佛无回声。出血坏死型胰腺，其内部的回声则常常表现为高回声，并且分布不均匀，经常伴随着胰腺周围的积液。

（2）慢性胰腺炎：胰腺慢性病变的范围和程度轻重不等，晚期整个胰腺广泛纤维化、变小，质硬。胰管可有不同程度扩张，其内可合并结石。声像图表现：胰腺轮廓不清，边界常不规整、与周围组织界限不清，胰腺内部回声增粗、增强、分布不均。常合并假性囊肿、胰管扩张、胰管内结石等。

（3）胰腺癌：可发生于胰腺任何部位，以胰头部常见。声像图表现：胰腺多呈局限性肿大，但在癌细胞广泛侵袭的情况下，整个胰腺可能会呈现出不规则的肿大。肿瘤边界不清，癌组织呈蟹足样或花瓣状向周围组织浸润。在肿瘤内部，大多数情况下会出现低回声，而在癌细胞压迫胆总管时，可能会导致胆道系统的扩张。

（四）脾脏超声检查

脾脏是人体最大的淋巴器官，外形呈半月状，正常成人脾长 10～12cm，厚 3～4cm，宽 6～8cm。

1. 脾脏正常声像图 脾实质为均匀的点状中低水平回声，比左肾皮质回声稍高。

2. 常见脾脏疾病声像图

（1）脾大：一般多为全身性疾病所致，而不是脾脏本身的疾病。

声像图表现：具备下列条件之一者，可考虑脾大：①成人男女脾厚度分别超过 4.0cm 和 3.8cm，或最大长径超过 12cm。②在肋缘下显示脾脏，超过 3 个肋间可探及脾脏。根据肿大程度可分为轻度、中度、重度肿大。

（2）脾破裂：可分为真性破裂、中央型破裂和包膜下破裂。声像图表现：①真性脾破裂，脾被膜连续性中断，脾周围积液可见低回声区或无回声区，腹腔游离积液。②中央型破裂，脾实质内出现低回声或无回声，可表现为限局性无回声或低回声区（局限性血肿）。③包膜下破裂，脾包膜下方见梭形或不规则形无回声区或低回声区。

（五）泌尿系统超声检查

1. 正常声像图

（1）肾脏：肾实质位于肾窦与肾包膜之间，呈低回声，肾窦位于肾的中央，通常呈长椭圆形高回声区。宽度占肾的 1/3～1/2，包含肾盂、肾盏、血管、脂肪等。

（2）输尿管：正常输尿管超声不能显示，大量饮水使膀胱过度充盈时，才能显示，管壁为两条明亮带状高回声且有蠕动，管腔内为无回声。

（3）膀胱：正常膀胱充盈时，膀胱壁为光滑带状回声，厚 1～3mm。膀胱内尿液为无回声区。

（4）前列腺：正常前列腺横切面呈栗子形，包膜清晰，左右对称，内腺位于前方，呈低回声，外腺回声略高，包绕其后方及两侧。正常前列腺测值为长径3.0cm，宽径4.0cm，厚径2.0cm左右，内腺小于2.0cm×2.0cm。

2. 常见泌尿系统疾病声像图

（1）肾积水：指尿路梗阻导致肾盂和肾盏扩张，重者伴有不同程度的肾实质萎缩。梗阻部位可在肾盏、肾盂、输尿管、膀胱和尿道的任何部分，最常见原因为输尿管结石。声像图表现：①轻度肾积水，肾脏大小及形态无特殊变化，在声像图上可见肾窦呈现扩张的状态。②中度肾积水，肾脏可出现轻度的增大，肾实质正常或轻微变薄，肾窦内存在呈花瓣样或烟斗样的无回声区。③重度肾积水，肾脏明显增大，形态改变，肾盂肾盏表现出明显增大，呈调色板样或巨大囊肿样。

（2）肾和输尿管结石：结石成分多样，可单发或多发。声像图表现：①肾结石，肾窦内见点状或团块状强回声，后方伴有声影。②输尿管结石，扩张的输尿管末端见强回声，后伴声影，无移动性。患侧肾盂可出现不同程度的肾积水。

（3）膀胱癌：是泌尿系最常见的肿瘤，常见于40岁以上男性。肿瘤好发于膀胱三角区。临床表现多为无痛性血尿。声像图表现：膀胱内出现乳头状或菜花状高回声，自膀胱壁凸向膀胱腔，肿瘤的基底部常较宽，表面不光滑，无移动性；彩色多普勒示肿瘤的基底部及内部有血流信号。

（4）前列腺增生症：老年男性的常见病。声像图表现：前列腺体积增大，形态饱满，接近球形且向膀胱腔凸出；内腺增大，外腺受压变薄；前列腺内出现边界清楚的增生结节。

（六）妇产科超声检查

1. 正常声像图表现

（1）子宫：纵切子宫体为实质均质结构，轮廓线光滑清晰，内部呈均匀的中等强度回声，宫腔呈线状高回声，其周围有弱回声的内膜包绕，成年妇女正常子宫长5.0～7.5cm，横径4.5～6cm，前后径3.0～4.5cm，内膜厚度≤1.2cm（图7-30）。

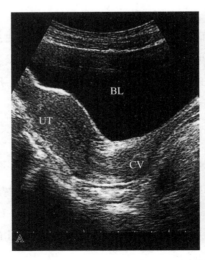
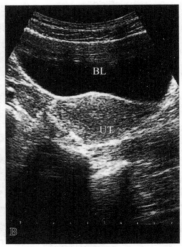

图7-30　正常子宫声像图

注：A.纵断面声像图；B.横断面声像图。BL.膀胱；UT.子宫；CV.宫颈。

（2）输卵管及卵巢：输卵管一般不易显示。卵巢呈扁椭圆形，中央部回声略高，周围为低回声皮质，内见大小不等的卵泡回声。成年妇女的卵巢大小为4cm×3cm×1cm。

（3）早期妊娠：①子宫随孕龄而逐渐增大。②妊娠囊为宫腔内靠近子宫底部出现圆形或椭圆形双环状结构，环内为无回声区，环周边宽4～6mm。厚度均匀，回声一致。③6周时可显示胚胎，11～12周胚胎初具人形，可显示胎头、躯干、脊柱和四肢等。④7～8周胚胎可见心管的搏动。

2. 常见妇产科疾病超声声像图　子宫肌瘤是妇科最常见的良性肿瘤，根据肿瘤所在位置分为黏膜下、肌壁间和浆膜下肌瘤。声像图表现：①子宫增大，形态失常。②子宫内回声改变，肌瘤结节一般呈圆形低回声或等回声，肌瘤与正常子宫肌层之间界限清晰。

（七）其他

1. 心血管疾病　超声在心血管方面可准确地诊断瓣膜病、先天性心脏病、心肌病、主动脉夹层、冠心病、外周血管动脉硬化与血栓形成等多种心血管疾病。

2. 眼　眼球位置表浅，结构精细，高频超声检查可对内膜（视网膜、脉络膜）性病变、眼内或眶内肿瘤性病变及眼外伤等多种疾病进行诊断。

3. 甲状腺与乳腺　高频超声可探查其病灶并判断物理特性，初步判断病灶的良、恶性。

 学科前沿　● ● ●

肌骨超声

随着超声技术的飞速发展和人们对四肢肌肉、骨骼超声认识的不断深入，肌骨超声逐渐得到临床医护人员的重视和关注。由于高频超声具有较高的组织分辨力，肌骨超声可清晰显示四肢肌腱、韧带、滑膜、滑囊及周围神经等结构的病变，能准确提供病变的深度、范围及严重程度等，为四肢软组织病变提供一个有价值的诊断检查结果。在许多疾病的诊断上，其准确度可与MRI相媲美。同时，肌骨超声在临床治疗疗效、疾病发展等情况的评价中具有重要的作用。

第三节　核医学检查

核医学（nuclear medicine）是研究核技术在医学中应用的专门学科，分为基础核医学和临床核医学。基础核医学是应用核素进行生物医学基础研究及探索生命本质的一门学科；临床核医学则是应用放射性核素及其标记的化合物或生物制品进行疾病的诊断和治疗，因而分为诊断核医学与治疗核医学。诊断核医学分为体内诊断法与体外诊断法，体内诊断包括放射性核素显像、脏器功能测定；体外诊断即体外放射分析。本节所介绍的核医学检查主要是体内诊断法，即放射性核素显像与脏器功能测定。

一、概述

（一）核医学显像基本原理

核医学显像是利用放射性核素示踪原理，将放射性药物引入体内，利用其在体内代谢分布的规律，参与体内正常或异常的代谢过程，选择性地聚集在特定的脏器、组织或病变部位，借助核医学成像设备以一定的方式成像，获得可反映脏器和病变组织的形态、位置、大小、功能和代谢等状况的核医学影像。

（二）核医学显像必备条件

1. **核医学显像仪器**　指用于探测引入体内的放射性核素所发射出的射线，通过能量转换、信号放大、计算机处理等一系列过程，从而得到脏器图像的仪器。核医学显像常用的仪器包括用于成像的伽马相机（γ camera）、单光子发射型计算机断层仪（single photon emission computed tomography，SPECT）和正电子发射型计算机断层仪（positron emission computed tomography，PET）等。

2. **放射性药物**　核医学显像所用的放射性药物一般由两部分组成：放射性核素和被标记的非放射性化合物。

（1）放射性核素：起着示踪作用，伽马相机和SPECT显像最常用的放射性核素为^{99m}Tc，PET显像常用的放射性核素是^{18}F、^{15}O。

（2）被标记的化合物：被标记的化合物根据其生物学特性可以特异地到达靶器官，起着载体和定位作用。

（三）核医学显像特点

1. **可进行功能性显像**　有助于早期诊断核医学显像不仅可显示脏器和病变的位置、形态、大小等解剖信息，更重要的是可提供有关脏器、组织和病变的血流、功能和代谢等方面的信息，故可在疾病尚未出现形态结构改变只有功能异常的超早期时诊断疾病。

2. **可用于定量分析**　核素显像不仅从目测脏器或病变的放射性变化来诊断疾病，还可以通过计算机的局部数据处理，计算出多种功能参数进行定量分析。

3. **具有较高的特异性**　由于放射性核素具有向脏器或病变特异性聚集的特点，可特异性显示目测组织，如受体、异位、炎症、肿瘤及转移性病变等的影像。

4. **细胞和分子水平显像**　目前核医学显像已经进入细胞和分子水平，在活体内以分子或生物大分子为目标的分子成像技术在分子影像学的研究中占据极其重要的位置。

（四）辐射与防护

在医学领域，放射性核素的使用不仅为患者提供了诊断工具，同时也带来了电离辐射的风险。这种风险对于接受检测的患者及相关人员来说都是存在的。但是尽管处于相似的环境中，每个人的身体对辐射的反应却各有不同。通常情况下，胚胎期的敏感程度高于胎儿期，而儿童时期的敏感程度又高于成人时期。此外，活跃的新陈代谢和频繁分裂的细胞也更容易受到辐射的影响。当人体暴露于辐射之后，会产生一系列的生物学效应，这些效应被称为躯体效应。其中包括由辐射引起的骨髓造血功能受损、白内障、辐射诱发的癌症等。此外，辐射还可能导致生殖细胞的突变，从而引发子代出现先天缺陷、流产、死胎及一些遗传性疾病等问题。

在实践中应遵循实践正当性、防护最优化及个人剂量危险限值的放射防护原则。辐射防护措施包括外照射防护和内照射防护。电离辐射源处于体外而使个体受到的射线照射即为外照射，其防护原则：①时间防护（降低接触时间）。②距离防护（远离放射源）。③屏蔽防护（置屏障物于放射源与人体之间）。内照射指放射性核素通过口、鼻或皮肤破损等处进入体内而引起的照射，其防护原则为切断一切放射性核素可以进入体内的途径，避免放射性药物通过口、鼻及皮肤破损等处进入体内。

此外，特别需要注意的是，特殊人群使用放射性药物的原则。由于儿童对辐射较为敏感，原则上放射性检查非必要不首选。处于妊娠期的女性不使用放射性药物，有妊娠打算的女性，要将放射性药物使用时间安排在月经开始后10天内进行。哺乳期妇女应慎用放射性检查。

二、核医学检查前准备

（一）常规准备

做好检查前心理咨询与疏导，向受检者说明检查的目的及意义，获得受检者的理解与配合；并向受检者解释核素检查的必要性、安全性和优缺点，消除受检者对核素检查的畏惧心理。对血管条件不好的受检者预先放置留置针，以减少工作人员与射线接触的时间。

（二）常用检查前准备

1. 脑血流灌注显像

（1）器官封闭：受检者于注射^{99m}Tc-ECD前0.5～1.0小时口服过氯酸钾400mg，以抑制脉络丛分泌，减少对脑灌注图像的干扰。

（2）视听封闭：注射显像剂前5分钟嘱受检者处于安静环境中、戴眼罩和耳塞封闭视听5分钟，保持检查室安静并调暗光线，以减少声音、光线等对脑血流灌注和功能的影响。

（3）保持体位不变和安静：对于不能配合检查的受检者需应用适量的镇静剂。

2. 心肌灌注显像

（1）检查前48小时停服β受体拮抗剂及血管扩张药物。

（2）检查当日空腹4小时以上。

（3）^{99m}Tc-MIBI显像时带脂餐（油煎鸡蛋、全脂奶粉、巧克力等），于注射显像剂后30分钟服用，以促进胆汁的排空，减少肝胆对心肌影像的干扰。

3. 心肌灌注负荷试验

（1）运动负荷试验前48小时受检者尽可能停用扩张血管药物及抑制心率药物（如β受体拮抗剂及硝酸酯类等）。

（2）检查当日空腹或进食素食后3小时为宜。

（3）运动负荷过程中应全程保持监测心电图，达到极量、次极量心率或其他运动试验的终止指标时，给予受检者静脉注射显像剂，注射完毕指导其以同样或相对较低的运动量保持运动2分钟。

（4）指导受检者在进行药物负荷试验的前48小时内停用茶碱类及双嘧达莫药物，在检查当天禁止饮用咖啡类饮料。

（5）药物负荷试验前要为受检者建立静脉通道，同时备好茶碱类药物，作为受检者出现严重不良反应时进行抢救使用，需监测生命体征（尤其是血压）和心电图等指标。

4. 甲状腺摄^{131}I率测定

（1）需要严格按要求停用含碘的食物、药物，以及影响甲状腺功能的药物2～6周，并注意排除其他影响甲状腺摄碘的因素。

（2）检查当日空腹，保证^{131}I的充分吸收；用药后继续禁食1～2小时。

（3）因^{131}I能通过胎盘屏障，并可通过乳汁分泌，因此妊娠期间禁用本试验，哺乳期妇女要停止哺乳2周以上。

5. 呼吸系统显像

（1）检查前受检者常规吸氧10分钟；询问过敏史，必要时做过敏试验。

（2）注射显像^{99m}Tc-MAA前需摇晃振荡，将其混匀；注射速度要缓慢，防止导致急性肺动脉高压；指导受检者正确进行深呼吸动作，使药物充分、均匀地遍布肺内各个部位；注意在注射过程中禁止回抽血液，防止造成凝集块。

（3）因MAA入血后受重力的影响，易向肺底部沉降，故注射时应采用平卧位，只有在检查是否存在原发性肺动脉高压时可采用坐位注射。

6. 肝胆动态显像　检查前禁食4～12小时，对奥迪（Oddi）括约肌有影响的麻醉药物6～12小时前停用。受检者取仰卧位静脉注入放射性药物。

7. 肝胶体显像　受检者在受检的前一天内避免接受钡剂检查；显像时要摘掉服装上的金属；要求受检者放平心态，缓慢呼吸，来降低对脏器位移带来的影响。

8. 骨骼显像

（1）显像前24小时内不做消化道造影，检查前多饮水，排空小便。

（2）注射骨显像剂后嘱受检者勤喝水，量达到500～1000ml，增加排尿次数，从而加速显像剂的摄取及排出，以降低发生放射性膀胱炎的可能，并避免对骨盆显像的影响。对排尿困难的受检者可使用导尿管导尿后再行显像，检查后饮水量不宜超过500ml，以免出现尿潴留。

（3）排尿时注意不要污染衣裤及皮肤；若发现污染，及时更换衣裤和擦洗皮肤，以免造成放射性伪影。

（4）显像前去除受检者佩戴的金属物品、假乳房等，以防影响检查结果的判断。

9. 肾动态显像和肾图检查

（1）检查前2天不进行静脉肾盂造影并尽可能停用利尿药物。

（2）正常饮食，检查前30分钟饮水300～500ml，检查前排尿，以减少因肾血流量减少及憋尿对结果的判断。

（3）受检者采取仰卧位或坐位经肘静脉用脉冲式注射显像剂进行检查。

（三）检查后处理

完成检查后的人员要避免近距离接触幼儿及孕妇保。多喝水、勤排尿，从而促进放射性药物加速排出，最大限度降低膀胱及周围器官的吸收剂量。根据情况适量应用缓泻剂能够提高消化道内放射性药物或其代谢产物的排泄速率。

三、核医学临床应用

（一）甲状腺摄 ^{131}I率测定与甲状腺显像

1. 甲状腺摄 ^{131}I率测定

（1）原理：利用甲状腺能摄取和浓聚碘离子及 ^{131}I可发出射线的特性，给受检者口服一定量的Na ^{131}I用甲状腺功能仪测得不同时间体表甲状腺部位的放射性，从而判断甲状腺的功能。

（2）方法：停服含碘食物及有关药物2周以上；空腹口服Na ^{131}I 74-370kBq（2～10μCi），取等量Na ^{131}I作为标准源。分别于服Na ^{131}I后的2小时、4小时及24小时使用甲状腺功能测定仪测定本底、甲状腺部位及标准源的放射性计数，并按下式计算不同时间甲状腺摄 ^{131}I率。

$$甲状腺摄 ^{131}I率（\%）=\frac{甲状腺部位计数-本底计数}{标准源计数-本底计数}\times100\%$$

（3）正常参考值：不同地区饮食中含碘量不同，甲状腺摄 ^{131}I率的正常值有较大差异，共同规律是摄 ^{131}I率随时间逐渐上升，24小时达到高峰。

（4）临床应用：主要用于甲状腺功能的评价及 ^{131}I治疗甲状腺疾病的剂量计算。

2. 甲状腺显像

（1）原理：甲状腺具有摄取和浓聚 ^{131}I和 ^{99m}Tc的特性，并且摄取的量和速度与甲状腺的功能相关。给受检者口服Na ^{131}I1.85～3.7MBq（50～100μCi）。或静脉注射 ^{99m}TcO $_4$74～148MBq（2～4mCi），用核医学仪器获得甲状腺的影像。

（2）正常图像：甲状腺位于颈前，由左、右两叶和峡部组成，有时可见锥体叶，甲状腺内放射性分布均匀（图7-31）。

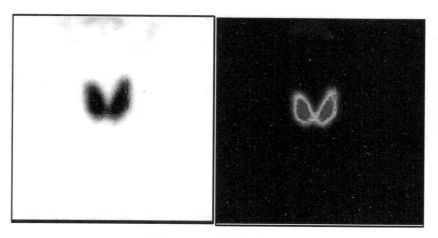

图7-31　正常甲状腺显像

（3）临床应用

1）异位甲状腺的诊断：异位甲状腺多见于舌根部、舌骨下和胸骨后，需用 ^{131}I进行显像， ^{131}I甲状腺显像呈现的情况为：正常的甲状腺部位没有显著的显影，而在异位甲状腺部位出现放射性浓聚影。

2）甲状腺结节的功能判断及性质的判定：按照甲状腺结节在图像上展现出的情况，将其分为：①"热结节"，结节部位显像剂分布高于正常甲状腺组织，恶变率为1%。②"温结节"，结节部位显像剂分布等于或接近于正常甲状腺组织，恶变率为4%～5%。③"凉结节"，结节部位显像剂分布低于正常甲状腺组织，恶变率约为10%。④"冷结节"，结节部位几乎无显像剂分布，单发"冷结节"恶变率为20%，多发"冷结节"恶变率约为18%。

3）寻找功能性甲状腺癌转移灶。

（二）心肌灌注显像

1. 原理　正常心肌细胞可选择性摄取^{99m}Tc-甲氧基异丁基异腈（^{99m}Tc-MIBI），摄取需要量与此部位冠脉血流量成正相关，使用SPECT对心脏进行显像，局部心肌缺血、坏死时，相应出现显像剂稀疏或缺损分布的现象。

2. 方法　心肌灌注显像分为负荷和静息心肌显像。

（1）负荷心肌灌注显像：考虑到冠状动脉自身的存储能力以及侧支循环的调节能力，当冠状动脉狭窄程度达到70%，甚至80%时，机体处于静息状态下，心肌血流灌注显像可不出现异常，而在负荷状态下（运动或药物），导致正常冠状动脉血流量增多，但是与此同时异常的冠状动脉不能随之扩张，导致心肌显像剂在正常与缺血部位的分布呈现出显著差异，来保证冠心病的检出率。

（2）静息心肌灌注显像：在安静状态下，对受检者实施注射^{99m}Tc-MIBI740MBq（20mCi），待30分钟再指导患者食用脂肪餐，1.0～1.5小时显像。

3. 图像分析　心肌断层影像分为短轴、水平长轴、垂直长轴断层影像，正常心肌静息和负荷影像在各个断层影像中显像剂分布均匀（图7-32）。

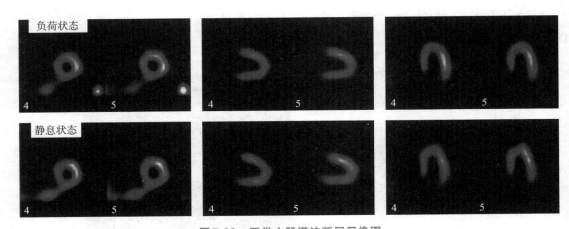

图7-32　正常心肌灌注断层显像图

注：上一排为负荷显像；下一排为静息显像。数字代表血管标记号。

4. 临床应用

（1）心肌缺血的诊断：负荷影像表现为室壁局灶性放射性分布缺损，静息影像可见原缺损区有放射性填充，即"可逆性放射性缺损"。

（2）心肌梗死的诊断：在负荷影像上呈现出心室壁部位局灶、放射性分布缺损，在静息影像上呈现的影像显示原缺损区无明显变化，也就是出现"不可逆性放射性缺损"。

（3）危险度分层。

（4）疗效评价。

（三）骨显像

1. 原理　^{99m}Tc标记的亚甲基二膦酸盐（^{99m}Tc-MDP）静脉注射后，与骨的无机盐成分羟基磷灰石晶体发生化学吸附和离子交换，同时与骨组织中的有机成分骨胶原结合，而进入骨组织使全身骨显像。

2. 方法　静脉注射^{99m}Tc-MDP 555～925MBq（15～25mCi），嘱受检者多饮水，2小时后受检者排空膀胱，仰卧位进行显像。

3. 正常图像　全身骨骼影像清晰，放射性分布左右对称，扁平骨较长管状骨显影清晰，长管骨干骺端较骨干部显影清晰，双肾和膀胱显影（图7-33）。

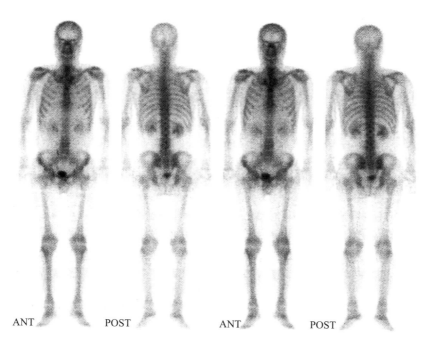

图7-33　正常全身骨显像
注：ANT.前位；POST.后位。

4. 临床应用

（1）转移性骨肿瘤：恶性肿瘤骨转移骨显像的典型表现为随机的多发的异常放射性浓集灶（图7-34）。

（2）原发性骨肿瘤：多表现为局灶性异常放射性浓聚影，骨显像并非原发性骨肿瘤的首选检查方法。

（3）骨缺血性疾病：常见股骨头缺血坏死，早期病变部位股骨头呈现局部放射性分布异常减低；当病情进展伴滑膜炎时，呈现出骨头中心放射性减低，但是髋臼部位出现放射性不正常浓聚，称之为"炸面圈"征。

（4）骨创伤：有些特殊部位的骨折，如股骨颈、指骨、趾骨、腕骨等处的隐性骨折和疲劳性骨折，X线片检查常为阴性，而骨显像可发现局部呈异常放射性浓聚。

（5）移植骨术后的监测。

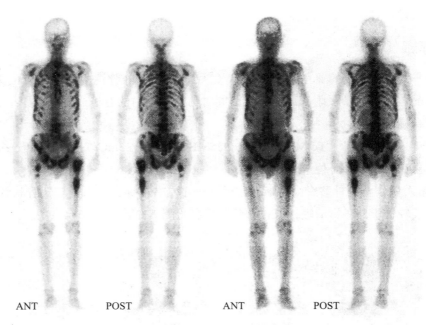

ANT　　　POST　　　ANT　　　POST

图7-34　肺癌患者全身骨转移图像

注：ANT.前位；POST.后位。

（四）肾图与肾动态显像

1. 肾图

（1）原理和方法：静脉"弹丸"式注射经肾小球滤过或肾小管上皮细胞分泌出来却不能够再重吸收的放射性药物后，即刻使用γ照相机、肾图仪或者SPECT在体表连续记录显像剂到达肾脏，在双肾浓聚和排出的全过程，并绘制出时间—放射性计数曲线，即为肾图。

（2）正常肾图：肾图包括示踪剂出现段（a段）、聚集段（b段）和排泄段（c段）3段。注射显像剂后10秒左右出现紧急快速上升的曲线是a段，能够代表肾脏的血流灌注量；发生在a段之后呈现慢速上升的曲线是b段，与肾有效血浆容量、肾小球滤过率及肾功能有关；b段到达峰点后开始下降曲线是c段，与尿流量及尿路的通畅程度有关（图7-35）。

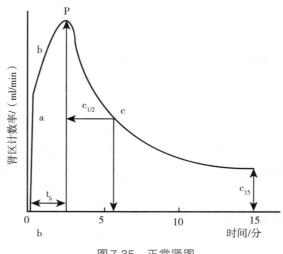

图7-35　正常肾图

（3）异常肾图：①急剧上升型，常发生在急性上尿路梗阻（单侧）及急性肾损伤（双侧）。②高水平延长线型，常发生在上尿路梗阻伴有明显肾盂积水的情况。③抛物线型，常发生在肾结石、肾缺血、脱水、肾功能受损等情况。④低水平延长型，常发生在肾功能受损较重的情况和急性肾前性肾衰竭等。⑤低水平递降型，常发生在肾功能丧失、肾缺如、肾萎缩等情况。⑥阶梯状下降型，常发生在功能性尿路梗阻、少尿等情况。⑦单侧小肾图，常发生在单侧肾动脉狭窄或先天性小肾等情况。

2. 肾动态显像

（1）原理：静脉注射能被肾实质摄取、浓聚而又迅速经尿排泄的放射性显像剂后，即刻开启伽马相机或SPECT连续动态采集，观察显像剂经腹主动脉、肾动脉、肾实质和尿路的系列动态过程。

（2）图像分析

1）肾血流灌注相：继腹主动脉上段显影后2～4秒双侧肾脏显影，影像随着时间延长变得清晰，轮廓完整，大小一致，显像剂在肾内呈现均匀分布的状态。该时相反映肾脏的血流灌注情况。

2）肾功能动态相：于2～4分钟左右显示肾实质影像，两侧肾脏形态正常，显像剂对称分布。时间延长，肾实质影逐渐减少，甚至消退，而肾盂、肾盏等部位的显像剂逐渐增加，大多数情况下输尿管无法显影，膀胱逐渐显影。20～30分钟显影结束时，肾影逐渐消退，基本看不到，剩余的大部分显像剂聚集于膀胱内。该时相能够反映肾功能情况及上尿路是否通畅。

3. 临床应用

（1）肾实质功能的评价：可提供分肾GFR。

（2）上尿路梗阻的诊断与鉴别诊断：可呋塞米介入试验鉴别。

（3）肾血管性高血压的诊断：通过卡托普利介入试验，对单侧肾动脉狭窄造成的肾血管性高血压有一定的诊断价值。

（4）移植肾的监测。

本章小结

思考题　1. 呼吸系统CT检查中的基本病变有哪些？各自的图像特点如何？

2. CT与MRI成像的基本原理是什么？各自的优势和不足有哪些？

3. 超声检查的基本原理是什么？

更多练习

（邓丽娜）

第八章　护理诊断的步骤与思维方法

教学课件

学习目标

1. 素质目标

（1）培养护理人员具备客观严谨、实事求是的护理诊断思维。

（2）体现"以患者为中心"的系统化整体护理观。

2. 知识目标

（1）掌握：说明护理诊断的基本步骤、主要内容和注意事项。

（2）熟悉：解释诊断性思维的基本原则及其应用。

（3）了解：说明常用诊断性思维方法的定义、特点及不同方法之间的区别与联系。

3. 能力目标

（1）根据评估对象的健康资料，运用护理诊断的原则与基本步骤，全面准确地确定其现存或潜在的护理诊断/问题。

（2）灵活而恰当地适用相关的思维方法进行资料的分析和评判，并表现出具有良好的评判性思维能力。

案例

【案例导入】

患者，女性，45岁，发病前曾进油腻食物，以右上腹持续性剧痛，向右肩放射，伴有高热、寒战、恶心、呕吐等症状由急诊入院。既往有胆石症病史。查体：体温39.2℃，血压88/60mmHg。急性病容，精神萎靡，意识模糊，巩膜黄染，口唇干燥，剑突下偏右季肋压痛，有反跳痛，肌紧张，肠鸣音减弱。实验室检查：白细胞计数25×10^9/L，中性粒细胞比例88%。

【请思考】

1. 该患者最可能医疗诊断是什么？

2. 该患者主要护理诊断有哪些？

3. 如果该患者行急诊手术，术后主要护理措施有哪些？

【案例分析】

第一节　护理诊断原则与步骤

一、诊断性思维基本原则

护理诊断是护理程序的关键环节，是护士收集信息、进行数据分析和整理之后所做出的临床决策，是护士确立预期目标、制订护理计划、进行效果评价的依据。对于护理诊断，我们不只是要关心患者的当前健康状况，还需要有一定的预测能力，并且要注意他们可能存在的未来健康风险。在确立护理诊断的过程中，应注意遵循以下原则。

1. 及时性原则　护士应通过护理诊断对患者现存的或潜在的健康问题尽快做出判断，更好地进行相应的护理干预。

2. 科学性原则　护理诊断应基于科学的理论和实践依据，而不是主观臆断。护士应了解和熟悉先进的护理理论和实践，以确保所制定的护理诊断具有科学性和准确性。科学性的护理诊断可以为患者提供更加专业和有效的护理措施。

3. 客观性原则　护理诊断应基于客观的数据和信息，护士应通过全面而系统的数据收集，包括患者的主观感受和客观观察，来获取准确的诊断信息。客观性的护理诊断有助于避免主观偏见和错误的判断，提高护理质量。

4. 整体性原则　对生理、心理及社会层面可能存在的健康问题进行全面、系统地分析。

5. 个性化原则　护理诊断应尊重患者的个体差异和健康需求。护士应在制定护理诊断时考虑患者的特殊情况和个性化要求，以提供针对性的护理服务，增强患者的参与感和满意度。

6. 普适性原则　护士应根据患者的生理、心理和社会特点，并结合患者的普遍需求和护理知识，制定适合患者的护理诊断。普适性的护理诊断具有广泛的应用价值，能够满足不同患者的需求。

7. 动态性原则　随着病情的演变不断调整和修正自己的认识和判断，用发展变化的观点去认识健康问题，把握其内在联系。

总结起来，护理诊断的原则包括及时性、科学性、客观性、整体性、个性化、普适性和动态性。护士在制定护理诊断时应遵循这些原则，以确保护理工作的质量和效果。通过合理的护理诊断，护士可以更好地为患者提供个性化和优质的护理服务。

二、护理诊断步骤

护理诊断是对经评估所获取的资料进行分析、推理、判断，从而得出符合逻辑的结论的过程。这一过程包括收集资料、整理与分析资料、确立与修订护理诊断及护理诊断排序等基本步骤。

（一）收集资料

收集资料是做出护理诊断的基础，可以通过问诊、体格检查、实验室结果等系统地、准确地收集患者的健康状态资料的过程。为了保证所收集信息的完整性、真实性和精确性，一方面，需要具备深厚的专业知识和严谨的工作态度；另一方面，应熟练掌握各种信息收集的方式和技巧，且根据不同的收集方式的需求，逐一检查是否有遗漏，关注是否只注重患者的某一特征而忽视了其他特征。对于遗漏的信息必须立即补充，并在实践中持续探索和总结经验。收集信息是一个连续且不间断的过程，应该在护理的全过程中进行。确保护理诊断的全面性和准确性，需要持续地通过收集信息进行检验。只有这样，才能确保患者得到连续、系统且全面的护理。

（二）整理与分析资料

在完成资料的收集后，则进入下一个关键步骤，即对健康信息进行梳理和解析，以便识别患者当前或可能存在的健康问题反应及其可能的原因。

1. 寻找有意义的资料和线索　在整理信息之后，务必严格审核信息的真实度和精确度。需留心主观信息与客观评估之间的冲突、含糊其词及前后描述不符等状态。选择合适的手段来修改这些产生冲突且不准确的信息；依照患者的特殊状态，对信息以各种方式进行分类，这对深入的解读和推断大有裨益。精确的护理判断的核心是要看是否有足够的证据来证明一个已有的护理判断。如果还没有找到，那么护士需要查询依据目录。

2. 形成假设性诊断　在资料分析的最后阶段，我们需要对已经分类的数据进行一个或者更多可能的诊断解读。经过数据的分类和解读，医务工作者能够提炼出潜在的问题，由此构建一个或多个的诊断模型。这些假设应被视为护理服务的组成部分，同时，所有相关的问题也可以通过干预来得到解决。在形成诊断假设的过程中需要注意的是：如果已经分类的信息清晰地表明某个诊断的存在，那么这个诊断就能够被解释；如果有可能存在一个或更多的诊断，那么需要进一步收集信息以查找这些假设性诊断的诊断依据。应该系统地比较与这个评估诊断相关的症状、体征或风险因素。在搜索关键的证据时，只有当它们与主要的判断标准及其定义相吻合时，才能认为这个判断是正确的。反之，则可以忽略这个判断。在此之前，我们需要思考其他护理诊断的可能性，并通过深入搜集信息，以便排除或确定。

（三）确立与修订护理诊断

通过多次的分析、整合、推测和决策，我们对提出的可能的护理诊断进行了评估和筛选，并根据相应的护理诊断标准做出适当的决定。在确定护理诊断的过程中，需要有护理对象的参与，在这个评估过程中，护士需要关注每一个个体，并且在对相关信息的诊断和推测时，需要与个体进行深入的讨论，以便得到他们的建议。最后，根据相关的护理评估准则进行适当的护理评估：①所提出的护理诊断证据是否充分。②与患者健康相关因素是否已进行全面的评估与筛查。③是否真实、准确及恰当地反映患者的护理需求。

护理诊断不可能一蹴而就，已确立的护理诊断是否正确，我们需要在临床实践中来检验和评估，以便做出恰当的修整。对疾病的变化进行客观且精确的监测，不断地提出疑问，进行批判性的思维，通过研究文献来寻求证据，并且对新的发现和检测结果持续地进行反思和解读，这是一种进一步验证和更新护理诊断的策略。另外，随着身体状态的转变，患者对健康问题的反馈也会相应地改变，原有的健康问题可能得以缓解或解决，新的健康问题又可能出现，或者原来比较次要的健康问题转为较突出的问题，因此只有不断收集、核实患者的相关资料，通过动态的评估才能确保护理诊断的有效性。

（四）护理诊断的排序

如果患者存在多个护理诊断及合作性问题，则需要按重要性和紧迫性进行主次排序。护理诊断的排序包括优先诊断、次优诊断、其他诊断等，见表8-1。在确定护理诊断顺序时应注意以下3点：①护理诊断的次序存在可变性，可能会应随着疾病的发展、病情及患者的反应的变化而调整。②潜在的护理诊断与合作性问题，并不是不重要。③可以优先解决对患者主观感觉最为迫切的问题。护理诊断的排序包括优先诊断、次优诊断、其他诊断等，见表8-1。

表8-1　护理诊断排序与评价

次序	评价
优先诊断	指那些与循环、呼吸问题或生命体征异常有关的护理问题，需要立即采取相关措施，否则将直接威胁生命的护理诊断
次优诊断	①指那些与意识障碍、急性疼痛、高钾血症等实验室检查异常、有感染和受伤的危险。②虽未直接危及患者生命，但需要及早采取措施，以免进一步恶化病情的护理诊断
其他诊断	指对护理措施的必要性和及时性要求并不严格，并非不重要，在安排护理工作时可以稍后考虑的护理诊断，如知识缺乏、家庭应对障碍和活动耐力下降等

做出准确的护理诊断需要理论知识和实践能力。对资料的整理、分析过程是一个复杂的发现问题、分析问题和解决问题的临床思维过程，需要在实践过程中不断培养和提高。因为护士在做出判断时，会考虑到人类的独特性和复杂性，并且人类始终在不断地变化。因此，得出护理诊断的过程是困难的，每个环节都应认真审慎。

第二节　护理诊断思维方法

思维方法指在进行某种思考时，利用某种策略、技巧或方式来达到某一特定的思考目标，这便是在思考过程中运用的策略与工具。护理诊断过程中，通过对患者的健康资料的整理与分析，其实是一种将不同的思维方法应用于护理领域的思维过程。通常会使用以下思维方法：比较与类比、分析与综合、归纳与演绎、评判性思维。

一、比较与类比

（一）比较

比较（comparison）是用于找出事物的共性与差异的思维方式，这为我们全面、客观地理解事物提供了一条关键路径。在进行对比时，需要有可以进行比较的实体，并且需要有一个共同的基础。

1. 比较的作用

（1）有助于分类考察：在初步整理资料时，可通过比较资料的异同点进行分类。通过分类，可以通过对事物做出更深刻地认识，进而把握事物内部联系和本质。

（2）有助于对事物的特征进行全方位的研究和深入理解：可以对事物进行动静态的比较，比较事物自身的各个方面，比较相同点和不同点。

（3）有助于深入探究事物的内在联系：运用比较思维，有助于了解事物的特征、因果关系及变化规律等。

2. 比较的原则　①在同等关系上进行，即有可比性。②在同等标准条件下进行，设定了明确的对照度。③做到全面比较。④把握了事物的根本特征，即要透过现象看本质。

（二）类比

类比（analogy）指基于两种不同事物或道理间的类似，从而推出在其他属性上相同或相似的思维过程。

1. 类比的特点　①可以有效地引发新的疑问并获得新发现。②拥有较大的灵活性。③并非绝对的。

2. 类比的原则　①应尽可能地扩大类比的领域。②重视共有或共缺的本质属性。③避免依赖于机械的类比方式，即尽量分析、比较两个对象之间的差异。

（三）比较与类比的关系

两者的关系是既相互联系，又相互区别。类比以比较为基础，通过类比可以把一个对象的相关属性推演到另一个对象。比较可以是多元比较，即同类之间、异类之间或自身比较，确定其异同关系。因此，类比的全面性不如比较。

（四）在护理诊断过程中的应用

比较可以对护理对象的健康资料进行分类处理，通过比较，找出不同资料之间的异同点，进而对资料进行分类处理。比较可以通过把护理对象的资料与正常标准进行比较，从而识别正常与异常征象。类比有助于解释和分析正常或异常表现的可能原因，有助于预测潜在的健康问题及其反应，有助于核实资料的真实性及澄清资料。

二、分析与综合

（一）分析

分析（analysis）就是将研究对象的整体分为各个部分，并逐一进行探讨的认识活动。分析的意义在于通过理解事物或现象的差异和关联，精确地找出可以处理问题的核心路径，从而解决问题。

（二）综合

综合（synthesis）是把分析过的对象或现象的各个部分、各个属性联合成一个统一的整体的思维过程与方法。

（三）分析与综合的关系

分析与综合是相互交融并相互转换的，在分析的基础上进行整合，在综合引领下进行分析。分析与综合的不断循环，推动认识的加深和进步。所有的论断都是分析与综合的产物。当确定了问题可解后，就要进一步对问题的本质进行分析，加深对问题的认识。通过分析，最后综合形成系统的雏形求解方案。得到的方案可能会暴露出原有需求中的问题，再修改需求，如此反复地进行，使之更加符合实际需要。

（四）在护理诊断过程中的应用

对资料的收集、整理和分析过程中需要将其分为不同的组成部分，再将各个组成部分加以综合，形成整体看法。再将整体拆分为各个部分进行剖析，有助于加深对不同组成部分的认识。总之，护士通过分析—综合—再分析—再综合的思维过程和方法对患者健康资料进行整理、分析以及确立。

三、归纳与演绎

（一）归纳

归纳（induction）指从许多个别的事物中概括出一般性概念、原则或结论的思维方法。一种由个别到一般的推理。

1. **归纳的特点**　①概括性，即概括出科学规律及原理，并将原理升华。②扩展性，即由部分扩展到全体。③不具有必然性，即适用于有限对象的不一定适用于所有的对象。

2. **归纳的作用**　①有助于发现并构建规则和理论。②有助于拓宽人们的认识视野，即根据对已知的部分对象的认识推论到同类事物的全部对象或部分对象。

（二）演绎

演绎（deduction）指从一些假设的命题出发，运用逻辑的规则，导出另一命题的过程，由一般原理推演出个别情况下的结论。演绎是由一般到个别的思维过程与方法。

1. **演绎的特点**　①从普遍到特殊，即作为演绎思维前提的一般原理或原则涵盖了所有个体的共同性，从而适用于所有个体。②不越雷池，即结论所断定的范围绝不会超出前提所断定的范围。③必然性，即前提与结论之间具有必然性。

2. **演绎的作用**　①确定逻辑关系。即它可以从一些已知常识或具体情况中，推断出一些新的结论或情况。②识别逻辑错误，可以帮助我们识别和矫正逻辑错误。③检验和验证假设，通常会通过演绎的方法来验证假设是否正确。

（三）归纳与演绎的关系

归纳和演绎这两种方法不仅存在着明显的差异，还存在着密切的联系，并且彼此相辅相成。它们相互之间的辩证关系表现为：一方面，归纳是演绎的基础，如果缺少了它，那么演绎便无从谈起；另一方面，演绎是归纳的前导，没有演绎也就没有归纳。所有的科学真理都源于归纳与演绎的辩证融合，没有演绎的归纳，或者没有归纳的演绎，就无法实现科学的真理。

（四）在护理诊断过程中的应用

护士根据患者的症状、体征及辅助检查结果提出假设，然后根据护理诊断的诊断标准进行分析和推理护理对象是否具有相应的特征表现，进而预测患者潜在的健康问题。例如，一位上消化道出血呕血的患者，因为呕血次数多，护士会提出"组织灌注不足"的护理诊断。这是因为护士根据经验，以往同类患者发生类似情况时，经常会发生组织灌注不足的问题，从而能够预见性地判断该患者也有可能出现该问题，需要积极采取预防护理措施。

四、评判性思维

评判性思维（critical thinking）是临床护理中一种对护理决策进行判断和推理的过程，它依赖于充分的理性和客观事实而进行理论评估与客观评价的能力与意愿，在反思基础上进行分析、判断的思维方式。由此可见，评判性思维与诊断性思维有着密切的联系。

1. 评判性思维的特点

评判性思维的特点主要包括以下几方面。

（1）主动思考的过程：评判性思维是一种主动的、有目的的思考方式，而不是被动地接受信息。

（2）质疑和反思：评判性思维强调对信息、观点或假设的质疑和反思，而不仅仅是一味地接受。

（3）审慎开放：在思考和解决问题时，评判性思维要求广泛地收集和分析资料，同时保持开放的心态，不拘泥于现有的观点或理论。

（4）理性思考：评判性思维强调基于事实和逻辑的理性思考，而不是情感或偏见。

（5）自主性和创造性：评判性思维在思考时具有独立性和创新性，能够提出新的观点和解决方案。

（6）真实性：评判性思维关注现实生活中的真实问题，而不是理论上的假设。

（7）公正性：在思考和决策过程中，评判性思维者会考虑到所有相关方的利益，而不是仅仅基于个人的权利和需求。

2. 评判性思维的原则   ①敢于提出疑问，保持开明的思维。②能谨慎地从证据中推断出结论。③关注对研究证据的选择性阐释④积极地将评判性思维运用于生活的各个方面。

3. 评判性思维能力的培养   评判性思维是一个思考、提问、反思的过程，是以充分的证据，运用不同的思维方法对所获取的知识或认知的正确性和真实性作出判断。因此，首先要有足够的专业知识及经验做支撑，主动在生活实践中运用评判性思维；其次，要有高度的责任心及慎独修养，再次，有探究精神，不只看问题表面，敢于怀疑和积极寻求证据的态度；最后，要打破惯性思维，不盲从。

总之，护理诊断的前提和基础是全面、系统、真实地收集健康资料；健康评估需要熟练掌握相应评估方法和正确运用比较、分析、综合、推理、判断等临床思维方法等以便获取全面、系统、准确和真实的健康资料。因此，护士在临床工作中需要不断地学习，反复的实践，才能不断提高评估和诊断思维能力。

本章小结

思考题

1. 在资料收集过程中如何保证所收集资料的全面、真实和准确？

2. 请根据以下案例资料回答相关问题。

患者，男性，38岁。因淋雨后突发寒战、高热、咳嗽、伴胸痛1天入院。临床诊断为肺炎，给予静脉滴注青霉素等治疗。患者目前自觉心悸、气促，因疼痛影响休息睡眠。查体：体温39.1℃，脉搏110次/分，呼吸28次/分，血压115/70mmHg。急性病容，口唇发绀，右下胸部语音震颤增强。

问题：

（1）该患者可能存在的护理诊断有哪些？标出优先诊断是什么？

（2）写出思考过程，并说明所采用的思维方法有哪些？

更多练习

（吴亚美）

第九章　护理病历书写

教学课件

学习目标

1. 素质目标

（1）培养严谨的临床思维及实事求是的科学态度。

（2）具有法律意识和法制观念。

2. 知识目标

（1）掌握：护理病历书写的基本原则与要求，入院护理病历、护理记录和住院健康教育的记录内容。

（2）熟悉：护理病历的记录内容。

（3）了解：护理病历书写的目的与意义。

3. 能力目标

对住院患者能够准确评估，能够翔实、准确地进行护理病历的书写。

案例

【案例导入】

　　患者，男性，65岁。因诊断为冠心病、心绞痛入院。既往史：高血压病史8年，否认糖尿病、脑卒中病史。查体：体温36.3℃，脉搏80次/分，呼吸18次/分，血压130/80mmHg，胸闷、气短，活动耐量明显下降。经过1周的治疗，患者病情有所改善，但仍有轻微胸痛。

【请思考】

　　护士应如何在护理病历中记录患者的病情变化和治疗效果？

【案例分析】

护理病历（nursing records）是护理程序在临床应用过程中，对有关患者的病史、体格检查、护理诊断、护理目标、计划及实施、护理记录、效果评价和健康教育等进行的书面记录。护理病历的书写要求详实、准确，能够反映患者住院期间真实的动态变化，护士要具备规范书写护理病历的能力，护理病历的撰写务必独具匠心，确保彰显专科特色，展示护士专业素养、临床判断力、法律观念及担当精神。护理病历的书写是能够成为一名职业护士的基础，因此，要重视护理病历的书写。随着医院信息化建设的不断发展和完善，电子病历已经在临床普及，本章主要讲述电子病历的书写。

第一节　概　　述

一、目的与意义

1. **提供治疗护理依据**　护理病历及时、准确、连续地记录着患者的病史、生命体征、护理评估、护理措施、护理评价等重要信息，体现患者住院期间病情的动态变化，医护人员可根据护理病历了解患者的健康情况，保证医护合作的顺利进行，为护士制定护理措施、评价护理效果提供重要的依据，促进护理工作的连续性、高效性、完整性。促进患者的早日康复。

2. **提供临床护理质量评价依据**　护理病历的内容涵盖了患者的健康信息及从入院到出院所有护理活动的记载。体现了医护人员的业务素质、医疗护理质量、管理水平。通过对护理病历的检查，可以评价临床护理质量，以及医院护理管理质量控制标准是否得到有效实施，以此达到护理质量的持续改进。

3. **提供教学与科研资料**　护理病历准确、详实地记录了患者的健康信息，以及患者在住院期间所经历的护理活动与护理评价，理论与实践相结合，是教学的最好教材，可用于临床教学。护理病历不仅为科研工作提供了丰富的数据资源，而且是回顾性研究不可或缺的参考资料，具有重要的参考价值。

4. **促进沟通交流**　通过阅读护理病历，医护人员能够更快捷、完整、动态地了解患者的病情，提高了医护人员信息沟通的有效性、完整性，保证了医疗、护理工作的高效性、连贯性。

5. **提供法律依据**　护理病历维护护患双方的合法权益，具有重要的法律意义。可作为医疗纠纷、医疗事故、保险索赔等问题的重要依据。因此，护理人员在书写护理病历时应准确无误，并签全名，对记录的内容负法律责任。

二、基本原则与要求

1. **及时记录**　护理病历的书写务必遵循实时原则，不允许提前或推迟记录。在抢救过程中若无法及时记载，应在抢救结束后的6小时内进行核对，确保无误后据实补记，并明确标注抢救完毕时间及补记时间。患者出院后，电子护理病历应在规定的时间内及时上传。

2. **准确记录**　护理病历书写的内容必须准确、真实。不可编造、杜撰。护理病历的所有项目要填写完整，不可遗漏，日期、时间、数据、单位等要精确，进行电子签名。护理管理者要质控护士书写的护理病历并进行电子签名。

3. 客观记录　护理病历的书写应是医护人员所观察和测量到的患者的客观信息，是真实而客观的护理评估，不是医护人员的主观看法，护理病历必须客观、真实地反映患者的健康状态、所进行的护理活动等。

4. 简要记录　护理病历记录的内容应重点突出、简明扼要。应使用医学术语及公认的缩写，确保信息的准确性和专业性。同时，避免使用含糊不清或过于修辞化的表达，以便医疗人员能够迅速、准确地获取所需的关键信息。这样不仅能够提升沟通效率，还有助于确保患者得到及时、精确的医疗服务。

5. 完整记录　护理病历各个项目要逐项填写，记录应连续，不可遗漏，应注明日期和时间，并进行电子签名。

6. 规范记录　护理病历的书写应按规范的格式、内容和要求及时记录。随着电子病历的普及，护理病历的书写格式已经规范化，护理人员应该按照要求进行填写。

7. 责任与权限　护理管理者有审查修改护士书写记录的责任，上级护士有审查修改下级护士书写记录的责任。进行审阅、修改后进行电子签名。

第二节　住院护理病历书写

住院护理病历书写的对象主要是住院患者，包括入院护理病历、护理计划、护理记录和住院患者健康教育。其中，护理记录具有法律效力，需归档管理。

一、入院护理病历

入院护理评估（nursing admission assessment）是对新入院患者首次进行的、初步的护理评估。入院护理病历即是对该评估内容的记录，由责任护士或值班护士在患者入院后24小时内完成，内容包括患者的一般资料、健康史、体格检查、心理状况、风险评估等。

临床上，入院护理病历常采用电子表格式记录，如入院评估单（表9-1）。护理人员只需按照表格内罗列的内容进行客观、完整的评估，并正确地填写。

1. 基础信息　包括住院号、科别、床号、姓名、性别、年龄、职业、民族、婚姻状况、文化程度、宗教信仰等。

2. 一般情况评估　包括入院方式、过敏史、既往史、服药史、神志、精神、行动、肢体活动、语言沟通、视力、听力、饮食、进食方式、睡眠情况、排尿方式、排便方式、皮肤情况、导管种类及固定方法、疼痛包括部位及疼痛评分、心理等。

3. 风险评估　包括跌倒/坠床（患者Morse跌倒/坠床风险评估量表）、压力性损伤（Braden压疮危险因素评估量表）、患者自理能力分级（患者自理能力评估量表）、非计划拔管（非计划性拔管风险评估量表）等，护理人员在评估过程中，根据评估得分，判定评估结果，对存在跌倒/坠床风险、压力性损伤风险、自理能力缺陷、非计划拔管风险等患者，可运用相关护理风险评估量表进行进一步评估并加以记录。根据风险评分按照规范频次进行复评，并给予相应的护理措施。

表 9-1 入院评估单

基础信息	住院号_____ 科别_____ 姓名_____ 床号_____ 性别_____ 年龄_____ 职业_____ 民族_____ 婚姻状况_____ 文化程度_____ 宗教信仰 □无 □佛教 □伊斯兰教 □基督教 □其他_____
一般情况评估	入院方式 □步行（□正常 □蹒跚步态 □酒醉步态 □共济失调步态 □慌张步态 □跨阈步态 □剪刀步态 □间歇性 □跛行） □扶行 □轮椅 □平车
	过敏史 □否认 □有（□食物过敏史_____ □药物过敏史_____ ）
	既往史 □无 □有 （□糖尿病 □高血压 □心脑血管疾病 □外伤 □传染病 □肿瘤 □手术 □其他） 服药史_____ 既往史时间_____
	神　志 □清醒 □嗜睡 □昏睡 □意识模糊 □谵妄 □浅昏迷 □中昏迷 □深昏迷 □其他
	精　神 □正常 □异常（结合医疗诊断）_____ □其他
	行　动 □正常 □需要协助（人或物） □卧床 □制动 □其他_____
	肢体活动 □正常 □全瘫 □截瘫 □偏瘫 □其他_____ 关　节 □僵硬 □活动受限 □不自主运动 □其他_____
	语言沟通 □正常 □障碍 1.失语症 2.构音障碍
	视　力 □正常 □异常（□近视 □远视 □失明 □散光 □白内障 □眼底病变 □色盲 □色弱） □其他_____
	听　力 □正常 □异常（□弱听 □失聪） □其他_____
	饮食情况 1. 基本饮食（□普通膳食 □软食 □半流食 □流食） 2. 治疗饮食（□无 □高热量饮食 □高蛋白饮食 □低蛋白饮食 □低脂肪饮食 □低胆固醇饮食 □低盐饮食 □无盐低钠饮食 □高纤维素饮食 □少渣饮食 □糖尿病饮食 □低嘌呤饮食） 3. 特殊饮食_____
	进食方式 □正常 □异常（□鼻饲 □胃肠外 □造瘘） □其他_____
	睡眠情况 □正常 □异常（□失眠 □白日过度嗜睡） □药物辅助治疗（□药名_____ □剂量_____ ）
	排尿方式 □正常 □留置导尿 □造口 □其他_____ □伴随症状 □无 □尿频 □尿急 □尿痛 □排尿困难 □尿失禁 □尿潴留 □血尿 □其他
	排便方式 □正常 □便秘 □造口 □其他_____ 伴随症状 □无 □腹胀 □排便失禁（种类：□不完全 □完全） □直肠胀满感 □疼痛 □腹部膨隆 □痔 □肛裂 □急迫感 □肠鸣音 □肛门疼痛 □其他
	皮肤情况 □完整 □破损 □压疮 □水肿 □瘙痒 □其他_____
	导　管 □无 □有（种类）_____ 固定方法 □缝合 □胶布固定 □气囊 □其他_____
	疼　痛 □无 □有_____（评估工具：_____ 得分：_____分）
	心　理 □自如 □淡漠 □焦虑 □恐惧 □愤怒 □其他_____
风险评估	跌倒/坠床风险（患者 Morse 跌倒/坠床风险评估量表）：评分____ □无危险 □低度危险 □高度危险
	压力性损伤（Braden 压疮危险因素评估量表）：评分____ □无危险 □低度危险 □中度危险 □高度危险 □极高度危险
	患者自理能力分级（患者自理能力评估量表）：评分____ □无须依赖 □轻度依赖 □中度依赖 □重度依赖
	□无 □有 非计划拔管（非计划性拔管风险评估量表）：评分____ □低度风险 □中度风险 □高度风险
其他说明	
签字	评估日期_____ 护士签名_____ 护士长签名_____ 患者或家属签名_____

4. **住院患者风险告知**　对有跌倒、坠床、伤人、自杀、走失、误吸、窒息、导管脱落、烫伤、压力性损伤等风险的患者，要对患者及家属进行告知并取得家属的配合与理解，积极采取防范的措施并如实记录。

5. **护理处置告知**　对患者在住院期间的有关处置，如皮试、静脉输液、动静脉采血、吸氧、吸痰、雾化、灌肠、留置导尿、留置胃管、备皮、约束带的使用等，因每个个体的年龄、生理特点、病情、患者的配合等原因，会偶尔出现一些不良反应，在对患者进行处置前要对患者及家属进行告知，取得同意后方可执行。一旦出现处置失败或不良反应，要对患者进行相应的处理和护理。

6. **首次护理记录单**　记录患者入院后首次生命体征，主要阳性体征，辅助检查主要指包括对医疗和护理诊断有支持意义的实验室、心电图和影像学检查等结果，针对首次初步护理诊断/问题所采取的护理措施等。

7. **其他说明**　对所列评估表中未提及或需要特殊说明的需填写在此项目内。

8. **签名**　书写入院护理病历的护士应在入院评估单、护理处置告知书、住院患者护理风险告知书、各类风险评估单、患者自理能力评估表、护理记录单等处进行电子签名及时间，护士长审阅或评估后也要进行电子签名及时间。

 知识拓展 ● ● ●

日常护理风险评估

护理风险评估指通过对患者现存或潜在的风险进行评估，对存在的风险问题进行分析，为患者制定个性化的风险防范措施，最大限度地减少风险事件的发生。为规范所需评估内容及项目，保障护理评估更加全面、准确、快捷，临床上对患者的评估主要包括对患者的日常生活自理能力、跌倒/坠床、压力性损伤、疼痛、非计划拔管风险等进行评估，基于上述评估内容，临床上常用评估量表有患者自理能力评估量表（表9-2）、Morse 跌倒/坠床风险评估量表、（表9-3）、Braden压疮危险因素评估量表（表9-4）、入院后初次疼痛评估表（表9-5）和非计划性拔管风险评估量表（表9-6）。

表9-2　患者自理能力评估量表

姓名：_____　性别：_____　年龄：_____　科室：_____　床号：_____　住院号：_____

ADL项目	评定内容	评分标准						
进食	完全独立	10						
	需部分帮助	5						
	需极大帮助	0						
	完全依赖	0						
洗澡	完全独立	5						
	需部分帮助	0						
	需极大帮助	-						
	完全依赖	-						

续　表

ADL 项目	评定内容	评分标准					
修饰（洗脸、梳头、刷牙、刮脸）	完全独立	5					
	需部分帮助	0					
	需极大帮助	—					
	完全依赖	—					
穿(脱)衣	完全独立	10					
	需部分帮助	5					
	需极大帮助	0					
	完全依赖	—					
控制大便	完全独立	10					
	需部分帮助	5					
	需极大帮助	0					
	完全依赖	—					
控制小便	完全独立	10					
	需部分帮助	5					
	需极大帮助	0					
	完全依赖	—					
如厕	完全独立	10					
	需部分帮助	5					
	需极大帮助	0					
	完全依赖	—					
床椅转移	完全独立	15					
	需部分帮助	10					
	需极大帮助	5					
	完全依赖	0					
平地行走（45m）	完全独立	15					
	需部分帮助	10					
	需极大帮助	5					
	完全依赖	0					
上下楼梯	完全独立	10					
	需部分帮助	5					
	需极大帮助	0					
	完全依赖	—					
评估总分							
危险等级							
护士签名							
护士长签名							

使用说明：

1. 入院或转入患者需在本班内完成评估并记录，抢救患者在抢救结束后6小时内完成评估。

2. 评分结果：100分（0级，无依赖），住院期间无病情变化无需在评，患者出院时复评一次。

3. 评分结果：61～99分（1级，轻度依赖），每周评估两次，根据患者病情变化，更改评估频次。

4. 评分结果：41～60分（2级，中度依赖），每日评估1次，根据患者病情变化，更改评估频次。

5. 评分结果：≤40分（3级－重度依赖），每班评估1次，根据患者病情变化，更改评估频次。

6. 患者出院、转科均需评估并记录。

表9-3　患者Morse跌倒/坠床风险评估量表

姓名：_____　性别：_____　年龄：_____　科室：_____　床号：_____　住院号：_____

项目	评分标准	日期	日期	日期	日期	日期	日期
近3个月有无跌倒	无：0						
	有：25						
多于一种疾病诊断	无：0						
	有：15						
步行需要帮助	无：0						
	轮椅、平车：0						
	拐杖、助步器、手杖：15						
接受药物治疗	否：0						
	是：15						
步态/移动	正常/卧床休息/轮椅：0						
	乏力：10						
	损伤步态：20						
精神状态	自主行为能力：0						
	无控制力：15						
评估总分							
风险等级							
护理措施							
护士签名							
护士长签名							

标准护理措施：①指导患者渐近坐起、渐行下床的方法。②患者活动时有人陪伴。③保持病区地面清洁干燥，告知卫生间防滑措施（淋浴时有人陪伴）。④将日常物品放于患者易取处。⑤教会患者使用床头灯、呼叫器，放于可取处。⑥提供足够的灯光，清除病房、床旁和通道障碍。⑦穿着舒适的鞋及衣裤。高危险防止跌倒/坠床措施：⑧一般及标准护理措施。⑨床头悬挂"防跌倒""防坠床"警示牌，严格交接班。⑩告知家属应有专人陪护患者。⑪通知医生患者的高危情况进行有针对性的治疗。⑫加强对患者的夜间巡视。⑬必要时限制患者活动，适当地约束。⑭固定床、轮椅、座椅等设施，将两侧的床挡抬起。首次评估：患者入院或转入后24小时内由责护评估并记录：评分结果0～24分提示零危险且病情稳定，可终止评估；评分结果25～45分每周2次评估并记录；评估结果＞45分需每日评估并记录：根据病情及评估分数确定评估频次，病情变化时要随时评估并记录。首次评分≥25分，报告护士长，护士长进行复评并签字，指导护士采取相应的护理措施；转科时需要复评一次，写交接记录，出院时复评一次，写明评定结果：有无跌倒/坠床风险；此表连续使用。

表9-4　Braden压疮危险因素评估量表

姓名：＿＿＿＿　性别：＿＿＿＿　年龄：＿＿＿＿　科室：＿＿＿＿　床号：＿＿＿＿　住院号：＿＿＿＿

评估内容	评估计分标准	分值	日期	日期	日期	日期	日期	日期
感知	没有改变	4						
	轻度改变	3						
	大部分受限	2						
	完全受限	1						
潮湿	很少潮湿	4						
	偶尔潮湿	3						
	经常潮湿	2						
	持久潮湿	1						
活动能力	经常步行	4						
	可偶尔步行	3						
	局限于轮椅活动	2						
	卧床不起	1						
移动能力	不受限	4						
	轻度受限	3						
	严重受限	2						
	完全受限	1						
营养	营养摄入良好	4						
	营养摄入适当	3						
	营养摄入不足	2						
	重度营养摄入不足	1						
摩擦力和剪切力	无明显问题	3						
	有潜在问题	2						
	有此问题	1						
评估总分								
危险等级								
护理措施								
护士签名								
护士长签名								

护理措施：①避免局部长期受压，定时变化体位，尽量选择30°侧卧，保护足跟。②应用气垫床或交替式压力调节充气床垫等特殊床垫。③加强基础护理，避免或减少摩擦力和剪切力的作用。④避免局部不良刺激，促进皮肤血液循环。⑤加强营养，鼓励患者活动。⑥保持皮肤清洁、湿度湿润。⑦出现压力性损伤时，按压力性损伤分期治疗和护理。

1.危险程度：评分结果≥19分，提示无危险且病情稳定，可终止评估；评估总分15～18分为低度危险，13～14分为中度危险，10～12分为高度危险，≤9分为极高度危险。评分≤9分的患者可申请上报"压力性损伤极高危险"，但必须经专家组评定确认。评估存在危险的患者床头牌内放置"防压力性损伤"警示牌。

2.评估≤9分的患者每48小时评估1次，10～12分的患者每周评估2次，13～18分的患者每周评估1次。患者发生病情变化时应随时评估。

表9-5 入院后初次疼痛评估表

住院号＿＿＿ 科别＿＿＿ 姓名＿＿＿ 性别＿＿＿ 床号＿＿＿ 入院诊断＿＿＿

职业＿＿ 现病史＿＿ 既往史＿＿ 过敏史□无 □有＿＿ 疼痛部位＿＿ 疼痛范围＿＿

疼痛的情况：

1.初始疼痛时间＿＿＿

2.是否应用镇痛药：□否 □是

3.既往治疗史：药物□1种 □2种 □3种以上：药名：＿＿＿ 初始使用时间：＿＿＿

用药途径：＿＿＿ 剂量：＿＿＿ 用药后疼痛是否缓解：□否 □是 药物不良反应：□无 □有

4.疼痛的类型：□阵发性 □间歇性 □进行性加重 □持续性 其他：＿＿＿

疼痛的性质：□钝痛（隐痛） □胀痛 □绞痛 □抽搐痛 □烧灼痛 □闷痛 □麻痛 □刀割痛（刺痛） □感觉异常痛 □其他

疼痛的评估尺：□NRS □FPS □VAS □FLACC □其他＿＿＿

疼痛强度

□数字评分法（numeric rating scale，NRS）

```
      0    1    2    3    4    5    6    7    8    9    10
无痛  ├────┼────┼────┼────┼────┼────┼────┼────┼────┼────┤  剧痛
           │  不影响睡眠  │    │  轻度影响睡眠  │    │  疼痛导致不能睡眠  │
                                                      或从睡眠中痛醒
             轻度疼痛           中度疼痛              重度疼痛
```

目前疼痛评分：＿＿分

□面部表情疼痛量表（faces pain scale-revised，FPS）

无痛　　有点痛　　轻微疼痛　　疼痛明显　　疼痛严重　　剧烈疼痛

□　　□　　□　　□　　□　　□

有无放射痛：□无 □有 其放射部位：＿＿＿

疼痛反应：□逃避按压 □呻吟 □愁眉苦脸 □屈身 □不能移动 □其他＿＿＿

什么方法可以稍缓解疼痛？□按摩 □热敷 □冷敷 □不动 □不触碰 □其他＿＿＿

什么时候或动作会增加疼痛？□按摩 □触碰 □移动 □饮食 □其他＿＿＿

疼痛对生活质量的影响：□ADL低下 □活动耐力下降 □恶心 □食欲缺乏 □失眠 □烦躁

□焦虑 □沮丧 □恐惧 □抑郁 □注意力不集中 □失控感 □有自杀倾向 □社会活动减少

□情感和性功能减低 □依赖性增加 □其他＿＿＿

表9-6 非计划性拔管风险评估量表

姓名：_____ 性别：_____ 年龄：_____ 科室：_____ 床号：_____ 住院号：_____

日期	时间	其他因素				非高危导管（Ⅱ类导管）								高危导管（Ⅰ类导管）						总分	风险等级	护士签名	护士长签名
		①≥70岁 ②<5岁	烦躁/嗜睡/谵妄/意识模糊	精神行为异常/抑郁/痴呆/认知障碍	粘贴固定局部多汗、渗血或分泌物多	导尿管	胃管/十二指肠营养管	盆/腹腔引流管	胃肠减压管	深静脉置管	PICC	造瘘管	创腔引流管	气管插管/切开	脑室引流管	心包引流管	胸腔引流管	T形管引流管	动静脉插管				

评估说明：

1. 评估总分1～3分，提示低度风险；4～6分，提示中度风险；≥7分，提示高度风险。
2. 高危导管一律按3分赋分，非高危导管一律按2分赋分。

二、护理计划

护理计划（care plan）是针对患者所存在的护理诊断/合作性问题而制定的护理目标与护理措施实施方案，为临床护理工作提供了明确的指导，有助于确保护理活动的连贯性和有效性。

自2010年国家卫生健康委员会关于简化护理文书的政策出台后，各医疗机构不再规定护士必须书写护理计划。在临床实际工作中，护理计划的核心内容，如护理措施与效果，仍会在护理记录中得到体现。要求护士在护理记录时更加精准、高效，以确保患者护理的连续性和质量。

三、护理记录

护理记录（nursing notes）是护士对患者住院期间健康状况的变化、运用护理程序的方法为患者所实施护理措施与效果评价等的客观记录。护理记录是护理病历不可或缺的部分，具有法律效力。

护理记录的书写要及时、准确、真实，能够体现患者住院期间病情的动态变化及所进行护理活动的连续性。常规科室使用的为一般患者护理记录，ICU等科室使用的为病重（危）患者护理记录。特殊科室有专科或专项护理记录单，例如产科等。

（一）一般患者护理记录

适用于所有住院患者，包括首次护理记录、日常护理记录及出院护理记录。患者的个人信息系统自动提取，护士在书写护理记录时要注意：①应注明护理记录的时间，并具体到分钟。②记录后，责任护士应在每条记录的右侧进行电子签名。③护理记录要及时、准确。

1. 首次护理记录　即患者入院后的第一次护理记录，类似于入院护理评估及护理计划的简化形式。由责任护士或值班护士在本班次内完成。内容包括：①患者的科室、床号、姓名、性别、年龄、住院号、诊断。②日期、时间、意识、瞳孔、生命体征、肌力、氧疗情况、术区情况、导管护理等。③目前主要症状、阳性体征、重要的辅助检查结果、确立的主要护理诊断/问题，拟实施的主要护理措施等。④护士进行电子签名（表9-7）。

表9-7　外科护理记录单

科室：_____　床号：_____　姓名：_____　性别：_____　年龄：_____　住院号：_____　诊断：_____

日期	时间	意识	体温（℃）	脉搏（次/分）	呼吸（次/分）	血压（mmHg）	血氧饱和度（%）	氧疗		术区情况	导管护理		病情及措施	护士签名
								氧疗种类	吸氧流量		种类	引流情况		

2. 日常护理记录　内容包括：①患者病情变化时的生命体征、症状、阳性体征，给予的治疗及护理措施。②常规护理记录的书写包括生命体征、基础护理及护理问题、护理措施等。③实施护理措施后的效果评价。④特殊检查与治疗情况及患者所需注意的健康问题等。⑤手术患者应注意记录手术时间、麻醉方式、手术名称、进食时间、活动方式、风险预防、留置导管情况等。

护理记录的记录频次根据医嘱、患者病情及治疗、护理等需要决定。新入院患者当天要有记录；手术患者的术前、手术当日及术后第1天要有记录；病情稳定的一级护理患者每班次至少记录3～4次，带有心电监护的一级患者每1小时记录一次，二级、三级护理患者至少每周记录2次，若病情有变化随时记录；遇有特殊检查、特殊治疗等应及时记录。

3. 出院护理记录　是对即将出院的患者所做的护理记录及出院患者评估单。内容包括：①患者基本信息主要包括姓名、性别、年龄、住院号、床号、入院时间、入院诊断、手术名称（时间）等。②患者目前情况包括意识状态、自主能力、体格检查、阳性体征、皮肤情况、留置处理、出院方式、对疾病的了解方式、患者满意度情况、其他等。③住院期间所存在的主要健康问题及实施的主要护理措施。④出院评估包括用药指导、一般指导、专科及复诊指导（表9-8）。

表9-8　出院评估单

基本信息	姓名_____　　性别_____　　年龄_____　　住院号_____　　床号_____
	入院时间_____　　入院诊断_____
	手术名称（时间）：_____
患者目前情况	意识状态　□清楚　□意识模糊　□嗜睡　□昏睡　□昏迷_____
	自主能力　□正常　□偏瘫　□截瘫　□全瘫_____
	体格检查　T：_____℃　P：_____次/分　R：_____次/分　BP：_____mmHg
	阳性体征　□无　□有
	皮肤情况　□破损　□完整　□压疮　□水肿　□瘙痒　□其他_____
	留置处理　□导管_____　　□静脉通路_____　　□无
	出院方式　□步行　□搀扶　□轮椅　□平车
	对疾病的了解方式　□了解　□部分了解　□不了解
	患者满意度情况　□好　□一般　□较差　□差
	其他_____
出院评估	用药指导　□无　□按医嘱服药　□特殊用药指导
	一般指导　□修养环境应清洁舒适，保持室内空气新鲜
	□保持良好心情，有利康复
	□根据自身情况适当锻炼增强体质
	□注意营养饮食，有利机体康复
	专科指导_____
	复诊_____
签名	护士签名_____　　日期时间_____

（二）病重（危）患者护理记录

病重（危）患者护理记录是指护士根据医嘱、病情需要及护理分级对病重（危）患者住院期间护理过程的客观记录。适用范围：危重、抢救、大手术后、特殊治疗或需要密切观察病情患者。

记录内容较一般患者护理记录更详细。记录的内容以表格形式呈现，其中，生命体征的变化会以折线图的形式呈现，能够更直接地了解患者的病情变化，给药清单、病情观察、护理措施及效果等则可采用文字描述。

具体的书写内容如下。

1. **体征监测**　体温（℃）、脉搏（次/分）、呼吸（次/分）和血压（mmHg），SpO_2（%），CVP（cmH_2O）直接在相应栏内填写实测值后直接绘制出折线图。

2. **呼吸监测**　包括通气模式、通气方式等。

3. **血液净化治疗**　包括模式、血流速（ml/min）、置换液（ml）、激活全血凝血时间（ACT）等。

4. **摄入量**　包括静脉泵入、静脉滴注/注射、口服/鼻饲等。

5. **排出量**　尿量、便量、引流量、超滤量等。

6. **瞳孔**　直径、对光发射、形状。

7. **评分**　格拉斯哥昏迷评分（GCS）、ICU意识模糊评估法（CAM-ICU）、躁动镇静评分（RASS/DVT）、行动疼痛量表（BPS）/重症监护疼痛观察工具（CPOT）。

8. **基础护理**　翻身、床头抬高30°～45°、气道、皮肤检查、口腔/会阴护理、一般物理降温/特殊物理降温、灌肠/膀胱冲洗、床档保护/双手约束、气压治疗/气垫床等。

9. **皮肤情况**　是否完好、不完好原因、Braden评分、压力性损伤来源、压力性损伤面积（cm×cm）。

10. **痰液评估**　性质、痰液量、颜色。

11. **导管监测**　引流管种类有中心静脉导管、导尿管、胃管等，检测指标：置管时间、置管部位、置管科室、深度/外漏（cm）、普通状况、外接装置。

12. **病情观察与措施**　包括患者病情的变化、药物反应观察、皮肤状况、饮食摄入、睡眠质量、排泄功能、呕吐情况、咯血表现及异常实验室检测结果的分析等方面。针对所有异常情况，制定并执行相应的干预措施，并评估处理后的效果。患者在接受特殊检查、治疗、用药及手术前后的相关情况，必须详细记录。

13. **记录频次**　患者病情变化应随时予以记录，病情稳定后每小时至少记录1次。

14. **记录要及时**　记录要及时、客观、真实书写，在抢救患者过程中，若未能及时完成护理记录，护士应在抢救结束后的6小时内如实补记，并明确标明补记时间，时间应精确至分钟，进行电子签名。

（三）专科或专项护理记录

随着医学专科分工的细化和诊疗新业务、新技术的开展，在临床护理工作中经常需进行专科或专项的护理记录，如"新生儿护理记录单""产科护理记录单"（表9-9）等。

表9-9　产科护理记录单

科室：_____　床号：_____　姓名：_____　性别：_____　年龄：_____　住院号：_____　诊断：_____

日期	时间	意识	体温（℃）	脉搏（次/分）	胎心率（次/分）	呼吸（次/分）	血压（mmHg）	血氧饱和度（%）	氧疗		术区情况	导管护理		阴道流血量	母乳喂养情况	病情及措施	护士签名
									鼻导管	面罩		种类	引流情况				

四、住院患者健康教育

健康教育作为一项以患者为中心的关键性护理活动，其核心目的在于促进与提升患者的健康状况。通过个性化、针对性的健康教育方案，我们旨在帮助患者有效控制疾病发展，提高自我护理能力，进而为其早日回归社会创造有利条件。此外，健康教育不仅针对患者，还涉及家属，通过增强他们的疾病知识与自我保健意识，形成有效的家庭支持体系，共同助力患者的康复过程。同时，这一活动也有助于护士与患者之间建立更为和谐的关系，促进双方的沟通与协作，共同维护患者的健康。

（一）住院患者健康教育的主要内容

应根据患者住院期间的健康需求，有计划、有目的地对患者进行健康教育。由于患者在住院不同时期有不同的需求，一般将住院教育分为以下3个阶段。

1. 入院教育　是患者在入院时由专业的医护人员向患者及其家属进行的宣传教育，旨在促使患者及陪护人员迅速熟悉住院环境，遵守相关规定，并主动配合治疗与护理工作。入院教育主要涵盖以下内容：入院须知、科室环境与设施简介、住院期间安全教育、责任医生与护士介绍、相关检查目的及注意事项、饮食与活动注意事项等。

2. 住院期间教育　是患者在住院期间进行的经常性的健康教育，是住院教育的重点，主要包括疾病指导、饮食指导、药物指导、检查（操作）指导、休息与活动指导、术前指导和术后康复指导等。

3. 出院教育　是患者出院前向患者及其家属进行的健康教育，主要包括患者出院后的活动、饮食、服药、伤口护理、导管护理、复诊等，为了确保患者在出院后能够持续享受到有效的治疗效果，防止疾病复发和意外事件的发生，我们致力于提供全面的康复计划和持续的健康监测。护士应根据患者的文化程度、理解能力的不同，有针对性地进行健康教育，直至患者掌握。对于不同的患者，应进行个性化的健康教育。

（二）住院患者健康教育的书写要求

1. 入院教育由在班护士在本班内完成。

2. 在为患者或家属进行健康教育后，应及时填写健康教育表格，主要包括日期、时间、教育内容、教育对象、被教育者姓名、语言、教育程度、学习动机、学习障碍、教育时机、教育方法、效果评价等，执行后当班护士进行电子签名。

3. 对于健康教育表单（表9-10）中未提及，但需要对患者进行的健康教育内容，可填在表格备注栏内。

表9-10　健康教育

日期	时间	教育内容	教育对象	被教育者姓名	语言	教育程度	学习动机	学习障碍	教育时机	教育方法	效果评价	备注	教育者签名	教育者身份

本章小结

思考题

1. 简述患者入院首次护理记录应记录的内容。

2. 简述患者出院评估单需记录的内容。

更多练习

（孙　琦）

参考文献

［1］王永炎，严世芸.实用中医内科学［M］.上海：上海科学技术出版社，2020.

［2］郭爱敏，周兰姝.成人护理学［M］.北京：人民卫生出版社，2020.

［3］葛均波，徐永健.内科学［M］.北京：人民卫生出版社，2013.

［4］孙玉梅，张立力.健康评估［M］.北京：人民卫生出版社，2022.

［5］万学红，卢雪峰.诊断学［M］.北京：人民卫生出版社，2022.

［6］张学军，郑捷.皮肤性病学［M］.北京：人民卫生出版社，2018.

［7］李灿东，吴承玉.中医诊断学［M］.北京：中国中医药出版社，2013.

［8］李红玉，王凤琴.护理心理学［M］.南京：江苏凤凰科学技术出版社，2019.